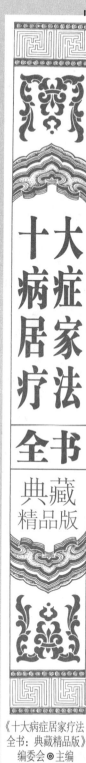

大症家法书

十病居疗全

典藏精品版

《十大病症居家疗法全书：典藏精品版》编委会◎主编

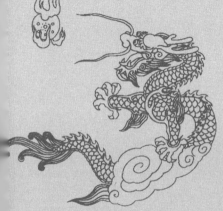

黑龙江出版集团

黑龙江科学技术出版社

序 言

肝脏是相当重要的器官，由于肝脏内没有神经系统，发生病变的时候人也毫无知觉，因此被称为"沉默的器官"。有病变却无感觉，这才是最恐怖的。肝病在十大死亡疾病中排名第六位，我国约有1.2亿人感染或携带肝病病毒。

高血压是最常见的心血管疾病，也是全球范围内的重大公共卫生问题。高血压可能引发脑中风、心脏病、肾衰竭等。高血压在十大死亡疾病中排名第二，被称为中老年人的第一杀手，据卫生部调查，中国高血压患者有2亿多人。

近年来，糖尿病的发病人群逐渐从年老化走向了年轻化，已成为对人们危害极大的一种现代文明病症。糖尿病名列十大死因第四位，我国糖尿病患者有5000多万人，多数患者并不了解自己的病情。

心脏就像人的发动机，如果心脏出问题了，人的生命健康就会受到威胁。心脏病将引起心绞痛、心肌梗死、高血压等病变。心脏病年年上榜十大死因名单，被称为隐形杀手。

胃病也号称是现代人的文明病，当今社会，由于生活紧张、压力繁重，患胃病、十二指肠溃疡、过敏性肠胃综合征等肠胃疾病的人日益增多。据调查，我国每两个人中就有一个受胃病之苦。

贫血是许多疾病的信号，贫血可使人面容憔悴、苍白，可引起各器官及代谢系统病变，还可引发其他疾病而导致人死亡。全球约有30亿人患有不同程度的贫血，每年因贫血而发病死亡的人数上千万。

肾脏病变很难被及时发现，虽然肾脏病多见于儿童和年轻人，但是上了年纪的人也容易得各种肾脏疾病。国内洗肾人数逐年增加，高额费用让许多家庭不堪重负。

痛风病是一种新陈代谢异常的病症，久置不理会给心脏、肾脏、大脑等身体器官带来严重损害。痛风病居十大顽疾之首，发作时剧痛难忍，且目前国内痛风发病率日渐升高。

肥胖症是遗传因素与生活方式共同作用的结果，常与高血压、冠心病等高危病症集合出现，严重影响人们的身心健康和生活质量。肥胖症是各类高危病症的危险因素。中国肥胖症患者超过7000万，已被列入"世界肥胖排行榜"前10位。

抑郁症是现代人不可忽视的文明病，是现代人最常患却不容易治愈的病症。

没有人愿意生病，拥有健康是大家共同的愿望，但是各种各样的疾病，会以各种不同的方式，不知不觉降临并侵蚀人们的身体和健康，使人们陷入危险之中。本书名为《十大病症居家疗法全书》，即是针对肝病、高血压、糖尿病、心脏病、胃病、贫血、肾脏病、痛风、肥胖症、抑郁症十大病症，介绍每种病症的相关知识，并提出对应病症的居家饮食疗法和简单运动保健法，从饮食习惯的改善、饮食宜忌、营养食谱搭配，到居家护理常识、用药保健常识等，让读者对各种病症有所了解，积极防治，保证自己和家人的健康。

人人必知的健康常识

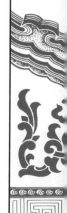

第一章　肝与肝脏

第一节　了解肝脏

1.肝脏在人体机能里扮演的角色 024
2.肝脏在人体的位置 024
3.肝细胞的结构 026
4.肝脏具有很强的再生能力 026
5.肝脏在人体中所起的作用 027

第二节　肝病的流行状况与检查

1.国内外肝病流行状况 028
2.肝病诊断的各项检查 028

第三节　肝病常识

1.什么是"两对半"检查 033
2.什么是"大三阳" 033
3.什么是乙肝表面抗体 034
4.乙肝患者为什么容易失眠 034
5.什么是肝硬化 035
6.什么是急性重症肝炎 035
7.什么叫做脂肪肝 036
8.最易得脂肪肝的人群是哪些 036
9.脂肪肝会有什么症状 037
10.家族聚集性乙肝与防治 037
11.什么是蜘蛛痣和肝掌 038

第二章　酒与肝病

第一节　酒对肝脏的不良影响

1.正确认识酒精对人体的影响 040
2.得了酒精肝怎么办 041

第二节　醉酒与肝障碍

1.酒对肝脏的影响 042
2.酒醉程度与血中酒精浓度 042
3.别上酒的当 043
4.喝酒脸红者更易患肝癌 044

第三章　护肝饮食

第一节　各型肝炎患者的饮食原则

1.急性肝炎患者的饮食原则 046
2.慢性肝炎患者的饮食原则 048
3.脂肪肝患者的饮食原则 048
4.乙肝患者的饮食原则 048
5.重型肝炎患者的饮食原则 050
6.肝硬化患者的饮食原则 050
7.肝性脑病患者的饮食原则 053
8.肝豆状核变性患者的饮食原则 054

目录

家家必备的保健全书

第二节 护肝食品

1. 荔枝 055
2. 猪血 055
3. 葡萄 055
4. 乌梅 056
5. 大豆 056
6. 牡蛎 056
7. 其他 057

第三节 护肝食谱

1. 菜类 058
2. 粥类 062
3. 汤类 066

第四节 饮食禁忌

1. 忌酒 068
2. 忌高脂肪、高蛋白食物 068
3. 忌辛燥、刺激之物 069
4. 忌生冷、不易消化的食物 ...069
5. 忌油腻、煎炸之品 069
6. 忌动物肝脏 070
7. 忌多吃盐 070
8. 忌乱用补药 070
9. 忌乱食水果 071
10. 忌蒜 072

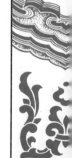

第四章 治疗肝病的中草药

第一节 增强人体免疫功能的中药

1. 药用人参 074
2. 田七 075
3. 灵芝 075
4. 枣子 076
5. 黑芝麻 077

第二节 对肝病有益的草药

1. 马齿苋 078
2. 车前草 078
3. 决明子 078
4. 枸杞 079
5. 柿子 079
6. 茵陈蒿 080

7. 艾蒿 080
8. 栀子 080
9. 玫瑰 080
10. 芦荟 081
11. 甘草 081
12. 蒲公英 081
13. 花旗参 082
14. 野梧桐 082

第三节 治疗酒精性肝病的中药方剂

1. 湿热蕴结 083
2. 胆热淤积 083
3. 气滞血淤 084

第五章 肝病患者的居家护理和用药

第一节 肝病患者的居家护理

1. 肝炎患者出院后的自我保养原则 086

2. 非肝病者如何与肝病患者相处 087
3. 肝炎患者在家中如何防止肝炎复发 ...087

人人必知的健康常识

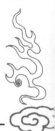

4.饭后静坐好养肝 088
5.肝炎病人忌长时间看书、看电视......088
6.愉悦的心情最保肝 089

第二节 肝病患者用药常识

1.能损害肝脏的药物 090
2.肝病患者禁用的药物有哪些 090
3.脂肪肝患者慎用降脂药 091
4.降血脂药物的合理选择 091

5.乙肝患者不宜自购处方药 092
6.赛若金治疗慢性肝炎的效果好 092
7.贺维力治疗乙肝的特点 093
8.拉米夫定的优劣势 093
9.拉米夫定治疗乙肝的几点注意事项 ...094
10.要注意拉米夫定的耐药性 095
11.病毒性肝炎的干扰素治疗 096
12.干扰素有哪些常见不良反应 097
13.常用的肝病保健药有哪些 098

第六章 肝病患者的日常保健

第一节 早晨要注意的事项

1.洗漱时注意观察肤色和眼球 100
2.如厕时注意大小便的颜色 100
3.吃好早餐的关键 101

第二节 中午要注意的事项

1.要吃健康午餐 102
2.午休1个小时 103

第三节 晚上要注意的事项

1.晚餐要吃好 104

2.肝病患者宜少看电视 104
3.肝病患者宜少吃夜宵 105
4.肝病患者应按时作息 105
5.肝病患者应保证充足的睡眠 106
6.如何消除一天的疲劳 107
7.肝病患者的性生活 107

第四节 肝病患者的日常保健要则

1.日常保健注意事项 109
2.护肝的注意事项 109
3.戒烟 110
4.肝炎患者的休息原则 110

第二篇 | 高血压 ⸱⸱⸱⸱⸱⸱⸱⸱⸱⸱⸱⸱⸱⸱⸱⸱⸱⸱⸱⸱⸱⸱

第一章 高血压的基础知识

第一节 血压小常识

1.什么是血压 114
2.血压是怎样形成的 114
3.什么样的血压才算正常 115

4.何谓最高血压和最低血压 116

第二节 引发高血压的因素

1.遗传因素 118
2.肝脏疾病 118

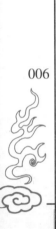

目录

家家必备的保健全书

3.糖尿病 ……………………………… 119

4.肾脏病变、内分泌紊乱 ……………… 119

5.肥胖、便秘 …………………………… 119

6.饮酒过量 ……………………………… 120

7.摄入食盐过多 ………………………… 121

第三节 高血压的知识

1.什么是高血压 ………………………… 122

2.高血压的分类 ………………………… 122

3.高血压带来的其他并发症 …………… 124

4.高血压有哪些主要症状 ……………… 125

5.高血压的诊断标准是什么 …………… 126

第二章 高血压的食疗法

第一节 家常菜谱

1.菠菜类 ………………………………… 128

2.芹菜类 ………………………………… 129

3.萝卜类 ………………………………… 131

4.各种瓜类 ……………………………… 131

5.西红柿类 ……………………………… 132

6.菇类 …………………………………… 134

第二节 家常粥类

1.玉米类 ………………………………… 135

2.蔬菜类 ………………………………… 136

3.药膳类 ………………………………… 137

4.水果类 ………………………………… 139

5.综合类 ………………………………… 140

第三节 适合不同类型高血压患者的饮食

1.原发性高血压患者的饮食要点 ……… 141

2.便秘类高血压患者的饮食要点 ……… 142

3.更年期高血压患者的饮食要点 ……… 142

4.胆固醇高的高血压患者的饮食 ……… 143

5.合并心脏病的高血压患者的饮食 …… 144

第三章 高血压的民间疗法

第一节 治疗高血压的草药

1.黄芪——降血压 ……………………… 146

2.夏枯草——利尿降血压 ……………… 146

3.钩藤——防止动脉硬化 ……………… 147

4.杜仲——肾病、高血压的良药 ……… 147

5.罗布麻——利尿平肝 ………………… 148

6.石决明——治疗高血压引起的头晕 … 148

7.茺蔚子——治疗高血压引起的头痛、目赤 148

8.黄连——预防便秘、减压 …………… 149

9.地龙——平喘降压 …………………… 149

10.桑枝——降血糖、降血压 …………… 149

11.七物降压汤——调节舒张压 ………… 150

12.防风通圣散——排出体内废物、改善

体质 …………………………………… 150

13.柴胡龙骨牡蛎汤——适合神经过敏

的高血压患者 ……………………… 151

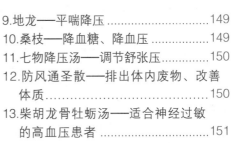

人人必知的健康常识

第二节 治疗高血压的茶饮

1.熏衣草茶——预防便秘、减压 152
2.洋甘菊茶——防止高血压 152
3.菊花茶——平肝明目、清热解毒 152
4.槐花茶——强化血管、预防动脉硬化 153
5.玉米须茶——降血压 153
6.柿叶茶——补充大量的维生素 153
7.桑寄生茶——补肾补血 154

8.鱼腥草茶——强化血管、缓下、利尿 ..154
9.莲子心茶——降压去脂、预防高血压 ..154
10.决明子茶——解除便秘、降压 154
11.车前草茶——肾性高血压患者的利尿...155
12.山楂茶——扩张血管、降血压 155
13.荷叶茶——扩张血管、降血压 156
14.葛根茶——改善高血压引起的头痛、
　　　眩晕、耳鸣 156

第四章 高血压患者的运动保健法

第一节 高血压和运动

1.运动使血压下降的原因 158
2.运动疗法的原则 159
3.亚高血压患者宜进行少量多次的运动...159
4.晨练的注意事项 160
5.运动后勿立即洗澡 160
6.高血压患者运动的禁忌 160

第二节 对高血压患者有益的运动

1.慢跑 162

2.散步 163
3.跳绳 164
4.游泳 164
5.甩手 165
6.瑜伽 165
7.太极 167
8.气功 167
9.按摩与颈部运动 167
10.体操 168
11.垂钓 169

第三篇｜糖尿病·····················

第一章 你对糖尿病了解多少

第一节 什么是糖尿病

1.糖尿病的几种类型 172
2.糖尿病是如何生成的 172
3.糖尿病如何治疗 173

第二节 哪些人易患糖尿病

1.糖尿病与遗传 174
2.糖尿病的易感人群 175
3.糖尿病的警告信号 175

目录

家家必备的保健全书

第三节 血糖控制是关键

1.什么是血糖 176
2.血糖的来源和去路 176
3.血糖是判断糖尿病的基础 177
4.血糖的控制标准 177
5.生活中如何更好地控制血糖 ..177

第四节 检测糖尿病的方法

1.糖尿病的诊断标准 178
2.血糖值检测法 178
3.如何使用血糖仪 179
4.其他的检测方法 179

第二章 糖尿病的发病症状

第一节 糖尿病的主要症状—— "三多一少"

1.多饮 182
2.多尿 182
3.多食 182
4.消瘦 183
5.易倦 183
6.其他自觉症状 183

第二节 可怕的糖尿病并发症

1.糖尿病并发症的十大预警信号 ..184

2.出现在身体各个部位的并发症 ..186
3.引起糖尿病并发症的原因 188
4.延缓并发症五大招数 189

第三节 常见的五大类糖尿病并发症

1.糖尿病性眼病 191
2.糖尿病性心脏病 192
3.糖尿病性神经病变 192
4.糖尿病性肾病 193
5.糖尿病性足部病变 194

第三章 糖尿病的饮食疗法

第一节 病从口治——饮食疗法克服糖尿病

1.糖尿病人为什么要实行饮食疗法 ..196
2.饮食疗法的控制要点 196
3.饮食控制的三大要素 197

第二节 糖尿病患者如何进食

1.控制一天的饮食总摄取量 199
2.计算一天的饮食总摄取量 199
3.一日三餐的进食原则 200
4.每日饮食量的理想比例 202
5.淡、缓、暖的饮食法则 202

第三节 糖尿病患者的饮食宜忌

1.糖尿病患者宜吃和不宜吃的食物 ..204
2.避免绝食、断食等减肥方法 ..205
3.尽量不要使用人工甜味调料 ..205
4.引起糖尿病并发症的原因 205
5.牛奶适合糖尿病患者饮用 207
6.控制蜂蜜的摄取量 207
7.供给充足的食物纤维 208
8.摄取充足的维生素和无机盐 ..210
9.糖尿病患者可选择的 "药" ..210
10.2 型糖尿病患者宜多饮水 ...212

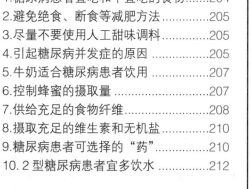
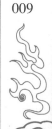

第四节 糖尿病患者健康食谱

1.糖尿病患者"三宜三不宜"的健康食谱...213
2.怎样设计糖尿病患者食谱 214
3.一般糖尿病患者食谱 215
4.糖尿病性冠心病患者食谱 216

5.糖尿病性高血压患者食谱 217
6.糖尿病性肾病患者食谱 218
7.糖尿病孕妇的保健食谱 218
8.糖尿病患者的夏季食谱 219

第四章 糖尿病的运动疗法

第一节 运动疗法对于糖尿病患者的益处

1.什么是糖尿病的运动疗法 222
2.糖尿病运动疗法的治疗作用 222

第二节 糖尿病患者如何运动

1.选择什么样的运动最合适 224
2.糖尿病患者在运动前的准备 224
3.糖尿病患者的运动强度与心率 224
4.运动的频率和时间如何掌握 225

5.什么情况下糖尿病患者不适宜运动...225

第三节 运动疗法的几个要点

1.运动间歇的要点 226
2.运动目标的要点 226
3.运动强度的要点 226
4.空腹运动的要点 227
5.关于运动进食的要点 227
6.运动时间的要点 227
7.应付运动意外的要点 228

第五章 警惕肥胖，远离糖尿病

第一节 肥胖与糖尿病

1.减肥在糖尿病治疗中的意义 230
2.减肥宜遵循规律 231
3.预防肥胖的小窍门 231

第二节 糖尿病肥胖的两种类型

1.到了中老年才肥胖的类型 233
2.由肥胖而正常，中年再度肥胖的类型...233

第三节 糖尿病肥胖患者的运动方式

1.培养体力的运动有两种方式............235
2.什么人在什么情况下需要限制运动...236
3.在家减肥，从事什么运动较好 236

家家必备的保健全书

目录

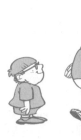

第六章 糖尿病的自我监测与管理

第一节 早期发现尿糖的检查方法

1.实施时间及次数 240
2.测定方法 240
3.判断方法 240
4.需要注意的事项 241

第二节 什么是"控制状况"

1.维持良好控制状况是管理糖尿病的
　秘诀 242
2.维持良好控制状况的三要素 242

第三节 自我监测与管理好处多

1.为什么要自我监测 243
2.自我监测的内容 243
3.糖尿病患者自我管理的内容 244
4.情绪管理直接影响治疗进度 245

第四节 绝对不能忽略的定期检查

1.五项"测量"自行检测 246
2.定期接受医师检查 247

第四篇|心脏病

第一章 心脏病的有关知识

第一节 认识心脏

1.心脏的基本结构 250
2.心脏的运动规律 251

第二节 掌握生死大权的冠状动脉

1.冠状动脉硬化 253

2.不规则脉 254

第三节 心脏病的种类

1.缺血性心脏病 255
2.心脏异常——心衰 258
3.心衰为什么会引起充血 258

第二章 心脏病的红色信号

第一节 注意日常生活的细节

1.时常会同时出现悸动与喘气 262
2.平时上下楼梯会觉得辛苦 262
3.睡眠中呼吸困难、辗转难眠 263
4.噩梦醒来是心绞痛的症状 263

5.夜晚上厕所次数多可能与心衰有关 ...264

第二节 感冒症状不可大意

1.感冒也可能引起心脏病 265
2.咳嗽时声音发哑可能是心衰 266

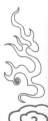

3.槽牙或喉咙疼痛有可能是心绞痛.......266

5.只在早晨胸痛当心异型心绞痛.........268

第三节 某些身体部位的不适现象

1.胃部抽搐可能是心肌梗塞 267

2.心脏衰弱时腹部会胀 267

3.头筋浮肿也是心脏不健康的表现......267

4.肝脏肿大不一定是肝脏有问题 268

第四节 心脏病的症状与检测

1.心脏病的一般症状 270

2.心脏病危险自我测验 271

3.检测心脏病的九大症状 274

第三章 引发心脏病的因素

第一节 遗传

1.如果父母患有高血压,从婴孩时代起就
　要注意血压 276

2.婚前要了解对方父母亲的身体状况 ...277

第二节 高血压

1.心脏健康的最大威胁——高血压 278

2.心脏病最可怕的因素——高血压与胆
　固醇的结合 279

第三节 高脂血症

1.胆固醇会使血管变得细小 280

2.也有增强心脏的胆固醇 280

3.胆固醇之外的"恶徒" 281

第四节 抽烟

1.抽烟会患上"抽烟心绞痛" 282

2.最忌边抽烟边饮咖啡 283

第五节 紧张

1.紧张的生活,使现代人易患心肌梗塞症...284

2.年过四十岁,速度要缓慢 284

3.紧张会与心绞痛息息相关吗 285

4.紧张状态进美食的危害 285

第六节 肥胖

1.肥胖是健康的天敌 287

2.肥胖的禁忌 288

第七节 缺少运动

1.为何推销员很少患心脏病 289

2.步行有益于健康 290

第四章 安排适宜的日常生活

第一节 心理护理

1.保持愉悦心情,远离心脏病 292

2.心脏病患者应适度发泄 292

3.远离过度紧张 293

第二节 生活保健

1.睡个健康的午觉 294

2.徒步行走好处多 294

3.控制体重 295

目录

4.不贪睡 …………………………296
5.科学的沐浴 ……………………296
6.健康的性生活 …………………297
7.排便时不憋气 …………………298
8.心脏按摩 ………………………299
9.注意口腔卫生 …………………299
10.身体各部位的检查 ……………300

11.经常补水 ………………………301
12.用力咳嗽自救 …………………302
13.过冷天气对心脏病患者不利 …302
14.久坐会对心脏产生压迫 ………303
15.慎用避孕药 ……………………303
16.女性的鞋高 ……………………304

第五章　心脏病的饮食疗法

第一节 预防心脏病的饮食习惯

1.维持营养均衡对身体健康的重要性 …306
2."三少三多"的原则 ……………306
3.合理膳食 ………………………307

第二节 给心脏好的营养素

1.有益的食物纤维 ………………309
2.B族维生素 ……………………309
3.微量元素与心脏病的关系 ……310
4.鱼类脂肪 ………………………310

第三节 有益心脏的食物

1.橘子的功效 ……………………312
2.大麦有益心脏健康 ……………312
3.鱼可减少心脏病的危险 ………313
4.三个苹果的功效 ………………314

5.黑巧克力有益心脏健康 …………314
6.绿茶可降低患心脏病的危险 ……315
7.豆腐是健康食品的最高杰作 ……315
8.适量的红葡萄酒 …………………316
9.西红柿降低心脏病突发率 ………316
10.大蒜的功效 ……………………317

第四节 心脏病患者饮食疗法的重点

1.饮食应以七分饱为限 ……………318
2.胆固醇摄取太少也有害健康 ……318
3.摄取优质蛋白质是非常重要的 …319
4.补充维生素要与蔬菜配合食用 …319

第五节 心脏病患者的饮食食谱

1.心绞痛、心肌梗塞病人的食谱 ……320
2.心衰病人的一日食谱 ……………324

第六章　心脏病的运动疗法

第一节 心脏与运动

1.人到四十的运动 ………………328
2.中老年人如何运动 ……………329

第二节 什么运动适合心脏病患者

1.垂钓有益身心健康 ………………331
2.有氧代谢运动 ……………………331
3.健康的高尔夫球 …………………332

第三节 时髦的慢跑

1.慢跑 ………………………………334

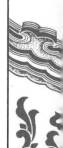

2.慢跑前的准备 334
3.笑是静止的"慢跑" 334
4.忌不分体质的清晨慢跑 335

第五篇│胃病

第一章 胃的概述

第一节 胃的位置、形状、结构

1.胃在人体的位置 338
2.胃的形状 338
3.胃的结构 339

第二节 胃的功能

1.储存食物 340

2.让食物形成胃糜 340
3.分泌胃液 340

第三节 胃动力

1.胃运动 342
2.胃排空 343
3.胃的血液供应 344

第二章 常见肠胃疾病的防治措施

第一节 肠胃不适

1.烧心 346
2.食欲不振 347
3.心窝痛 347
4.恶心呕吐 348

第二节 胃病

1.急性胃炎 350
2.胃下垂 351
3.便秘 352
4.腹泻 353
5.胃癌 355

第三章 胃病患者的饮食

第一节 食疗法的要点

1.营养必须均衡 360
2.应进食易消化的食品 361
3.吃东西时要细嚼慢咽 362

4.饮食八分饱，空腹吃零食 362
5.饮食要有规律 363
6.适量吃醋 363

家家必备的保健全书

目录

第二节 饮食宜忌

1.急性胃炎患者的饮食宜忌 …………364
2.慢性胃炎患者的饮食宜忌 …………365
3.消化性溃疡患者的饮食宜忌 ………365
4.胃下垂患者的饮食宜忌 ……………367
5.腹泻患者的饮食宜忌 ………………368
6.便秘患者的饮食宜忌 ………………369
7.胃癌病人的饮食宜忌 ………………370

第三节 日常菜谱

1.牛奶、蛋 ……………………………372
2.肉类 …………………………………373
3.鱼类 …………………………………374
4.豆、豆制品 …………………………375
5.蔬菜类 ………………………………376

第四节 一日食谱举例

1.急性胃炎 ……………………………378
2.慢性胃炎 ……………………………378
3.胃下垂 ………………………………378
4.消化性溃疡 …………………………379
5.腹泻 …………………………………379
6.便秘 …………………………………379

第五节 日常粥食与饮品

1.急性胃炎 ……………………………380
2.慢性胃炎 ……………………………381
3.消化性溃疡 …………………………382
4.胃下垂 ………………………………384
5.腹泻 …………………………………385
6.便秘 …………………………………386

第四章 胃病患者的日常保健

第一节 中国人肠胃的特点

1.肠胃功能弱 …………………………388
2.肠胃与季节变化关系密切 …………388

第二节 吸烟伤胃

1.烟会刺激胃黏膜和自律神经 ………390

2.吸烟容易导致胃溃疡 ………………390

第三节 四季养胃原则

1.春季养胃五原则 ……………………391
2.夏季养胃要点 ………………………391
3.秋季养胃要点 ………………………392
4.冬季养胃要点 ………………………393

第六篇 | 贫血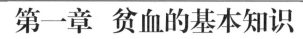

第一章 贫血的基本知识

第一节 认识血液

1.血液的组成及作用 …………………396
2.血液的产生 …………………………397

3.血红蛋白是氧气的投递者 …………397

第二节 贫血的概念

1.什么是贫血 …………………………399

2.哪些人易患贫血...................400
3.如何判断贫血的程度...................400

1.贫血的主要症状...................401
2.诊断贫血需要做的医疗检查...........402
3.造成贫血的主要原因...............403
4.贫血检查的相关知识...............404

第三节 贫血的症状及自我诊断

第二章 贫血的分类

第一节 缺铁性贫血

1.什么叫缺铁性贫血 406
2.缺铁性贫血的症状 407
3.哪些人易患缺铁性贫血...............407

第二节 再生障碍性贫血

1.什么是再生障碍性贫血...............408
2.再生障碍性贫血的症状...............408
3.再生障碍性贫血的治疗...............409

第三节 溶血性贫血

1.什么是溶血性贫血...................410
2.溶血性贫血的症状...................410
3.溶血性贫血的治疗 411

第四节 骨髓增生异常综合征

1.什么是骨髓增生异常综合征...........412
2.骨髓增生异常综合征的病因...........412
3.骨髓增生异常综合征常规治疗及原则...413
4.骨髓增生异常综合征疗效评价.........413

第五节 其他疾病并发贫血及其 症状表现

1.急性失血性贫血的常见病因...........414
2.未婚女性贫血的原因...............414
3.慢性心力衰竭会引发贫血...........415
4.骨髓病变会导致贫血...............415
5.感染所致的溶血性贫血...............416
6.哪些慢性感染可引起毒性贫血.........416
7.类风湿关节炎也可引起贫血...........416

第三章 预防贫血必须关注的饮食问题

第一节 营养均衡的饮食是预防 和治疗贫血的根本

1.什么是营养饮食 418
2.合理膳食的基本要求...............419
3.不同年龄阶段的营养标准...........419
4.如何改善不同类型的贫血...........423

第二节 适宜预防贫血的五类食物

1.以肝脏类为主的食物...................427

2.猪肝的处理方法...................427
3.以鱼贝类为主的食物...............429
4.以大豆及豆类制品为主的食物.........431
5.以蔬菜类为主的食物...............432
6.以干料类为主的食物...............433

目录

家家必备的保健全书

第四章　贫血患者营养治疗方案

第一节 具有造血功能的食物

1.富含蛋白质的食物 436
2.富含铁质的食品 437
3.富含糖的食品 437
4.富含维生素的食品 437

第二节 贫血患者一日三餐的最佳搭配

1.一天的活力来自于早餐 439
2.简单、营养而又均衡的午餐 440
3.富含铁质的晚餐 442

第七篇 | 肾脏病 ....

第一章　了解肾脏

第一节 肾脏的生理位置及形态

1.肾脏的位置 446
2.肾脏的形态 446

第二节 肾脏的结构 447

1.宏观结构 447
2.微观结构 447

第三节 肾脏的八大生理功能

1.生成尿液，维持水的平衡 448
2.排泄尿液，代谢废物、毒物和药物 ...448
3.维持人体体液平衡和酸碱平衡 449
4.调节血压 449
5.分泌肾素 449
6.分泌前列腺素 450
7.促进红细胞生成 450
8.促进维生素D的活化 450

第二章　肾脏病的临床表现和种类

第一节 警惕肾脏病的临床表现

1.水肿 452
2.高血压 452
3.尿异常 453
4.血尿 453
5.蛋白尿 454
6.管型尿 455
7.腰痛 455
8.贫血 456

第二节 常见肾脏病的种类、症状及治疗手段

1. 慢性肾炎 458
2. 急性肾炎 458
3. 急进性肾炎 458
4. 尿路感染 458
5. 肾盂肾炎 459

6. 什么是肾硬化症 460
7. 急、慢性肾脏功能衰竭 460
8. 肾结石 461
9. 肾囊肿 462
10. 肾结核 462
11. 游走肾 463
12. 尿毒症 463

第三章 肾脏病患者的食疗与家庭保健法

第一节 肾脏病患者应该注意的食品

1. 不宜吃哈密瓜 466
2. 不宜食甲鱼 466
3. 不宜服用鹿茸 467
4. 不宜食杨桃 467
5. 忌清凉饮料 468
6. 要少吃或不吃西瓜 468
7. 不宜吃香蕉 468
8. 不宜过度摄食辣椒酱 469
9. 远离香烟，不沾酒 469
10. 其他不宜吃的食物 469

第二节 肾脏病的中医饮食疗法

1. 急性肾小球肾炎的饮食疗法 471
2. 慢性肾小球肾炎的饮食疗法 471
3. 慢性肾衰的饮食疗法 472
4. 肾炎食疗18妙方 473
5. 治疗糖尿病肾脏病的中医调养方法 ...474
6. 肾脏病中草药治疗方法 475

第三节 肾脏病的药食推荐

1. 红豆煮汁 478
2. 蜜橘 478
3. 西瓜糖 478
4. 玉米须 479
5. 醋蛋 479

第四节 肾脏病的自我预防

1. 重视肾脏保健 480
2. 易腰痛也有可能是肾脏病 ...481
3. 憋尿也是肾脏病的起因之一 ...481
4. 要注意浮肿时的皮肤损伤 ...482
5. 清晨注意检查脸和手脚是否浮肿 ...482
6. 注意早晨排尿与排便异常 ...482
7. 有效维护个人卫生的方法 ...483
8. 颜面浮肿，警惕小儿肾脏病 ...484

第五节 轻松、有效的家庭保健法

1. 养肾纠虚"小动作" 485
2. 有效的穴位按摩法 486
3. 头面部穴位按摩法 488
4. 传统的针灸疗法 488
5. 吐气呼吸法 489

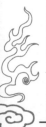

家家必备的保健全书

目录

第八篇 | 痛风 ·······················

第一章 有关痛风的知识

第一节 痛风是一种什么样的病

1.痛风的概念 492
2.痛风的表现及征兆 492
3.老年人、儿童、青少年痛风的特点 ...493

第二节 自我警惕和诊断痛风

1.早期发现痛风的方法 495
2.痛风的临床表现 495
3.如何看痛风才正确 496

第三节 痛风还可并发哪些病症

1.肥胖症 497
2.高血压 497
3.糖尿病 498
4.缺血性心脏病 498
5.高脂血症 499
6.动脉硬化 500
7.类风湿性关节炎 500
8.肝脏疾病 500
9.腹泻 501
10.全身性骨质疏松、骨折 501

第二章 痛风的家庭护理与调养

第一节 痛风患者的生活护理

1.痛风患者日常保养14项原则 504
2.老年痛风患者应注意什么 505

第二节 采取适当的运动调养方式

1.痛风患者进行适当体育锻炼的意义 ...506
2.适合痛风患者的六种散步方法 507
3.适合痛风患者的关节操 508

第三章 痛风患者的饮食保健

第一节 如何安排日常饮食

1.认真分析三类食物结构 510
2.科学的食物选择方法 510
3.如何科学安排痛风患者的饮食 512
4.痛风患者适宜吃哪些食物 513
5.痛风患者忌吃哪些食物 514

第二节 痛风患者食疗方法推荐

1.苹果醋加蜜糖 516
2.服用小苏打 516
3.食疗附方 516
4.痛风中医辩证食疗法 519

第九篇 | 肥胖症

第一章 肥胖症的基础知识

第一节 何谓肥胖症

1.肥胖症的概念 524
2.肥胖症的症状 524
3.肥胖症的类型 525
4.肥胖症的体质 526

第二节 肥胖症的主要危害

1.肥胖症影响日常生活......527
2.肥胖症破坏大脑功能......527
3.肥胖症会诱发高血压......528
4.肥胖症易致高脂血症......528
5.肥胖症引起肝胆病变......528
6.肥胖症会导致糖尿病......529
7.肥胖症不利于心肺功能 530
8.肥胖症导致内分泌和代谢性疾病......530

第二章 肥胖症患者的居家细节

第一节 肥胖症患者的居家自查

11.肥胖的自我诊断......532
2.标准体重计算法......533

第二节 肥胖症患者的科学生活方式

1.减肥从纠正姿势开始......535
2.骨骼保健与减肥相关......537
3.培养良好的生活习惯......539

第三章 肥胖症患者的居家饮食疗法

第一节 食疗——肥胖症患者的健康法则

1.饮食疗法的基本原则......542
2.肥胖症患者的饮食控制疗法 543

第二节 肥胖症患者食疗的具体操作

1.饮食减肥ABC 545
2.减肥果蔬品 548
3.去脂果蔬汁 551
4.药膳减肥......553

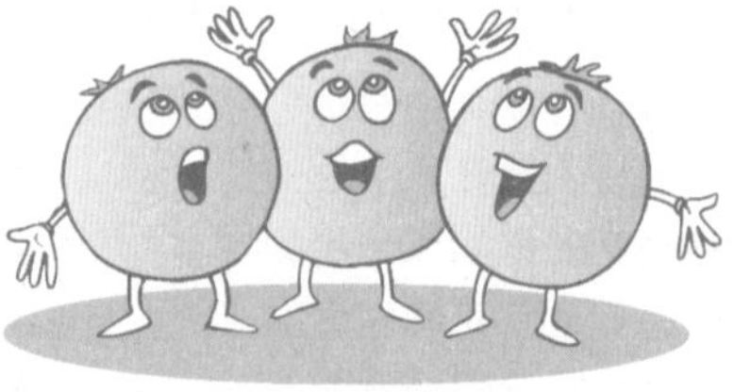

第十篇｜抑郁症

第一章　抑郁症自我诊断

第一节　为何要进行抑郁症诊断

1.恼人的抑郁症 558
2.由测验的结果作自我判断 558
3.抑郁症具有各种面貌 559
4.容易被忽略的抑郁症症状 560

第二节　A、S心理学测验

1.A、S心理学测验（A）.................561
2.A、S心理学测验（B）.................562
3.测验点数的读法 563

第二章　抑郁，无所不在

第一节　抑郁和情绪有关

1.抑郁是情绪的感冒 566
2.当心假日抑郁综合征 567
3.开始害怕星期天 567

4.工作狂的困扰 568

第二节　抑郁的不良影响

1.轻微的抑郁也会影响免疫力 569
2.不要轻视失眠 570

第三章　摆脱抑郁，快乐向前走

第一节　摆脱抑郁症的五个守则

1.恢复生命的节奏 572
2.确立人生的目标 573
3.发掘自己的优点 573
4.多运动以调适心理 574

5.不要攻击他人的缺点 574

第二节　心理治疗的阶段

1.第一阶段 575
2.第二阶段 575

人人必知的健康常识

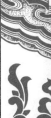

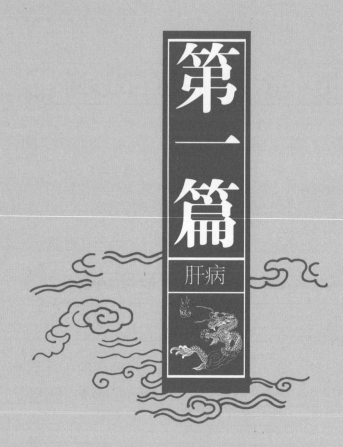

第一篇

肝病

第一章 肝与肝脏

第二章 酒与肝病

第三章 护肝饮食

第四章 治疗肝病的中草药

第五章 肝病患者的居家护理和用药

第六章 肝病患者的日常保健

第一章

肝与肝脏

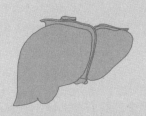

肝脏在保证人体健康方面起着至关重要的作用，但在当今社会，各种肝脏疾病却越来越严重地威胁着人们的健康。出现这种状况的原因，一方面是人们肝病知识的缺乏，另一方面是大家还没有完全意识到肝病对人类健康的危害性。这一章我们主要介绍肝脏的构造、作用和一些肝病常识。

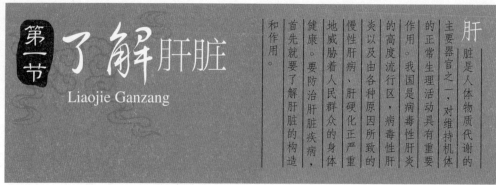

肝

肝脏是人体物质代谢的主要器官之一，对维持机体的正常生理活动具有重要作用。我国是病毒性肝炎的高度流行区，病毒性肝炎以及由各种原因所致的慢性肝病、肝硬化正严重地威胁着人民群众的身体健康。要防治肝脏疾病，首先就要了解肝脏的构造和作用。

① 肝脏在人体机能里扮演的角色

我们的心脏能够有力、有规律地跳动，不断地由血管输出新鲜的血液，我们吃的食物能够完全被消化和吸收，我们的大小脑能够保持正常的功能，我们的肌肉能保持结实和富有弹性……这一切都要依靠肝脏。

肝脏是人体中化学反应最为复杂的器官，也是人体中最为重要的器官，其主要功能有：

①肝脏细胞能够控制和调节体内各种物质，使所有器官都能顺利地运作。

②为血液制造各种蛋白质，其中一些蛋白质能使血液凝结，保护伤口，以免失血过多，另一些蛋白质则使各种体液维持均衡。

③肝脏还负责分解体内的废料，以尿液和粪便的形式排出体外，借此除去酒精等有害物质和废物。

④肝脏也负责转化食物中的碳水化合物（糖）和脂肪，以便身体吸收，让身体获得所需的能量，并且把肝糖和维生素等养分储存起来，以备不时之需。

⑤肝脏还负责制造胆汁，以协助消化食物。胆管连接肝脏与小肠（回肠），把肝脏分泌的胆汁输送到小肠，一旦胆管堵塞或者由于其他原因胆汁无法由肝脏流向小肠，胆汁就会在血液里积聚，引起黄疸病。

⑥最令人惊叹的是，肝脏能自行修复损伤，即使只剩下一小部分，仍然能够正常地运作。

② 肝脏在人体的位置

肝脏呈楔形，深藏在人体右腹腔深部，横膈膜下面，是具有解毒、合成、代谢、排泄、调整血液流量等功能的一个重要人体器官。肝脏位于腹腔上部右侧，占据了几乎全部的右季肋区、大部分腹上区和小部分左季肋区。肝上界后方平第八胸椎，在右侧腋中线平第六肋骨，在右锁骨中线与第四肋间隙或第五肋骨等高；肝下界在右锁骨中线的右侧，肝下缘与右肋弓大体一致，故体检时，肋弓下不能触及肝脏。3岁以下的幼儿，由于腹腔容积较小，肝脏体积相对较大，肝下界常低于右肋弓1.5～2.0厘米，到7岁以后，在右肋弓下一般就不能触到肝脏了。

肝上界与膈穹隆一致，成人肝的上界一般在锁骨中线与第五肋骨水平线的交界处。肝大部分为肋弓所覆盖，仅在腹上部、左右肋弓之间露出3～5厘米，贴靠腹前壁，所以，正常时在右肋缘下不易触及肝下界。如果肝上界的位置正常，成人如果在右肋缘下能触及肝脏，则为病理性肝肿大。小儿肝脏下界可低于肋弓。由于肝上面借冠状韧带连于膈，故当呼吸时，肝可随膈的运动而上下移动，升降可达2～3厘米。腹上部以及右季肋区如受到暴力打击或肋骨骨折，可导致肝脏破裂。

肝脏是人体最大的内脏器官，成年人的肝脏重量占体重的1/50～1/40，体积为25厘米×15厘米×16厘米左右。胎儿和新生儿肝脏的重量与体重的比例比成年人大，其重量占体重的1/20～1/18。

因为肝脏有丰富的血液供应，所以肝脏呈棕红色，质软而脆。肝右端圆钝厚重，左端窄薄呈楔形，有上下两面，前后左右四缘。上面隆凸贴于膈，由镰状韧带分为左、右两叶；下面略凹，邻接附近脏器，有略呈"H"形的左右纵沟及横沟。右侧沟窄而深，沟前部有肝圆韧带，右纵沟阔而浅，前部有胆囊窝容纳胆囊，后部有下腔静脉窝通过下腔静脉；横沟内有门静脉、肝动脉、肝管、神经及淋巴管。

肝的左叶上面膈邻近心包和心脏，右叶上面膈邻近右胸膜腔和右肺，因此肝右叶脓肿有时会侵蚀膈面而波及右胸膜腔和右肺。肝的右叶后缘内侧邻近食道，左叶下面接触胃前壁，方叶下接触幽门，右叶下面前边接触结肠右曲，中部近肝门处邻接十二指肠，后边接触肾和肾上腺。

肝以肝内血管和肝内裂隙为基础，可分为五叶四段，即左内叶、左外叶、右前叶、右后叶、尾叶。左外叶又分为左外叶上下段，右后叶又分为右后叶上下段。肝脏被许多条韧带固定于腹腔内，肝脏表面被灰白色的肝包膜包裹着，供给肝脏的血液有3/4来自门静脉，1/4来自肝动脉。门静脉的终支在肝内扩大为静脉窦，它是肝小叶内血液流通的管道，肝动脉中是来自心脏的动脉血，主要供给肝脏氧气，门静脉收集消化道的静脉血主要供给肝脏营养。

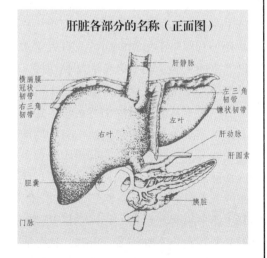

肝脏各部分的名称（正面图）

十大病症居家疗法全书

3 肝细胞的结构

肝脏由肝细胞组成，并有丰富的血管网，呈红褐色，质软而脆，易因受暴力打击而破裂，引起致命性大出血。肝细胞极小，必须通过显微镜才能看到。肝脏约有25亿个肝细胞，5000个肝细胞组成一个肝小叶，因此肝脏的肝小叶总数约有50万个。肝细胞为多角形，直径为20～30微米，有6～8个面，体积约4900立方微米，在不同的生理条件下大小有差异，如饥饿时肝细胞体积变大。每个肝细胞表面都有窦状隙面、肝细胞面和胆小管面。肝细胞里面含有许许多多复杂的细微结构，如肝细胞核、肝细胞质、线粒体、内质网、溶酶体、高尔基氏体、微粒体及饮液泡等，每一种细微结构都有它极其重要而复杂的功能，这些功能保证了人的生命的存在，保证了人体的健康。

4 肝脏具有很强的再生能力

早在20世纪末，人们就发现肝脏具有强大的再生能力。换句话说，肝脏被切除一部分后，很快就能恢复到原来的大小。肝脏惊人的再生能力说起来真是令人难以置信，简直就像蜥蜴的尾巴似的，即使被切除一部分，它也能迅速恢复到原来的大小，这是其他脏器没有的特征。例如，把狗和老鼠的肝脏分别切除75%后，余下的25%可在下个星期和三个星期内迅速生长至原来的大小，只是外形与原来不尽相同而已。有人曾做过以下的实验，即把老鼠的肝脏切掉一半，结果发现老鼠仍照常进食并正常地活着，检查其肝功指标仍然正常。还有人做了这么个有趣的实验：每隔10周即在动物身上切除一定量的肝组织，将多次切除的肝组织总量相加，竟然超过原来的肝组织重量；而经多次切除的肝脏，却比原来的更大更重。至于人体的肝脏，要是长了大小不等的多个肿瘤，使肝脏变形，只要这些占位性病变不压迫血管区，只要肝脏尚有300克以上的健康组织，则患者的食欲便不会受到明显影响，肝功能也不会有太大的改变。可见，肝脏有其他器官无法比拟的强大的再生能力。

如今，手术切除肝癌的患者，存活10年以上的已大有人在，甚至还有20年仍然健在的病例，因急性肝坏死而实行换肝术的患者，已有存活5年以上的病例。这些事例充分说明，随着医学与科学技术的发展，征服肝炎和肝癌的日子已为期不远，只要能正确认识自己的疾病，从思想、精神上振作起来，合理调整饮

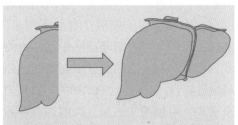

如果因为疾病将肝脏切掉2/3，只要剩下的1/3是正常的，一年后它就可以长到原来的80%大小。

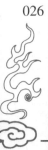

食、营养和药物治疗三者之间的关系，依靠自身的毅力和体内抵抗力，积极配合治疗，肝病患者完全康复的可能性已指日可待。

5 肝脏在人体中所起的作用

肝脏是人体内最大的消化腺，也是体内新陈代谢的中心站。据估计，在肝脏中发生的化学反应有500多种。实验证明，动物在完全摘除肝脏后，即使给予相应的治疗，最多也只能生存50多个小时，这说明肝脏是维持生命活动必不可少的一个重要器官。肝脏的血流量极为丰富，约占心输出量的1/4，每分钟进入肝脏的血流量为1000～1200毫升。肝脏的主要功能是进行糖的分解、贮存糖原，参与蛋白质、脂肪、维生素、激素的代谢，解毒，分泌胆汁，吞噬、防御机能，制造凝血因子，调节血容量及水电解质平衡，产生热量等，在胚胎时期，肝脏还有造血功能。

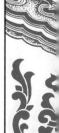

十大病症居家疗法全书

人人必知的健康常识

027

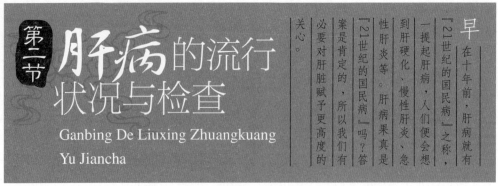

第二节 肝病的流行状况与检查

Ganbing De Liuxing Zhuangkuang Yu Jiancha

早在十年前，肝病就有「21世纪的国民病」之称，一提起肝病，人们便会想到肝硬化、慢性肝炎、急性肝炎等。肝病果真是「21世纪的国民病」吗？答案是肯定的，所以我们有必要对肝脏赋予更高度的关心。

1 国内外肝病流行状况

我国关注病毒性肝炎问题已有数十年，病毒性肝炎对人民身体健康和国民经济的危害都极大，我国每年用于肝病的直接医疗费用就高达1000多亿元，而且，肝炎侵袭的群体主要为青壮年，因此对国民经济的发展有很大的影响。

病毒性肝炎在全球的分布情况不同，根据流行情况，将世界各地划分为高、中、低流行区，我国为甲型、乙型肝炎的高流行区。

不仅仅只有中国的病毒性肝炎这么严重，全世界范围内的肝病流行状况都十分严重。以日本为例，1985年的死因排行显示，死于慢性肝病和肝硬化的人数共有17157人，排行第八，且这个数字并不包括近年来日益增多的因肝癌而死亡的人数，如果再把这个数目加进去，肝病在死因排行榜上会上升到第六或第七位。

2 肝病诊断的各项检查

西医检查肝病除了诊察之外，还包括验血、验尿的肝功能检查，测定抗原及抗体的免疫学检查，利用同位素测知肝脏的形状，利用肝闪烁法了解肝脏有无缺损，利用电子计算机断层扫描检查，利用超声波检查，将摄影机金属管插入腹腔内，观察肝脏或胆囊表面的腹腔镜检查，及切取部分肝细胞的切片检查等方法。

在必要的时候，会组合不同的检查

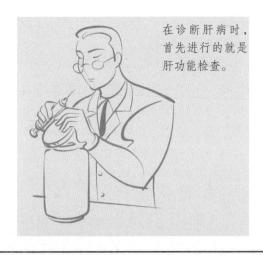

在诊断肝病时，首先进行的就是肝功能检查。

方式来诊断肝病。医生根据患者的叙述，观察身体的整体状况，再根据检查结果来进行综合的判断。

虽然罹患肝硬化，但有些患者在接受肝功能检查时却无异状，这时，肝脏触诊就变得非常重要。若不进行触诊，只依据肝功能检查结果的话，可能会忽略肝硬化。虽然科学检查有其必要性和重要性，但一味地依赖科学检查判断病情或将其作为治疗的唯一依据，是非常危险的，医生一定要注意这一点！

在诊察肝病时，首先进行的就是肝功能检查，肝功能检查种类很多，到目前为止，实用性的检查约有数百种，但实际使用只有40~50种，视患者的具体情况来决定如何搭配。

目前，在肝功能检查项目中，血液检查大致分为：血清酵素检查、与蛋白质代谢有关的检查、与脂肪代谢有关的检查、与胆汁色素代谢有关的检查，以上四种检查可以测定由肝脏释放到血液中的酵素及物质量的多少。

〖血清酵素检查〗

肝细胞含有很多酵素，但是当肝细胞遭到破坏时，这些酵素会流到血液中，因此测定血液中酵素的活性值就可以预测肝细胞障碍的程度。

①GOT、GPT：血清酵素中最常使用的酵素称为转氨酶，GOT是谷氨酸草碱醋转氨酶的简称，GPT是谷氨酸丙酮酸转氨酶的简称，都是转氨酶的一种。

除肝脏以外，GOT也存在于心肌、骨骼肌、肾脏、红细胞中，不光是肝细胞障碍，如果发生心肌梗死等心脏病或者营养不良等骨骼肌疾病，也会引起GOT增加。GPT主要存在于肝脏中，只有在肝脏出现病变时才会增加。GOT的正常值为5~40个单位，GPT的正常值为0~35个单位，肝细胞破坏越严重GOT、GPT的数值就越高，肝细胞变化时GOT、GPT也呈现较高的数值。正常时，GOT值会大于GPT值，但依疾病种类不同，有时GPT值较高，因此两个数值的变化有助于识别疾病。

②γ-GTP：γ-GTP是γ谷氨酸丙酮酸转氨酶的简称，γ-GTP除了存在于肝脏之外，在肾脏、胰脏中也有。当胆汁出现淤滞时，血中的γ-GTP会增加，酒精性肝障碍更会使其显著增加，正常值为0~40个单位。

③胆碱酯酶CHE：胆碱酯酶CHE包括真性胆碱酯酶与疑性胆碱酯酶，肝功能检查主要是后者。疑性胆碱酯酶除了存在于肝脏外，在血浆、胰脏中也有，正常pH为0.8~1.1，肝硬化时pH异常降低，而脂肪肝时则会使其上升，与白蛋白有密切关系，有白蛋白减少的疾病CHE也会减少。

④碱性磷酸酯酶ALP：除了肝脏以外，几乎所有脏器中都含有这种酵素，骨骼、小肠、胆管、肾脏中含量较多。ALP在骨骼有疾病或前列腺癌转移到骨骼上时会上升。此外，孕妇和婴幼儿的ALP数值比成人高。

〖与蛋白质代谢有关的检查〗

血清蛋白有很多种，与肝病有密切关系的为白蛋白与球蛋白。白蛋白占血清总蛋白的50%以上，剩下来的就是球蛋白。

①血清白蛋白：所有的白蛋白都是由肝细胞制造的以帮助身体摄取充分的

029

营养。血清白蛋白减少时，肝脏无法顺畅发挥作用，白蛋白就会漏到消化道中，尤其是患肝硬化、肝癌时，肝脏制造白蛋白的能力会显著降低。白蛋白的正常值为1升血液中含3.8～4.8克，如果低于2.5克，则会出现水肿或腹水。肝病时白蛋白的减少量可反映出疾病的严重性，所以这项检查是肝功能检查中非常重要的一项。

②免疫球蛋白：血清蛋白中的免疫球蛋白是由淋巴球和形质细胞制造出来的，如果患了慢性肝炎或肝硬化，淋巴球等细胞在肝脏发炎部分就会增加，就会产生免疫球蛋白，因此血中免疫球蛋白的含量就会增加。但是慢性感染症、慢性甲状腺炎、胶原病等也会使免疫球蛋白增加，但有时虽然患了肝硬化，但免疫球蛋白却没增加，因此不能光靠免疫球蛋白来诊断是否为肝硬化。

③AG比：白蛋白与球蛋白（包括免疫球蛋白在内的所有球蛋白）的比例称为AG比，肝硬化、肝脏障碍恶化时，白蛋白减少，球蛋白增加，因此AG比降低。

④血清胶质反应：在血清蛋白中加入试剂，观察其反应，这就是血清胶质反应。经常使用的是麝香草酚浊度试验（TTT）及硫酸锌试验（ZTT），试剂会因血清蛋白变化而产生反应。肝脏有异状时，加入这些试剂血液就会产生混浊或沉淀。ZTT正常值为4～12个单位，TTT正常值为4个单位以下，若肝脏出现障碍，这个反应值就会增高。

〖与脂肪代谢有关的检查〗

肝脏与脂肪代谢有密切的关系，因此肝脏出现障碍时会造成脂肪代谢异常，

所以检查肝病要测定血中胆固醇量以及酯型胆固醇量。

①血清胆固醇值：血中胆固醇通过肝脏送到胆汁中，一旦胆汁淤滞，胆固醇无法顺利排泄，就会积存在血中。急性肝炎时，肝细胞的胆固醇合成能力降低，因此血清胆固醇值会增高。除了肝病外，动脉硬化、糖尿病、甲状腺功能降低症也会使血清胆固醇值增高。

②血清胆红素值：血清中的胆红素大量增加时会形成黄疸，因此测量血清中胆红素的量就可以知道黄疸的程度。血清胆红素的测定对确定有无黄疸、黄疸的程度诊断是不可或缺的。

〖与胆汁色素代谢有关的检查〗

该检查也称为色素排泄试验，使用的色素是靛氰绿（ICG）及矿溴酞钠（BSP），目前大多使用ICG。ICG试验是将靛氰绿这种色素试剂由肘静脉注入体内，15分钟后在相反侧的肘静脉抽血，测定血清中ICG的浓度。这个试验对检查肝脏血液的流动及细胞机能、胆汁的排泄非常有用，其中任意一项有障碍时，都会检查出异常，敏感度非常高。

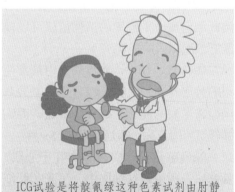

ICG试验是将靛氰绿这种色素试剂由肘静脉注入体内，15分钟后在相反侧的肘静脉抽血，测定血清中ICG的浓度。

〖肝功能的尿液检查〗

肝功能的尿液检查包括尿中胆红素检查及尿中尿胆素原检查。排泄到尿中的胆红素是溶于水的化合型胆红素，所以若尿中增加的是非化合型胆红素，则此检查不会有反应。尿中胆红素呈阳性反应的疾病包括肝细胞黄疸、胆汁淤滞型黄疸等。

尿中尿胆素原是由肝脏排泄到肠的胆红素，经由肠道内的细菌变化而来的，一部分被肠吸收到肝脏，再次形成胆红素，另一部分则通过肝脏由血液排到尿中。当肝脏功能出现障碍时，重回肝脏的尿胆素原无法转换为胆红素，导致尿胆素原在血中大量增加，大量排泄到尿中。尿中尿胆素原的检查非常简单，且不会忽略任何细微的异常状况，经常用来检查早期疾病。

〖与乙肝有关的抗原、抗体检查〗

HB抗原是指乙型肝炎病毒与固有蛋白结合的复合物，包括HBs抗原、HBc抗原、HBe抗原等，只要确定是以上哪种抗原，就可以知道是感染了哪类乙型肝炎病毒。

乙型肝炎病毒中心部位有直径27微米的芯，由脂蛋白所构成的外壳加以覆盖，病毒外壳与HBs抗原具有相同的物理性质与抗原性，因为乙型肝炎病毒中心的抗原芯的英文是CORE，所以命名为HBc抗原。病毒芯存在着带有基因的核酸(DNA)及DNA聚合酶和HBe抗原，可在人类肝细胞核内增殖，到核外后，覆盖由肝细胞制造的脂蛋白外皮，完成Dane粒子（乙型肝炎病毒）。

只要证明血液中有HBs抗原就表示患者已经感染了乙型肝炎病毒，HBs抗原长期为阳性，可能与慢性肝炎、肝硬化、原发性癌细胞有关。但是，有些人虽然血液中有HBs抗原，却完全没有肝障碍，这些人被称为"无症候性HBs抗原带原者"。

对付HBs抗原的抗体称为HBs抗体，感染抗原四个月后就会出现，血液中若存在此抗体，就表示患者过去曾感染过乙型肝炎病毒。HBs抗体是HBs抗原的中和抗体，即使HBs抗原侵入人体，但并未制造出抗原抗体复合体，所以病毒无法侵入肝细胞内。

〖其他检查〗

①甲胎蛋白（AFP）：这是胎儿特有的蛋白，位于电气映射白蛋白与α球蛋白之间。患肝细胞癌的患者，甲胎蛋白出现在血液中的概率高达70%～80%，因此甲胎蛋白（AFP）是诊断肝癌不可或缺的检查。放射免疫测定法（RIA法）为AFP检测法之一，当肿瘤增大时，AFP值会增加，而RIA法连微量的AFP都能检测出来，所以即使因为肝炎或肝硬化而出现少量的AFP时，也能加以掌握，所以如果血液中AFP量增加，则应该怀疑为肝癌。

②腹腔镜检查：该检查是将空气注入腹腔中，扩大腹腔容积，将左上腹部切开1厘米左右，将直径5毫米的摄影机金属管插入腹腔内，直接观察并摄影，同时进行肝脏切片检查，可以观察肝脏大小、颜色、形状、表面情况并同时拍照。虽然这个检查比较复杂，要切开皮肤，空气也会进入腹腔内，但检查时间只需要1小时，而且不会疼痛，是没有危

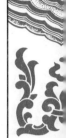

031

险性的。不过，检查结束后，患者必须静养一日。

③肝闪烁法：该检查将可由肝脏吸收的放射性物质经由静脉注射到肝脏，物质会被吸入肝细胞或肝脏内网内细胞中。注射后，利用能感应到放射能的机器在体外就能了解肝脏的状况，此方法称为闪烁法，由此画出来的图称为闪烁图。如果有肿瘤或脓肿，就会形成没有影子的缺损像，如果肝癌是直径3厘米左右，就可以用此法绘出肝癌的缺损像，并借由AFP等其他检查法早期发现。值得注意的是，该检查绝不可用于孕妇或幼儿身上，要特别注意！

④肝脏切片检查：该检查是切下部分的肝脏组织，用显微镜观察其状态，主要方法包括外科剖腹手术，或用浅刺芯这种细针刺入肝脏，目前一般采用的是浅刺芯方法，这种方法对患者副作用较小。肝脏切片检查可以直接观察到肝脏细胞，对肝炎、肝硬化、脂肪肝等的诊断非常有效，同时也适合用来观察病情的严重性和发展程度。

⑤血管造影法：该检查是将造影剂注入肝动脉、肝静脉、门脉，利用X光观察血管的走向，借此检查肝病。

⑥门脉造影法：该检查是将造影剂注入脾脏内，由脾脏脉流入门脉，可以观察门脉系。

⑦动脉造影：该检查是将细长的导管由股动脉深入腹腔动脉，注入水溶性造影剂，连续摄影，对检查肝癌、血管瘤、肝动脉瘤特别有效。

⑧计算机断层扫描：该检查结合计算机与X光的计算机断层机器，观察将肝脏环切成六到八片的状态，借此详细了解肝硬化、原发性肝癌、转移性肝癌、胆结石、胆管扩张等状况。

⑨超声波断层扫描：该检查是使用超声波使身体内部影像化的检查方法，用来诊断癌症、肿瘤、结石和腹水等，没有疼痛或放射能的危险性，是非常安全的检查法。

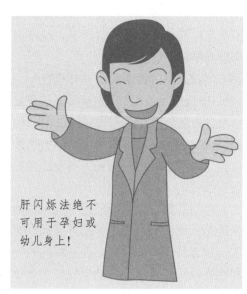

肝闪烁法绝不可用于孕妇或幼儿身上！

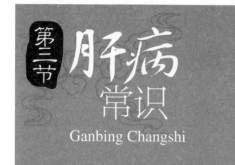

肝

炎就是指肝脏发炎。引起肝脏发炎的原因有很多，病毒、细菌、真菌等病原微生物，大量饮酒和服用某些药物都可引起肝炎。肝病分为很多类型，在我国最常见的是乙型肝炎，我国属乙型肝炎病毒感染的高度流行区。下面将介绍一些辨别乙型肝炎的常识，解答肝病患者日常生活中的一些疑问。

1 什么是"两对半"检查

所谓"两对半"检查，就是抽取病人静脉血，检查血液中乙型肝炎病毒的血清学标志，即乙型肝炎表面抗原（HBsAg）、乙型肝炎表面抗体（抗-HBs）、e抗原（HBeAg）、e抗体（抗-HBe）、核心抗体（抗-HBc），上述检查通常被称为诊断乙型肝炎的"两对半"检查。

其中表面抗原（HBsAg）是乙型肝炎病毒的外壳蛋白质，本身不具有传染性，但它的出现常伴随着乙型肝炎病毒的存在，所以它呈阳性是已经感染乙型肝炎病毒的标志，一般在感染病毒后2~6个月，血清转氨酶还未升高时，就可在血清中测到HBsAg呈阳性，急性乙型肝炎病人大部分可在病程早期转阴，而慢性乙型肝炎病人可持续阳性。表面抗体是人体对乙型肝炎病毒免疫和保护性抗体，常在恢复期出现阳性，同时，接受了乙肝疫苗注射者也大多呈阳性。

e抗原一般在乙型肝炎病毒感染后，与表面抗原同时呈阳性，或在其后数日就呈阳性。e抗体阳性在抗原转阴后数月出现。核心抗体通常在表面抗原出现3~5周后，肝炎症状出现前即可在血清中检出。

2 什么是"大三阳"

乙肝的检测指标"两对半"，检测方法成熟，简便易行，价格低廉，又具有较重要的临床意义，能说明很多临床问题，因此各级医院都开设了"两对半"的化验。人们约定俗成地给这两对半五项指标排了个队，依次为HBsAg(乙肝表面抗原)、抗-HBs(乙肝表面抗体)、HBeAg(乙肝e抗原)、抗-HBe(乙肝e抗体)、抗-HBc(乙肝核心抗体)，然后又将第一、三、五项(HBsAg、HBeAg和抗-HBc)阳性称为"大三阳"，将第一、四、五项(HBsAg、抗-HBe和抗-HBc)阳性称为"小三阳"。

"大三阳"的意义是什么呢？我们就

从这三项阳性指标来进行分析。首先是HBsAg阳性，一般提示体内有乙肝病毒存在，现在正被感染；HBeAg阳性是乙肝病毒的复制指标，提示乙肝病毒正在体内活跃复制，病毒含量较多，传染性相对较强；抗-HBc的阳性意义不大，只提示曾被乙肝病毒感染过，现在体内也许有病毒，也许没有。综合起来讲，"大三阳"的含意是乙肝病毒现正感染，病毒正在活跃复制，病毒数量较多，传染

性相对较强。

应当指出的是，"大三阳"只能说明体内病毒的情况，而不能说明肝功能的情况，也不能说明肝损害的严重程度，有人误以为"大三阳"就是肝损害很重的意思，这是错误的。肝损害的严重程度只能通过检测肝功能、做B超等检查来确定，而与病毒指标的某一项或几项阳性没有必然的联系。

3 什么是乙肝表面抗体

乙型肝炎表面抗体（抗-HBs）是由HBsAg诱导产生，为保护性抗体，在HBV感染恢复期或注射乙肝疫苗后出现，它的出现表示对HBV感染产生特异性免疫。

一旦发现自己是乙型肝炎表面抗原携带者，不必惊慌，除不能献血外，可照常工作和学习，一般不必治疗，但必须注意下列几点：

①定期（3～6月）复查，包括肝功能、AFP（甲胎蛋白）、白细胞及血小板，一旦发现异常，就需根据不同情况进行治疗，即使肝功能检查正常，但肝、脾肿大或白细胞、血小板减少也应引起重视，进行必要的治疗。

②忌酒。

③生活规律，勿过累。

④注意个人卫生，女性需注意经期卫生，防止唾液、血液污染周围环境，感染他人，所用食具、修面用具、牙刷、盥洗用品应与他人分开。

⑤如HBeAg阳性或HBV-DNA阳性，则不宜从事接触直接入口食品、食具和婴幼儿工作。要知道无症状HBsAg携带者中有一部分人的肝脏可能有炎症，实际上为慢性肝炎，也有一部分携带者在某一时期可能会发病，母婴传染的携带者常常在青春期前后发病，一般认为，30岁以上携带者发病的可能性明显减少。

4 乙肝患者为什么容易失眠

中医认为，肝病患者多有肝气抑郁或肾阴亏耗，肝火上炎、气血两亏均可引起失眠、多梦，重者可出现神经衰弱。对于肝炎患者的失眠，西医只有在睡前

使用安眠药，但长期服用安眠药又有损肝脏，而中医辨证施治，各种中药配伍，调整全身脏腑功能，清肝补肾、健脾益气，既有益于肝病，又可治疗失眠。另

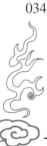

典藏精品版

家家必备的保健全书

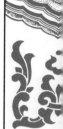

外，肝病患者由于长期受肝病折磨，思想忧虑和精神压抑也可引起失眠。其实，多数乙肝病毒感染者可以和正常人一样工作学习，心情开朗也是治疗肝病的"良药"，因此，我们衷心希望广大乙肝患者放下包袱，轻视乙肝病毒这一"敌人"，调节自身免疫功能"堡垒"，小小的乙肝病毒是攻破不了我们的"健康防线"的。

5 什么是肝硬化

肝硬化是由于营养不良、慢性酒精中毒、病毒性肝炎、肠道感染、毒物作用等一种或多种致病因素长期或反复损害肝脏组织所引起的慢性肝脏硬变性疾病。肝硬化早期，患者可有食欲不振、乏力、恶心、厌油、肝区不适等症状，或无明显临床症状，肝功能大多正常或轻度异常。晚期肝硬化可因门静脉高压和肝功能减退引起一系列临床症状，如脾脏淤血肿大及脾功能亢进，血液中红细胞、白细胞、血小板减少，食管下段及胃底静脉、脐周静脉曲张，不同程度的腹水等门静脉高压症状。而肝功能减退还可引起食欲不振、厌食、恶心、呕吐等症状加重，易出现鼻衄、齿龈出血、紫癜、胃肠道出血等出血倾向，以及内分泌失调引起的男性睾丸萎缩、毛发脱落、乳房发育，女性月经失调、闭经、不育等，肝功能检查常有明显异常改变。

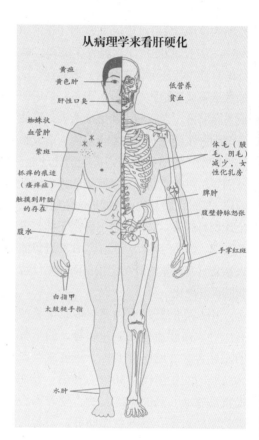

从病理学来看肝硬化

黄疸
黄色肿

低营养
贫血

肝性口臭

蜘蛛状
血管肿

紫斑

体毛（腋毛、阴毛）减少，女性化乳房

抓痒的痕迹
（瘙痒症）

触摸到肝脏
的存在

脾肿

腹壁静脉怒张

腹水

手掌红斑

白指甲
太鼓槌手指

水肿

6 什么是急性重症肝炎

急性重症肝炎亦称暴发性肝炎，其发病率占肝炎发病率的0.2%～0.4%，通常以急性黄疸性肝炎开始，黄疸迅速加深，病情发展很快，且有恶心、呕吐、肝脏缩小等症状与体征，有急性黄色肝萎缩之称。随后可很快进入昏迷，并有明显的出血倾向，可出现腹水、少尿或无尿、肝功能明显异常等，如不及时抢救可出现暴发性肝衰竭，大脑功能受抑制、血压下降、心律不齐、心跳骤停等，

十大病症居家疗法全书

人人必知的健康常识

常导致死亡。此外亦可表现为呼吸衰竭或呼吸抑制，还可出现肾功能衰竭、少尿或无尿。有的患者一开始就有口腔、鼻、消化道出血，也可合并感染。此型肝炎多见于孕妇、营养不良者、嗜酒者、原有慢性肝炎或长期服用对肝脏有害的药物者，愈后很差，死亡率高达70%。

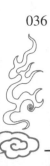

7 什么叫做脂肪肝

脂肪肝就是脂肪在肝内沉淀蓄积，当脂肪的重量超过肝脏重量的5%时（正常为3%～5%），脂肪代谢途径发生障碍，悬浮的甘油三酯便沉积在肝内，增加到一定的数量就成为脂肪小滴，再聚集，最后便成为脂肪肝。当脂肪小滴逐渐增大，可使肝细胞肿胀变性而导致发炎反应，造成脂肪性肝炎。肝脏病变常常影响消化功能，特别是严重的脂肪肝，使脂类的吸收发生障碍，能量代谢紊乱，降低机体免疫功能，出现容易疲劳、肝部疼痛、睡眠不佳、食欲减退、腹泻等症状。肥胖与饮酒过量的人常常具有严重的肝功能损伤而较易导致脂肪性肝硬化。

引起脂肪肝的原因有很多，常见的有肥胖、高脂血症、糖尿病等，约半数的肥胖者存在脂肪肝变性，重度肥胖者脂肪肝的发生率高达60%～90%。长期进食高脂肪、高胆固醇食物，使进入肝脏的脂肪过多，易导致脂肪肝，过量的碳水化合物也会在体内转化成为脂肪。糖尿病由于糖和脂肪代谢紊乱，常常并发脂肪肝。此外，长期大量饮酒，酒精及其代谢产物乙醛也会直接损伤肝细胞，除了使肝功能降低、肝内脂肪的氧化分解减少外，还常影响多种营养物质的吸收和利用。部分病毒性肝炎患者容易并发脂肪肝。女性在妊娠后期及生育后脂肪肝的发生率也较高，其他如热量摄入过多、运动量减少等都可以促成脂肪肝的发生。

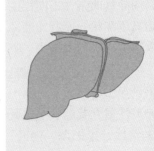

脂肪肝就是脂肪在肝内沉淀蓄积，当脂肪小滴逐渐增大，可使肝细胞肿胀变性而导致发炎反应，造成脂肪性肝炎。

8 最易得脂肪肝的人群是哪些

长期大量饮酒者。我国酗酒者酒精性肝病的发病率为20%，其中有75%发生脂肪肝。

营养过剩、肥胖、不爱运动、长期伏案工作者。重度肥胖症患者脂肪肝的发病率可高达60%～90%。另外，还有一些慢性疾病患者，不加节制地大量增加营养及高热量饮食，或长期持续静脉点滴高浓度葡萄糖，造成营养过剩，最终也可导致脂肪肝。

某些内分泌疾病患者。最常见的是糖尿病，其脂肪肝的发病率高达20%～80%（平均为50%），同时，脂肪肝患者得糖尿病的比例平均也可达25%。

长期服用某些药物或经常接触某些化学物品者。这些药物有类固醇激素、生长激素、某些镇静安眠药等，化学物品有苯、砷、碘仿、四氯化碳等。

营养过剩或营养不良者。长期营养不良也会导致脂肪肝，这是因为当营养摄入不足，就会动用体内贮存的脂肪，于是大量游离脂释放到血液中并沉积在肝脏，引发营养不良性脂肪肝。

9 脂肪肝会有什么症状

脂肪肝起病隐匿、病程漫长，大致可分为单纯脂肪肝、脂肪性肝炎、脂肪性肝纤维化、脂肪性肝硬化四个阶段。脂肪性肝硬化已占到我国肝硬化病因的第二位，在酒精性肝炎中，肝硬化的发生率为50%以上。

脂肪肝早期临床表现多较轻微，且无特异性，常在健康体检或因其他疾病进行肝脏影像学检查时发现。因为大多数病人无任何症状，即使检查出来也往往不会在意，而发展到中、重度脂肪肝时，患者就会出现慢性肝炎或肝硬化的表现：

①食欲不振、恶心呕吐或不同程度黄疸。

②肝脏肿大、右上腹剧烈疼痛或压痛等。

③多种维生素缺乏症，如周围神经炎、舌炎、口角炎、皮肤淤斑、角化过度等。

④肝硬化症状，如男性乳房肥大、性功能障碍，女性闭经等，最终出现腹水、出血、肝昏迷甚至肝功能衰竭等症。

10 家族聚集性乙肝与防治

所谓家族聚集性乙型肝炎，是指乙肝患者的父亲或母亲以及同胞中有两个以上感染了乙肝病毒，包括家庭内水平传播和垂直传播。垂直传播是指母婴传播，一方面是指患有乙肝的孕妇怀孕时，胎儿在子宫内就被感染上了乙肝病毒；另一方面是孕妇在分娩时婴儿吸入带乙肝病毒的羊水，或是因吸吮母乳而被感染。所谓水平传播，就是家庭生活中通过密切接触而被感染。

一般来说，感染家族性乙型肝炎后大多数不发病或是隐匿发病，成为临床上所说的无症状乙肝病毒携带者，有的在成人时发病或是因为单位体检及就诊其他疾病时偶然发现。一旦发现，不论是做肝功能检测还是做B超等检查，多数显示出慢性肝损害或是肝硬化指标。

患了乙型肝炎切忌掉以轻心，要注意给自己的父母及兄弟姐妹们查一下乙肝病毒的抗原抗体系统（两对半），看看

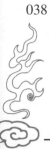

他们中间有没有感染者，切不要认为没有发病、没有症状就是没有感染乙肝病毒。患者要配合医生做肝脏病理检查，目的是明确肝损害程度及病毒在肝细胞内的生长情况，以准确制订针对性治疗方案。

为什么这样要求呢？这是因为家族聚集性乙肝相比其他途径感染的乙肝病毒，在体内免疫耐受多、病毒变异多、慢性肝损害导致肝硬化的多、癌变的多、合并症多。

11 什么是蜘蛛痣和肝掌

在慢性肝炎和肝硬化病人中，经常发现他们的脸部、颈部、手部有一种形态很像蜘蛛网的痣，痣的中心是一个小红点，周围放射出许多细小的红丝，整个直径0.2～2.0厘米，这种痣称为蜘蛛痣，少数病人也可能发生在口、唇、耳等部位。如果用细的尖硬物去压迫痣的中心，可以使整个蜘蛛痣全部消失。出现蜘蛛痣的数量因人而异，有些病人只有几个，有些病人可多达几百个。

肝炎病人手掌鱼际边缘常常会出现许多红色的斑点或红白相间毫无规律的斑块，有时候不仅手掌有，而且脚底也有，这就是肝掌。如果对这种斑点或斑块加压，可以使压迫区的点或块消失，肤色变得苍白。

肝炎病人发生蜘蛛痣和肝掌的原因主要是体内雌性激素过多。人体内过量的雌性激素主要是在肝内通过氧化作用进行破坏，肝功能发生障碍时，过量的雌性激素就不能被破坏，使末梢小动脉

的舒张作用过分地增强，这样就会使中心小动脉向四周放射出许多细小的血管，形成蜘蛛痣和肝掌。

蜘蛛痣和肝掌的出现在一定程度上可以作为肝病已发展成慢性肝炎或肝硬化的标志之一。许多其他能引起末梢小动脉舒张作用增强的疾病也可能出现这种现象，如类风湿性关节炎、营养不良等，长期饮酒者甚至有些正常人都有可能出现蜘蛛痣和肝掌。

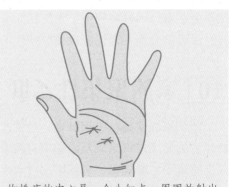

蜘蛛痣的中心是一个小红点，周围放射出许多细小的红丝，整个直径0.2～2.0厘米。

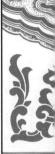

第二章

酒与肝病

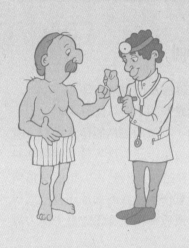

酒精对肝细胞的损害主要是通过影响肝脏的代谢，使肝细胞膜表面的脂质成分过度氧化，从而破坏肝细胞膜，使肝细胞内的微管和线粒体等结构受到破坏，让肝细胞肿胀、坏死，对脂肪酸的分解和代谢发生障碍，引起肝内脂肪沉积，形成脂肪肝。因此，大家一定要重视酒精与肝脏的密切关系。本章将详细讲述酒精与肝脏的关系，以及日常生活中我们该如何正确饮酒。

十大病症居家疗法全书

人人必知的健康常识

039

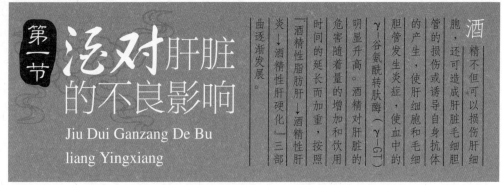

第一节 **泛对肝脏的不良影响**

Jiu Dui Ganzang De Bu liang Yingxiang

酒精不但可以损伤肝细胞，还可造成肝脏毛细胆管的损伤或诱导自身抗体的产生，使肝细胞和毛细胆管发生炎症，使血中的 γ-谷氨酰转肽酶（γ-GT）明显升高。酒精对肝脏的危害随着量的增加和饮用时间的延长而加重，按照「酒精性脂肪肝→酒精性肝炎→酒精性肝硬化」三部曲逐渐发展。

1 正确认识酒精对人体的影响

科学地饮酒对身体有一定的好处，但若饮酒过度，就会影响人的精神状态，损伤人体诸多脏器。

短时间大量饮酒对人体的影响：

死亡：酒精会抑制脑的呼吸中枢，使呼吸停止。另外，酒精也可使血液中的血糖急剧下降，这也是致命因素。

吸收不良征候群：短时间大量饮酒可让身体缺乏各种维生素，间接导致多种神经系统伤害。

长期大量饮酒对人体的影响：

伤害肝脏：长期大量饮酒会让大量脂肪堆积在肝脏，引起脂肪肝。

胃溃疡：长期大量饮酒可引起胃溃疡、胃出血等肠胃疾病，危及生命。

神经系统伤害：长期大量饮酒易引起神经病变。

大脑皮质萎缩：有报告显示，部分酗酒者的大脑皮质有萎缩现象，有部分病人有智力衰退的迹象。

酒精性胎儿征候群：酒精在胎儿体内代谢和排泄较慢，会对发育中的胎儿造成各种伤害，包括胎儿畸形、胎死腹中、生长迟滞及行为缺陷等。

饮酒对身体不同部位的危害：

大脑：少量的酒精能使人振奋、机警、注意力集中，但摄入较多酒精会对记忆力、注意力、判断力、机能及情绪反应有严重伤害，饮酒太多还会造成口齿不清、视线模糊、身体失去平衡力等症状。

肝脏：长期大量饮酒者几乎无可避免地会患肝硬化，有病的肝脏不能对来自消化道的营养加以处理，也无法再处理摄入人体的药物。

皮肤：酒精是血管扩张剂，可使身体表面血管扩张，让您看起来脸红红的，身体组织过分散热，易造成畏寒症（体温过低，在冬天时特别怕冷）。

心脏：大量饮酒的人易发生心肌病，心肌病就是心脏的肌肉组织变得衰弱并且易受到损伤。

胃：一次大量饮酒会使人出现急性胃炎，连续大量摄入酒精，会导致更严重的慢性胃炎。

生殖器官：酒精会使男性出现阳痿，

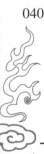

对于妊娠期的妇女，即使是少量的酒精，也会使未出生的胎儿发生身体缺陷的危险性增高。

2 得了酒精肝怎么办

在酗酒严重的西方国家，酒精性肝硬化占肝硬化病人的50%～70%，故酒精性肝病在国外很早就受到重视，但在我国尚未引起足够重视。

酒精性肝病会出现一系列症状和体征，轻症酒精性肝病会出现如腹胀、乏力、肝区不适、厌食等常见症状；酒精性肝炎会出现严重的腹胀、乏力、肝区不适等症状，部分病人出现发热、白细胞增多（主要是中性粒细胞增多），酷似细菌性感染等症状，并出现黄疸、肝肿大和压痛，少数有脾脏肿大、面色灰暗、腹水、水肿、蜘蛛痣等症状；酒精性脂肪肝、轻度脂肪肝多无症状，中、重度脂肪肝少数病人有低热、腹泻、四肢麻木、手颤、性功能减退等症状。酒精性肝硬化是一种较严重的酒精性肝病，应到医院进行检查，以免延误病情。

专家强调：戒酒是防治酒精肝的最有效措施！

酒精肝的治疗包括戒酒、均衡营养、治疗肝损伤、防治合并存在的其他肝病、阻止或逆转肝纤维化的进展、促进肝再生，终末期肝病则要进行肝移植。

在治疗肝病的药物选择上，尽量选择一些毒副作用小的天然植物保肝药物来护肝，因为有些治疗肝脏疾病的药物毒副作用较大，会对肝脏造成二次伤害。目前，临床使用较为安全有效的保肝药物有水飞蓟宾磷脂复合物等，这种药物的有效成分水飞蓟宾是从天然植物水飞蓟中提取的，是目前在世界范围内被认可的一类天然植物保肝药。水飞蓟宾可以有效地防治酒精性肝病，其主要表现在以下几方面：稳定肝细胞膜，保护肝细胞不受损害，刺激肝细胞内蛋白质的生物合成，促进受损肝细胞的复原；直接的抗纤维化作用，既可防止肝硬化的出现，又可延缓已形成的肝硬化进程；对肝脂肪代谢的作用，可降低低密度脂蛋白，升高高密度脂蛋白，有阻止和清除脂肪在肝脏沉积和浸润的作用。另外，磷脂的加入促进了水飞蓟宾向肝脏的转运，二者协同，共同发挥保肝降酶的作用。水飞蓟宾磷脂复合物这一类药物最早在欧洲使用，迄今已有20年的历史，因其确切的疗效，已被世界公认。

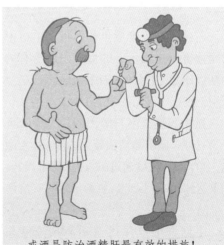

戒酒是防治酒精肝最有效的措施！

十大病症居家疗法全书

人人必知的健康常识

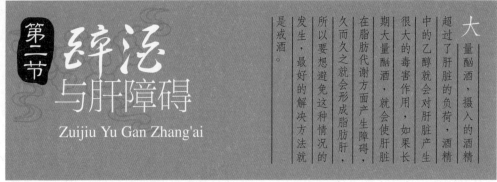

大量酗酒，摄入的酒精超过了肝脏的负荷，酒精中的乙醇就会对肝脏产生很大的毒害作用，如果长期大量酗酒，就会使肝脏在脂肪代谢方面产生障碍，久而久之就会形成脂肪肝，所以要想避免这种情况的发生，最好的解决方法就是戒酒。

1 酒对肝脏的影响

大家都知道，酒的种类很多，但不同的酒引起的肝脏障碍程度是否不同呢？像威士忌、白兰地、烧酒等烈酒会引起较为严重的肝障碍，而酒精浓度较低的啤酒、葡萄酒会引起肝障碍吗？

如果直接饮用酒精浓度较高的酒，会给食道和胃黏膜造成障碍，容易引起急性胃炎。但对于肝脏，无论什么样的酒都要花一定时间吸收，所以酒的种类不是问题，喝酒的量才是问题。例如，葡萄酒的酒精浓度比较低，但含有很多铁质，贫血的人适量饮用葡萄酒是有益的，但如果大量饮用葡萄酒，铁大量被肠吸收，肝脏内就会产生铁沉着，进而引起肝障碍。酒精性肝障碍患者较多的国家包括葡萄牙、法国、奥地利、德国等，这些都是大量饮用葡萄酒的国家。

2 酒醉程度与血中酒精浓度

若将醉酒程度数量化，可用"血中酒精浓度"来表示，即血液中所含有的酒精百分比，1毫升血液中如果含0.8毫克酒精，则血中酒精浓度为0.08%。

血中酒精浓度与醉酒的状态大致可分为三种：血中酒精浓度为0.05%称为微醺，血中酒精浓度超过0.25%，就是烂醉，如果达到0.35%以上，则会出现呼吸麻痹等危险。

下面详细地探讨血中酒精浓度与醉酒的关系：

①0.01%：头脑清晰。

②0.02%：颈部有脉搏跳动感、微热，但感觉不错，没有疼痛或疲劳感，和朋友聊天觉得很快活。

③0.03%：很兴奋，心情愉快到什么都可以接受。

④0.04%：想说话且会大声喧哗，会因为一点小事而大笑，说话流畅、毫不考虑，会想起以前的事情。

⑤0.07%：搓手、摸脸，有点不平静，感觉迟钝，脉搏和呼吸加快，视力

模糊，手不稳，易弄倒杯子（哼歌期）。

⑥0.1%：自言自语，大吼大叫，发牢骚，坐立不安，走路摇晃，会自己找寻脱掉的上衣，打呵欠想睡觉（兴奋期）。

⑦0.2%：脚步不稳，需要人搀扶，会因为一点小事而生气，大叫或哭泣，觉得恶心，随地小便，酒醒后不记得自己做过什么（酩酊期）。

⑧0.3%：耸肩呼吸，不理解别人的话是什么意思，无法辨别事理，与他人发生争执时甚至会殴打他人（烂醉期）。

⑨0.6%：死亡。

血中酒精浓度越高，对肝脏造成的负担也就越大。

以上所列举的血中酒精浓度与醉酒的关系只是一个大致的标准，大家不妨参考这个标准适度饮酒。

③ 别上酒的当

过度饮酒会对肝脏造成很大的负担，但每个人的酒量都是不同的，所以很难有一个统一的标准来衡量饮酒过度与否，不过，一天的饮酒量最好控制在65克以下。

长期大量饮酒会形成脂肪肝，酒精性脂肪肝持续发展是否会变成肝硬化，目前还没有定论。曾经使用猩猩来做实验，实验报告指出，若每千克体重一天给与6克酒精，则九个月内，三只猩猩全部患上脂肪肝，四年后，其中两只猩猩发展成肝硬化。

美国利伯尔博士指出，成人每日酒精摄入量不应超过40克。40克酒精相当于1升啤酒，500克葡萄酒，75克高度白酒，100克低度白酒。

饮酒限量不单是限制饮酒的数量，同时也要限制饮酒的频度—饮酒的次数和间隔。有数据表明，摄入的酒精90%～95%都是通过肝脏代谢的，一

般是每千克体重每小时代谢60～200毫克乙醇，代谢的速度个体差异很大。饮入40克酒精，需要3～10小时后才能清除掉所有的乙醇。经常饮酒肝脏负担太重，即使每日饮酒不超过限量，也会危害身体特别是肝脏的健康，因此饮酒不仅要少饮，还要稀饮。

饮酒限量以何为度？对这个问题的看法可谓是仁者见仁，智者见智。无论是每日酒精摄入量不超过20克，还是超过40克，这都是对健康人而言，患肝病、高血压、高血脂症、糖尿病、胃溃疡者及孕妇、青少年不能以此为限，应忌饮酒。

世界卫生组织明确指出："饮酒有益于健康的说法根本没有科学根据，根本不存在饮酒安全量。"医学专家认为，饮酒越少越好，最好不饮，就算饮酒也应该限量。

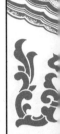

第一篇

典藏精品版

家家必备的保健全书

4 喝酒脸红者更易患肝癌

喝酒脸红可能是基因变异，这样的人如果长期酗酒，患肝癌的危险性会远远高于正常人。有研究机构历时四年跟踪调查，揭示了长期酗酒与患肝癌的内在联系，酗酒的乙肝病毒携带者患肝癌的风险最大。

饮酒是被公认的除了乙型肝炎、饮污染水、吃霉变食物之外的致肝癌危险因素。

研究表明，酒精在人体内的代谢要通过乙醛脱氧酶Ⅱ（ALDHⅡ）来完成，乙醛脱氧酶Ⅱ的功能就是将乙醛氧化为无致癌作用的乙酸，最终分解成对人体无害的二氧化碳和水排出体外。但当乙醛脱氧酶Ⅱ正常基因发生变异后，便会使该酶失去活性，从而使饮酒后血中的乙醛浓度增高6倍，长期酗酒，体内的乙醛就会蓄积，最终可导致肝细胞发生癌变。

研究还发现，有1/3的中国人是乙醛脱氧酶Ⅱ变异基因型携带者，且绝大多数人不知自己是酶活性缺乏者。

变异基因携带者癌变的危险性是常人的3.51倍。科研组在肝癌高发区调查发现，饮酒的确是引发肝癌的重要危险因素，但是在当地30％的长久饮酒者中，为什么仅部分人最终患肝癌？为此，调查组对当地208例肝癌病人及208名非肿瘤居民进行乙醛脱氧酶Ⅱ基因型和乙肝病毒携带的流行病学研究，同时调查他们的生活状况，结果发现，在酶活性缺乏者中，每月饮酒量超过3千克，发生肝癌的危险是正常基因携带者且不饮酒者的3.51倍，前者随着饮酒总量的增加，他

们患肝癌的危险性也呈明显上升趋势。同时还发现，同样是乙肝病毒携带者和酶活性缺乏者，如果长期大量饮酒，其发生肝癌的危险性呈显著的相乘效应，即当其饮酒总量每年超过3千克时，发生肝癌的危险性是年饮酒总量少于3千克的正常人的52.17倍。专家特别提醒，喝酒脸红、恶心者更易得肝癌。

研究已经发现，乙醛脱氧酶Ⅱ基因变异型携带者饮酒后往往会出现脸红、恶心和心动过速等神经系统症状，所以饮酒后如果有上述症状者应该提高警惕，应戒酒或尽量减少酒精的摄入量，以预防肝癌的发生。饮酒也会对正常人的健康造成损害，如酒精性肝病和胃肠黏膜的损伤，所以人们应该尽量少饮或只饮低度酒，如红酒、啤酒。长期饮酒者应将酒精摄入量严格控制在每天少于15克的安全剂量之内。

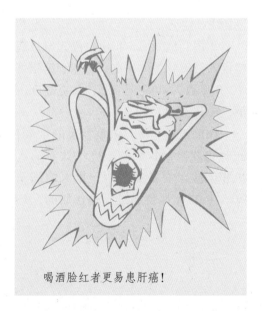

喝酒脸红者更易患肝癌！

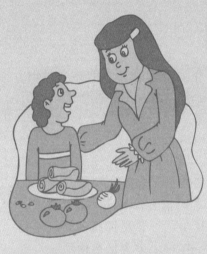

第三章

护肝饮食

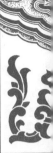

肝病饮食疗法的目的是保护受损的肝脏，总原则为高蛋白、高糖、高维生素和低脂肪。肝病患者的饮食要有一定的针对性，通过饮食调养来促进肝脏的代谢，改善肝脏营养，调节免疫功能，消除某些症状，同时，应避免加重肝脏的负担与损伤，促进肝脏组织的再生，阻止永久性损伤的发生，促进肝功能的恢复。饮食对肝病的恢复有着重要的意义，不当的饮食如雪上加霜，会加重病情，影响疾病的愈后，而合理的饮食则有助于控制病情发展。

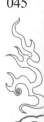

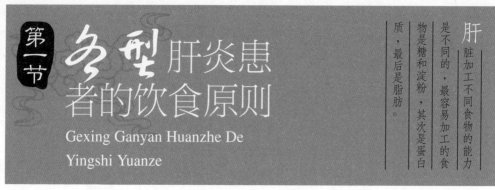

第一节 各型肝炎患者的饮食原则

Gexing Ganyan Huanzhe De

Yingshi Yuanze

肝

肝脏加工不同食物的能力是不同的，最容易加工的食物是糖和淀粉，其次是蛋白质，最后是脂肪。

1 急性肝炎患者的饮食原则

对急性肝炎，除以中西医结合治疗外，饮食疗法也是促进急性肝炎恢复的重要手段。对急性肝炎病人实施食物疗法，应强调高蛋白、高碳水化合物、高维生素、低脂肪，即"三高一低"。

高蛋白：肝脏是体内蛋白质分解合成的重要器官，肝脏发生病变，影响消化酶的分泌，使胃肠蠕动减弱，食物的消化吸收受阻，蛋白质吸收合成减少。而且当肝脏病变时，人体自身的蛋白质分解加速，大量蛋白质丢失，血浆蛋白下降，使受损的肝组织难以修复，甚至因低蛋白而产生局部水肿及腹水，故肝病时应补充高蛋白的饮食。

实施食物疗法时，既要注意蛋白质的量，还要从质的方面加以选择。在高蛋白食物中，必需选用含氨基酸丰富的食物，如蛋类、牛奶、瘦肉和豆制品，含脂肪过多的肥肉食后不易消化，故不宜食用。

肉类食物宜选用鱼肉、兔肉、鸡肉、猪瘦肉等。

豆类蛋白应与动物蛋白同食，有互补作用，可提高两者的营养价值，但消化不良、食后有胀满感者，不宜多食豆腐。

高碳水化合物：糖类是人体的热量来源，因此肝病时要注意糖类的补充，但糖类的补充要适当，不宜过量。肝炎患者由于食欲减退，摄食量少，血糖浓度下降，易出现面色苍白、心悸出汗、体倦乏力等低血糖反应，应及时补充糖类。葡萄糖、蔗糖、蜜糖、水果汁等既可防止上述症状发生，又有利尿、解毒作用，有利于黄疸的消退、肝功能的恢复。

但另一方面，摄入过多的糖分会影响胃酸及消化酶的分泌，从而降低食欲。且糖类容易发酵，产生大量气体，易导致腹胀，当病人脾胃功能减退，出现腹胀、纳少、舌苔厚腻时，更不宜过多食糖。同时，糖代谢过程比脂肪迅速，易取代脂肪分解，从而导致脂肪贮蓄，易发胖或产生脂肪肝，影响肝炎的治疗。

高维生素：肝脏受损害时，维生素摄入和合成减少，但消耗却增加了，以致维生素缺乏，故必需适当补充B族维生素、维生素C、维生素A等。

动物的肝脏含有丰富的B族维生素，可适量吃。小麦、花生、豆芽、新鲜蔬菜、水果均含有丰富的B族维生素。维生素A的主要来源是胡萝卜、绿色菜叶、牛奶、鱼肝油、动物肝脏等。而维生素C主要来源于新鲜水果、蔬菜，山楂、柑、橙的维生素C含量特别丰富。因此，肝病患者可多吃上述水果、蔬菜、肉类，以补充足够的维生素。

低脂肪：脂肪可供给人体热量及某些脂肪酸和脂溶性维生素，而且可促进食欲，一般肝病患者每日可食脂肪40～60克。

脂肪代谢需要肝脏分泌的胆汁，凭借胆汁才能将脂肪分解成能够吸收的微粒。但患急性肝炎时，由于肝脏炎症导致胆汁分泌不足，从而使脂肪的消化吸收能力下降，大量食用高脂肪的物质，强迫肝脏分泌胆汁，会增加肝脏的负担，使病情加重。因此，在急性肝炎期，应当少食含有脂肪的食物，以患者能耐受又不影响食欲及消化为度。在黄疸消退、食欲增加时，可食用易消化的、含胆固醇少的脂肪，如植物油、奶油等，但摄入过多还是会影响脾胃的消化与吸收，以至出现腹胀、腹泻等症。而且，肝细胞内脂肪沉着会妨碍肝糖元的合成，日久可导致脂肪肝，并会降低肝细胞的生理功能，所以肝病患者应尽量少食脂肪含量高的食物。

急性肝炎患者每天所需的营养量，以体重60千克的中年男性为标准来计算，应摄入主粮300～350克，肉、鱼、肝等200克，鸡蛋1个或牛奶200毫升，蔬菜、水果约500克，糖50克，烹调用油25克以下。选用的食品以新鲜、质软、易消化为佳。肉类以牛肉、鸡肉、兔肉和水产品为佳。非合并肥胖和高血脂的患者，可兼吃动物内脏、鲜奶。

主粮应粗细兼用，以获取B族维生素和食物纤维，但必须充分煮软，以利消化。

蔬菜可选取绿叶菜、西红柿、胡萝卜等。

豆荚和豆制品鲜品比干品好。

凡成熟而质软的水果都可食用。

膳食安排应少量多餐，以免加重肝脏的负担。

除三餐外，可在午餐前后或睡前进食热牛奶、蛋羹、肉粥、面片等。

必须照顾患者嗜好，烹调适口、多变，促进食欲的食物。

病人食欲减退时，可适当补充些蜂蜜、葡萄糖等。

蛋白质食物对保护和修复肝细胞、维持血浆蛋白水平有重要作用，因此，在饮食中应摄取营养价值高的优质蛋白，以奶类、蛋类、豆浆为最好。

急性肝炎患者忌食辛辣、油腻之品，发现腹部胀气时，应暂停进食牛奶和蔗糖，要严格限制盐、味精和辛辣咸酱菜等。饭前忌食甜品，以免影响食欲。如出现水肿或肾功能障碍时，应限制食盐，每日用盐不应超过4克。进水量为前一天排出的尿量再加上100毫升。应严格禁烟戒酒，忌食生冷肥腻之物。

047

2 慢性肝炎患者的饮食原则

慢性肝炎病人的饮食应以高蛋白植物类食品为主，少进食动物蛋白及脂肪，多食用含维生素C的蔬菜和水果,如菠菜、苹果、菠萝等。此外，还应搭配食用维生素K含量高的食物，如绿茶、萝卜缨、圆白菜、生菜等，含维生素E丰富的食物，如葵花籽、杏仁、花生等也宜搭配食用。

慢性肝炎患者应坚决戒酒，可以适量食用蜂蜜、牛奶、鸡蛋、蘑菇、鱼类等，其中，牛奶含优质蛋白质、人体易吸收的乳糖与乳脂、多种维生素、丰富的钙和磷及多种微量元素，是最适合慢性肝炎患者食用的食品。

慢性肝炎患者的饮食与急性肝炎不同，慢性肝炎患者以进食清淡、易消化、富含营养的食物为原则，应多摄取含丰富蛋白质、糖类、维生素及矿物质的食物，但黄疸病人应减少蛋白质的摄入；脂肪不必限制过多，以不影响食欲为度，但脂肪肝者则应限制。

所食食物宜杂，不应偏食，因为食物也有四性五味之分，它们对人身五脏的作用各不相同，过食某种食物必然会对身体产生不良的影响，这也是食疗的理论依据。主食应以米、面等软食物为主，可以多食用大米、小米、玉米及赤豆等制作的粥、馒头；副食应多食新鲜蔬菜、水果，可适当进食牛肉、羊肉、猪肉、蛋类、动物肝脏等；不宜多吃刺激性强的食物，如葱、姜、蒜以及煎炸之品；应严格戒酒戒烟，酒的主要成分乙醇及其代谢产物乙醛，这两种物质均可损害肝细胞，黄疸肝炎患者已有肝细胞的损害，影响了肝脏对乙醇的解毒功能，若再饮酒，必然会进一步破坏肝脏，加重病情。

慢性肝炎患者应少食多餐，不应有饱胀的感觉，切忌暴饮暴食，并根据自己的具体情况选择合理的食物。另外，生活要有规律，可适当参加一些轻松的活动，保持乐观的情绪，树立战胜肝病的信心。

3 脂肪肝患者的饮食原则

每天摄入油25克；增加优质蛋白的摄入，如多喝牛奶，多吃鸡蛋、鱼、贝类；可适当吃鸡肉、鸭肉、鹅肉，而少吃四条腿动物的肉，如猪肉、牛肉、羊肉、兔肉等；应增加膳食纤维的摄入，如芹菜、韭菜、豆芽等，每天至少应食用500克以上；忌酒和辛辣食物。

4 乙肝患者的饮食原则

主食量每天应控制在300克以上；多吃优质蛋白，没腿动物的肉要多吃，两条腿动物的肉要少吃，四条腿动物的肉最好不吃，偶尔可吃些瘦肉；忌酒和辛辣食物。

乙肝属病毒性传染病，患者除积极治疗、注意休息外，还应配合饮食调养，合理的营养有利于肝细胞的修复与再生，增强免疫功能，促进肝脏功能的恢复。

乙肝患者的饮食应注意以下几点：

①每日摄入的热量应控制在8400～10500千焦（2000～2500千卡）。适量的热量可以节约蛋白质，增强体力，促进肝细胞的再生与修复，但热量过高会造成体重增加，导致脂肪肝。

②蛋白质的供给要充足。蛋白质的供给要高于健康人，由蛋白质提供的热量应占全日总热量的15％，其中优质蛋白宜占50％，奶、蛋、瘦肉、水产品、豆腐等要多吃。

③脂肪的供给与健康人相当。要用植物油，禁食动物油脂，当肝功能较差时，则应适当减少脂肪的供给，尤其要控制胆固醇的摄入量。

④碳水化合物的供给要适当提高。碳水化合物提供的热量应占全日总热量的60％～70％，以利于肝糖原的储备，保护肝脏，维持肝脏的功能，可适量地补充纯糖食品，如白糖、葡萄糖、果糖等。

⑤维生素，尤其是B族维生素、维生素C、维生素A的供给要丰富。

⑥要选用新鲜无污染的绿色食品，慎用食品添加剂，杜绝霉变及各种腐败变质食品。

⑦宜用蒸、煮、烩、炖、氽、炒等烹调方法，不宜吃炸、煎、熏、烤食品。

⑧采用少量多餐的饮食方式，一日

三餐外，适量加餐。饮食要定时定量。

⑨饮食要清淡，易于消化。

⑩戒烟戒酒。

乙肝病人可以吃毛蛤等食物，但要注意，原料要鲜活，无变质、无污染，清洗干净，彻底加热，不宜太多。

日常小菜宜食香菇（隔水炖食，久食不厌）、猪瘦肉、猪腰子、猪羊肚、鸡鸭肫（鸡、鸭之胃）、白鸽、鲫鱼、沙鱼鲞、昌鱼干、目鱼干、米鱼干、黄鱼干（忌白色小黄鱼）、冬瓜（清烧不放油盐）、黑油冬菜、香菇菜（青菜）等，可偶食少量花生米或豆制品（豆腐除外）。可食面条、面包、年糕、玉米，新莲子、红枣、山核桃等可食少量，炒菜必用植物油，雨季炒菜要多放生姜。

忌茶叶、烟、酒、方便面、稀饭汤、各种滋补品、饮料、矿泉水、果奶之类（因此类食品含有防腐剂，会伤脾损肝）。

忌食酸冷、伤胃之水果，如黄桃、李子、草莓、柑子、橘、梨、香蕉、柚、橙、甘蔗、干鲜荔枝、桂圆、瓜类和糖果、糕饼等甜味食物。

忌食油腻食物和煎炸品，如猪头肉、猪脚、熏鹅、肥鸭、麻油鸭、肥猪肉、酱油肉、油条、油饼、油炸鱼等。

忌食各种无鳞鱼，如鳗、泥鳅、河鲤等。

忌食寒凉食物，如白肚鱼、淡水青鱼、白鲢鱼、黄花菜、大白菜、山东菜、紫菜、海带、绿豆芽、豆腐、丁螺、西红柿等。

禁食发物，如鸡、虾蟹类、茄子、咸菜、咸鱼、芋头、春笋、茭白等。

5 重型肝炎患者的饮食原则

尽可能减少饮食中的蛋白质，以控制肠内氨的来源。进食不足者，可静脉滴注10%～25%葡萄糖溶液，以补充足量的B族维生素、维生素C、维生素K。肝炎恢复期要避免吃得过多，绝对禁酒和含酒精的饮料、营养品及药物。同时，应绝对卧床休息，密切观察病情。

重型肝炎患者食欲差，腹胀明显，饮食应以流质、半流质为主，例如蔬菜汁、果汁、酸奶、豆浆等，不宜食用油腻食物。同时，可服多酶片、酵母片、薄荷水等，以改善食欲，减轻腹胀。

6 肝硬化患者的饮食原则

肝硬化是由不同原因引起的肝脏纤维结缔组织弥漫性增生，伴有肝细胞结节状再生的慢性进行性疾病，患者的饮食应以高热量、高蛋白、高维生素、适量脂肪、易消化食物为主，食物应新鲜可口，柔软易消化，无刺激性。以少量多餐的方式进食最佳。

蛋白质以每千克体重每天1.0～1.5克为宜，以含有各种氨基酸的牛奶、蛋类、肉鱼类等优质动物蛋白为佳。当发生肝昏迷或血氨增高时，应减少蛋白质摄入。

热量每日约12500千焦（3000千卡），占总热量的60%～70%，即每日供糖300～500克，这些糖主要靠谷物来补充。如有腹胀、消化不良或胰腺功能减退，应适当控制糖分。

谷物、豆类、新鲜蔬菜含有丰富的B族维生素以及维生素C、维生素D、维生素E、维生素A、维生素K等，应多食用。

水限制在每天1000毫升左右，钠限制在每天2克左右；腹水患者以低盐、高蛋白食物为主，以控制腹水的生成；伴有门静脉高压者应禁食生硬、粗糙、冷烫及刺激性食物，以免发生消化道出血。

已经出现食道或胃底静脉曲张的患者，应避免进食生硬、粗纤维、煎炸及辛辣等刺激且不易消化的食物，吃饭不宜过急过快。保持大便通畅，大便时不宜过于用力，以防发生曲张静脉破裂出血。晚期肝硬化病人还应注意控制高蛋白饮食，以防出现肝性脑病。

肝硬化患者应避免食用过硬、过热食品，防止上火、便秘；食用鲤鱼、鲫鱼、草鱼等芒刺较多的鱼类和其他带刺食品时，要防止芒刺划伤曲张的胃底和食道静脉，造成消化道出血；切忌短期内大量食用高蛋白质食物，以防血氨浓度急剧上升，造成肝昏迷。

上消化道出血是肝硬化患者最常见的并发症。对少量出血而无呕吐，或仅有黑便，或无明显活动性出血者，可选用温凉、清淡无刺激性流食。对食管、胃底静脉曲张破裂出血，急性大出血伴恶心呕吐者应禁食，出血停止后1～2天改为半流质饮食，渐渐改为软食，开始少量多餐，以后改为正常饮食。供给营养丰富且易消化的食物，限制钠和蛋白质的摄入，避免诱发和加重腹水与肝性脑病。不食生拌菜及粗纤维多的蔬菜，不食酸辣、刺激性食物和饮料、硬食等，应细嚼慢咽，避免损伤食管黏膜而再次出血。

肝硬化是一种常见的慢性进行性肝脏疾病，目前，治疗肝硬化尚无特效药物。肝硬化病人一般食欲较差，消化功能下降，因此，妥善安排肝硬化病人的饮食，保证病人的合理营养，是肝硬化治疗过程中举足轻重的事。由于肝功能受到损害的程度轻重不一，往往会出现不同的并发症，因而对饮食的要求也不一样，但肝硬化病人饮食的一般原则是相同的。肝硬化病人需要足够的营养，但要防止因强调营养而大量进食高糖、高蛋白、高热量、低脂肪食物。一般来说，肝硬化病人的饮食要注意以下几个方面：

①食谱应多样化，讲究色、香、味及软烂可口、易消化。肝硬化病人的消化功能一般都有所下降，食欲不振，所以注意食谱的变化，选择一些病人喜爱的食物，讲究烹饪，可以增加病人的食欲。

②要有足够的热量。充足的热量可减少对蛋白质的消耗，减轻肝脏负担，有利于组织蛋白的合成。肝硬化患者每日食物热量以10500～11700千焦（2500～2800千卡）较为适宜。按体重计，每日每千克体重约需热量147～167千焦（35～40千卡）。

③要有全面而丰富的维生素。B族维生素对促进消化、保护肝脏和防止脂肪肝有重要生理作用，维生素C可促进新陈代谢并具有解毒功能，脂溶性维生素A、维生素D、维生素E对肝脏都有不同程度的保护作用。

④适量的蛋白质。一般每日供给100～120克蛋白质，血浆蛋白减少时，则需大量补充蛋白质，每日每千克体重可供1.5～2.0克，有腹水或使用糖皮质激素治疗者可增至每天每千克体重2～3克。较高的蛋白饮食对保护肝细胞、修复已损坏的肝细胞有重要意义。而在肝功能严重受损或出现肝昏迷先兆症状时，则不应给予高蛋白饮食，而要严格限制进食的蛋白质量，以减轻肝脏负担和降低血中氨的浓度。

⑤摄入适量的矿物质。近年来，肝硬化病人体内缺锌和镁离子的现象已受到人们的重视，因此肝硬化患者在日常饮食中应多摄取含锌和镁丰富的食物，如猪瘦肉、牛肉、羊肉、鱼类以及绿叶蔬菜、豌豆、乳制品等。

⑥糖类供给要充足，每日以300～500克为宜。充足的糖类可保证肝脏合成并贮存肝糖原，可防止毒素对肝细胞的损害。但是过多地进食糖类，不仅影响食欲，而且容易造成体内脂肪积聚，诱发脂肪肝及动脉硬化等病症，病人体重也会日渐增加，进一步加重肝脏的负担，导致肝功能日渐下降，所以肝硬化病人补充糖类要适量。

⑦脂肪不宜过多，禁用动物油，可用少量植物油。肝硬化病人的肝脏胆汁合成及分泌均有所减少，使脂肪的消化和吸收受到严重影响，进食过多脂肪后，脂肪在肝脏内沉积，不仅会诱发脂肪肝，而且会阻止肝糖原的合成，使肝功能进一步减退。一般来说，肝硬化病人每日

家疗法全书 十大病症居

人人必知的健康常识

051

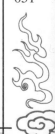

进食40～50克脂肪为宜。

⑧食盐摄入要适量。食盐的每日摄入量以不超过1.0～1.5克为宜，饮水量应限制在2000毫升以内。对于严重的腹水患者或水肿者，每日食盐的摄入量应严格控制在500毫克以下，水的摄入量在1000毫升以内。

⑨禁止饮酒。酒精在体内主要是通过肝脏进行代谢，饮酒会加重功能本已减退的肝脏的负担，所以肝硬化病人应绝对禁止喝一切含有酒精的饮料，并忌食刺激性食物，如辣椒、芥末等，加盐、加味精的食品也不宜多食。

⑩食物宜柔软不宜粗糙，应避免食用带刺、带骨以及芹菜、韭菜、老白菜、黄豆芽等含粗糙纤维的食物，更不能食用硬、脆的干食品，以防止刺伤食道造成出血。伴有食道静脉曲张者宜给流质饮食，如菜泥、肉末、烂饭等，上消化道出血时应禁食。

⑪少食多餐。肝硬化病人的消化能力降低，每次进食不宜过量，以免加重肝脏负担。要少食多餐，尤其是在出现腹水时，更要注意减少进食量，以免增加饱胀不适的感觉。

另外，肝脏病人多吃蔬菜和水果虽然有益，但应防止过多食用对肝脏有损害的水果和蔬菜，如扁豆、萝卜、蒜、洋葱、菠菜等，因为这类食物中含有醚油类物质，这种物质对肝脏和胆囊会产生不良刺激。

总之，肝硬化病人的饮食一定要根据病人的具体情况合理调剂搭配，既保证营养全面，又不使之过量，不足有害，过多也不利。

要多选择高质量的蛋白质，如鱼肉、鸡肉、鸡蛋、动物瘦肉、动物肝脏、虾、奶及豆制品等，要使病人保持足够的总热量和丰富的维生素，尤其要补充含B族维生素的蔬菜。维生素的来源以水果为主，蔬菜因为热量低，体积又大，故不宜多食用，以免影响其他食物的摄入。

食物中脂肪过少不仅会使食物乏味，影响食欲和消化，而且不利于许多重要的生理生化过程正常进行，因此烹调时可以采用少量的植物油。

肝脏病人的糖类饮食要多一些，但要适量，可以多选用葡萄糖、白糖、蜂蜜、果汁或水果等容易消化吸收的单糖、双糖类食物。蜂蜜具有健胃、助消化、提高肝糖原含量和血色素水平、增强肝脏解毒能力等保肝和强健机体的功效，适合肝硬化患者经常食用。

肝硬化伴有脾功能亢进时，往往存在出血倾向，此时应补充凝血性食物，如富含胶质的肉皮冻、蹄筋、海参等。如果血浆蛋白低，伴有贫血现象时，可增加些含铁食物，如红枣、桂圆、小豆粥等。出现腹水时，可加用一些有利尿作用的食物，如鲤鱼、鲫鱼、羊奶、西瓜汁、冬瓜等。

肝硬化病人的血清中锌水平降低，锌随尿排出量增加，肝中含锌量降低，会使患者食欲不佳，所以要注意补充锌，可多吃含锌丰富的食物，牡蛎是含锌最丰富的食物，其他如猪肉、牛肉、鱼肉、蛋、核桃仁、淡菜等也是锌的来源。

肝硬化病人的消化能力降低，而且由于静脉回流不畅，食道静脉常常曲张，容易破裂，所以平时宜进软食、流质、半流质饮食，而不宜食用干硬、粗糙等易划伤食道和难以消化的食物。由于肝脏的代谢能力减弱，所以不宜食用含有色素、防腐剂等食品添加剂的罐头食品。

代偿期肝硬化对饮食要求较宽，宜选择富于营养、易消化的食物，过硬、油腻过重的食物，含粗纤维特别多的蔬菜如韭菜、豆芽等都不适宜，因为此类食物易引起上消化道出血。

先代偿期肝硬化则因胃肠道充血引起消化不良，所以宜食用柔软、高热量、易消化、少产气的食物，每餐约七成饱。无肝性脑病者，每日可给予蛋白质100克左右，少量脂肪和富含维生素、无机盐、微量元素的素食。

代偿期肝硬化和先代偿期肝硬化患者均不宜食用发物，如公鸡、鲤鱼、卤水豆腐等，霉变、生硬、麻辣等食物也应忌吃，酒也一定要戒掉。

7 肝性脑病患者的饮食原则

肝性脑病是由严重的肝病引起的、以代谢紊乱为基础、中枢神经系统功能失调为表现的临床综合征，高蛋白饮食是诱因之一，因此，发病初期的数天内应禁食蛋白质，避免氨基酸在肠道内分解产生氨而加重肝性脑病。

病情好转或清醒后，每隔2～3天增加10克蛋白质，逐渐增加至每天30～60克，以植物性蛋白为主，因其含支链氨基酸较多，甲硫氨酸、芳香氨基酸较少，且含有非吸收性纤维，有助于氨的排除和通便。

以碳水化合物为主的食物，如蜂蜜、葡萄糖，既可以减少组织蛋白质分解产氨，又可促进氨与谷氨酸结合形成谷氨酰胺而降低血氨浓度。

每天保证摄入热量在25200～33600千焦（6300～8400千卡），昏迷者可用鼻胃管供食，鼻饲液最好用25%的蔗糖或葡萄糖液，或静脉滴注10%葡萄糖溶液，长期输液者可从深静脉或锁骨下插管滴注25%的葡萄糖溶液以维持营养。但应避免快速输注大量葡萄糖液，防止产生低血钾症、心力衰竭和脑水肿。

脂肪每日供给50克左右，不宜过高，以免延缓胃排空，增加肝脏的负担。无腹水者每日摄入钠3～5克，显著腹水者钠量应限制在每日0.25克，饮水量一般为前一天的尿量加1000毫升，以防止血钠

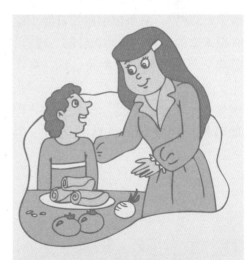

肝性脑病发病初期的数天内应禁食蛋白质，以避免氨基酸在肠道内分解产生氨而加重病情。

家疗法全书 十大病症居

人人必知的健康常识

过低、血液稀释。

低血钾症时，要补充氯化钾和含钾多的食物，如浓果汁、香蕉、香菇、黑木耳等；高血钾时，应避免食用含钾多的食物。饮食应选用柔软的食物纤维，以利通便，因便秘可促进细菌分解产氨，使血氨浓度增高，因此保持大便通畅可减少肠道对毒素的吸收。

伴有肝硬化食管、胃底静脉曲张的患者，应避免刺激性、坚硬、粗糙食物，不宜食用多纤维、油炸、油腻食物，应摄入丰富的维生素，但不宜食用维生素B_6，因为维生素B_6可使多巴在周围神经处转为多巴胺，影响多巴进入脑组织，减少中枢神经系统的正常传导递质。

8 肝豆状核变性患者的饮食原则

肝豆状核变性是遗传性代谢异常的常染色体隐性遗传疾病。正常人胆汁是铜排出的重要途径，而肝豆状核变性患者体内铜代谢发生障碍，肠道吸收铜增加，胆汁排铜减少，尿铜增加。由于铜代谢紊乱，体内大量的铜首先沉积于肝脏，当肝脏内铜饱和后，铜又可在脑及肾脏等组织内沉积，从而引起一系列病变。因此，饮食应限制铜的摄入，每日食物中铜的含量应少于1.5毫克，避免用铜制炊具并少吃含铜丰富的食物，如动物肝脏、瘦肉、芝麻、荠菜、菠菜、芋头、肾、海产品、贝类、花生米、虾、蟹、豆类、硬果类、干蘑、可可、巧克力等，少食粗粮、蛋黄等，可食米、面（细面）、牛奶、鸡蛋清、蔬菜、水果、卷心菜、菠菜、芹菜、西红柿、南瓜、黄瓜、洋葱、胡萝卜、杨梅、柠檬、柚等。

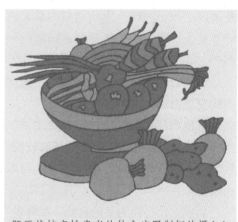

肝豆状核变性患者的饮食应限制铜的摄入！

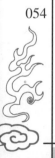

典藏精品版

家家必备的保健全书

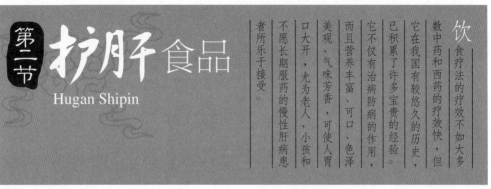

1 荔枝

据《本草纲目》记载，荔枝有强肝健胰的功效，对增强精力、促进血液循环有很好的效果。当女性因腹部受冷发生疼痛时，可用荔枝肉干20克，用一碗水煎5分钟取汤服用，服后即能奏效。这可以证明荔枝除有滋养强壮作用之外，并有消除体内的病毒及镇静的作用。但荔枝吃得太多会流鼻血或引起牙痛，容易上火，因此吃的时候要注意适量。

2 猪血

据《本草纲目》记载，猪血有解毒的作用，可用于中风、头眩、中满腹胀、毒疮等，有利于促进肝脏的功能。我国在很早以前就已知道吃猪血和其他动物的血可清除体内的污物。在空气污染严重的今天，我们每天都应该进行深呼吸，呼出污染的空气，并时常吃猪血汤，以维持肝脏的机能。

3 葡萄

肝炎患者最好多吃葡萄，葡萄中含有的天然生物活性物质和纤维素对肝炎患者十分有益。中医认为，葡萄性平、味甘、酸，能补气血、强筋骨、益肝阴、利小便、舒筋活血、暖胃健脾、除烦解渴。现代医学则证明，葡萄中所含的多酚类物质是天然的自由基清除剂，具有很强的抗氧化活性，可以有效地调整肝脏细胞的功能，抵御或减少自由基对它们的伤害。此外，葡萄还具有抗炎作用，能与细菌、病毒中的蛋白质结合，使它们失去致病能力。国外的研究证明，新鲜的葡萄、葡萄叶、葡萄干都具有抵抗病毒的能力。

葡萄中含有丰富的葡萄糖及多种维生素，对保护肝脏、减轻腹水和下肢水

055

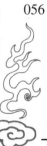

肿的效果非常明显，还能提高血浆白蛋白，降低转氨酶。葡萄中的葡萄糖、有机酸、氨基酸、维生素对大脑神经有兴奋作用，对肝炎伴有的神经衰弱和疲劳症状有改善效果。葡萄中的果酸还能帮助消化、增加食欲，防止肝炎后脂肪肝的发生。葡萄干是肝炎患者补充铁的重要来源。

4 乌梅

乌梅也是一种护肝食物。许多人都知道乌梅能醒酒、防醉。人如果喝酒喝多了，肝脏一时无法处理、分解酒精，醉酒就发生了，所以，为防醉酒，应首先护肝、保肝，加强肝脏的解毒作用，而乌梅就有护肝、解酒、去毒的功效。

乌梅最常见的吃法是做乌梅汤，把乌梅洗净，放进水中煎1个小时左右，然后加入白砂糖，乌梅汤便做好了。这种乌梅汤酸酸甜甜，味道很不错，常喝不但健脾养胃，而且有护肝、防醉酒的作用。乌梅可在中药店买到。

5 大豆

大豆及豆制品含有丰富的蛋白质、钙、铁、磷、B族维生素，中等量的脂肪及少量碳水化合物，对修复受损肝脏非常有益。

6 牡蛎

牡蛎中含有的大量糖原，是人体细胞进行新陈代谢的直接能量来源，可被机体快速吸收，可改善心脏和血液循环功能，增强肝脏的解毒功能。牡蛎中含有的植物性糖原（淀粉）具有其他食品所无法比拟的作用，对肝脏病人的康复极为有利。

现在，营养学界一致公认，牡蛎是人类微量元素锌的理想来源。锌是人体内200余种生物酶的辅助成分，是保持酶活性所必需的，锌缺乏时，所有酶的活性均受到不同程度的抑制，新陈代谢受阻，体内蛋白质合成障碍，细胞分裂增生停止。儿童缺锌，会造成生长发育停滞、智力低下、免疫功能受损，味觉减退、消失或异常；青少年缺锌则青春期迟缓，成人缺锌会让性功能减退。经调

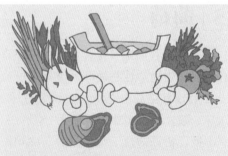

牡蛎中含有的植物性糖原（淀粉）具有其他食品所无法比拟的作用，对肝病患者的康复极为有利。

查，目前国内儿童缺锌的比例高达60％。

牡蛎肉含有的丰富牛磺酸是牡蛎保健作用的另一物质基础。牛磺酸是婴幼儿生长发育所必需的营养元素，对体格生长和脑功能发育有极其重要的作用，各种婴幼儿奶粉中已开始添加牛磺酸。对于成年人，牛磺酸具有抑制血小板凝集、降低血脂、降血压、增强心肌功能、抗氧化、抗辐射的作用，同时还可促进胆酸的合成、分泌和排泄，从而发挥护肝的作用。牛磺酸对维持视觉功能也发挥着重要的作用。最新研究发现，牛磺酸具有较强的抗衰老和抑制肿瘤的作用，可用于预防和治疗各种肿瘤。

其他海鲜类，例如白带鱼、黄鱼、银鱼、蟹等，都能增强人体的免疫功能，修复破坏的组织细胞，防止病毒侵犯。但选择、烹调海鲜要得当，否则会食物中毒。烹调海鲜时，应用100℃以上的温度加热半小时以上。若对海鲜过敏则忌食，可多食香菇、银耳、海带、紫菜等。

7 其他

含钾丰富的食物，如海带、米糠、麦麸、杏仁果、橙、葡萄干、香蕉、李子、瓜子等，对治疗肝脏疾病都具有良好的辅助效果。

菊花茶也有护肝功效。

金银花和甘草煎汤后加入黑砂糖(乌糖)饮服也可保肝护肝。

此外，当归、生地、黄芩、山栀、淡竹叶、羚羊酒、丹皮、柠檬等亦有解毒、护肝保肝作用。

研究发现，蜂蜜也有保肝护肝的作用。

山楂有消食作用，能促进胃蛋白酸的分泌，山楂加糖做成山楂酱食用或加糖水煮后食用均可。

绿豆有利水消肿、清热解毒的作用。绿豆的蛋白质中含蛋氨酸、赖氨酸，并含有维生素B_1、维生素B_2，可用绿豆50克，冰糖20克，煮熟服食。

牛肉的蛋白质中含有丰富的蛋氨酸，有抗脂肪肝的作用，可用牛肉煮浓汤食用，或炖烂食用。

牛奶中含有胆碱，可抗脂肪肝。

百合具有消肿、去腹胀的作用，可用百合30克，薏米30克，加糖煮粥食用。

西红柿富含维生素，能清热、解毒，凉拌吃有护肝保肝作用。

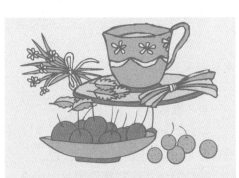

含钾丰富的食物对治疗肝脏疾病具有良好的辅助效果。

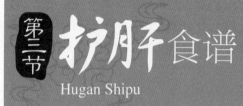

第二节 护肝食谱

Hugan Shipu

肝病的饮食调理很重要，如果饮食得当，就能减轻病情，帮助恢复，如果饮食不当，不但不利于肝病的恢复，反而会使病情加重，严重者还会危及生命。本章介绍一些对肝脏有保护作用的菜类、粥类及汤茶，希望能对肝病患者有所帮助。

1 菜类

白术蒸桂鱼

原料：桂鱼250～500克，白术片15克，火腿肉15克，香菇15克，生姜、葱、盐各适量。

制作方法：将桂鱼去鳞及内脏洗净，白术片、火腿肉、香菇、生姜放入鱼腹内，加盐，旺火蒸15分钟，出锅放上葱即可。

功效：健脾益气，滋阴养血。

枸杞蒸全鸡

原料：母鸡约1000克，枸杞子30克，精盐、味精各少许。

制作方法：将枸杞子放入鸡腹内，加盐后隔水蒸2小时，分2～3次食用，食用前调入味精。

功效：益气养血。

杞子麦冬蛋丁

原料：枸杞子10克，麦冬10克，猪瘦肉30克，鸡蛋5个。

制作方法：将猪瘦肉剁碎，鸡蛋打匀，隔水蒸熟，然后切成粒状，将枸杞子、麦冬、蛋粒一起炒匀即可。

功效：清热解毒，利水退黄。

陈皮鸭

原料：鸭1只，陈皮10克，淮山药10克，盐少许。

制作方法：将鸭煮熟后，加入盐、陈皮丝、淮山药再煮15分钟即可，分2～4次食用。

功效：清热解毒，利水退黄。

淮杞桂圆炖水鱼

原料：淮山药30克，枸杞子15克，桂圆肉15克，莲子30克，水鱼1只，生姜3片，花生油、精盐、味精各适量。

制作方法：①将淮山药、枸杞子、桂圆肉、莲子用水洗净；②将水鱼去鳞及内脏洗干净，投入沸水中去薄膜后，用少许油煎香；③将全部材料放入炖盅内，注入沸水，隔水炖约3小时，加入精盐、味精即可连汤料同食。

功效：健脾益气，滋阴养血，对肝病日久、阴亏血少者具有很好的疗效。

鸡肉色拉

原料：鸡腿肉200克，小黄瓜100克，豆芽100克，冬粉、生姜、葱、盐、胡椒粉、料酒、花生酱、味精、麻油、芝麻、

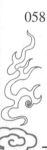

砂糖、醋各适量。

制作方法：①把葱、生姜切得细细的，和盐、胡椒粉、料酒调匀；②把鸡腿肉浸在里面；③放进蒸锅，以强火蒸15分钟左右，端出来冷却；④准备好冬粉、小黄瓜丝、煮过的豆芽；⑤用大碗将花生酱、味精、麻油、芝麻、砂糖、盐、醋混合调匀，再一点一点地加进蒸鸡后的肉汁里且搅拌；⑥将冷却的鸡肉切丝，和冬粉、小黄瓜丝、豆芽装在一起放在冰箱里冰一会儿；⑦要吃的时候再淋上步骤中的调味品即可。

功效：健脾益气，滋阴养血。

鲜香青花鱼

原料：青花鱼500克，酱油、花生油、豆瓣酱、太白粉、生姜、葱、大蒜、盐、砂糖、料酒、味精、醋各适量。

制作方法：①将青花鱼切块，以酱油和料酒浸泡10分钟，裹上太白粉，放入油锅中炸熟；②用另一口锅炒大蒜、生姜、葱，炒好之后加上酱油、砂糖、豆瓣酱，再加一点清水一起煮；③把炸好的鱼放进上述调料里煮3分钟，再加入醋和水调的太白粉勾芡，再调入盐和味精即可。

功效：健脾益气，滋阴养血。

煮鲑鱼

原料：鲑鱼500克，牛蒡100克，莲藕200克，甜酒、料酒、砂糖各适量。

制作方法：①把牛蒡切成4厘米长的小段，莲藕切成小丁，两者一起放入沸水中煮两三分钟，以去掉涩味；②把鲑鱼从鳍的两侧、中央切开，放进甜酒、料酒、砂糖煮成的汤汁里一起煮，并且不时舀起汤汁淋在鱼上面；③鲑鱼煮熟之后盛放在器皿里；④剩下的汤汁用来煮已经去掉涩味的牛蒡和莲藕；⑤牛蒡和莲藕煮熟后放在鲑鱼上面即可。

功效：舒肝理气，滋阴养血。

中华煎蛋

原料：干香菇3个，鸡蛋6个，猪肉150克，胡萝卜100克，韭菜100克，笋子100克，芹菜100克，花生油、酱油、肉汤、料酒、盐、葱、太白粉、砂糖各适量。

制作方法：①用水浸泡干香菇，将笋子放入沸水中煮两三分钟；②把胡萝卜、韭菜、煮过的笋子、葱、芹菜等都切细；③将泡软的香菇与猪肉都切成细丝，用盐腌着；④首先炒肉丝，取出之后再炒青菜，接着加入酒、酱油、肉汤、砂糖混合成的调味料，还有刚才炒过的肉倒入一起炒；⑤炒好之后，加入用水搅匀的太白粉来勾芡，勾好芡即可盛在盘子里；⑥将6个鸡蛋打匀之后倒入煎锅，再加进刚才炒好的菜炒熟即可。

功效：健脾益气，清热解毒。

油炸豆腐丸子

原料：豆腐500克，海藻菜250克，胡萝卜100克，香菇3个，鸡蛋3个，葱、太白粉、砂糖、盐、芥末、花生油、酱油各适量。

制作方法：①把豆腐放在竹篓上面，去除水分，还要稍加挤压，直至把水分完全挤出，然后放在研磨缸里搅拌到产生黏性为止；②先用水浸海藻菜，再切成短短的，将胡萝卜、葱、泡过水的香菇都切细；③把豆腐和步骤②中的材料混合，再加入鸡蛋、太白粉、砂糖、盐，仔细拌匀；④揉成直径3厘米大小的丸子，以高温的热油炸熟；⑤蘸着芥末、酱油来吃，口味更佳。

功效：清热解毒，利水退黄。

奶酪拌茼蒿菜

原料：茼蒿菜200克，海带100克，柴鱼500克，奶酪、盐、砂糖各适量。

制作方法：①将海带、柴鱼放在一起熬汤；②把茼蒿菜用开水快速烫过，沥干水分，浸在海带和柴鱼煮成的汤里；③把奶酪放在研磨钵里，慢慢加入盐、砂糖、海带和柴鱼煮成的汤，仔细搅拌均匀；④取出茼蒿菜，切成3厘米长的条状，要吃的时候再拌入步骤③中的汤汁。

功效：促使肝细胞再生。

火腿油菜

原料：油菜150克，火腿25克，植物油15毫升，料酒6毫升，高汤50毫升，味精、盐、葱各适量。

制作方法：①将油菜取心择洗净后切成寸段，火腿切成斜片，葱切段；②锅上火入油，旺火油热时下入火腿炒出香味，捞起；③投入油菜心，加入高汤、盐、味精、料酒，翻炒至八成熟，然后加入火腿，炒匀出锅即成。

功效：补充各种维生素和矿物质，利于肝病早日康复。

什锦大豆

原料：大豆500克，竹荪100克，胡萝卜100克，芹菜200克，海带100克，香菇5个，酱油、砂糖各适量。

制作方法：①洗净大豆，浸在水中一个晚上；②把煮过的竹荪、胡萝卜以及泡过水的香菇切成适当的大小；③将大豆连同浸泡的水放在火炉上，煮沸以后调为小火；④待大豆完全熟了，再加

入酱油、砂糖、芹菜，煮得汤有点干时，再放进泡过水的海带；⑤盖上锅盖，煮到汤汁剩下1/4为止。

功效：滋补肝阳，养血明目。

蛋汁烤菠菜

原料：菠菜200克，鸡蛋6个，奶油10克，面粉50克，牛奶、肉汤、奶酪、胡椒粉、盐各适量。

制作方法：①快速地用开水烫过菠菜，然后切成4厘米长的条状，加入盐、胡椒粉下锅炒；②以奶油炒面粉，加入牛奶、肉汤来稀释，做成白色调味汁；③在烤盘上摆开菠菜，打下6个鸡蛋，再淋上白色调味汁，撒上奶酪，放进烤箱里烤熟即可。

功效：健脾益气，利水退黄。

豆腐炒青菜

原料：豆腐500克，胡萝卜250克，青豌豆250克，洋葱100克，竹荪100克，荷兰芹100克，葱、大蒜、花生油、酒、酱油、味精、麻油各适量。

制作方法：①豆腐用布巾绞干水分，在热油锅里过一下油；②把过了油的豆腐用开水快速煮过，切成5～6厘米大小的块状；③把胡萝卜、青豌豆、洋葱、竹荪、荷兰芹切成适当的大小；④把葱、大蒜切细，放进锅里炒出香味，再放入上述青菜；⑤把酒、酱油、味精拌匀，加入步骤③里炒，再加入豆腐，迅速快炒之后，加入麻油即可。

功效：散风热，清肝火。

干炒豆腐渣

原料：豆腐渣500克，鸡肉250克，胡萝卜100克，香菇3个，葱、砂糖、酱油、盐、甜酒各适量。

制作方法：①将豆腐渣放入开水中煮四五分钟；②用干布绞干豆腐渣的水分；③鸡肉切得细细的，先用盐水煮过；④把胡萝卜、香菇、葱切细；⑤把豆腐渣炒一炒，加入胡萝卜、香菇、鸡肉，稍微炒一下再加入煮鸡肉的汤汁、砂糖、酱油、盐、甜酒，煮到干为止；⑥快要煮好之际加入葱花即可。

功效：健脾益气，滋阴养血。

蔬菜里脊肉

原料：猪里脊肉40克，胡萝卜30克，花菜40克，西兰花40克，马铃薯40克，猪骨清汤150克，小麦粉40克，盐1克，酒5克，胡椒粉、淀粉各适量。

制作方法：①将马铃薯去皮，切碎；②加入小麦粉、盐和胡椒粉搅拌均匀；③将猪里脊肉切成2厘米的片状；④将胡萝卜切成月牙形状；⑤用热水将花菜煮熟，再加入西兰花、酒、盐、淀粉搅拌后，放入少量的热水中清煮，然后再用水洗干净；⑥在煮好的猪骨清汤中放入猪里脊肉和胡萝卜，煮大约10分钟，再加入拌好的马铃薯，大约煮8分钟，最后加入⑤中的材料煮1分钟。

功效：平肝益气，特别适合脂肪肝患者。

当归炖母鸡

原料：当归15克，党参15克，母鸡1只（约1000克），葱、姜、料酒、盐各适量。

制作方法：将母鸡洗净，当归、党参、生姜放入鸡腹内，置砂锅内，加水适量，再加入料酒。砂锅置旺火上煮沸后，改用文火煨至烂，加入葱、盐调味即可。

功效：清热，利湿，退黄。

枸杞蔻砂羊肉煲

原料：枸杞子15克，白蔻仁15克，缩砂仁10克，羊肉500克，姜片、料酒、清汤、盐、葱各适量。

制作方法：①羊肉整块入锅，用开水煮去血沫；②捞起放入冷水中洗净血沫，切成2~3厘米的方块；③将锅烧热，加入羊肉、姜片煸炒，倒入料酒炝锅；④炒后的羊肉同姜片一起倒入大砂锅内，放入枸杞子、白蔻仁、缩砂仁、清汤、盐、葱，小火炖1~2小时。

功效：补脾益肾。

山药桂圆炖甲鱼

原料：山药片30克，桂圆肉15克，甲鱼1只（约500克）。

制作方法：将甲鱼宰杀，洗净去杂肠，与山药、桂圆共入锅，加水1000毫升，清炖至烂熟，每日早晚温热服食。

功效：清热，利湿，退黄。

淮山桂圆炖甲鱼

原料：活甲鱼1只（约500克），淮山药50克，桂圆肉15克，香菇15克，精盐适量。

制作方法：淮山药洗净切片，甲鱼宰杀，去头、爪及内脏，洗净，连甲放入砂锅，加水浸没甲鱼，放入淮山药片、桂圆肉、香菇，武火烧开，改文火炖烂，加入盐即可食用。

功效：软坚散结，回缩肝脾。

黄花菜煮泥鳅

原料：黄花菜30克，泥鳅100克，食盐、生姜、葱、绍酒、味精各适量。

制作方法：①将泥鳅放在盆中养1~2天后，去头和内脏，洗净；②将黄花菜洗净去杂质，和泥鳅共煮汤至泥鳅熟烂，

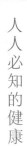

家疗法全书
十大病症居

人人必知的健康常识

加调味料调味即可服食。

功效：清热，利湿，退黄。

百合炖肉

原料：百合100克，瘦肉500克，精盐、味精各适量。

制作方法：将瘦肉切成条状，与百合一起放入炖锅内，肉熟加入精盐、味精调味即可。

功效：每日服10～15克，温热嚼服，连服7～10天。本品有滋阴、润肺、养生的作用，适用于慢性支气管炎、病后水肿等症。

虫草炖鸭

原料：家鸭1只（约重1500克），冬虫夏草10克，姜片、盐、味精各适量。

制作方法：①将冬虫夏草清洗干净，备用；②将家鸭宰杀后去毛，剁去脚，去内脏，清洗干净；③将鸭放入砂锅内，上面放冬虫夏草、姜片；④先以武火烧沸，后用文火慢炖1小时，待鸭煮烂后，加入盐、味精调味即可。

功效：适用于因慢性肝炎而使免疫功能低下者，肝功能长期不能恢复者。

2 粥类

梅花粥

原料：白梅花5克，粳米80克。

制作方法：先将粳米煮成粥，再加入白梅花，煮沸两三分钟即可。

功效：每餐吃一碗，可连续吃三五天。梅花性平，能舒肝理气，激发食欲，食欲减退者食用效果颇佳，健康者食用则精力倍增。

玫瑰粥

原料：玫瑰花5克，粳米80克，白糖适量。

制作方法：将粳米洗净，加水及白糖煮至略稠时，加入玫瑰花熬成稠粥即可食用。

功效：清热解毒，利水退黄。

薏仁红枣粥

原料：薏仁5克，红枣10枚，粳米80克，白糖适量。

制作方法：将粳米洗净，加水及白糖煮至略稠时，加入薏仁、红枣熬成稠

粥即可食用。

功效：清热解毒，利水退黄。

猪肝绿豆粥

原料：新鲜猪肝100克，绿豆60克，大米100克，食盐、味精各适量。

制作方法：先将绿豆、大米洗净同煮，大火煮沸后再改用小火慢熬，煮至八成熟时，再将切成片状或条状的猪肝放入锅中同煮，熟后再加食盐、味精调味即可。

功效：此粥补肝养血、清热明目、美容润肤，可使人容光焕发，特别适合那些面色蜡黄、视力减退、视物模糊的体弱者食用。

桑葚粥

原料：干桑葚30克(鲜桑葚60克)，糯米60克，冰糖适量。

制作方法：将桑葚洗干净，与糯米同煮，待煮熟后加入冰糖。

功效：该粥可以滋补肝阴，养血明目，

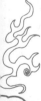

也适用于因肝肾亏虚引起的头昏眼花、失眠多梦、耳鸣腰酸、须发早白等症。

枸杞粥

原料：枸杞子30克，大米60克。

制作方法：先将大米煮至半熟，然后加入枸杞子，煮熟即可食用。

功效：此粥特别适合那些经常头晕目涩、耳鸣遗精、腰膝酸软的病人。肝炎患者服用枸杞粥，则有保肝护肝，促使肝细胞再生的良效。

决明子粥

原料：决明子10~15克，大米60克，冰糖少量，还可加白菊花10克。

制作方法：①先将决明子放入锅内炒至微有香味，取出；②待冷后与白菊花同煎取汁；③放入大米煮粥，待粥将熟时加入冰糖，再煮沸即可。

功效：该粥清肝、明目、通便，对于目赤肿痛、畏光多泪、高血压、高血脂、习惯性便秘等症治疗效果明显。

注意：大便泄泻者忌服。

牛奶杂烩粥

原料：冷米饭1碗，海带200克，柴鱼100克，牛奶50克，盐、小鱼干、海苔各适量。

制作方法：①把海带泡发洗净，切成块状；②柴鱼洗净切碎；③把水倒进冷饭里，搅拌之后再倒掉水；④在砂锅中放进海带和柴鱼煮汤，水温热之后转成中火，倒入牛奶，添加少许盐，煮好后再加进冷饭并且搅拌；⑤再次煮过以后，撒进小鱼干、海苔等，盖上锅盖煮一会儿即可。

功效：清热解毒，利水退黄。

芹菜粥

原料：芹菜150克，粳米100克。

制作方法：将芹菜连根洗净，切碎，加水熬煮，取汁与粳米同煮成粥即可。

功效：春季肝阳易动，常使人上火头疼、眩晕目赤，有此病患者或中老年人常吃些芹菜粥，对调养肝脏、降低血压、减少烦躁有一定好处。

注意：此粥现煮现食，不宜久放，坚持长时间服用方可见效。

菠菜粥

原料：菠菜250克，粳米250克，食盐、味精各适量。

制作方法：①将菠菜洗净，在沸水中烫一下，切段；②粳米淘净置铝锅内，加水适量，熬至粳米熟时，将菠菜放入粥中，继续熬至成粥时停火，再放入食盐、味精即可。

功效：菠菜粥对因肝阴不足引起的高血压、头痛目眩、贫血、糖尿病等都有较好的防治作用。

菊花粥

原料：菊花15克，粳米100克。

制作方法：将菊花洗净，粳米淘洗干净，一起放入锅中，加适量清水，加盖，旺火煮沸，文火熬至成粥即可。

功效：该粥散风热、清肝火、降血压，适用于头晕、头痛、目赤、疗疮肿毒、原发性高血压等。

百合地黄粥

原料：百合30克，生地30克，粳米30克。

制作方法：先煎生地两次，取汁，再与百合、粳米共同煮成稠粥，一日服完。

功效：此粥适用于阴虚肺燥，咳嗽血痰，潮热盗汗，手足心热，心中烦扰，夜寐不安或经期衄血等症。

百合绿豆粥

原料：鲜百合50克，绿豆50克，粳米100克。

制作方法：将鲜百合掰瓣冲洗，绿豆、粳米淘洗干净后放入砂锅，加适量的清水以文火煮沸，熬至粥稠即可。

功效：此粥有润肺止咳、清心安神的功效，亦有清热解毒、宁心去烦之效。

茵陈粥

原料：茵陈3克，粳米适量，白糖适量。

制作方法：先将茵陈洗净，煎汁，去渣，入粳米后加水适量煮粥，待粥将熟时加入适量白糖稍煮1~2分钟即可。

功效：每日服2~3次，7~10日为一疗程，有清利湿热、退黄疸的功效，适用于急性传染性黄疸型肝炎，小便不利、尿黄如浓茶色者也适用。

注意：本粥无论阴黄、阳黄均可食用，但钩虫引起的黄胖病不宜用此粥食疗。

金钱草粥

原料：鲜金钱草60克（干品30克），粳米50克，冰糖适量。

制作方法：将金钱草洗净切细，煎后取汁，入粳米、冰糖同煮为粥。

功效：通淋，利胆退黄，适用于黄疸、肋痛、石淋、砂淋、膀胱结石、输尿管结石、肾结石、胆道结石和急性黄疸型肝炎等。

车前叶粥

原料：新鲜车前草叶30~60克，粳米30~60克，葱白适量。

制作方法：将车前草叶洗净、切碎，同葱白煮汁后去渣，然后加入粳米煮成粥。

功效：利尿、清热、明目、去痰，适用于小便不通、淋沥涩痛、尿血、水肿、黄疸、目赤肿痛等症。

注意：车前草甘滑通利，患有遗精、遗尿的病人不宜食用。

栀子仁粥

原料：栀子仁3~5克，粳米30~60克。

制作方法：将栀子仁碾成细末，先将粳米煮成稀粥，待粥将熟时，倒入栀子仁末稍煮即可。

功效：利尿，清热，明目，去痰。

注意：栀子仁性寒味苦，容易伤胃，不宜久服。

熟地粥

原料：熟地黄片30克，粳米40克。

制作方法：将熟地黄片用纱布包好，放入砂锅内，加水500毫升，浸泡片刻，用文火煮沸后，再同粳米同煮，待米仁开花，形成粥糜，去掉熟地黄片即可。

功效：补肾阴，养肝血。

何首乌粥

原料：何首乌20克，大枣7枚，冰糖25克，粳米100克。

制作方法：先将何首乌入砂锅煎取浓汁，去渣，与大枣、粳米、冰糖同煮为粥。

功效：益肾抗衰，养肝补血。

注意：何首乌含鞣质，遇铁可发生变化，降低药效，故煎煮时忌用铁器，最好用砂锅。大便泄泻者忌用。

赤小豆薏米粥

原料：赤小豆50克，薏米50克。

制作方法：赤小豆、薏米加水共熬成粥。

功效：具有健脾利湿、解毒作用，适用于酒精性脂肪肝、酒精性肝炎等。

红豆糙米粥

原料：糙米100克，红豆50克，芝麻、盐各适量。

制作方法：将糙米洗净并且沥干水分，用煎锅炒成油豆腐的颜色，以糙米1杯、水7杯的比例煮粥。如果再加入适量的红豆一起煮，就成了更为美味可口的红豆糙米粥，食用时可撒一些芝麻、盐调味。

功效：糙米比米汤更有营养，非常适合急性期的肝病患者。

糙米粥

原料：糙米100克。

制作方法：将糙米洗净并且沥干水分，用煎锅炒成油豆腐的颜色，以糙米3杯、水9杯的比例慢慢熬煮成粥即可。

功效：急性肝炎初期，无法进食的时候，别忘了以糙米粥来补给营养。

八宝粥

原料：党参15克，白术15克，茯苓50克，淮山药50克，芡实50克，莲子50克，薏米50克，大枣10枚，糯米100克，白糖适量。

制作方法：莲子去心，将所有药材放入砂锅内，加水适量，煮30分钟，滤去党参、白术药渣，加糯米、白糖煲粥。

功效：补脾益胃。

鸡胗粉粥

原料：鸡胗10克，山楂10克，橘皮6克，砂仁1.5克，粳米100克。

制作方法：①鸡胗研末；②将山楂、橘皮、砂仁洗净，备用；③加水200毫升，煎至100毫升时去渣，加冷水，入粳米煲粥，粥成后加入鸡胗粉调匀。

功效：健脾开胃，增进食欲。

淮山半夏粥

原料：淮山药30克，半夏10克，粳米100克，白糖适量。

制作方法：①淮山药研末；②半夏洗去明矾味，加水200毫升，煎至100毫升时去渣，加冷水，入淮山药末与米、白糖煲粥，粥成服用。

功效：健脾益胃，降逆止呕。

橘干莱菔粥

原料：全橘干10枚，莱菔子10克（炒后研末），粳米100克。

制作方法：将橘干洗净，与莱菔子、粳米同煮粥。

功效：疏肝理气，消食导滞。

白芨粥

原料：白芨粉15克，大枣5枚，蜂蜜10克，糯米50克。

制作方法：①先将糯米、大枣、蜂蜜同煮，待粥将成时调入白芨粉；②用文火煮至粥汤黏稠即可。

功效：疏肝补血，特别适合脂肪肝患者。

茯苓粉粥

原料：茯苓30克，粳米50克，红枣10枚。

制作方法：①茯苓研末；②将红枣洗干净，粳米淘洗干净；③将茯苓粉、红枣、粳米放入锅中，加水600毫升，武火煮沸后改用文火熬成粥。

功效：具有健脾除湿的功效，对脂肪肝、肥胖者较适宜。

郁李仁粥

原料：郁李仁10～15克，粳米50克。

制作方法：先将郁李仁捣烂，加水500毫升，煎至400毫升时，过滤，去渣

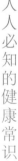

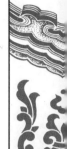

取汁，然后加入粳米常法煮粥。

功效：健脾，利湿，解毒。

桃仁麦枣粥

原料：桃仁10克，大枣10克，生麦芽

15克，山楂15克，陈皮5克，粳米100克。

制作方法：将所有药材加水煎煮，去渣取汁，然后加入粳米煮粥。

功效：疏肝理气，活血止痛。

3 汤类

女贞子枸杞子瘦肉汤

原料：女贞子50克，枸杞子5克，猪瘦肉250克，红枣6枚，生姜2片，调味料适量。

制作方法：女贞子、枸杞子、红枣（去核）用水洗净；猪瘦肉切片后出水；将全部材料放入瓦煲内，加水煮约两小时，调味即成。

功效：健脾益气，滋养肝肾，肝肾阴亏的慢性肝炎患者最宜食用。

瘦肉萝卜汤

原料：瘦肉100克，苹果150克，豌豆100克，萝卜300克，香菜、生姜、胡椒粉、盐、醋各少许。

制作方法：①瘦肉洗净，切成6厘米见方的肉块，香菜洗净切成段待用；②将豌豆、苹果、瘦肉、姜放入锅内，加清水适量，用大火烧沸后转用文火煮1小时，再放萝卜块煮熟，加入香菜，放盐、胡椒粉、醋调味即可。

功效：舒肝益气，保肝益精。

鲫鱼汤

原料：鲫鱼500克，陈皮10克，朱砂3克，荜拨10克，生姜、葱各少许，花生油适量。

制作方法：将陈皮、朱砂、荜拨装入纱布袋内，葱、姜放入鱼腹内，用油将鱼略煎，加水煮沸，待汤呈乳

白色即可。

功效：益气养血。

灵芝黄芪瘦肉汤

原料：灵芝片50克，黄芪50克，红枣6枚，猪瘦肉250克，生姜2片，调味料适量。

制作方法：灵芝片、黄芪、红枣（去核）用水洗净；猪瘦肉切片后出水；将全部材料放入瓦煲内，加水煮约2小时，调味即成。

功效：补益气血、宁心安神，灵芝有促进肝细胞修复的功效，是慢性肝炎或肝病恢复期的保健佳品。

桂圆虫草乌鸡汤

原料：桂圆肉20克，冬虫夏草20克，红枣10枚，乌鸡1只，生姜2片，盐少许。

制作方法：①将乌鸡宰杀后，去毛、内脏，清洗干净，切块；②将桂圆肉、冬虫夏草、红枣（去核）、生姜洗净；③将所有材料放入炖盅内，加冷开水，放入锅内，隔水炖4小时，加盐调味即可。

功效：补血养颜，滋养肝肾，宁心安神，强壮身体。

南瓜浓汤

原料：连皮南瓜500克，奶油25克，牛奶2杯，盐、胡椒粉各适量。

制作方法：①南瓜连皮切开，放在锅里让水刚好盖过，添加少许盐，煮到

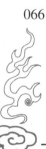

没有水分为止；②用滤网过滤软化的南瓜；③让南瓜全部沾满奶油，搅拌均匀，倒进开水一起煮；④趁将熟之际倒进两杯牛奶，稍加搅拌，再添加盐、胡椒粉即可。

功效：一人份含蛋白质2.6克。

蛤仔汤

原料：蛤仔500克，胡萝卜100克，洋葱50克，腊肉100克，马铃薯50克，牛奶2杯，盐、胡椒粉各适量。

制作方法：①将胡萝卜、洋葱、腊肉切得薄薄的，马铃薯切丁之后泡在水中；②洗净吐过沙的蛤仔，放进水里用强火煮沸，蛤仔开口之后就熄火，拿出来冷却，接着把蛤仔壳去掉；③先炒腊肉、洋葱，再放进胡萝卜、马铃薯一起炒，加进两杯水和蛤仔汤煮到沸腾，再以小火煮15分钟；④添加盐、胡椒粉调味，放进蛤仔、牛奶以强火煮，煮沸之后马上熄火。

功效：补益气血，宁心安神。

枸杞母鸡汤

原料：枸杞子30克，母鸡1只，清汤1250克，料酒10克，葱、姜、盐、胡椒面各适量。

制作方法：①将母鸡在鸡肛门部开膛，去内脏，洗净；②将枸杞子洗净装入鸡腹内，然后放入锅内（鸡腹部向上）；③摆上葱、姜，注入清汤，加盐、料酒、胡椒面，隔水蒸2小时取出，拣去姜、葱，调好咸淡即成。

功效：每日2次，吃肉喝汤，有保肝益精、养阴明目之功效，适用于慢性肝炎、早期肝硬化、贫血等症。

黄芪山药汤

原料：黄芪30克，鲜山药150克，盐、糖各适量。

制作方法：①黄芪、鲜山药洗净，切成薄片；②先将黄芪放入锅内，加水适量，煮半小时，滤去药渣；③放鲜山药片，再煮半小时，加盐、糖调味即成。

功效：可健脾、益肾、补肺，补气补血，增强机体代谢和免疫功能，有很好的保肝作用，适合精神疲乏、气短懒言、面色苍白、大便稀薄者饮用。

酸枣汤

原料：酸枣50克，白糖适量。

制作方法：酸枣50克加水500毫升，文火煎1小时，加适量白糖即可。

功效：每日服1次，适用于急、慢性肝炎，有降低转氨酶的作用。

蚝豉海带汤

原料：蚝豉100克，海带60克，精盐适量。

制作方法：将蚝豉、海带一起下锅，水煎煮至熟，加精盐调味服食。

功效：每日1～2次，利水消肿。

赤豆鲤鱼汤

原料：活鲤鱼1条(500克以上)，赤小豆150克，陈皮6克，白糖适量。

制作方法：①赤小豆洗净，用凉水浸泡半日；②鲤鱼宰杀，剔取鱼肉洗净；③赤小豆和鲤鱼同入锅内，加足量水(避免中途加水)，旺火烧开，改小火煨至赤豆烂熟，滤取汤汁；④亦可加陈皮同煨，勿放盐，可放适量白糖以调味。

功效：利水消肿。

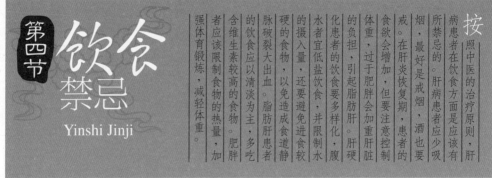

第四节 饮食禁忌 Yinshi Jinji

典藏精品版

家家必备的保健全书

按照中医的治疗原则，肝病患者在饮食方面是应该有所禁忌的。肝病患者应该少吸烟，最好是戒烟，酒也要戒。在肝炎恢复期，患者的食欲会增加，但要注意控制体重，过于肥胖会加重肝脏的负担，引起脂肪肝。肝硬化患者的饮食要多样化，腹水者宜低盐饮食，并限制水的摄入量，以免造成食道静脉破裂大出血。脂肪肝患者的饮食应以清淡为主，多吃含维生素较高的食物。肥胖者应该限制食物的热量，加强体育锻炼，减轻体重。

1 忌酒

酒是由粮食发酵，经过蒸馏而制成的。酒的主要成分是乙醇，即酒精，但有的酒是用劣质水果、薯类、硬果(橡子)等原料制成的，这些酒含有有害物质甲醇。酒中酒精的含量一般习惯以度数来表示，如60°就表示100毫升酒液中含60克酒精。

酒精有一定的毒性，酒精进入人体后，主要是靠肝脏来分解代谢。酒精在肝脏内被氧化为乙醛乙酸，乙酸大部分进入血液，最后成为二氧化碳和水。但由于肝脏的解毒能力有限，1小时约能解毒酒精7.5克，如果一口喝下25克50°的白酒，肝脏解毒处理就需1.5小时；若饮酒太多，超过肝脏的解毒能力，就会引起中毒。肝脏清除酒精的速度比清除其他有害物质的速度慢很多，酒精中的亚硝胺可使肝脂变和癌变，引起肝细胞的急性损伤，使转氨酶上升，加重肝炎病情。如果每日摄入的酒精量超过50毫升，血液中的酒精浓度升高，就会对肝细胞造成损害。长期饮酒还可导致脂肪肝、酒精肝和肝硬化。喝酒的时候必须佐以蛋白质丰富的菜肴。

2 忌高脂肪、高蛋白食物

大多数肝病患者的消化功能都很差，日常饮食消化都存在一定问题，进食过多的动物脂肪后，就会让食物积聚在肠胃，日久则内热产生，加上肝病本身的湿热之毒，两热相加就可让肝病症状加重而影响治疗。

摄入过多的动物脂肪，还可使人体重增加。人体的三大代谢都在肝脏进行，肝病患者肝功能下降，动物脂肪摄入过多，脂肪颗粒沉积在肝脏表面，很容易造成脂肪肝，加重病情。

肝病患者大多表现为肝胆湿热，有黄疸，按照中医的治疗原则，肝病患者在饮食方面应该有所禁忌，患病期间应该禁吃羊肉、狗肉、鱼、鸽子、鸭子、猪肝、红糖等。经临床观察，这些高蛋

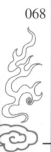

白食物会使患者病情加重，特别是黄疸病人，因为蛋白质在人体内经消化分解，产生氨和其他一些分解物。人的血液中含有微量的氨，这对健康人来说是无害的，因为健康的肝脏可以随时将多余的氨清除出去，但是肝病患者的肝脏清除氨的能力减弱，吃了高蛋白食物，势必造成血氨积聚、增高，使病情加重。

3 忌辛燥、刺激之物

辛燥食品伤肝阴而助长肝脏湿热，皮蛋、魔芋、辣椒、大蒜、雄鸡、红鲤鱼等辛燥食物，食用后会使肝病反弹或病情加重，应禁食。

肝病患者在发病期间，在饮食上还要注意避免辛燥、有刺激性和升火发病的食物，如油炸食品、麦乳精、胡椒、辣椒、大蒜、小茴香以及油腻食物。

肝病患者晚上睡觉前切勿饮浓茶、咖啡等刺激性饮料。

急性黄疸型肝炎乃肝胆湿热内盛所致，故要忌食韭菜、羊肉、鸡肉、丁香、茴香及胡椒等辛辣大热之品。

4 忌生冷、不易消化的食物

肝病患者本来就正气不足，脾胃虚弱，而所有的生冷食物都会使胃肠道不适，引起消化不良。肝硬化和肝腹水患者吃了生冷食物后往往会引起肠炎，蛋白质随腹泻丢失，导致腹水量增大。故肝硬化和肝腹水患者不要食用生冷和不卫生的食物，以免出现腹水或让腹水量增大。

生吃蔬菜、海鲜等，都会让肝炎病毒有可乘之机，导致肝炎发生，因此肝炎患者夏季要少吃生食，不喝生水。

肝硬化患者应禁食生硬、带刺或带骨、含植物纤维过多的食物，因为这些食物会伤及曲张的食管静脉、下端静脉或胃内静脉，可诱发上消化道出血。

5 忌油腻、煎炸之品

肝病患者往往都伴有胆囊炎，特别是肝硬化患者，绝大多数都有胆囊壁继发性改变，而油腻食物、鸡蛋、豆制品等食物会阻碍胆汁的排泄，所以摄入这类食物过多会出现肋痛、腹胀、嗳气等症状，故肝病患者应尽量少吃这类食物。

肝病患者还应尽量避免油腻、煎炸之品，因为这类食物不易消化，又易产生湿热，不利于肝病的恢复。

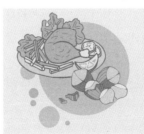

肝病患者还应尽量避免油腻、煎炸之品。

6 忌动物肝脏

所有的动物肝脏都富含胆固醇，而且所有的动物肝脏都具有解毒的功能，但是，肝脏的解毒能力有限，所以有些有毒物质就会在肝脏内积累，人吃多了动物肝脏，就会加重自己肝脏的负担。另外，有些不法商贩将死动物的尸体也当作新鲜肉出售，这种动物脏器的危害就更大了，所以为了延长寿命，还是不吃或少吃动物肝脏为宜。动物肝脏内胆固醇的含量很高，100克猪肝里含胆固醇高达400毫克，大量摄入会增加肝脏的负担，因此肝病患者不宜多食动物肝脏。

7 忌多吃盐

肝病患者不宜多吃盐。健康人的肝脏有灭活抗利尿素的功能，而抗利尿素又有保持体内钠盐及水分的作用，一旦肝脏出了毛病，肝脏的功能就会减弱，抗利尿素的含量就会上升，致使钠及水分在体内潴留，造成水肿，所以肝病患者要尽量减少盐的摄入量。

肝硬化晚期病人由于肝功能严重受损，对体内的醛固酮和抗利尿素的灭活减少，致使这两种激素水平升高，加重钠、水蓄积，出现水肿和腹水，所以肝病病人应少吃含钠的食物，特别是碱馒头，因碱中含有钠，可改吃无盐面包。挂面中含钠较多，也不宜多吃；各种咸菜和酱菜的钠含量均非常多，肝硬化病人不要吃；味精以谷氨酸钠为主，肝硬化患者应限制摄入。

在烹制菜肴时，要特别注意烹调方法，否则会加重钠的摄入。例如有人在做鱼、肉时，习惯先用盐或酱油浸泡，然后再用水冲掉表面的咸味，虽然吃起来不咸，但是钠离子已远远超量了，所以做各种菜肴时，先不放盐或酱油，菜炒熟时再放盐或酱油，这样既有味道，又限制了钠盐的摄入。其他含钠较高的食品，如海产品、火腿、松花蛋、肉松等也应严格控制。

8 忌乱用补药

饮食均衡是保持身体健康的基本条件，进食补药时若滋补不当，打破了身体的平衡，就会使病情反复，所以肝病患者应慎用补药。

滋补品中往往加入了激素或其他对肝脏有害的物质，最好不用。

有些人十分迷信补药，认为多吃补药就会身体强壮。补药对身体虚弱的人有益，对体质正常的人则不然，正常人乱用、多服补药，就有可能扰乱机体正常生理功能和新陈代谢，对健康有损无益，甚至危及生命。而且中药有酸、甘、苦、辛、寒五味之分，每一种中药都有各自的特殊功效，各归其经，各行其脏，只有根据体质、病情去选用自身需要的补药，才能有效地发挥补药的作用，否则会反受其害。比如中药人参，有大补元气、强心固脱、安神生津的作用，如果服用不当，就会出现激动、烦躁、失眠、血压升高、头晕耳鸣、呕吐、腹泻、胃痛、食欲不振等不良反应，甚至危及生命。

故补药千万不能乱用，应在医生的指导下服用，无病体健之人最好不要吃补药，只要平时饮食均衡，锻炼有方，注意养神藏精，自然身体健康。张仲景说："人体平和，惟须好将养，勿妄服药，药势偏有所助，令人藏气不平，易受外患。"

9 忌乱食水果

水果是维生素A和维生素C的主要来源，它们不仅含有丰富的维生素、水分以及矿物质，而且果糖、果胶的含量明显优于其他食品，部分水果还具有一定的治病抗癌作用，多吃水果，可以补充营养，增强体质，对人体健康无疑是有益的。但是，为什么有些病人吃了水果后反而感觉不适，甚至让病情加重呢？

按照中医理论，不同的水果有着不同的属性，即所谓"四气"，食物进入人体后，会产生"寒、热、温、凉"的作用，而人的体质也有寒、热的不同，只有依照自己的体质来选择相应属性的水果，才能做到阴阳调和，健康长寿。譬如，虚寒体质的人基础代谢率低，体内产热量少，宜选择温热性的水果，如荔枝、龙眼、番石榴、樱桃、桃、橘、杏、栗子、大枣、核桃等。热性体质的人代谢旺盛，则宜多吃寒凉性的水果，如香瓜、西瓜、梨、香蕉、芒果、柿子、荸荠、柚子、枇杷、甘蔗、甜瓜、橙、生菱角、猕猴桃等，可以清热泻火。平性的水果如葡萄、菠萝、木瓜、苹果、橄榄、白果、李子等，所有体质的人均可

食用。如果不注意这些，年迈体弱、脾胃虚寒的人多食了寒凉性水果，则可能引起胃肠功能紊乱，出现腹痛、腹泻；而体质偏热的人多食温热性水果则易上火，出现口舌生疮、齿龈肿痛等。

呼吸道感染者宜吃梨、枇杷、橙子、柚子、罗汉果等能化痰、润肺、止咳的水果。冠心病、高血脂病人宜吃柑橘、柚子、山楂、桃、草莓等水果，因这些水果富含维生素C和尼克酸，具有降低血脂和胆固醇的作用。高血压、动脉硬化病人宜吃山楂、红枣、橘子等富含维生素C且有降压、缓解血管硬化作用的水果。患有糖尿病的人不宜多食苹果、梨等含有大量果糖的水果，因为这些水果会引起血糖升高。患有肾炎、水肿病的患者不宜多食香蕉、哈密瓜等含钾盐较高的水果，多食会使病情恶化。另外，患尿路结石、肾功能不好的病人不宜多吃草莓，因为它含草酸钙较多，过多食用会加重病情。

水果尽管含有丰富的维生素和糖类，但蛋白质、脂肪等含量却非常低，长期过量食用，必然导致其他营养物质摄入

不足，影响机体发育和代谢。长期过量食用水果，还会使人体缺铜，导致血液中胆固醇增高，引发冠心病。现代社会，有些人甚至以水果代替正餐，长此以往，因铁、钙等元素摄入量不足，必会导致

贫血。短时间内大量食用水果，最容易引起胃肠不适，经常有人因为生吃草莓等过量而引起胃肠功能紊乱，出现腹胀、腹痛、腹泻等。

10 忌蒜

大蒜的有效成分具有较强的抗菌作用，对白喉、痢疾、伤寒、结核杆菌等具有较强的抑菌和杀菌作用，但迄今为止，尚未发现大蒜有抗肝炎病毒的作用。相反，大蒜的某些成分对胃肠道有刺激作用，可抑制胃消化酶的分泌，影响食欲和食物的消化吸收。据研究，大蒜的挥发油可使血中红细胞、血红蛋白减少，引起贫血，对肝炎患者的治疗和康复很不利。

《本草纲目》指出，"大蒜久食伤肝损眼"。中医认为，肝开窍于目，肝血充足可以养目，肝血虚则目无所养，表现为视物不清、双目干涩。大蒜性温味辛，吃多了不仅容易导致肝血亏虚，目无所养，还会助火伤目，加重眼疾。现代医学也认为，大蒜对眼黏膜有刺激作用，所以眼病患者在治疗过程中一定要注意忌口，忌食葱、蒜、生姜、辣椒等辛辣食物。对于患有近视或远视的人来说，也不宜多吃葱、蒜，否则会导致肝血亏

虚、肝火上升，加重眼睛的不适。

肠炎患者也不宜吃生蒜，因为肠内局部黏膜组织已发生炎症，生蒜刺激性大，会促使肠壁血管进一步充血水肿，导致更多的组织液进入肠内，加重腹泻。

空腹时不宜吃生蒜，以免刺激胃黏膜，有的人吃生蒜胃疼就是胃黏膜受了刺激，应先吃些饭菜，然后再吃蒜。

蒜是百合科多年生草本植物，适当食用，能祛病益智，但食用不当却是有害的，为此有人提出食用大蒜的五条禁忌：

①不要过量。每天可食生蒜1~2瓣，熟蒜3~4瓣，小孩减半。

②忌空腹食用。空腹食用有可能引起急性胃炎。

③勿长期食用生蒜。长期食用大蒜易造成便秘。

④禁止外用。大蒜外用会使皮肤皱裂。

⑤要适合自己的体质状况。如果食用大蒜后感到不适，就要停止食用。

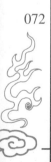

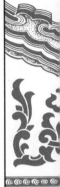

第四章

治疗肝病的中草药

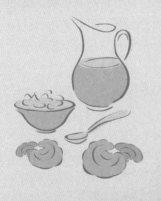

研究认为，慢性肝炎及肝硬化、酒精性肝炎、药物中毒性肝损害等的治疗涉及祛除病因、调整免疫、抑制肝细胞炎症，防止肝细胞坏死和损害、阻抑细胞外基质增生与沉积、促进细胞外基质降解，改善微循环及代谢障碍、减少并发症等诸多环节。国内外的诸多研究表明，许多中药及其活性成分具有良好的抗病毒作用。

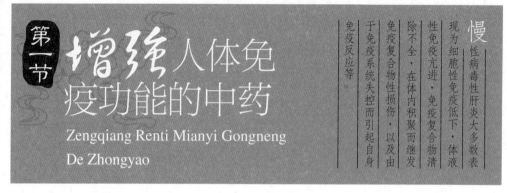

第一节 增强人体免疫功能的中药

Zengqiang Renti Mianyi Gongneng De Zhongyao

慢性病毒性肝炎大多数表现为细胞性免疫低下，体液性免疫亢进，免疫复合物清除不全，在体内积聚而继发免疫复合物性损伤，以及由于免疫系统失控而引起自身免疫反应等。

1 药用人参

药用人参对肝病具有很好的疗效。提起药用人参，大家立刻就能联想到高丽人参、朝鲜人参、绵山人参等，但这只是因产地不同而名称不同而已，下面我们重点介绍一下高丽人参。

高丽参专指朝鲜半岛出产的人参。世界许多国家都生产人参，著名的高丽人参主要分布在朝鲜半岛北部、中国东北和俄罗斯西伯利亚的东部。生长期在六年以上的高丽人参才是成熟的，是稀有珍品，大部分出口到海外。高丽人参可入药，能泡茶，可入膳。有人认为高丽人参能够防癌，也有人把它加进面食中做成点心，人参炖鸡是一道有名的药膳。

高丽人参的加工工艺复杂，不同的加工工艺制成不同种类的高丽参。将收获的人参晾干，挑选出质量最好的加工成红参，其余加工成白参。红参和白参又按其粗细、外形、光泽好坏等分成天、地、人三个等级和等外品（尾参）。天、地、人一等品中又分为许多片级，例如天字十片、天字八十片、地字八十片等，其中以天字十片最佳。尾参又分为大尾、中尾和小尾，小尾的质量最差。

历代的中医学家都认为人参无毒，可长期服用，其实人参是有副作用的。人参的副作用可理解为特定食物对不同人的过敏反应。韩国、日本等国对高丽参的长期研究结果显示，按正常服用量长期服用高丽参不会中毒或产生特别的副作用，但这种情况会因人而异，有些人服用后可能会引起轻微的副作用，这时应适当地减量或中断服用即可。

如有不出汗、排泄不便，因内热引起的感冒、发炎、高热等症状应禁止服用人参，人参并非感冒药，最好是在感冒痊愈后，为增强体质和预防疾病而服用。

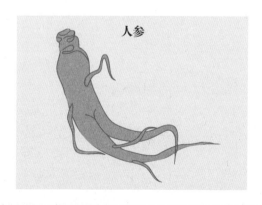

人参

2 田七

如上所述，长期服用高丽人参会造成头痛、失眠、心悸、血压上升等症状，中止服用，症状就会逐渐消失。此外，舒张压在180毫米汞柱（24千帕）或以上时，不管是何种类型的高血压，都不可以再使用人参。在此，为大家介绍补益不让人参的中药—田七。

田七又名三七，为五加科人参，属多年生草本植物三七的根。性温，味甘、微苦，归肝、胃经，其止血、止痛、活血、消肿的功效，在中药里属止血类药物。《本草纲目》说它"止血、散血、定痛，金刃箭伤、跌打杖疮、出血不止者，嚼烂涂或为末掺之，其血即止。亦止吐血、衄血、下血、血痢、崩中、经水不止、产后恶血不下、血晕、血痛、赤目、痈肿、虎咬蛇伤诸痛"。《本草求真》亦指出，"三七，世人仅知其止血住痛功能，殊不知痛因血淤作，血淤敷散则痛止，故三七亦有化血淤之功"。因此，传统上主要将它用于人体各部位的出血和金疮跌打肿痛等症。

现代中医药学扩大了田七的应用范围，将它用于跌打肿痛之外的胃炎、冠心病、高脂血症、眼前房出血、颞下颌关节功能紊乱综合征、运动过度综合征及肝炎等。现代药学研究表明，其化学成分除含有皂甙类、止血活性物质外，还含有生物碱、蛋白质、糖类（葡萄糖、木糖、葡萄糖醛酸、蔗糖）、脂肪油、挥发油、树脂、核苷（腺嘌呤苷、尿嘧啶）、游离氨基酸、胡萝卜素和较多的钙离子。田七所含的皂甙元为人参二醇和人参三醇，其动物实验表明，给动物喂食熟田七末的第15天，实验动物的红细胞和血红蛋白开始上升，到了第20天时已接近正常，而对照组则未见恢复。由此可见，田七对营养不良性贫血有良好的补血效果。

值得注意的是，田七与人参同是五加科人参属植物，不仅形态相似，而且在化学成分（尤其是皂甙类）和药理作用乃至临床应用等方面，也有相似之处。从目前的资料来看，人参在补气方面居优，而田七则在活血、止血、补血、止痛方面见长。但需指出的是，田七在心血管病的防治方面比人参更好，这将开辟田七更为广阔的应用前景。

3 灵芝

灵芝自古以来就被认为是吉祥、富贵、美好、长寿的象征，有"仙草"、"瑞草"之称，中医长期以来一直将其视为滋补强壮、固本扶正的珍贵中草药。民间传说灵芝有起死回生、长生不老之功效。家喻户晓、广为流传的神话故事《白蛇传》中就描述了白娘子为救许仙而盗取仙草的故事。《神农本草经》中将灵芝列为上品，认为"久食，轻身不老，延年益寿"。《本草纲目》记载，"灵芝味苦，性平，无毒，益心气，活血，入心充血，助心充脉，安神，益肺气，补肝

人人必知的健康常识

气，补中，增智慧，好颜色，利关节，坚筋骨，祛痰，健胃"。现代医学证明，灵芝含有多种生理活性物质，能够调节、增强人体免疫力，对神经衰弱、风湿性关节炎、冠心病、高血压、肝炎、糖尿病、肿瘤等有良好的协同治疗作用。最新研究表明，灵芝还具有抗疲劳、美容养颜、延缓衰老、防治艾滋病等功效。

灵芝包括赤芝、黑芝、青芝、白芝、黄芝、紫芝六种，《神农本草经》对灵芝有以下的解说：

①赤芝（圆芝）治疗胸内积存血或气之疾病，增强心脏功能、弥补内脏机能。

②黑芝（玄芝）使体内水循环顺畅，增强肾脏功能，使排尿顺畅，治疗下腹部肿胀等疾病。

③白芝（玉芝）治疗气由下腹到胸、喉、头部的疾病，增强肾脏、脾脏、肺脏的功能。

④黄芝（金芝）治疗胸部或腹部疾病，暴饮暴食造成的肠胃损伤，增强脾脏功能，稳定精神状态。

⑤紫芝（木芝）治疗耳部疾病，强化关节功能，增强心脏与肾脏功能，强健筋骨。

目前，使用灵芝做药引，配合其他中药，能有效治疗肺癌、肺结核等疾病。

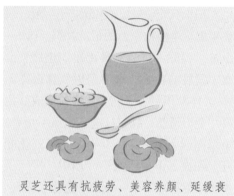

灵芝还具有抗疲劳、美容养颜、延缓衰老、防治艾滋病等功效。

4 枣子

《神农本草经》称枣子为"铜芸"，主要治疗伴随有胸、腹疼痛的疾病。《本草纲目》中则说枣子有消除内脏疲劳、增加元气、增强体力、强健心脏与肺脏、治疗便秘、镇定腹痛等作用，并能与其他药物调和。

配合枣子使用的中药有很多，这是因为枣子具有调和百药的作用。中药中加入枣子，能使各种成分适当调和，疗效更确切，代表性药为治疗更年期障碍的加味甘麦大枣汤，治疗关节风湿使用的大枣汤，感冒用的葛根汤等。

枣子含有丰富的蔗糖、丹宁酸、苹果酸、酒石酸盐、脂肪、钙、维生素、蛋白质等，也是很好的食品。枣子种类繁多，而且有丰富的糖分，是最适合用来调节体内酸碱平衡的食物。不过胃脘胀满及痰湿盛、小儿疳积、胃肠积滞、齿常痛者忌用。

红枣、黑枣内含有三萜类化合物的成分，可抑制肝炎病毒的活性，其中，红枣抑制乙型肝炎病毒活性的作用比黑枣强，所以慢性肝炎带原的病患，除了要定期诊疗外，日常可吃红枣来保肝。

中国古代的草药书籍《本经》中记载，"红枣，味甘性温，归脾、胃经，有

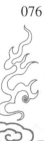

补中益气、养血安神、缓和药性的功能"。而现代的药理学则发现，红枣含有蛋白质、脂肪、糖类、有机酸、维生素A、维生素C、微量钙、多种氨基酸等多种营养成分。

现代药理学同时还发现，红枣能提高体内单核吞噬细胞系统的吞噬功能，有保护肝脏、增强体力的作用。中医用来养肝排毒的养肝汤，就是用红枣熬成的，这和现代药理学的发现不谋而合。

养肝汤的做法：红枣7颗洗净，每颗以小刀划出直纹，以帮助养分溢出，然后用滚水280毫升加盖浸泡8个小时以上，接着再加盖隔水蒸1个小时即成。

红枣有如此神奇之功效，同时又物美价廉，大家应该多加利用。

5 黑芝麻

黑芝麻古称胡麻，是指芝麻科芝麻的黑色种子（黑芝麻）的干燥制品，含有丰富的不饱和脂肪酸、蛋白质、钙、磷、铁、多种维生素、芝麻素、芝麻酚、甾醇及卵磷脂等营养素。《神农本草经》中说，"胡麻补五内、益气力、长肌肉、填精益髓"。黑芝麻能治疗肝脏、心脏、脾脏、肺脏、肾脏等内脏机能衰退的疾病，也可治疗风气、湿气、寒气导致的血液循环不顺畅或疼痛、发麻等疾病。

《本草纲目》称，"服黑芝麻至百日，能除一切痼疾，一年身面光泽不饥，两年白发返黑，三年齿落更生"。黑芝麻作为食疗佳品，有益肝、补肾、养血、润燥、乌发、美容作用，是最佳的保健美容食品。黑芝麻的这些神奇功效全得力于它所含的维生素E，黑芝麻所含的维生素E居所有植物性食品之首。维生素E能促进细胞分裂，延缓细胞衰老，常食可抵消或中和细胞内衰物质—游离基的积累，起到抗衰老和延年益寿的作用。

对肝病患者而言，动物性脂肪是健康的大敌，因此必须摄取足够的植物性脂肪来代替动物性脂肪，但摄取方式需要注意。例如植物性脂肪—不饱和脂肪酸，容易在体内氧化，如果使用不饱和脂肪酸作为植物性脂肪的主要来源是根本没有意义的。但维生素E却具有防止不饱和脂肪酸氧化的作用，将植物性脂肪的优点发挥到最大限度，对肝病患者非常有益，所以肝病患者应多吃黑芝麻。

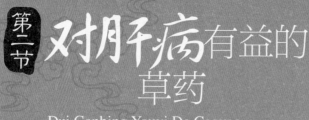

对肝病有益的草药
Dui Ganbing Youyi De Caoyao

草药是人们从生活经验中累积传承下来的，对许多疾病都有很好的疗效。我国的草药大集《本草纲目》，直到现在都还有很高的参考价值。

1 马齿苋

马齿苋富含粗蛋白、粗脂肪、粗纤维、矿物质钾、多种维生素（维生素A、维生素B_2、维生素C等）、微量元素、配糖体、强心甙、皂素等，有清热解毒、泻热散淤、消肿止痛、平肝除湿、利尿润肺、止渴生津等功效。

马齿苋还可营养上皮组织，增强视网膜的感光性，促进口腔、胃及十二指肠溃疡愈合。马齿苋还是治疗痢疾和肠炎的良药。

农历七八月时采下来，切碎之后曝晒在阳光下。如果先蒸过再晒干，比较容易干燥。一日煎10克的叶茎来饮用，也可以直接煮生的叶茎来吃，但是不要吃太多。

2 车前草

车前草属车前科植物，生命力极强，是一味自古闻名的中药，常见的有两种，具有主根的为平车前，又名小车前，不具有主根的为车前。

车前草有利水、清热的作用，不仅可治疗小便不通、尿血等症，还可治疗热痢、目赤肿痛、急性黄疸型肝炎、支气管炎等症。其种子车前子性质同全草一样，有利水、清热、明目、祛痰之功效。现代医学研究表明，车前草含有车前甙、桃叶珊瑚甙、维生素B_1、维生素C等多种成分，对祛痰、抗菌有良好作用。农历七八月时采车前草晒干，当茶饮用，可长期服用。

3 决明子

决明子为豆科植物决明或小决明的干燥成熟种子，因其有明目之功效而命名为决明子。决明子味苦、甘、咸，性微寒，入肝、肾、大肠经。

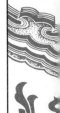

用于目赤肿痛、畏光多泪、青盲内障等症。目赤肿痛，畏光多泪等症是肝火上扰或风热上壅头目所致，决明子既能清泻肝胆郁火，又能疏散风热，为治目赤肿痛要药。风热者，常与蝉衣、菊花等同用；肝火者，常配龙胆草、黄芩、夏枯草等同用。

特别适合肝火阳亢型脑卒中后遗症，症见肢体麻木瘫痪、头晕目眩、头重脚轻、面部烘热、烦躁易怒、血压增高、舌质偏红、苔黄脉弦。

将枸杞子、菊花、决明子同时放入较大的有盖杯中，用沸水冲泡，加盖，闷15分钟后即可饮用，可冲泡3～5次。

4 枸杞

枸杞最适合用来消除疲劳。枸杞能预防动脉硬化、防止细胞老化，还具有温暖身体、促进血液循环、预防肝脏内脂肪囤积的作用。再加上枸杞内所含有的各种维生素、必需氨基酸及亚麻油酸的作用，更可以促进体内的新陈代谢，防止细胞老化。

枸杞可分为三个部分来使用，枸杞叶可用来泡茶饮用，红色果实枸杞子可用于做菜或泡茶，枸杞根又称为地骨皮，一般当作药材使用，因此，枸杞实在是称得上全身都是宝。而且，长期食用枸杞或饮用枸杞茶不会有副作用。

枸杞的药效十分广泛，具有解热、治疗糖尿病、止咳化痰等疗效。将枸杞根煎煮后饮用，能够降血压。枸杞茶则具有治疗体质虚寒、性冷感、肝肾疾病、肺结核、便秘、失眠、低血压、贫血、各种眼疾、脱发、口腔炎等疾病的功效。但是，由于枸杞温暖身体的效果很强，患有高血压、性情太过急躁的人或平日大量摄取肉类导致面泛红光的人最好不要食用，若是体质虚弱、常感冒、抵抗力差的人最好每天食用。

5 柿子

柿子营养丰富，不仅是美味的果品，还是一种良好的药材。中医认为柿子具有清热、润肺、止渴的作用。但柿子不能吃得太多，如果贪食过量，就有可能产生胃柿石。

把柿叶细切，略蒸后阴干，装瓷器备用。每天用柿叶代茶饮，对肝病很有好处。

柿叶可代茶饮治疗肝病，柿醋对肝病的疗效比柿叶更佳。柿醋的制法是，用醋来泡柿子，每日服柿醋少许，可防治肝病。柿醋中含有强化和恢复肝脏功能的天然枸橼酸、琥珀酸等成分。

6 茵陈蒿

茵陈蒿又称茵陈、白蒿、绵茵陈、绒蒿，嫩苗可作蔬菜。李时珍说："今淮阳人，二月二日犹采野茵陈苗，和粉作茵陈饼食之。"我国民间现在还有以米粉和茵陈做茵陈糕的习惯。用茵陈做菜，要采嫩苗，于二月采食，五月茵陈已成蒿。

茵陈有清热、利湿、退黄等功效，常配栀子、大黄，用于治疗湿热黄疸。

茵陈配温化寒湿药可用于治疗寒湿黄疸。此外，茵陈也治湿热淋痛。近年来，茵陈常用于治疗各型肝炎及胆道系统炎症。

有黄疸时，把10克茵陈叶茎、8克茵陈花穗、8克茵陈种子，以600毫升的水煎至半量，分成三次服用。

肝脏衰弱的时候，用茵陈嫩叶煎汁来代替茶水饮用，一天10克，治疗效果最好。

7 艾蒿

艾蒿是菊科多年生草本植物，秋季开花，整株都有芳香气味，揉之，香气更浓，中医以叶入药，性温味苦。

艾蒿含有丰富的无机物和维生素，特别是含有丰富的维生素A，只需80克艾蒿就能保证人一天所需的维生素A量。艾

蒿也含有丰富的维生素C，所以对预防和治疗感冒也有很好的疗效。

取晒干的艾蒿叶10克，加入约180毫升的水煎煮至半量，一天分三次饮用，最好能持续饮用。

8 栀子

栀子原产我国南方，早在汉唐时就已广为栽培，现各地都有种植。栀子性喜温暖、湿润气候，较耐阴，不耐严寒。栀子花、叶、果皆美，花芳香四溢，可以用来熏茶和提取香料，果实可制黄色染料，根、叶、果均可入药

中医认为，栀子味苦性寒，归心、

肝、肺、胃经，具有泻火除烦、清热利湿、凉血解毒、消肿止痛的功效。

农历十月、十一月之际，采下鲜红熟透的果实，在阳光下曝晒，如果不容易干燥，就将它切碎再晒干。每天煎10克来服用，坚持服用三个月可治疗黄疸。

9 玫瑰

玫瑰因花中富含香茅醇、橙花醇、香叶醇、苯乙醇及苄醇等多种挥发性香

气成分，因而具有浓郁的香味，是食品、化妆品的主要添加剂，也是熏红茶的主

要原料。

用玫瑰花瓣或花苞泡出来的玫瑰花茶，散发出迷人的芳香，使人神清气爽，有利肺脾、益肝胆的作用。

玫瑰花苞和玫瑰花瓣晒干都可以用来泡茶，可长期饮用，也可以混合其他花草来泡茶。

10 芦荟

很多人都有切取芦荟的叶子贴在伤口上的经验。其实，芦荟的生叶汁或是生叶煎成的煎液，除了有消炎镇痛的作用，还具有消除便秘、调理肠胃的作用。

芦荟的免疫赋活作用可提高机体的抗病能力，在治疗各种慢性病时配合使用芦荟，可增强疗效，加速机体的康复。

剪下肥厚的芦荟叶，仔细清洗之后拭干水分，切碎后放入果汁机里搅拌成汁。因为芦荟叶的作用相当强，一天以两大汤匙的分量为限，把它用冰水稀释，或是添加蜂蜜、柠檬来饮用，对肝病有很好的疗效。

芦荟的煎液比生汁的疗效更好。取大约40克的芦荟叶洗净，切成5厘米的大小，和适量的水一起放进锅里，以强火煮至沸腾，接着以小火再煮1小时左右。煮好以后用布过滤，绞出煎液，保存在冰箱里。一日服用两三次，一次一大汤匙。

将芦荟生叶洗干净，尽量切薄一点，平铺着晒干。完全干燥之后，放进研磨钵里研磨成粉末。一天的分量为一小汤匙，分成2~3次溶化在开水里服用，可作为旅行时随身携带的整肠剂。

11 甘草

甘草在我国的传统药学宝库中占有重要的一席之地，被各朝各代的医学家所重视，并有多种美好的称号，我国古代第一部药学专著《神农本草经》就把甘草列为上品。甘草为众药之主，药中之王，处方少有不用者。

甘草中所含的甘草甜素和甘草次酸能使染上急性肝炎病毒的肝细胞坏死、

气球样变明显减轻，GOT、GPT下降，对染上慢性肝炎病毒的肝细胞亦有良好的保护作用。治疗肝炎主要是通过抗病毒、诱导干扰素，调节机体免疫以及抗炎等作用来达到治疗的目的。甘草甜素有直接对抗肝炎病毒和诱导干扰素、抑制肝炎病毒的作用。

12 蒲公英

蒲公英，别名蒲公草、黄花地丁、黄花三七、婆婆丁等，为菊科多年生草

本植物。它原产欧洲和北亚，在我国，除东南、华南省区外，几乎遍及全国，

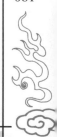

以西北、华北、西南省区最多。

蒲公英具有清热、解毒、利尿、散结等功效，被中药界誉之为清热、解毒、抗感染作用的"八大金刚"之一。

春季，蒲公英鲜嫩时，茎叶可食用，生食、凉拌、炒食、做汤、做馅、煮粥都可，还可制作蒲公英酱、花酒及其他特种饮料。晒干后可当草药使用。

13 花旗参

花旗参又叫西洋参，主产于美国、加拿大、法国。西洋参与其他参不同，它既有补气的作用，又有滋阴的作用，服用后不会上火。花旗参的补气作用可以疏导肝脏。

花旗参一般用来泡茶喝。可用花旗参9克，玫瑰花9克，绿茶3克，加入适量水煮两小时，当茶饮，可以疏肝、健脾、祛湿。

14 野梧桐

野梧桐为双子叶、药大戟科植物。野梧桐中的化学成分能治疗胆结石，而且对胃溃疡、十二指肠溃疡都有一定的疗效。

在夏季采下叶子，晒干并且切碎，一日5～10克，用300～600毫升的水煎至半量，分成三次趁热饮用。

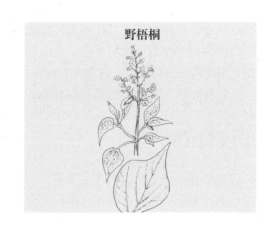

野梧桐

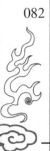

第三节 治疗酒精性肝病的中药方剂

Zhiliao Jiujing xing ganbing De Zhongyao Fangji

精性肝病是由于长期大量饮酒导致的中毒性肝损伤。近年来，随着我国经济的发展，人均耗酒量日渐上升，酒精性肝病的发病率也相应增加。研究表明，用中药方剂治疗酒精性肝病有一定的疗效。

1 湿热蕴结

症状：身、目、小便俱黄，发热、口渴不欲饮，口苦，恶心呕吐，食后饱胀，嗳气不爽，腹部胀满，肋下胀满或疼痛，大便秘结或溏垢，舌质红，舌苔厚腻灰黑。

治法：清热利湿。

方药：茵陈蒿汤加味。茵陈蒿30克，栀子、云苓各15克，大黄、车前草、厚朴各10克。

舌苔黄厚者加黄柏、黄芩、板蓝根，以增强清热解毒之功。

湿热并重者可合连朴饮、甘露清毒丹加减。

恶心呕吐者加陈皮、竹茹，以降逆止呕。

脘腹胀闷者加枳实、木香、大腹皮，以行气导滞。

因脾气虚者合香砂六君子丸。

右肋疼痛较严重者加柴胡、黄羊、郁金、玄胡、川楝子，以疏肝行气止痛。

若兼小便不利者合五苓散加减。

脉沉滑且腹满、大便秘结者，用栀子14枚，大黄50克，枳实5枚。

2 胆热淤积

症状：黄疸，肋痛，高热，烦躁，口干口苦，胃纳呆滞，恶心呕吐，腹满胀痛，大便秘结，小便短赤，苔黄糙。

治法：清肝、利胆、化痰。

方药：加味温胆汤加减。柴胡、黄芩、姜半夏、枳实、大黄各10克，银花、连翘各15克，蒲公英、茵陈各20克，丹参、金钱草各30克。

若肋痛较严重者加川楝子、玄胡、郁金、虎杖，以疏肝行气、开郁通络。

高热烦躁，口干口苦较严重者，合龙胆泻肝汤加减。

若痰火壅实、大便秘结，可加竹沥、姜汁、南星以祛痰、泻火、通腑。

若酒湿、痰浊积聚，停留胸膈，症见干呕嗳气、眩晕、食欲不佳、胸膈胀

083

人人必知的健康常识

满，按之有形或有声，治疗时应先健脾、化痰、解酒，方选瑞竹化痰丸，药用姜半夏、南星、生姜、白矾、皂角、葛根、神曲、香附、杏仁、陈皮等。

3 气滞血淤

症状：肋下有硬块，且有疼痛不舒服感，腹大坚满，按之不陷而硬，青筋怒张，面色暗黑，头、颈、胸部有朱纹赤缕出现，唇色紫褐，大便色黑，类似于酒精性肝硬化并发肝腹水和出血。

治法：活血化淤。

方药：膈下逐淤汤加减。柴胡、当归、桃仁各10克，五灵脂、穿山甲各15克，地鳖虫12克，丹参、白茅根、大腹皮各20克，茯苓、白术各30克。

若胀满严重，可加枳实、厚朴、槟榔，以行气、舒肝胀。

肋下胀痛较严重者，可加金铃子散，以疏肝、行气、止痛。

肋下积块较大，硬痛不移，拒按明显，大便色黑者，加鳖甲、蒲黄、蜇虫，以加强化淤、软坚之功效。

小便不利者，加桑白皮、葶苈子、大腹皮，以行气化水。

第五章

肝病患者的居家护理和用药

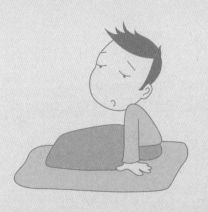

有的肝病患者一离开医院就认为万事大吉了，不注意休养，结果使病情复发、恶化，个别人因一时纵欲，导致不可挽回的结果。其实，肝病患者在家更应该注意护理。

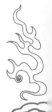

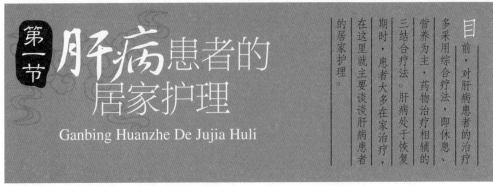

第一节 肝病患者的
居家护理

Ganbing Huanzhe De Jujia Huli

目前，对肝病患者的治疗多采用综合疗法，即休息、营养为主，药物治疗相辅的三结合疗法。肝病处于恢复期时，患者大多在家治疗，在这里就主要谈谈肝病患者的居家护理。

1 肝炎患者出院后的自我保养原则

肝炎患者在隔离期内的医院治疗和护理自然很重要，而隔离期满，病情稳定后出院的自我保养也是十分重要的，否则容易旧病复发或产生并发症。

【起居有常，防止感染】

肝炎病人应特别注意休息，这是由肝脏的生理功能决定的。中医认为，肝脏具有贮藏血液和调节血量的作用。活动量越大，肝脏的血流量就越小，到达肝脏的营养成分和药物就越少，肝炎恢复就越慢，所以休息对于肝炎病人预后起着非常重要的作用。但并不是说要绝对卧床休息，当症状显著改善后，可适当增加活动量，但以不引起疲劳为原则。中医认为，劳累伤气，久卧亦伤气，特别是慢性肝炎患者，在症状相对稳定期，生活要有规律，劳逸结合，起居有常。

另外，慢性肝炎患者的机体免疫力低下，在病中或病后极易被各种致病因子感染，引起感冒、支气管炎、泌尿系统感染等，这样会使已得到控制的肝病复发或加重。所以肝病患者要根据气候温度，适时增减衣服，注意起居及个人

卫生，防止感染发生。

【调节心理，保持乐观】

肝炎患者应调整好自己的情绪，正确看待疾病，保持乐观的心态，坚定战胜疾病的信心，才有利于疾病的恢复。情感的变化对肝炎患者的病情影响极大，因喜、怒、忧、思、悲、恐、惊等过度或持续，会导致脏腑气机失调，成为致病原因。与肝病密切相关的情绪变化主要是"怒"和"思"两种，"怒伤肝"，"思伤脾"，暴怒和忧思过度会导致肝胆

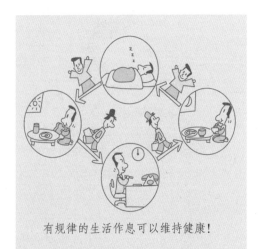

有规律的生活作息可以维持健康！

和脾胃气机郁滞、功能失常，出现胸胁痞闷、腹胀、嗳气、倦怠乏力、大便不调等症状，诱发或加重急慢性肝炎及肝硬化的临床症状。总之，肝病患者平时要保持心情舒畅，情绪稳定，遇事要自我宽慰，避免情绪过激而诱发或加重病情。

〖饮食有节，注重宜忌〗

肝病的饮食疗法以保护受损肝脏为目的，"三高一低"的饮食原则是高蛋白、高糖、高维生素和低脂肪。古人说："饮食自倍，肠胃乃伤"，是指饮食过饱或暴饮暴食可以导致疾病。肝病患者的消化功能本来就虚弱，如果饮食没有节制，可进一步加重病情。

按照中医的治疗原则，肝病患者在饮食方面是应该有所禁忌的。在肝炎恢复期，患者的食欲会增加，但要注意控制体重，过于肥胖会加重肝脏的负担，引起脂肪肝。

2 非肝病者如何与肝病患者相处

非肝病者与肝病患者相处时，要防止两个极端，一种极端是怕传染自己，疏远孤立患者，使患者产生自卑心理，不利于其病情恢复；另一种极端是，为了表示自己对患者的亲近、不嫌弃，完全抛弃消毒隔离制度，与患者没有原则地密切接触，以至于自己被传染上肝炎。

非肝病者与肝病患者相处的正确做法是：

①从情感上支持患者，拉近与患者的距离，多关心他（她），鼓励患者倾诉自己的不愉快，帮助其消除恐惧、自卑、绝望心理，建立起健康的治病、养病态度，使患者感觉到自己并不孤立，亲朋好友与自己心灵相通。

②非肝病者与肝病患者对疾病的理解要达成共识，多了解肝病的传播途径、消毒隔离措施、治疗手段等，在患者理解的前提下采取相应的消毒隔离措施。其实患者也是不愿意将肝病传染给亲朋好友的，有的甚至主动躲避亲友，此时亲友应主动找患者沟通，在对医学知识共同理解的前提下友好接触。

③注意小节，不要让一些细小的事情对患者造成伤害，譬如握手、拥抱、拿取患者刚拿过的东西等是不会传染上肝炎的，此时非肝病者不必过分小心而伤害肝病患者的自尊。

3 肝炎患者在家中如何防止肝炎复发

肝炎进入恢复期的患者和慢性肝炎患者在家如何休养，怎样预防肝炎复发呢？

①正确对待疾病，保持心情舒畅，树立战胜疾病的信心。中医认为"怒伤肝"，因此处事要胸怀宽广、冷静，保持乐观情绪，才有利于身体恢复健康。

②预防各种感染。慢性肝病患者的机体免疫功能低下，在病中或病后极易被各种致病因子感染，如感冒、支气管

炎、肺炎、泌尿系统感染、皮肤感染等，这样会使已得到控制的肝病复发或加重，所以肝病患者要根据气候温度适时增减衣服，注意起居及个人卫生。

③防止疲乏。肝炎恢复期不一定要绝对卧床，散步、打太极拳、轻度家务劳动等活动可以量力参加，以不疲乏和劳累为标准，这有利于机体血液循环、增强内脏器官的功能。要避免刚出院就进行较剧烈活动。急性肝炎要有一年的肝功稳定，慢性肝炎要两年以上肝功稳定，肝功稳定后方可从事繁重工作和较剧烈的活动。

④在医生指导下用药。慢性肝炎患者不要随便用药，特别是不要用药过多，因为许多药物都要经过肝脏代谢，用药过多会加重肝脏的负担，要尽可能少用药，以达到保护肝脏的目的，特别要少

用对肝脏有害的药物，如巴比妥类安眠药等。

⑤定期复查肝功能。一般来说，急性肝炎患者半个月至一个月就需检查一次肝功能，急性肝炎恢复期或慢性肝炎1～3个月就要检查一次肝功能，还应以自我感觉为主，如再次出现乏力、食欲减退、尿黄等情况，则须及时检查。但精神好、食欲好是否就意味着肝功能正常呢？大量事实证明并不是这样的。不少急性肝炎患者在急性期症状消失后，肝功能并未正常，如不继续坚持治疗就有可能使病程迁延，导致慢性肝炎。也有不少慢性肝炎症状不明显，但病情仍在进展，直到发展成为肝硬化腹水才来就医，这时为时已晚。定期检查身体、复查肝功能，也可为医生治疗提供依据。

4 饭后静坐好养肝

吃完饭后静坐休息10～30分钟，再去睡午觉、散步或是做别的事情，这对肝脏的保养，尤其是对有肝病的人来说是非常必要的。

当人们在吃完饭后（尤其是午饭，因为午饭一般都吃得比较多），身体内的血液都集中到消化道内参与食物消化，这时，流入肝脏的血液就会减少。而且，有数据说明，身体由躺下到站立，

流入肝脏的血流量就要减少30％，如果再行走、运动，血液就又会有一部分流向手足，此时，流入肝脏的血流量就要减少到50％以上。如果肝脏的供血量不足，它正常的新陈代谢活动就会受到影响，从而对肝脏造成不同程度的损害。因此，患有肝病的朋友，建议饭后闭目养神10～30分钟。

5 肝炎病人忌长时间看书、看电视

人的视网膜感光功能的正常维持，依赖于视网膜视觉色素、维生素A的正常，

这就要求人体必须吸收足够的维生素A。维生素A是人体吸收胡萝卜素后在肝内转

变而成的，而肝病病人胆汁分泌量减少，影响到脂肪代谢，从而使脂溶性的维生素吸收降低，同时，肝病病人体内锌的含量低，而维生素A的吸收代谢在锌缺乏的情况下亦会降低。因此，长时间看书、看电视就会增加肝脏的负担，同时视觉也会出现障碍，如视物不清、夜盲、眼部干涩等。这时，饮食上应注意补充含维生素A的食物，如胡萝卜、牛奶，以及锌含量高的食物，如肉、动物内脏等。

6 愉悦的心情最保肝

快乐的心情胜过十副良药。医学研究表明，肝脏内分布着丰富的交感神经，气恼、忧愁会直接导致肝细胞缺血，影响肝细胞的修复和再生，所以肝炎病人应该改变对自己和他人过于苛求、牢骚满腹的不良行为模式，培养乐观、开朗、宽容、放松的健康行为模式和品性。

中医认为"肝主疏泄"，是指肝脏具有疏畅气机，调节情绪，促进胆汁分泌与疏泄，协助脾胃消化的功能。肝功能正常就会心情舒畅，反之，怒伤肝，不良的精神刺激会反过来影响肝的疏泄功能，导致肝气郁结，出现胸肋胀痛、食欲减退等症状。故肝病患者在药物治疗的同时应配合心理治疗，以便保持乐观的情绪，帮助疾病恢复。

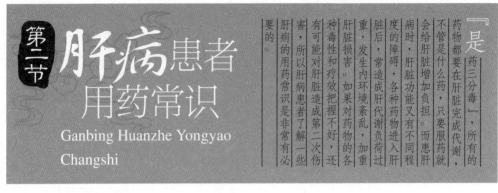

第二节 肝病患者用药常识

Ganbing Huanzhe Yongyao Changshi

"是药三分毒"，所有的药物都要在肝脏完成代谢，不管是什么药，只要服药就会给肝脏增加负担。而患病时，肝脏功能又有不同程度的障碍，各种药物进入肝脏后，常造成肝代谢负荷过重，发生内环境紊乱，加重肝脏损害。如果对药物的各种毒性和疗效把握不好，还有可能对肝脏造成第二次伤害，所以肝病患者了解一些肝病的用药常识是非常有必要的。

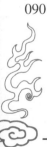

1 能损害肝脏的药物

对肝病患者来说，由于肝脏解毒、代谢及生物转化功能均有所下降，很容易受到药物的损害，滥用药物往往会加重肝脏负担，从而影响肝功能的恢复，因此，肝病患者应慎用或禁用某些药物。

能损害肝脏的药物可能超过600～800种，根据它们发生的作用可以分为三大类：

①直接损伤肝脏的药物。如异烟肼（抗结核药），它造成的肝损害与肝炎病毒相似，少数严重者可有肝炎活动和肝硬变，但停药后肝病往往可恢复。镇痛药乙酰氨基酚也属这一类。其他药物，如抗生素、四环素、促进蛋白合成的激素等，服药过量都可引起急性肝损伤。

②通过免疫机制损伤肝脏的药物。

如抗高血压药双肼屈嗪，消炎镇痛药氯美辛，抗生素红霉素、来诺霉素，降血脂药非诺贝特，减肥草药美州石蚕花等。

③机制不十分清楚的药。如氟烷、甲基多巴、呋喃妥因，磺胺类药新诺明、磺胺甲氧嗪，治疗甲亢的药物甲基硫氧嘧啶、丙基硫氧嘧啶，骨骼肌松弛药丹曲林，抗银屑病药阿维A脂，受体拮抗剂氟他胺，抗抑郁药曲唑酮，抗肿瘤药甲氨喋呤等，还有解热止痛药扑热息痛、消炎痛等。

对于上述三类药物，患者应当小心使用。目前，国内应用各种草药、中成药或相关的保健品十分普遍，从而引起的肝脏损伤也相应增加，肝病患者应慎用各种保健品。

2 肝病患者禁用的药物有哪些

许多药物对肝脏有直接或间接的毒性损害，了解哪些药物需经肝脏解毒，哪些药物毒性较大不能服用，是非常重要的。目前常用的药物中，能引起肝损

害的有以下几类：

①金属类药物：如锑、汞、砷等。

②麻醉镇静药：如乙醚、氯仿、吗啡、冬眠灵、巴比妥类安眠药以及苯妥

英钠等抗癫痫药。

③解热镇痛药：如保太松、复方阿斯匹林、扑热息痛、消炎痛等。

④抗菌药物：如磺胺类、呋喃类、四环素、氯霉素、红霉素、氨苄青霉素、先锋霉素等。

⑤抗结核药：如异烟肼、对氨水杨酸钠、利福平等。

⑥其他：如驱虫药、抗癌药、利尿药(如双氢克尿塞、利尿酸)等。

总之，肝炎病人为了保护肝脏，减轻肝脏负担，应尽量少用药物，可用可不用的药尽量不用。必须要用时，应选择毒性较低的。

3 脂肪肝患者慎用降脂药

脂肪肝是一种代谢性疾病，引起脂肪肝最常见的原因有营养过剩、长期饮酒、病毒性肝炎、糖尿病等。目前，不少脂肪肝患者，尤其是同时患有高血脂症的患者，长期盲目服用降血脂药物，这样做不但不能治好脂肪肝，反而会使其加重。降脂药物对血脂的分流与调节主要是通过肝脏来进行的，在肝脏处于正常的情况下，降脂药物的作用是明显的。但是，对于脂肪肝患者来说，降脂药的作用由于肝细胞的损害而减弱，对肝脏的不利影响反而会突出地表现出来，

直接使肝细胞内脂肪积聚加剧，致肝脏肿大，血谷丙转氨酶（GPT）升高，部分患者还可出现黄疸。

因此，脂肪肝患者不要轻易使用降血脂药物，即使患有高血脂症，也应采取控制饮食量和配合服用中药的方法来治疗。脂肪肝患者应限制总热量的摄入（每日对脂肪的摄入限制在总热量的30%以内），多食用海产鱼类和富含维生素的食物，对伴有继发性高血脂症的疾病，要在医生的指导下采取正确的治疗措施。

4 降血脂药物的合理选择

尽管部分高血脂症脂肪肝患者需接受降血脂治疗，但如何选用降血脂药物仍无共识。胆酸结合树脂由于有异味、影响肠道维生素的吸收，且可能加剧高三酯酰甘油血症，因而不适于用来治疗脂肪肝；右旋甲状腺素、烟酸及其衍生物，均因不良反应较多或降血脂作用有限，一般也不用于高血脂症脂肪肝的治疗。

苯氧乙酸类中的氯贝丁酯因副作用

大，现已少用；苯扎贝特、吉非罗齐等副作用相对较小，可谨慎使用；血浆三酯酰甘油明显增高的脂肪肝患者，疗程中一旦出现肝功能异常、肌炎、胆结石或治疗三个月无效等情况，则应及时停药；HMgCoA还原酶抑制剂主要用于伴有高胆固醇的脂肪肝患者，尽管短期应用相对安全，并对脂肪肝有一定防治作用，但长期使用或与烟酸、吉非罗齐等合用时，需考虑其潜在的对肝肾及肌肉

的毒性。

鱼油等多烯不饱和脂肪酸制剂的安全性与疗效尚待长期应用考证，而且它对不能戒酒的脂肪肝患者未必有益。牛磺酸虽对高脂饮食和酒精诱导的高血脂症和脂肪肝有防治作用，但至今仅有一项证实其有效的临床试验报道。

5 乙肝患者不宜自购处方药

由于乙肝是一种有传染性的慢性病，出于节省药费、保护隐私等原因，在国内，自购处方药的患者已不在少数。有些患者治病心切，查阅乙肝书籍和相关报刊，发现其中记载了治疗乙肝的中药，如黄药子、土茯苓、山豆根等，就自作主张将这些药一起买来服用，没过多久，身体便越发不适，口苦、尿黄、面色灰暗，到医院一查，发现肝功能严重异常。

治疗乙肝的药物多是处方药，这些药物都有明确的适应症、禁忌症以及程度不等的不良反应。例如，目前普遍应用于治疗乙肝的药物拉米夫定等，都有严格的适应症，只有专业医生才能准确把握、指导治疗，如果使用不当，势必会导致肝功能损害加剧。

绝大多数中药都有不同程度的副作用，如果没有医生的指导且长期使用，就会面临肝功能异常的危险。

由于目前对肝炎的抗病毒治疗还没有疗效确切及根治的方法，加上许多患者对肝病的基本知识及其治疗现状不甚了解，求医治病的心情非常迫切，故"乱投医、乱服药"的现象十分严重。同时，由于经济利益的驱使，许多不具备医疗条件的医院和个体医生采取虚假广告、虚假宣传等手段，骗取患者就医，这些不规范的治疗往往是雪上加霜，延误甚至加重了患者的病情。

还有一个问题，就是要正确认识和对待乙肝转阴的问题。清除肝炎病毒尽管是肝炎治疗的最终目标，但临床显示，肝炎的转阴率还非常低。现在，唯一的治疗方法是综合中西医多种方法，进行及时、合理的抗病毒治疗，通过抑制乙肝病毒的复制，降低体内病毒含量，阻止或延缓病情的进展，维持健康状态。如果一味追求表面抗原的转阴，滥服药物，反而会损害肝脏，得不偿失。

6 赛若金治疗慢性肝炎的效果好

赛若金是一种广谱抗病毒制剂，是用基因工程的方法制造的干扰素，它是人体受到病毒或异物入侵时为了自卫而产生的一种蛋白质，它并不是直接杀死肝炎病毒，而是作用于细胞，让其产生抗病毒蛋白（AVP），从而抑制肝炎病毒复制，同时可增强身体自然杀伤细胞、巨噬细胞的功能，起到免疫调节作用，增强身体抗肝炎病毒的能力。

自1990年以来，临床应用赛若金治

疗慢性肝炎，可使乙型肝炎HBV－DNA、e抗原转阴，肝功能正常；丙型肝炎HCV－DNA转阴，肝功能正常。同时可以稳定病情，防止肝脏纤维化，阻断其向肝硬化的发展，降低肝癌的发病率。

赛若金的应用，使肝炎的药物治疗从单纯的经验性治疗和非特异性治疗逐步转向特异性的抗病毒治疗，提高了疗效及患者的生活质量。

7 贺维力治疗乙肝的特点

贺维力的化学名叫做阿德福韦酯，是新一代的核苷类似物药物，该药治疗慢性乙型肝炎有以下特点：

①贺维力通过和乙肝病毒的竞争，消耗掉乙肝病毒复制所需要的聚合酶，从而持久地抑制乙肝病毒复制，延缓疾病的进展。

②贺维力不仅具有良好的长期疗效和安全性，更拥有卓越的抗耐药的特点。贺维力在全球开展临床试验的情况，全球8000多例患者的临床研究结果表明，贺维力可快速有效地抑制病毒，治疗一年后血清中乙肝病毒数量下降约一万倍，从而显著改善肝脏组织学、生化学、血清学等各项关键指标。除此以外，利用贺维力长期治疗，疗效还会逐年递增，连续治疗4年后，约85％的患者血清中已无法检测到乙肝病毒DNA（脱氧核糖核酸），维持了对疾病的长期控制。即使停药，

一年后的疾病控制率仍达到91％。另外，贺维力长期治疗的安全性良好。

③贺维力治疗乙肝时，耐药现象罕见且出现时间晚，长期治疗的疗效不再受到病毒耐药问题的困扰，使医患双方治疗更有信心。再有，贺维力与其他抗病毒药物不存在交叉耐药，也就是说，即使少数患者在用贺维力治疗过程中发生耐药，转用其他药物进行治疗，依然有效，反之亦然，这就为患者未来治疗的选择提供了保证。

④贺维力对各类乙肝患者，包括e抗原阳性和e抗原阴性的患者、初治患者和再治患者以及贺普丁耐药患者都有疗效。贺维力的这些特点可帮助患者实现慢性乙肝的治疗目标，从而成为慢性乙肝一线抗病毒治疗的全新选择。

⑤贺维力服用简便，口服每天一次，每次1片。

8 拉米夫定的优劣势

拉米夫定有不少优势，诸如价格相对便宜、副作用小、口服方便、抑制病毒迅速，让乙肝病毒脱氧核糖核酸（HBV-DNA）转阴率达90％以上，对于

乙肝病毒e抗原（HBeAg）的转阴率也在40％以上，故而风靡一时。

但是，拉米夫定并非神药，它并未完全解决乙肝治疗中的难题。诸如停药

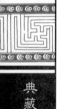

典藏精品版

家家必备的保健全书

后的反弹、疗程的遥遥无期、病毒在药物压力下的变异、远期疗效尚无定论等。

拉米夫定是治疗乙肝征程中的一个里程碑，但决不是治疗乙肝的终点。

9 拉米夫定治疗乙肝的几点注意事项

乙肝病毒同其他病毒一样，在其复制过程中经常发生突变，突变可以发生在病毒基因的各个部位，这是一种自然现象，也是物种进化过程的必然步骤。乙肝病毒的e抗原(HBeAg)是由乙肝病毒的前C区和C区基因共同表达的，一般认为，HBeAg是病毒活跃复制的指标。当前C区基因的某个特定部位发生突变后，HBeAg的表达就终止了，也就是说，HBeAg因前C区的基因突变而不能产生。但由于HBeAg不是病毒的结构蛋白，所以HBeAg不能产生并不影响病毒的复制过程和致病性。前C区突变在临床上主要表现为HBeAg阴性而HBV-DNA强阳性，但准确地诊断前C区突变需要作病毒基因的序列分析。我国前C区突变的病例不多，在20%～30%之间。发生前C区突变后，有些病人病情可能会加重。据国外文献报道，拉米夫定对这类病人有效，但疗程很长，要在两年以上，停药后容易复发是这类病人的特点。需要强调的是，前C区突变是病毒自然产生的，与是否应用拉米夫定无关。

YMDD是四个氨基酸的缩写，这四个氨基酸位于乙肝病毒DNA聚合酶上，是拉米夫定的主要作用位点，如果该位点发生突变，就称为YMDD变异。最常见的变异是M(酪氨酸)被V(缬氨酸)或I(异亮氨酸)取代，分别称为YVDD或YIDD变异。一旦发生了YMDD变异，拉米夫定对HBV-DNA的抑制作用就大大下降，称为拉米夫定抵抗。YMDD变异既有在用过拉米夫定后出现的，也有病人未用过拉米夫定却出现了YMDD变异。当长期应用拉米夫定时，发生YMDD变异的比率逐年增加。据有关文献报道，应用拉米夫定一年时的YMDD平均变异率约为14%，二年、三年和四年分别为38%、49%和66%。

我国应用拉米夫定已两年多，但病人发生YMDD变异的比率还不十分清楚，主要原因是检测YMDD变异的方法还不统一，并缺少大宗病例的报道。国外资料证实，发生了YMDD变异的病毒(变异株)与未发生YMDD变异的病毒(野生株)相比较，变异株的病毒复制活性较低，也就是说，当病毒发生了YMDD变异后，拉米夫定就失去了对病毒的抑制作用，病毒重新出现复制，但病毒的复制活性较低，所以HBV-DNA滴度一般低于治疗前，ALT可以正常，也可以升高。

出现这种变异后应当如何处理？目前尚有争议，但多数学者认为(根据临床病例观察得出的结论)，继续应用拉米夫定可能对病人更有利，因为保持病毒的低水平复制要比停药后的高水平复制要好。有文献报道，即便发生了YMDD变异，继续使用拉米夫定，仍然会有一些病人出现HBeAg的血清转换(大三阳转为小三阳)和组织学的改善。如果停用拉米

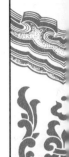

夫定，经过一段时间后，变异株病毒会逐渐消失，并恢复成野生株，这时再应用拉米夫定仍然会有效。

所以从目前国内外所报道的情况看，病毒的YMDD变异并不是一个严重的问题，其主要原因就是变异后病情恶化的病例少见，而且变异株病毒在停药后容易消失。当然也有医生主张，如果发生了YMDD变异，且HBV-DNA滴度很高，ALT亦明显升高时，应当停用拉米夫定，换用其他抗病毒药物治疗，或不停拉米夫定而加用另一种抗病毒药物进行联合治疗，如阿地福韦等。

拉米夫定不是乙肝的根治性药物，只能使其好转，且停药后容易反弹，所以拉米夫定的疗程究竟多长较为合适，应当因人而异，根据其治疗效果而定。目前比较公认的停药标准是，治疗前HBV-DNA阳性、HBeAg阳性、ALT升高1倍以上，治疗后HBV-DNA转阴、HBeAg血清转换(大三阳转为小三阳)，ALT恢复正常，维持该疗效6个月以上就可以停药了。当然，按这种标准停药也并非无复发，只是复发率较低而已，据报道，这组病人停药21个月时仍有81%保持疗效。亚洲人复发率略高，但在停药一年后，复发率也低于40%。如达不到这种疗效而停药，则多数病例在较短的时间内复发，有些病人甚至因为不恰

当的停药而导致病情加重。所以停药是一件大事，肝病患者应在决定停药时到医院咨询有经验的专科医生，不要私自停药。

并非所有的乙肝患者都适合使用拉米夫定治疗，根据拉米夫定的作用特点和临床总结的应用经验，拉米夫定应当应用于以下两种情况：

①HBV-DNA定量检测中度以上阳性，HBeAg阳性，ALT升高2～10倍。

②HBeAg阴性，但HBV-DNA中度以上阳性(不要以定性PCR结果为准，要做定量测定)，ALT升高2～10倍，这种情况可能是病毒基因的前C区突变。

不适合应用拉米夫定的情况主要有：①HBV-DNA阴性或定量测定每毫升小于105copies。②ALT正常(主要指无症状病毒携带者)。

对于以往曾有ALT升高，但现在ALT和AST正常的患者，可暂时不治疗，等ALT升高后再予治疗。这两类病人之所以不适合用拉米夫定，不是因为拉米夫定对这些人有害，而是因为对这些病人的有效率较低，不符合药品经济学的原则。

拉米夫定同其他药物一样，恰当地使用可使多数病人获益，不恰当地使用则不会带来预期的疗效，而不恰当地停药甚至可能导致病情加重。

10 要注意拉米夫定的耐药性

刘女士在三年前的一次体检时发现乙肝表面抗原阳性，当时她肝功能正常，因此没有做任何治疗。两年前刘女士出现乏力、食欲下降等症状，她开始断断续续地服用护肝片等保肝药物进行治疗。后来她服用治乙肝的药物拉米夫定，用

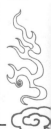

药一个月后，刘女士肝功能恢复正常，三个月后乙肝DNA转阴，这一结果让全家人非常高兴。可是停药后半年的一次检查显示，刘女士的乙肝复发了，且病情加重了。刘女士的这种现象就是由于使用拉米夫定产生耐药性引起的。

专家分析认为，造成患者恐慌的原因有以下几个方面：

①一些乙肝病毒感染者对乙型肝炎的治疗缺乏正确的认识。由于我国乙型肝炎病毒的高感染率，造成许多感染者迫切追求所谓转阴治疗，他们不了解拉米夫定有一定的临床适应症，也不了解拉米夫定并不能完全清除乙肝病毒。还有些小三阳患者不论其是否适用，到医院就要求使用拉米夫定治疗，甚至自行在药店购药。这些患者在服药时往往得不到医生的正确指导，也没有定期进行检查，所以引起病毒变异或停药后反弹

的情况较为严重。

②治疗乙型肝炎的疗程较长。乙型肝炎属慢性病毒感染，不像肺炎、肠炎那样经过治疗后，细菌很快能被清除。乙肝患者需要长期使用抗病毒药物，而长期用药又会让病毒产生耐药性，因此，医生要正确掌握治疗的时期，以便决定患者是否应该使用拉米夫定来治疗。

③抗乙型肝炎病毒的药物品种单一。目前，治疗乙型肝炎的有效药物为数不多，医生手里能用来对付乙型肝炎病毒感染的武器的确是太少了。

发生拉米夫定耐药现象后，原来受到拉米夫定抑制的病毒又重新活动起来，由于病毒的重新活动，激发了机体的免疫系统，使肝病复发，因此，临床上首先发现的是乙肝病毒DNA重新转阳及水平升高，继而患者的转氨酶升高，极少数严重的患者会出现肝病恶化。

11 病毒性肝炎的干扰素治疗

α-干扰素是一种天然糖蛋白，细胞被病毒感染时会分泌这种干扰素，与膜受体结合发挥其作用。受体结合启动细胞内一系列明显变化，最终增强一些基因的表达，一些细胞活性的增强和诱导，包括增强淋巴细胞对靶细胞的杀伤力，抑制感染细胞内的病毒复制。各种重组α-干扰素（α-2a和α-2b干扰素）及重组非天然I型干扰素（αcon-1干扰素）被准予用来治疗病毒性肝炎。

〖治疗慢性乙型肝炎〗

α-2b干扰素治疗成人慢性乙型肝炎病毒感染是有效的。患者应具有乙肝

病毒感染的证据，血液中HBsAg存在6个月；患者亦应有病毒复制的证据，血液中HBeAg阳性。由于血清转氨酶活性持续升高，肝脏存在炎症，故在治疗前亦应做肝组织活检。

重症、失代偿肝病患者（如肝性脑病、腹水、高胆红素血症、凝血酶时间明显延长等）一般不应予以α-2b干扰素治疗，除非准予临床研究。

重组α-2b干扰素治疗慢性乙型肝炎的剂量为每日5,000,000单位，皮下注射或肌肉注射，共16周。治疗期间须密切观察副作用，包括流感样症状、抑郁、

皮疹、血细胞数值异常等。

慢性乙肝患者α-2b干扰素治疗随机试验分析显示，该治疗是有价值的。分析显示，α-2b干扰素治疗能抑制病毒复制，血清HBeAg消失，约8％的患者亦有HBsAg的消失。

α-2b干扰素治疗慢性乙型肝炎需要密切观察，向有经验的医生咨询以获得更多该治疗方面的信息。

〖治疗慢性丙型肝炎〗

α-2a干扰素、α-2b干扰素及αcon-1干扰素在美国均被批准用于治疗成人慢性丙型肝炎。应用这些干扰素治疗时患者应有慢性肝病的临床检测结果，如丙肝病毒感染，血清丙肝抗体阳性或血清病毒RNA阳性，血清转氨酶活性升高。

肝组织活检显示肝脏没有炎症患者的治疗或肝病失代偿患者的治疗（如肝性脑病、腹水、高胆红素血症、凝血酶时间异常等），应只考虑准予临床研究。

α-2b干扰素和α-2a干扰素治疗慢性丙肝的推荐剂量是3,000,000单位，每周三次，皮下或肌肉注射。αcon-1干扰素推荐的首次剂量是9微克，每周三次。

α-2a干扰素和α-2b干扰素首个疗程推荐治疗6个月。然而，一些研究显示，治疗一年或更长时间可能更加有效，目前FDA批准这些干扰素用药时间为1～2年。

用重组干扰素治疗期间须密切监控药物的副作用，包括流感样症状、抑郁、皮疹、其他罕见反应及血细胞异常等。

临床研究结果表明，50％～70％慢性丙肝患者对α-2b干扰素治疗有反应，应用后血清转氨酶活性降至正常。遗憾的是，多数患者停药后肝炎复发。

一些研究检测了α-2b干扰素和利巴韦林联合用药，美国FDA1998年6月批准了这一联合用药方案，用于治疗慢性丙肝。慢性丙肝患者单独用干扰素治疗，停药后易复发。这种联合用药治疗对以前从未用过干扰素的患者有效，对那些以前用干扰素治疗毫无反应的患者也有效。研究结果表明，α-2b干扰素与利巴韦林联合用药比单独用α-2b干扰素治疗有更持久的治疗反应。

慢性丙肝的干扰素治疗需要密切观察，咨询这方面有经验的医生，以获取更多的信息。

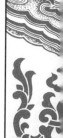

十大病症居家疗法全书

人人必知的健康常识

12 干扰素有哪些常见不良反应

治疗初期常见感冒样综合征：多在注射后2～4个小时出现，有发热、寒战、乏力、头痛、肌痛、恶心、食欲不振、腹泻、呕吐等，治疗2～3次后慢慢减轻。对于上述症状，可于注射后两小时给予扑热息痛等解热镇痛剂，对症处理，不必停药，或将注射时间安排在晚上。

骨髓抑制：出现粒细胞及血小板减少，一般停药后可自行恢复。治疗过程中要严密监测血象变化，如出现不正常指数，需要立即停药，并严密观察。注意出血倾向，待血象恢复正常后可重新恢复治疗，但需密切观察。

神经系统症状：如焦虑、抑郁、兴奋、愤怒等，出现抑郁及精神症状时应停药。出现失眠、轻度皮疹时应对症治

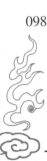

疗，可以不用停药。有时可出现脱发。

少见的不良反应：如癫痫、肾病综合征、间质性肺炎、心律失常，出现上述疾病，应停药观察。

诱发自身免疫性疾病：如甲状腺炎、血小板减少性紫癜、溶血性贫血、风湿性关节炎、红斑狼疮样综合征、血管炎综合征和I型糖尿病等，停药后症状可减轻。

哪些情况下不宜使用干扰素：

①血清胆红素升高到正常值的2倍以上。

②失代偿性肝硬化。

③自身有免疫性疾病。

④重要脏器有病变，如有严重的心、

肾疾病，甲状腺功能亢进或低下以及精神异常等。

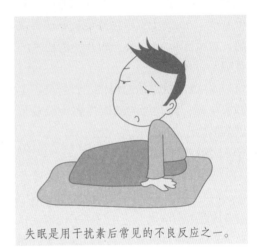

失眠是用干扰素后常见的不良反应之一。

13 常用的肝病保健药有哪些

维生素类药物：肝硬化病人常缺乏多种维生素，所以可适当补充B族维生素、维生素C、维生素E及维生素K等。

具有解毒功能的药物，临床使用较多的是：

①肝泰乐：又称葡萄糖醛酸内酯，能与肝内的毒物结合形成无毒或低毒的物质经尿排出。常用剂量是每次0.1～0.2克，每日3次，口服。重症病人可静脉给药，无明显毒副作用。

②肝乐：具有解毒，改善肝功能，预防脂肪肝的作用。常用剂量是每次20～40毫克，每日3次，口服，副作用较小。

促进能量代谢的药物，在临床上应用最多的是：

①三磷酸腺苷：能够提供机体所需的热量并参与体内的糖、脂肪及蛋白质的代谢。常用剂量是每次20～40毫克，每日3次，口服。重症病例可静脉给药。

②辅酶A：在糖、脂肪、蛋白质代谢方面起着重要作用，在临床上也很常用。常用剂量是每次50～100单位，每日1次，加入输液中静脉滴注，常与三磷酸腺苷合用。

③肌苷：可直接进入细胞内，参与细胞内的能量代谢和蛋白质合成，促进肝细胞修复和再生，可使受损的肝细胞功能恢复。常用剂量是每次0.2～0.4克，每日3次，口服，也可加入输液中静脉滴注，每日1～2次。

促进蛋白质合成的药物、白蛋白及新鲜血浆可以改善病人的低蛋白血症，促进肝细胞再生，增强机体的抗感染能力，加速疾病的恢复。宜小剂量多次输给。

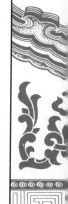

第六章

肝病患者的日常保健

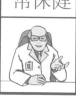

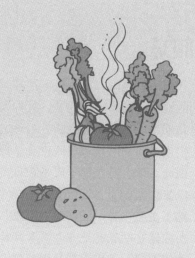

要想拥有一个健康的肝脏，应从改变生活习惯开始。

我们的身体维持着一定的节律，不仅仅在呼吸方面保持着吸气、呼气的节拍，脉搏也遵循着一定的频率而跳动，消化系统更是做着复杂而有规律的蠕动。要想使肝脏这个人体的『综合化学工厂』能够顺畅地运作，先决条件就是保持人体节奏的规则性。本章将讲述早晨、中午和晚上肝病患者必须注意的事项以及日常生活中保护肝脏的要领。

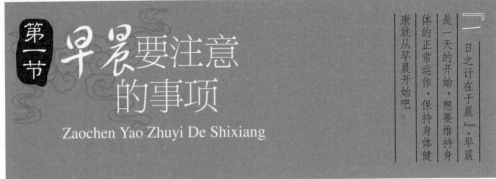

第一节 **早晨要注意的事项**

Zaochen Yao Zhuyi De Shixiang

典藏精品版

家家必备的保健全书

1 洗漱时注意观察肤色和眼球

早上起床洗漱的时候，可以面对镜子仔细地检查自己的皮肤和眼睛，看看皮肤是否暗黄、无光泽，看看瞳孔是否炯炯有神，眼白是否清澈洁白。

黄疸是肝炎的临床症状之一，发生黄疸症状时，通常表示肝硬化的程度已经相当严重了。一般的黄疸病人，当血液中的胆红素（胆汁里的黄色色素）增加时，全身的皮肤就会泛黄，因此我们从皮肤外表上就可以判断出来。但是对于皮肤较黑或是常常晒太阳的病人来说，皮肤颜色的改变并不容易被发现，因此

早上在观察肤色时，应观察不常被太阳晒到的地方。值得一提的是，黄种人在黄疸初期难以从肤色上判断。另外，人们在极度贫血的时候，皮肤也会呈现黄色。因此，最好是在屋外或是在日光灯下，仔细地观察自己的肤色。

除了皮肤以外，还要检查眼白。检查眼白应该在明亮的地方，看看其是否有泛黄的现象，如果手掌呈现黄色，而眼白却清澈洁白，那就不是黄疸的症状了，因为吃太多橘子的时候，手掌也可能会呈现黄色。

2 如厕时注意大小便的颜色

养成在早晨上厕所时观察粪便的习惯是爱护肝脏的好方法。这时，只要稍稍留意一下尿液的颜色，大便的颜色、形状、分量，就可以窥视出身体的状态。

很多人患了肝炎后，最早的表现就是尿色越来越黄，大便灰白，继而才出现巩膜、皮肤发黄等症状。所以应经常注意观察尿液、大便的颜色，以便及时

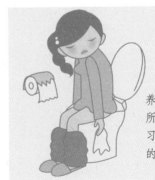

养成在早晨上厕所时观察粪便的习惯是爱护肝脏的好方法。

发现、及早治疗疾病。

肝硬化伴门脉高压的病人，更应该观察大便的颜色，如果大便发黑呈柏油样，提示有可能存在消化道出血，应及时去医院就诊。

3 吃好早餐的关键

随着人们生活节奏的加快，本应在我们的生活中得到重视的早餐，却越来越被人们所忽视。对于肝病患者来说，吃好早餐是一件非常重要的事情。

一些人早晨起得早，早餐也吃得早，其实这样并不好。医学专家指出，人在睡眠时，绝大部分器官都得到了充分休息，而消化器官却仍在消化吸收晚餐存留在胃肠道中的食物，到早晨才渐渐进入休息状态。一旦吃早餐太早，势必会干扰胃肠的休息，使消化系统长期处于疲劳应战的状态，扰乱肠胃的蠕动节奏，所以在早上7点左右吃早餐最合适，而且这时人的食欲最旺盛。

科学的早餐应该是结构均衡的，蛋白质、脂肪、碳水化合物的量应该维持一个合理的比例，其中碳水化合物是基础，这一点很多人都没有认识到。粮谷类食物是碳水化合物的主要来源，所以谷物早餐是最适合现代家庭的理想营养早餐。相对于其他碳水化合物，谷物具有低脂肪、低胆固醇、能量持久释放等特点。

不少人早餐习惯吃馒头、油炸食品、豆浆，也有人吃些蛋类、肉类、奶类，虽然上述食品富含碳水化合物及蛋白质、脂肪，但均为酸性食物，酸性食物在饮食中超量，容易导致血液偏酸性，引起生理上酸碱平衡的失调，还会出现缺钙症。

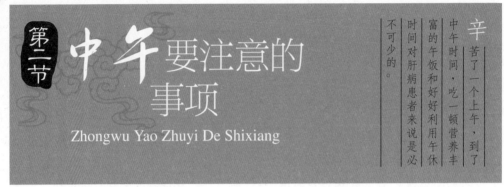

第二节 **中午要注意的事项**

Zhongwu Yao Zhuyi De Shixiang

辛苦了一个上午，到了中午时间，吃一顿营养丰富的午饭和好好利用午休时间对肝病患者来说是必不可少的。

1 要吃健康午餐

〖饮食要营养〗

营养不良会伤害肝脏，在有"饱食的时代"之称的现代，蛋白质不足的情况已经很少见了，倒是营养过剩与运动不足引起的肥胖已成为让人生病的危险因素。肥胖也是脂肪肝的导因之一。

在吃午餐时有意识地选择食物的种类，可以起到营养均衡的作用。比如，主食一定不能缺少，尤其是下午要进行体力活动的人，最好多吃点米、面，其中的碳水化合物释放能量缓慢，能够长时间地维持体力。坐在办公室里的人则应多吃粗粮，粗粮中的膳食纤维虽然不能被人体消化利用，但能通肠化气、清理废物，促使食物残渣尽早排出体外。

至于蔬菜，如果有条件应尽量吃现炒的，或者在快餐中选择生菜色拉，不要以为盒饭或自己带的饭菜里有蔬菜就可以了。蔬菜的种类以豆类和芽菜类为最好，因为这些蔬菜中营养物质含量高。如果只能吃盒饭，最好在饭后1小时左右吃些新鲜水果，以弥补维生素的不足。

〖摄取优质蛋白质〗

所谓优质蛋白质，是指无法在人体内自行合成的氨基酸，又称为必需氨基酸。优质蛋白质是修复肝脏的必需品，因此，我们必须从食物中摄取这种氨基酸。

由于上肝脏没有储存蛋白质的能力，我们更应该在中午的饮食当中补给均衡的优质蛋白质。

含优质蛋白质的代表性食物有蛋类、牛奶、肉类、鱼、大豆制品等，一天最少要摄取90克的优质蛋白质。但是，并非吃进200克的肉就等于摄取了200克的蛋白质。

〖不宜吃太饱〗

午餐不宜吃得过饱，切忌暴饮暴食。肝脏是人体重要的代谢和解毒器官，患肝病后，肝细胞新陈代谢和修复时需要有营养和高质量的食物提供热能，但营养一定要适量均衡，饮食过量往往造成消化不良，必然加重胃、肠、肝、脾、胰等消化器官和组织的负担，同时也会加重大脑控制胃肠神经系统和食欲中枢

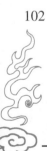

家家必备的保健全书

典藏精品版

的生理负荷。

长期饱餐加上习惯性便秘的肝病患者，更易诱发早期肝硬化。因为过剩的食物变成粪便后，在肠道中滞留时间延长，有害物质产生较多又未及时排泄而累积，被大肠重新吸收，常超过肝脏的解毒能力，促使肝脏病变从量变到质变，进而硬变。过剩的毒物还可通过血脑屏障，损害中枢神经系统，当肝功能不良时，便成为促发肝性昏迷、肝脑综合征的重要因素之一。

② 午休 1 个小时

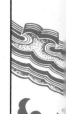
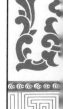

其实，每个人在午饭后都会有一点困乏感，这种睡意的产生是人体正常生物节律的表现。对于肝病患者来说，适当午休能使身体各个系统都得到放松和休息。午休虽不是主要睡眠，且时间短暂，但它对健康所产生的效应却很大。

饭后的1～2小时是消化、吸收最活跃的时候，在这段时间，血液如能顺畅地流经肝脏，肝脏的负担就比较轻。流进肝脏的血液，因体位而有颇大的差异，仰卧的时候最多，站立就会减少30毫升左右，如果运动就要减少50%～80%。

受到肝病侵袭的肝脏，流进肝脏的血液减少60%～80%，如果是肝硬化，随着肝细胞坏死的面积扩大，流进肝脏的血液量更是明显地锐减。因此，饭后休息1小时就成了肝病的重要治疗方法之一。因为肝脏是个恢复力很强的脏器，只要让充足的血液流进肝脏，并且悉心摄取充分的营养，就可以促使残余的肝细胞逐渐增生，渐渐恢复原来的机能。

但是，饭后不能立即午睡，因为午饭后胃内充满尚未消化的食物，此时立即卧倒会使人产生饱胀感。正确的做法是吃过午饭后，先做些轻微的活动，如散步等，然后再午睡，这样有利于食物的消化吸收。同时，午睡要顺其自然，需要才睡，不必强迫自己午睡，更不能为了午睡而服用安眠药，否则效果会适得其反。

理想的午睡姿势应该是平卧或侧卧，这样可保证大脑供血，有利于大脑功能的恢复。但不宜伏案午睡或坐着打盹，这样容易引起脑部供血不足，造成头晕乏力、视觉模糊、耳鸣不适等症状，而且血液流过肝脏的量也会减少。既然仰卧能使最充足的血液流进肝脏，因此午休时躺着休息最好。

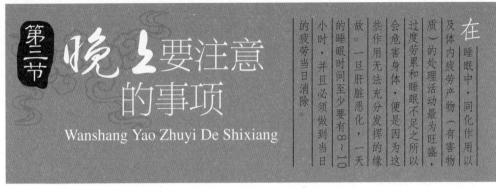

第三节

晚上要注意的事项

Wanshang Yao Zhuyi De Shixiang

在睡眠中，同化作用以及体内疲劳产物（有害物质）的处理活动最为旺盛，过度劳累和睡眠不足之所以会危害身体，便是因为这些作用无法充分发挥的缘故。一旦肝脏恶化，一天的睡眠时间至少要有8～10小时，并且必须做到当日的疲劳当日消除。

1 晚餐要吃好

合乎科学的晚餐有利于健康、长寿，所以要和重视吃早餐一样重视吃晚餐，并遵循"晚餐宜少不宜饱"的原则。肝病患者的晚餐宜注意以下问题。

研究证明，晚餐提供的热量占一日三餐总热量的比例以20％～25％为宜，再多则不妥。不论男女老少，晚餐的饮食应以清淡的素食为主。如果晚餐丰盛，荤食为主，偶尔吃一顿可以，若每天如此，则害多利少。含高蛋白、高脂肪的饮食胃肠难于消化，睡觉后腹部也不会舒服。所以，晚餐不但要少吃，而且应以素食为主。研究证明，晚餐以荤食为主者比以素食为主者的血脂要高2～3倍。营养学家也认为，晚餐最好以富含碳水化合物的素食为主，而蛋白质、脂肪类食物吃得越少越好，因为素食可在人体内生成更多的血清素，有镇静安神的作用，有利于睡眠，对睡觉质量不佳或失眠者来说，吃素食尤为有益。还应注意，晚餐不能过饱，如晚餐摄入热量太多，可使体内脂肪过剩，对肝病患者很不利。

晚餐时间与入睡时间的间隔最好为4小时，因为4小时后，吃到胃里的食物大都已被消化。如果与晚餐时间间隔不足4小时就睡觉，人体新陈代谢开始变慢，血液循环和尿液的形成与排泄也趋于缓慢，尿液中的钙质与尿酸结合成为尿酸钙，与草酸结合则为草酸钙，可沉积于尿道的输尿管和膀胱，越积越多，便可形成尿路结石。而且晚餐后不久就睡，不但促使人体肥胖，而且也为糖尿病、心血管病、肝病等疾病埋下了隐患。所以，晚餐不可吃得太晚，在晚上6点以后、7点以前吃最好。这样，在晚餐4小时以后，即到晚上10点以后或11点左右睡觉，不早不晚正好。

2 肝病患者宜少看电视

肝病患者一般很少出去活动，所以许多时间都是待在家里看电视。但长时间看电视本来就对人体非常不好，对肝病患者的危害就更大了。

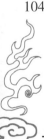

人体的肝脏是维生素A、维生素D、维生素E、维生素K等的贮存场所，当肝脏有病时，贮存的维生素A的数量会明显减少，同时病态的肝脏又会使胆汁分泌减少，这会导致包括维生素A在内的脂溶性维生素D、维生素E、维生素K等的吸收产生障碍。

人的视觉是靠眼内视网膜中两种感觉细胞产生的，其中的杆状细胞里有一种感弱光的物质，叫做视紫红质，它是由蛋白质和维生素A结合而成的，如果维生素A供给不足，就会妨碍视紫红质的合成，从而影响人的视力。因此，肝病患者常看电视会感到视觉模糊、视力减退，久之还会导致干眼病和夜盲症。所以肝病患者要注意，尽量不要在家里长时间看电视。

③ 肝病患者宜少吃夜宵

越来越多的人有晚上吃夜宵的习惯，而且现在的夜宵一般都是一些油腻、煎炸、烧烤的食物，肝病患者千万不能多吃这些油腻、煎炸等高脂肪食物，否则可引起消化功能减弱，容易导致吸收不良性脂肪泻。此外，过剩的脂肪沉积于肝脏，则会形成脂肪肝，可导致肝病迁延不愈。如长期吃油腻、煎炸食品，就会使体重剧增，出现肥胖，并多有气虚、淤滞症状。加上煎炸食物中断裂的脂肪链可产生致癌的化学物质，所以易导致肝硬化，甚至向癌症过渡。因此，肝病患者的膳食应以植物性食物或清淡饮食为主，动物性食物为辅，热量来源按中国人的饮食特点仍以粮食为主，在吃夜宵时切忌多油、多肉，少吃花生米或高蛋白的火锅类食物。

脂肪肝是指肝脏内中性脂肪过度蓄积所引起的肝病。健康人肝脏中的脂肪仅占肝重的4%～5%，其中大部分为磷脂，其次为中性脂肪，少量为胆固醇。经常吃夜宵会导致体内营养过剩，又由于肝炎治疗中热量摄入和糖类食品摄入过多，可使中性脂肪在肝内过度蓄积，超过肝重的30%，从而引起脂肪肝。

④ 肝病患者应按时作息

肝炎患者的生活应顺从人体生物钟的节律，吃饭、睡眠、学习、休息、工作和活动都要有一定规律，养成习惯，以保证内脏器官有条不紊地工作，促进肝脏功能恢复正常。

肝病患者要特别注意休息，因为肝脏具有贮藏血液和调节血量的作用，活动量越大，肝脏的血流量就越小，故到达肝脏的营养成分就越少，肝病恢复就越慢，所以休息对肝病患者非常重要。

5 肝病患者应保证充足的睡眠

肝病患者要保持充足的睡眠，才会对肝病恢复有促进作用，反之，则不利于肝病痊愈。

肝炎恢复期和慢性肝炎患者每天睡眠8小时，中午保证午休1小时就可以了，久卧会造成新陈代谢下降、营养障碍、气血不畅、筋脉不舒，所谓"久卧伤气"就是这个道理。

拥有良好的睡眠就拥有了健康，因为睡眠可以调节机体的功能活动、增强免疫力，达到消除疲劳、强健机体的作用，也可以延缓衰老和防治疾病。

这里推荐一个益寿药枕，如果您想有一个良好的睡眠，或者在生病期间想通过良好的睡眠来配合治疗，不妨一试。此益寿药枕所用之药，具有清利头目、平肝降压、调理气血、镇静安神等功效，这些药物的芳香气味对人体的感觉器官有温和的良性刺激，头部的压力又使药枕内药物的有效成分缓慢散发出来，持续作用于头部，头枕其上，很快便可入睡。

益寿药枕的材料和制作方法如下：

材料：杭菊60克，竹茹60克，夏枯草60克，白芷30克，辛夷30克，蔓荆子30克，细辛30克，火丁香30克，甘草30克，丹皮30克，夜交藤30克，冬桑叶30克，磁石100克，草决明60克。

制作方法：将上述药材烘干，但不可烘糊，打成粗面，装入布袋中缝好口，再装枕中便可使用。

保障良好睡眠的最有效方法是使生活起居规律化，养成按时就寝与按时起床的习惯，从而建立自己的生理钟。如有时因必要而晚睡，早晨仍然应按时起床；遇周末或假期，应避免睡懒觉；睡眠不能贮存，睡多了无用。

按时就寝并养成上床前用温水烫脚的习惯，然后按摩双足心，促进血液循环，这样有利于解除一天的疲乏。尽量少用或不用安眠药，力争自然入睡，不养成依赖安眠药的习惯。

就寝前散步10分钟左右，可以促进血液循环，身体和脚也会温暖起来，有助于睡眠。冬季时也可在家中做踱步运动，中老年人和畏寒的人不妨试试。

当无法入睡时，可起床做些放松运动，如阅读、听音乐或做深呼吸等。

学习一些放松的方法有助于解决睡眠问题。具体做法是：慢慢吸入一口气，直至数到3秒方停，当数到3秒时，再慢慢呼气，同样持续3秒，间隔3秒，然后再次吸气。做5分钟左右，在呼气时心里想着"放松"这个词。

在上床前1小时停止强脑力活动，可看一些轻松的小说或喜剧电视，使大脑轻松一下，也可以做一些琐碎的家务，然后洗漱上床睡觉。

睡前如有需要，可适度进食，牛奶、面包、饼干之类食物有助于睡眠。过饱对睡眠不利，而咖啡、可乐、茶等带有刺激性的饮料尤不利于睡眠。

6 如何消除一天的疲劳

经常熬夜不但会使身体的状况恶化，还会减少肝脏内的血液流量，在这种恶劣的情况之下，容易被肝炎病毒侵袭。因此，在日常生活中，巧妙地排解压力或疲劳也是保持健康的方法之一。

适当的运动：如果下班较早，可以在吃饭之前先运动一会，运动的方式可根据自己的爱好和兴趣来选择，比如羽毛球、乒乓球、慢跑、游泳、健身等，运动量可根据自身的情况来调节。水具有舒缓心境的效用，游泳时可以尽情地舒展身心，对于消除疲劳非常有益。

洗热水澡：运动结束后回家洗一个热水澡，可以有效缓解大脑疲劳，消除一天工作和学习带来的疲劳。

选择适当的娱乐方式：可以约几个朋友，在酒吧一边喝酒一边轻松聊天，或者一个人喝点酒或饮料，静静听音乐，也可以跳舞、唱歌等，在快乐的情绪中把疲劳赶走。

有的时候劳累了一天，回家时什么都不想动，这个时候该怎么消除疲劳呢？

回家后可以先冲一杯茶，稍微躺5~10分钟，然后起来喝茶读报，时间不要太长，然后开始准备晚饭。

晚饭后可以在小区散步，充分享受夜晚的宁静，感受一下树木花草的气息，把自己融入到自然中，身心都会获得极大的愉悦与满足。回家后可以洗一个热水澡，迅速消除一天累积的疲劳。

睡觉前用热水泡脚可以促进下肢的血液循环，消除疲劳，促进睡眠。

如果回来较晚，已经在外面吃过晚饭，回家可休息一会儿，洗一个热水澡，然后一边喝茶一边看电视，较晚的时候可以吃一点夜宵，或者美味的零食，例如瓜子、饼干等，再来一杯牛奶，这样不但可以适当补充营养，同时也是排解压力、享受生活的一种方式。但是不要吃得过多，以免影响睡眠。

最好在就寝前做些轻巧柔软的体操来放松身体，用手按揉脚掌、肩部体操、腰部体操等均有效果。做惯轻便运动之后，可以逐渐增加运动量，但是必须在不造成心理负担的程度以内。无论哪种轻便的运动，只要持之以恒，必定会显出效果。

7 肝病患者的性生活

性生活是夫妻生活的重要组成部分，乙肝患者不分青红皂白就禁欲是不对的，但是毕竟有病在身，所以夫妻性生活要有节制。

乙肝患者配偶的防护措施一定要到位，一定要进行乙肝疫苗和乙肝免疫球蛋白的双重免疫接种，这样才能确保万无一失。一般来说，配偶一方如果没有进行上述保护措施，则必须使用避孕套等防护工具才可进行性生活。因为乙肝患者的精液、血液或阴道分泌物都可能含有乙肝病毒，可以通过性生活相互传

十大病症居家疗法全书

人人必知的健康常识

染，感染率达10%~15%。

急性肝炎期，当丙氨酸氨基转移酶（ALT）显著升高、全身乏力、黄疸等症状明显时，应该禁止任何性活动，包括自慰行为，以避免过度劳累，加重病情。同时，急性肝炎或慢性肝炎活动期，肝病患者具有传染性，通过性接触会使性伴侣感染肝炎。

当急性肝炎达到临床治愈标准以及慢性肝炎基本达到治愈标准、病情稳定半年以上者可过性生活；急性肝炎临床治愈后随诊一年无异常、慢性肝炎观察两年无异常者，能胜任工作，可过正常性生活。

慢性肝炎、肝硬化病人由于病情的影响，一般性欲都比较淡漠，此时不应勉为其难，而应顺其自然。当肝病获得控制后，体内性激素代谢得到调整和恢复正常，性功能也可相应改善。

HBsAg携带者可过有节制的性生活，自觉控制性生活的频度，但不可放纵，否则易引起肝病暴发或加重。性生活频度一般为青年人每周1~2次，中年人每1~2周1次，中年后期每月1~2次。但在肝功能不良期，特别是转氨酶不稳定或出现黄疸持续升高时应停止。

酒精性和脂肪性肝病患者大多没有明显症状，半数有肝区不适、腹胀、食欲减退、阳痿、月经不调、乳房发育异常等症状，少数人肝功能轻度异常，完全不必禁止性生活。在肝功能异常时应暂时禁止一段时间，待肝功能恢复后可

恢复性生活。适度的性生活有助于缓解性紧张和达到全身心高度放松的目的，同时也有助于消耗过多的脂肪，以减轻脂肪在体内的堆积，还可起到减肥和减脂的作用。

小三阳患者的乙肝病毒数量要比大三阳患者少很多，而且病毒的复制能力很低，病毒的活跃能力受到极大的压制，人的身体还会产生免疫抗体与病毒相抗衡，可以长期保持肝功能不受损。而且DNA阴性小三阳的传染性极低，除了输血等深层接触可能传染之外，一般的身体接触通常都不会使健康人感染乙肝病毒，小三阳造成传染的概率微乎其微。

大、小三阳的共同点在于两者都是现症病毒感染者，体内都携带有乙肝病毒；区别则在于大三阳患者病毒复制活跃、病毒数量多、传染性强，小三阳患者则是病毒复制低下、病毒数量少、传染性低（不包括病毒基因前C区变异的患者）。所以说，大、小三阳患者只是在携带乙肝病毒的数量上有差别，而不是有病毒和无病毒的差别。简单说就是，无论大、小三阳都携带有乙肝病毒，都有传染性，但传染性的大小不同。小三阳主要是通过血液传染，而小三阳如果DNA阳性那就和大三阳有同样强的传染性。乙肝"两对半"检查，出现表面抗原、核心抗体为阳性，甚至只有核心抗体为阳性时，HBV-DNA检测仍为阳性，这反映HBV仍处于复制状态，传染性强。

第四节 肝病患者的日常保健要则

Ganbing Huanzhe De Richang
Baojian Yaoze

肝病患者由于肝功能受损，使新陈代谢发生不同程度的障碍，严重影响患者的生活质量，故在日常生活中应该多加小心。

1 日常保健注意事项

①起居规律：肝炎患者的生活应顺从人体生物钟的节律，吃饭、睡眠、学习、休息、工作和活动都要有一定规律，养成习惯，以保证内脏器官有条不紊地工作，促进肝脏功能恢复正常。

②睡眠充足：肝炎恢复期和慢性肝炎患者每天睡眠8小时，中午保证午休1小时。睡眠姿势一般以右侧卧为佳，使心脏不受压迫，促进胃肠蠕动和排空，加上全身肌肉放松，可使睡眠安稳、舒适、自然。睡眠时还应注意，不要将手置胸前压迫心前区，以免造成梦境。那种张口呼吸、蒙头大睡的方式显然不符合睡眠卫生。

③晚上睡觉前切勿饮浓茶、咖啡或刺激性饮料，晚饭宜清淡，切勿过饱过咸。入睡前用热水泡脚，做几节保健按摩操或气功都可诱导入睡，保证睡眠质量。

④情绪乐观：中医认为，七情不可为过，过激会损伤脏器，如"怒伤肝、喜伤心、思伤脾、忧伤肾"等。如果缺乏战胜肝病的信心、过分忧郁、感情脆弱、喜怒无常、情绪波动，会使中枢神经系统的功能紊乱，造成其他器官机能调节障碍，直接或间接影响肝功能的康复。慢性肝炎患者如果性格顽强、心胸开阔、情绪饱满，就会减轻病痛，增强免疫机制，有利于治疗和病体康复。乐观情绪是机体内环境稳定的基础，保持内环境稳定是肝病患者自身精神治疗的要旨。

2 护肝的注意事项

肝的保健因人而异，总体原则是勿过劳、勿纵欲、饮食均衡有营养、忌烟酒、适当锻炼身体、防感染、保持情绪舒畅等。

〖勿过劳、勿纵欲〗

有的慢性肝炎患者不注意休养，结果使肝病恶化、复发，个别人因一时纵欲或疏忽，导致不可挽回的结果。肝脏

109

家疗法全书 十大病症居

人人必知的健康常识

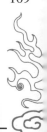

病理修复比临床指标复杂、缓慢得多，因此慢性肝炎患者在康复期内过早从事繁重的工作和较激烈的运动都是不合适的。但也不必卧床休息，如肝功能（血清转氨酶）正常三个月以上者，可逐渐从事轻工作，然后逐渐增加工作量，直至恢复原工作。

【防感染】

慢性肝炎患者本已久病体虚，机体免疫功能低下，极易被各种病毒、细菌等致病因子感染，如感冒、支气管炎、肺炎、泌尿系统感染、皮肤感染等，这样会使已得到控制或趋于痊愈的病情再

度活动和恶化。因此，患者在饮食起居、个人卫生等方面都应加倍小心，要适当锻炼，并根据气候温度变化适时增减衣服，预防感冒和各种感染。

【注意营养】

慢性肝炎患者宜多食含优质蛋白质高的食物，注意补充纤维、维生素，适当补充脂肪、糖。肝病患者还不应偏食，五谷杂粮，新鲜蔬菜和水果，牛、羊、猪的瘦肉，禽蛋类、牛奶、鱼虾等均可食用。要忌饮酒，少吃辛辣、油炸食品，还要忌甜食、忌盲目进补，也不要轻信广告宣传的补品，以免损害肝脏或增加肝脏负担。

3 戒烟

一提到使人罹患成人病的危险因子，香烟就成为众矢之的，它对肝脏的危害程度究竟多大呢？

吸烟指数是指一天中的吸烟数量乘以吸烟年数所得到的数值。例如，46岁的男性从20岁开始每天抽20根烟，其吸烟指数则为20（根）×26（年）=520。吸烟指数超过600，罹患肺癌的概率便会非常高，此人也将在几年之后迈入危险的生活。

以日本为例，几年前的人口动态统计中，跃居死亡原因第二位的是心脏病，心脏病的发病因素也与香烟有关，抽烟

非常容易引起狭心症与心肌梗死。

正因为肺癌、心脏病都是危害到生命的重大疾病，所以香烟被称为成人病的头号杀手，除此之外，它对胃、食道等消化系统也有很大危害。

那么，香烟和肝脏的关系如何呢？目前并没有明确的资料可以说明，吸烟之后，尼古丁是否会被吸收、送到肝脏解毒。

然而，很多人都认为戒烟比戒酒要难得多，能够戒烟是最好不过了，要是真的戒不了，那就务必克制自己，一天不能超过10根烟。

4 肝炎患者的休息原则

适当合理的休息是慢性肝炎病人养生的重要环节。当慢性肝炎演变为重症肝炎时，肝细胞大量坏死、溶解，肝脏

结构破坏、萎缩，肝功能衰竭，临床表现出极度乏力、严重的消化道症状、黄疸进行性加深等，并可能出现肝昏迷、

肝肾综合征、出血、继发感染等并发症，这种情况必须住院治疗，绝对卧床休息，患者的洗漱、大小便应由专人照护，不得随便下床活动。通过充分的休息和综合治疗，帮助患者度过肝细胞坏死到肝细胞再生的重要阶段。卧床休息能使体力消耗减少到最低限度，活动易引起糖原分解、蛋白质分解、乳酸形成，热量消耗增多，使肝脏的负担加重。卧床休息时，肝血流量比直立或活动时多，对防止肝细胞进一步坏死、促进肝细胞再生有好处。

患急性肝炎期间，应以"静"为主。一般来说，医生大多主张患者卧床休息一段时间，这是因为卧床休息可以减轻体力上的消耗，还可以增加肝脏的血流量。实验证明，卧床休息时肝脏的血流量比站立的时候要多40%。所以，卧床休息能保证肝细胞再生、修复时所需要的营养物质。休息得越好，病情也就好转得越快、越彻底。

如果病人开始有黄疸的症状，等到黄疸消退、症状明显好转以后，每天可以起床活动一两个小时，但是，要以病人不感觉到疲劳为限度。以后，随着病情逐渐好转，活动量逐渐增加的时候，也要掌握不使病人疲劳这个度。不过吃饭以后，还是要卧床休息一两个小时。

患慢性肝炎期间，休息原则也要以"静"为主，但不一定要卧床，患者可循序渐进地进行一些轻微活动。

慢性迁延性肝炎患者，在治疗期间根据病情应适当地限制其活动，不应过分地强调卧床休息。适当的活动可以增强体力，活跃全身各器官的生理功能、愉悦身心，有利于康复。少数患者由于缺少活动，同时又盲目地增加过多的营养，结果得了肥胖症、脂肪肝，反而对健康不利。

慢性肝炎病人的恢复期或静止期则应注意动静结合，可根据自己的年龄、体质、职业、疾病的轻重和个人的爱好、习惯的不同，探索出自己适宜的运动和合适的运动项目。总的原则是运动量的增加以不感疲劳为度，每次运动以自觉稍微出汗则可。运动后如果食欲好转、身心愉悦、乏力减轻、肝功能改善，则可在此基础上量力而行地加大活动量或延长运动时间，但也要避免剧烈的体力劳动；从事脑力劳动的人，也要注意不要过劳，同时保证充足的睡眠。

有肝硬化及食管静脉曲张的患者应避免使腹压增加的活动或运动项目。

第二篇

高血压

第四章 高血压患者的运动保健法

第三章 高血压的民间疗法

第二章 高血压的食疗法

第一章 高血压的基础知识

第一章

高血压的基础知识

高血压是常见的心血管疾病，也是流行范围最广的疾病之一，常引起心、脑、肾等脏器的并发症，严重地危害着人们的健康。因此，普及高血压病的知识，对早期预防、及时治疗高血压有着极其重要的意义。

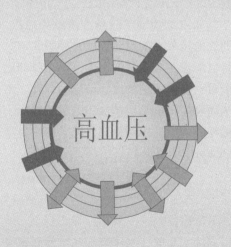

高血压

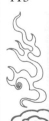

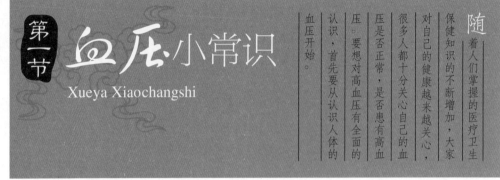

随着人们掌握的医疗卫生保健知识的不断增加，大家对自己的健康越来越关心，很多人都十分关心自己的血压是否正常，是否患有高血压。要想对高血压有全面的认识，首先要从认识人体的血压开始。

典藏精品版

家家必备的保健全书

1 什么是血压

血压是指血液在血管内流动时，对血管壁产生的单位面积侧压力，血压是由心脏、血管及在血管中流动的血液共同形成的。

血管分为动脉、毛细血管和静脉，因此就有动脉血压、毛细血管压和静脉压，但我们通常所说的血压主要是指动脉血压。

我们平常所说的血压又包括收缩压和舒张压，收缩压是指心脏在收缩时血液对血管壁的侧压力，舒张压是指心脏在舒张时血液对血管壁的侧压力。

影响血压的因素主要是动脉血压调节系统，它通过增减血容量或扩缩血管，或两者共同作用来使血压升高或降低。心脏每分钟做70次左右的收缩，将血液压送至大动脉，这种输送压力就是决定血压大小最大的原动力。因此，离心脏越近，压

力越大；离心脏越远，压力就越小。

测量血压的仪器统称为血压计，血压计以大气压为基数，测量单位是千帕（kPa）。血压值是用血压计在肱动脉上测得的数值来表示，医学上以毫米汞柱（mmHg）来表示血压。国际标准计量单位规定，压强的单位为帕（Pa），即牛顿/米^2（N/M^2），1mmHg约等于133Pa或0.133kPa，如果测得的血压读数为90毫米汞柱（12.0千帕），即表示血液对血管壁的侧压比大气压高90毫米汞柱（12.0千帕）。

如果从物理学的角度来解释血压，那么血压最大的原动力就是心脏收缩时将血液送至大动脉的压力，而全身的血液量、血液的黏稠度、动脉的弹性、末梢动脉的抵抗是构成血压的另外四个物理性因素，这四个物理性因素可以说是调节血压的要素。

114

2 血压是怎样形成的

如果将心脏看成是一台水泵，血液则为水，血管好比连接在水泵上的水管，

当启动水泵时，水压就加在水管和水泵上，这就相当于血压，也就是说，血压

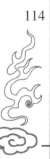

是由心脏、血管及在血管中流动的血液共同形成的。

血压随心脏收缩力的增强而升高，随心脏收缩力的舒张而降低，同时，血压还随着血管总容积的增大而降低，血管总容积的减小而升高。一般情况下，血压是用血压计在肱动脉上测得的数值来表示。

〖收缩压与舒张压〗

在医院里测量血压时，如果医生说"你的血压是140／95毫米汞柱（19/13千帕）"，那么这里的140毫米汞柱（19千帕）即为收缩压（最大血压），95毫米汞柱（13千帕）为舒张压（最小血压）。

心脏舒张时接受血液回流（舒张期），紧接着心肌又收缩，送出血液（收缩期），心脏就是这样交替重复着舒张与收缩的动作。舒张期时的血压是低压，即最小血压、舒张压；收缩期时的血压是高压，即最大血压、收缩压。

收缩压会随着人的情绪变化而发生波动，有时可达180毫米汞柱（24千帕），但有时却只有150毫米汞柱（20千帕）。相对地，舒张压的波动幅度就较小，一般来说总能保持在一个相对稳定的状态。

一直以来，人们对舒张压的重视程度都要超过收缩压，总是以舒张压作为诊断疾病的重要依据。随着医学水平的提高，人们发现收缩压异常与舒张压异常一样会引起脑溢血，所以我们对收缩压也应给予足够的重视。

〖血压因人、因年龄而异〗

血压会因人的体格不同而有所差别，高大的人通过心脏将血液输送至全身所需的力量当然比小个子的人大，所以血压也会比小个子的人高一些。

年龄不同，血压有别。在成长期，随着年龄的增长，血压也会跟着升高；从成熟期到40岁左右，血压基本稳定；50岁以后，由于血管老化，血压就会逐渐升高。

此外，身体素质及饮食生活习惯等因素也会影响血压，有的人过了50岁但血压并没升高，而有些人年纪轻轻血压却在不断上升。

〖血压会经常变动〗

一天之中，血压并非是固定不变的，一般来说，早晨醒来后血压会开始上升，随着日常活动的展开，血压继续慢慢升高，在午后2～3点时达到最高；到了晚上，血压开始下降，睡眠时血压处于最低状态。该现象在医学上被称为血压的日差变动。

血压还会随季节的变化而波动，冬季血压较高，夏季较低，这是人体的适应性反应，在寒冷时血管收缩，温暖时血管舒张，从而引起血压变化，这就是脑溢血多发生在冬季的原因。

另外，进行剧烈的运动或受到严重的刺激都会引起血压升高。

在测量血压时，应当考虑到上述一些血压的变化规律。

③ 什么样的血压才算正常

正常人的收缩压为90～139毫米汞柱（12～19千帕），舒张压为60～89毫米汞柱（8～12千帕），最理想的血压为收缩压低于120毫米汞柱(16千帕)，舒张压低于80

毫米汞柱(11千帕)。收缩压达到130～139毫米汞柱(17～19千帕)，舒张压达到85～89毫米汞柱(11～12千帕)，便被视为"正常最高值"，血压达到这个级别的人，将来发生高血压的可能性会大大增加，如果还有肥胖、嗜酒、摄入食盐过多（每天超过8克）、糖尿病或家族中有高血压病史等情况，那么患高血压的概率又会提高很多，所以这类人应该提高警惕。

另外还要说明一点，血压通常以上肢肱动脉测得的数值为代表。一般情况下，人体的正常血压是收缩压90～140毫米汞柱(12～19千帕)，舒张压60～90毫米汞柱(8～12千帕)，但是上下肢之间、双侧上肢或下肢之间血压可以有一定差别，不同个体、同一个体的不同时间血压都可能有所不同。比如，不同年龄阶段的相对正常血压值就不一样，一个人一生中的正常血压标准也是不一样的。如果您已步入中年，收缩压小于140毫米汞柱(19千帕)、舒张压小于90毫米汞柱(12千帕)，这并不代表您的血压正常。据临床观察，一些人血压虽然正常但实际上已经有了头疼、头晕、脖子发硬等高血压症状。

如何才能知道自己的血压状况是否正常呢？相关专家表示，定期体检很重要。体检时，要将测得的当前血压值和询问病史、基础血压相结合，还要将测量血压和心功能检查相结合，心功能同步检测分析仪可对每个高血压患者的多种指标实施监控，做到未雨绸缪，同时又能对高血压进行诊断分型。

4 何谓最高血压和最低血压

要了解高血压的诱因及类型，首先必须对人体的最高血压和最低血压有一定了解。

〖血压的源动力是心脏〗

心脏每分钟收缩70次左右，将血液压送至大动脉，这种输送压力成为决定血压大小最大的原动力，离心脏越近压力越大，离心脏越远压力就越小。例如，距离心脏最近的最大血压如果是140毫米汞柱(19千帕)，那么上腕部的动脉（平常测量血压的地方）数值就大约是120毫米汞柱(16千帕)，脚尖的血压值为110毫米汞柱(15千帕)，微血管的血压值为20毫米汞柱(2.6千帕)。将血液送回心脏的静脉血压则微乎其微，腿部的静脉甚至有防止血液倒流的瓣膜。

心脏的搏动过程分为收缩期和舒张期。心脏博动有两方面的作用，一是氧

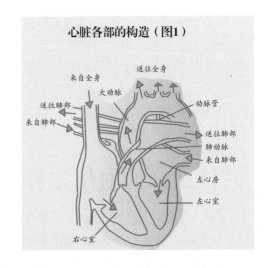

心脏各部的构造（图1）

合后将血液输送至全身，由左心房和左心室负责；二是将全身各部位经静脉回流的血液运输到肺部进行氧合，由右心房和右心室负责。换言之，左心房和左心室负责体循环，而右心房和右心室负责肺循环。

〖**最高血压和最低血压**〗

心脏的左心室紧缩，将70毫升左右的血液送进大动脉时，血压显示出最大值，称为最大血压、最高血压或收缩压。

将所有的血液压送到大动脉后的左心室，一边舒张一边从左心房获得新鲜的血液，此时出口的主动脉瓣关闭，主动脉内血压逐渐下降，在左心室再次收缩前的血压为最低，称为最小血压、最低血压或舒张压。

因为我们用毫米表示水银压力计测量血压后水银柱的高度数值，所以通常会在数字后面加上毫米汞柱(mmHg)作为血压的单位。

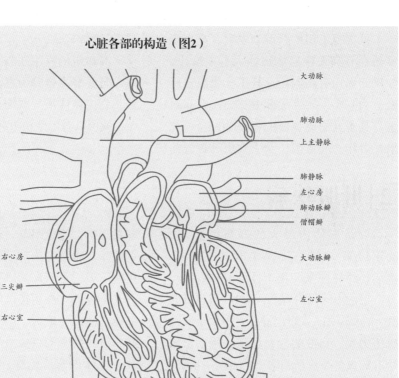

心脏各部的构造（图2）

- 大动脉
- 肺动脉
- 上主静脉
- 肺静脉
- 左心房
- 肺动脉瓣
- 僧帽瓣
- 大动脉瓣
- 右心房
- 三尖瓣
- 右心室
- 左心室
- 下主动脉
- 心尖

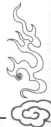

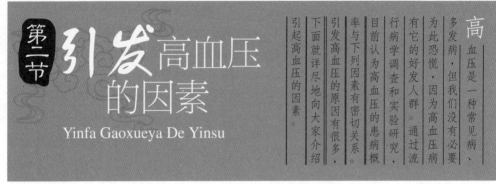

第二节 引发高血压的因素

Yinfa Gaoxueya De Yinsu

高血压是一种常见病、多发病，但我们没有必要为此恐慌，因为高血压病有它的好发人群。通过流行病学调查和实验研究，目前认为高血压的患病概率与下列因素有密切关系。引发高血压的原因有很多，下面就详尽地向大家介绍引起高血压的因素。

1 遗传因素

世界卫生组织经调查发现，高血压容易在有高血压家族史的人群中发生。如果父母均有高血压，其子女患高血压概率为45%；如果父母中有一人有高血压，其子女患高血压的概率为28%；如果父母均无高血压，其子女患高血压的概率仅为3%。

高血压的发生还与很多后天因素有关，只要努力排除引发高血压的危险因素，如控制体重、戒烟戒酒、积极运动等，就可以有效地预防高血压。

2 肝脏疾病

肝是人体内最大的器质性脏器，约重1200～1500克，左右径约25厘米，前后径约15厘米，上下径约6厘米。

肝的血液供应有25%～30%来自肝动脉，70%～75%来自门静脉。但由于肝动脉压力大、血液的含氧量高，所以它供给肝的氧量是肝所需氧量的40%～60%。门静脉汇集来自肠道的血液，将营养成分输送到肝脏合成加工。

当肝脏出现病变时，人们就会出现以下症状：心窝感到胀闷，右上腹部闷痛，黑斑增加，四肢麻痹；口臭、食欲不振，有恶心感觉；全身倦怠感日趋严重，持续性微热或并发恶寒；注意力不容易集中，脸色晦暗，皮肤呈黄疸色或觉瘙痒，尿液变为啤酒色，便秘且便色灰白。

全身的70%运转机能都是由肝脏来主控与协助完成的，很多慢性病都是因肝功能的失常而直接或间接造成，如过敏、抗体低落、肥胖、神经质、痛风、高血压、脂肪肝等。

肝脏是脂肪酸合成与氧化、胆固醇合成、蛋白质合成及清除异常脂蛋白的主要场所，不少肝脏疾病都可引起脂代谢异常，所以当肝脏出现异常时也可能引发高血压。

3 糖尿病

不少人都认为糖尿病仅仅是血糖升高，只要控制住血糖就行了，其实糖尿病更严重的危害是可引发心血管并发症。我国约有1亿高血压患者，约2700万糖尿病患者(分1型和2型，其中2型占95%)。2型糖尿病与高血压关系密切，近40%的2型糖尿病患者同时患有高血压，而在高血压患者中，则有5%～10%同时患有2型糖尿病。高血压病与糖尿病是独立但又关系密切的疾病，恰似"狼"与"狈"的关系。

糖尿病是引发冠心病的高危因素，因此在糖尿病的诊断治疗过程中，也要注意检测心血管的各项指标，降糖、降压和调血脂，一项都不能少。

为此，在国际糖尿病联盟最新发布的《IDF2005全球Ⅱ型糖尿病诊治指南》中，明确要求40岁以上的糖尿病患者要服用降低胆固醇的他汀类药物，即使患者的胆固醇指标正常，也要坚持用药。《指南》还明确指出，在饮食和锻炼都不能控制血糖的情况下，糖尿病患者的治疗药物要首选二甲双胍，它在控制血糖的同时还能控制体重。

4 肾脏病变、内分泌紊乱

肾脏疾病是指原发于肾脏或其他脏器病变而影响到肾脏的一类疾病，其临床表现主要是尿液异常和肾脏局部的一些症状。中医学中肾脏疾病的含义更为广泛，包括了内分泌、生殖系统等病症。

人体内有很多分泌腺体，如甲状腺、胰腺、汗腺及性腺等，它们都具有分泌功能。分泌的方式可分为外分泌和内分泌两种。腺体产生的液体状分泌物通过导管输出，并直接输送到脏器的腔道或体表，称为外分泌。内分泌则是人体的一种特殊分泌方式，它是由内分泌腺分泌的，内分泌腺没有导管，其分泌物称为激素，它们是通过血液或淋巴输送到全身的，并且在特定的部位发挥作用。如甲状腺产生的甲状腺激素就直接分泌入血液，随血液循环到身体的某些部位发挥作用。当肾脏发生病变或内分泌紊乱时，极容易引起血压升高。

5 肥胖、便秘

肥胖和便秘已成为现代社会最常见的两种疾病，它们也很容易引起高血压。

〖肥胖会使血压上升〗

很多人会问，为什么肥胖会使血压上升？研究指出，因为肥胖者的脂肪组织大量增加，扩充了血管，血液循环量相对增加，在正常心率的情况下，心搏出量要增加许多，心脏长期负担过重就会导致左心室肥厚，血压升高。

肥胖者的肾上腺皮质功能亢进及一

定程度的水钠潴留，又进一步增加了血液循环量，使血压升高加剧。

专家在总结肥胖者高血压的特点时指出：

◎肥胖者的高血压与血容量、肾素水平无相关性。

◎肥胖者的全身总血管阻力低于消瘦者。

◎当体重下降后，血压可降低，若体重在一年内减少8000克，收缩压可下降18毫米汞柱（2.4千帕），舒张压可下降13毫米汞柱（1.7千帕）。

〖便秘也会使血压上升〗

普通人大便时如果用力过猛，血压也会突然升高，高血压患者大便时当然就更容易血压上升了，有不少高血压患者就因为在大便时用力过大而引发了脑溢血，因此高血压患者切不可忽视便秘。

要想预防便秘，就要注意平时的饮食，最根本的方法是要常摄取富含纤维素及水分的食物。当然，便秘类型不同，饮食情况也应有所不同。

便秘者只有在迫不得已时方可使用泻药或灌肠，因为使用泻药或灌肠会加重病情，易造成习惯性便秘，以致更难自然排便，所以治疗便秘要尽可能采用科学的食物疗法。

6 饮酒过量

关于饮酒是否会引起血压升高的问题，国内外的许多专家都对此进行了研究，如美国一项研究结果表明，在5000例30～59岁的人群中，若按世界卫生组织诊断高血压的标准［即收缩压≥160毫米汞柱（21.3千帕）且舒张压≥95毫米汞柱（12.6千帕）为高血压］，则饮酒量与血压水平呈正相关，也就是说喝酒越多者血压水平越高。我国也有人进行过对照研究，结果发现饮酒者血压水平高于不饮酒者，特别是收缩压。有资料表明，每日饮酒30毫升，其收缩压可增高4毫米汞柱，舒张压可增高2毫米汞柱，患高血压的概率为50%；每日饮酒60毫升，收缩压可增高6毫米汞柱，舒张压可增高2～4毫米汞柱（0.26~0.53千帕），患高血压的概率为100%。

为什么饮酒会使血压升高呢？其确切机理尚不清楚，可能与酒精引起交感神经兴奋、心脏输出量增加，间接引起肾素等其他血管收缩物质的释放增加有关。同时，酒精能使血管对多种升压物质的敏感性增加，从而导致血压升高。

另据研究发现，长期大量饮酒会造成心肌细胞损害，使心脏扩大而发展为心肌病，还可诱发酒精性肝硬化，并加速动脉粥样硬化。因此，已有高血压或其他心血管疾病的人一定要忌酒。

但是，中医认为，少量饮酒可扩张血管、活血通脉、助药力、增食欲、消疲劳，所以一些针对病症的药酒可以少量饮用，特别是中风后遗症和冠心病患者，可适当选择某种药酒饮用，但要将量控制在最低限度。已有饮酒习惯的成年人，应限制饮酒量，每天喝白酒最好不超过50克。

因此，专家们建议：

◎要劝阻儿童和青少年饮酒。

◎已有高血压或其他心血管疾病者一定要戒酒。

◎已有饮酒习惯的成年人应限制饮酒量，每天饮白酒最好不要超过50克。

还应切记：

◎控制饮酒量。

◎控制下酒菜的含盐量，不可摄入过多食盐。

◎尽量在家中饮酒。

◎患有高血压并发症、脑动脉硬化症或肝脏不好的人应戒酒。

此外，酒是一种高热量的饮料，那些节食后仍不能减肥的人，应考虑是否与饮酒过量有关。那么，可否饮酒后相应地少吃米饭，从而保持热量平衡呢？这是行不通的，因为酒中不含除糖以外的其他营养成分，长期这样做会造成营养不良，影响身体健康，所以发胖的人还是少量、有节制地饮酒最好。

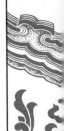

7 摄入食盐过多

在高血压众多的发病机制中，高盐饮食是引起高血压的一个重要原因，这已被越来越多的人所接受，但也有学者对这一说法持否定态度，如加拿大多伦多大学医学院教授、多伦多犹太医院高血压病研究所所长亚历山大·摩根医生，他说"减少食盐摄入量不一定可以防止高血压，摄入大量食盐也不一定会让血压增高"。

〖注意食盐中的钠〗

摄入食盐过多会使血压升高，其根本原因目前尚未完全弄清，但根据大量的调查研究可以推断出，这似乎是由食盐中的钠引起的。食盐进入人体后，分解成氯离子和钠离子，从而使血液中钠离子的含量增多，引起水钠潴留从而引发高血压。

不仅食盐中含有钠，化学调味品中也含有钠，故高血压患者不但要控制食盐摄入量，也必须注意化学调味品的摄入量。

〖减盐过度会导致什么结果〗

实行减盐饮食2～3年后，首先出现的症状是全身倦怠、无力、食欲不振，不久之后人就会变得茫然，从而引发壮年性或老年性痴呆症。

在人体中，食盐的主要功能是在体内分解为钠离子，调整细胞中渗透压的平衡。简单地说，就是占人体体重2/3的水具有由高处流向低处的特性，水分会从离子浓度低的地方向离子浓度高的地方流，使离子浓度达到平均；而钠离子正好和水相反，它是由离子浓度高的地方向离子浓度低的地方流，和水一起调整人体的平衡。如果过度实行减盐饮食，体内的钠离子减少，水的流动变为单向，大部分水就会流出体外，细胞机能会因此停滞，带来生命危险。因此，在平时的饮食中要特别注意不可食盐太多，但也不能不食用盐。

121

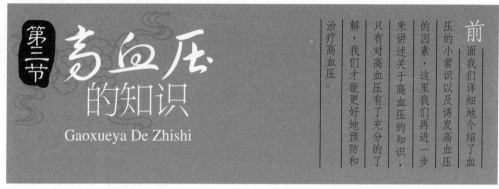

前

面我们详细地介绍了血
压的小常识以及诱发高血
压的因素，这里我们再进一步
来讲述关于高血压的知识，
只有对高血压有了充分的了
解，我们才能更好地预防和
治疗高血压。

第二节 高血压的知识

Gaoxueya De Zhishi

① 什么是高血压

大家都知道，高血压是最常见的心血管疾病之一，常引起心、脑、肾等器官的并发症，严重危害着人类的健康。

在解释高血压之前，我们首先应该知道正常血压的标准。前面已经提到过，世界卫生组织规定的正常血压标准是，正常成人的收缩压应小于或等于140毫米汞柱（18.6千帕），舒张压应小于或等于90毫米汞柱（12千帕）。如果成人的收缩压大于或等于160毫米汞柱（21.3千帕），舒张压大于或等于95毫米汞柱（12.6千帕）即为高血压；血压值在上述两者之间，即收缩压在141～159毫米汞柱（18.9～2.2千帕）之间，舒张压在91～94毫米汞柱（12.1～12.5千帕）之间为临界高血压。诊断高血压时，必须多次测量血压，至少连续两次测得舒张压的平均值在90毫米汞柱（12.0千帕）或以上才能确诊为高血压，仅一次血压升高者不能确诊。所以要知道自己的血压是否正常，最好多量几次。

一般来说，高血压是一种无自觉症状的身体状态，大多数的高血压患者在血压升高早期仅有轻微的自觉症状，如烦躁、失眠、头痛、头晕、耳鸣、容易疲劳等，随着病情的发展，症状越加明显，如走路时出现下肢疼痛、手指麻木和僵硬、颈背部肌肉酸痛等。当出现心前区疼痛、气促、胸闷、心慌时，表明心脏已受累；如果出现尿频、尿多、尿液清淡时，表明肾脏受累；如果高血压患者突然出现呼吸深沉不规则、神志不清、大小便失禁等，则表示可能发生脑出血。

因此，提高对高血压病的认识，对高血压的早期预防、及时治疗有着十分重要的意义。

② 高血压的分类

在医学上，根据高血压的发病原因，将其分为原发性高血压和继发性高血压两大类。原发性高血压是指发病原因不明的高血压，又称高血压病。患这种高血压的人约占高血压病人的95%，大多数病人有家族遗传史。继发性高血压是指因某种身体疾病而引发的高血压，病因明确，最多见的是由肾脏疾病、内分泌疾病引起的高血压，其次是脑部炎症、肿瘤、外伤引起的高血压。某些药物也可导致高血压，如激素、避孕药、甘草浸膏等。

〖按照舒张压水平，可将高血压的程度分为以下三度〗

◎轻度：舒张压在90～104毫米汞柱（12~14千帕）间。

◎中度：舒张压在105～114毫米汞柱（13.9~15.1千帕）间。

◎重度：舒张压在115毫米汞柱（15.3千帕）以上。

〖按照高血压形成的原因，可将其分成以下三类〗

◎原发性高血压：占高血压总体的90%以上，原因尚不明确，和遗传、生活环境、精神压力等都有关系，平常所说的高血压就是指原发性高血压。

◎血管病变源性高血压：是指由先天性主动脉缩容、多发性大动脉炎等引起的高血压。

◎症状性高血压（继发性高血压）：在某种疾病过程中继发的血压升高，血压升高是这种疾病的临床表现之一。

症状性高血压又可分为以下几种类型：

肾性高血压：由肾脏疾病引起的高血压。最常引发高血压的肾脏疾病是急、慢性肾炎。急性肾炎多见于青少年，其特点是起病急，常有链球菌感染史，临床上有发热、血尿、水肿等症状，化验小便可见尿中有蛋白、红细胞等。急性肾炎如果治疗不彻底，可反复出现水肿、

贫血、血浆蛋白低，甚至恶心、呕吐、抽搐、尿素氮肌酐明显升高等症状，此为慢性肾炎并发尿毒症的表现。其他肾脏疾病如多发性肾结石、肾囊肿、肾结核、肾动脉狭窄等，也可引发高血压。

心血管性高血压：是指因大动脉狭窄、动脉硬化、凸眼性甲状腺肿（心脏搏出的血量增大而使收缩压上升）等引起的血压升高。

内分泌性高血压：由内分泌性疾病引起的高血压。可见于嗜铬细胞瘤，病因主要是肾上腺髓质或交感神经节大量分泌去甲肾上腺素和肾上腺素；其次是原发性醛固酮增多症，病因主要是肾上腺皮质增生或肿瘤致使醛固酮分泌增多；再次是柯兴氏综合征，病因主要是肾上腺皮质肿瘤或增生，糖类皮质激素分泌增多、水钠潴留、血容量增多。

妊娠高血压：妊娠后期中毒所引起的高血压症状。

脑神经性高血压综合征：因脑部创伤、脑干感染、脑部肿瘤等脑部病变引起的高血压。

〖按照年龄，可将高血压分为三种类型〗

◎年轻性高血压：一般是指未满30岁的高血压患者，大多因遗传形成，也可能因肥胖和精神压力等因素促成。

◎老年性高血压：因为年龄渐增，中等以上的粗动脉硬化促使血压上升，一般称60岁以上的人所患的高血压为老年性高血压。

◎更年期高血压：可能是血液中激素水平下降导致，血压亦会因情绪的变化而有明显的变动，这是更年期高血压的最大特点。

典藏精品版

家家必备的保健全书

③ 高血压带来的其他并发症

由于动脉压持续升高引发全身小动脉硬化，从而影响组织器官的血液供应，可造成各种严重后果，这就是高血压的并发症。在高血压的各种并发症中，以心、脑、肾的并发症最为显著。

高血压初期，症状并不明显，但确诊为高血压后还是有不少人认为没什么大不了的，不予理睬、听之任之。如果患了高血压却置之不理，病情就会不知不觉地迅速加重，不久就会出现并发症，而诱发并发症才是高血压的真正可怕之处。

高血压的主要并发症为脑血管、心脏、肾脏等器官的疾病，其中首当其冲的是心脏。

心脏的责任重大，担负着将血液送到全身各处的任务。如果血压升高，心脏就必须付出更大的力量才能完成输送血液的任务，这样势必加重心脏的负担，心脏长期超负荷运转最终会导致病变。

还有一点万万不能忽视，动脉硬化不等于高血压，动脉硬化是由于血管老化造成的，但高血压与动脉硬化的关系却极为密切。高血压患者与血压正常的人相比，动脉硬化的发病时间将提早十几年。所谓动脉硬化，是指动脉变硬、内壁变狭、血液流动不畅。

高血压的并发症主要有以下三种：脑血管并发症、心脏并发症、肾脏并发症。

〖脑血管并发症〗

脑溢血：在高血压引起的血管障碍中，最常发生的当数脑溢血。所谓脑溢血，就是指脑出血、蛛网膜下腔出血等危险症状。

脑出血是指大脑内部的血管破裂出血而引起的脑部机能障碍，脑部障碍的轻重程度视出血的部位及程度而定，轻者会引起半身不遂或感觉障碍、舌头僵硬等，重者前一秒钟还一切正常，后一秒钟就突然脑出血倒下，一命呜呼。

蛛网膜下腔出血在脑溢血中所占的比例最小，为1/10，它是脑的表面血管出血而非脑内出血。其临床症状为突发性剧烈头痛、想呕吐等。患此病的多数是年轻人。

脑栓塞：脑栓塞又分为脑血栓症和脑栓塞症两种。所谓脑血栓症是指脑血管动脉粥样硬化、血管内腔变狭，最终形成血栓性闭塞，致使血液不能在整个大脑中顺畅流动，造成局部脑组织因长期供血不足而萎缩坏死，患者会出现半身不遂或失语等临床症状。

脑栓塞症是由心脏瓣膜症及高血压性心脏病引起的。从心脏出来的血液凝固成小块，当凝固的血块阻塞在脑血管时，便会出现脑栓塞症。这种病的最大特征是从发病到出现临床症状的时间很短，脑部大血管被阻塞将引起意识不清。

〖心脏并发症〗

在高血压引起的心脏病中，最严重的是缺血性心脏病，即心绞痛和心肌梗死，其主要病因是冠状动脉粥样硬化。

冠状动脉是向心脏输送血液的动脉，如果冠状动脉发生硬化，该动脉的内腔就会变狭小，而维持心脏正常的生理活

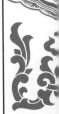

动需要供给心肌大量的血液，狭小的冠状动脉内腔使血流不畅，以致无法供给心肌足够的血量。冠状动脉粥样硬化的初期往往没有什么症状，但发展到一定程度后，症状会逐渐明显。如果运动后心脏周围隐隐作痛，这就是心绞痛的初始阶段。

心绞痛发作时，心脏及胸骨后侧有压迫性疼痛、憋闷，疼痛程度因人而异，不尽相同。心绞痛是因心脏暂时性血流障碍引起的，发作时间一般为几分钟。该病初期多在运动之后发作，随着病情的加重，心绞痛即使在安静的时刻也可能发作。

冠状动脉粥样硬化如果进一步恶化，会使动脉管壁增厚、失去弹性，内腔变得非常狭小，血液流到狭窄处发生阻塞而流不到尽头，可导致局部心肌缺血坏死，即心肌梗死。心肌梗死发作时，心前区剧烈疼痛，甚至出现心力衰竭、休克，危及生命。

④ 高血压有哪些主要症状

高血压的症状往往因人、因病期而异。高血压早期多无症状或症状不明显，偶尔于身体检查测血压时发现。高血压症状与血压升高程度并无一致的关系，这可能与高级神经功能失调有关。有些人血压不太高，症状却很多，而另一些患者血压虽然很高，但症状并不明显。

高血压的常见症状有：

头晕：头晕为高血压最多见的症状，常在患者突然下蹲或起立时出现，有些是持续性的。

〔肾脏并发症〕

高血压长期发展下去会引起肾脏的细动脉硬化。肾脏的功能是过滤血液，排出身体不需要的废物，如果肾脏的细动脉发生硬化，则不能顺利完成其过滤、排出血液废物的工作，使大量应当排出的废物残存于体内，这种现象称为肾功能衰竭。其症状为口渴、水肿，夜间排尿次数增加。

肾功能衰竭继续发展下去可引起尿毒症。40岁以上的人如果已出现上述症状，应及时就诊，力求做到尽早发现、及时治疗。

高血压并非一定伴有并发症，高血压出现并发症主要是因为治疗不及时。如果正确控制血压，将其调控在某一合适的范围内，那么可怕的血管障碍、并发症等就能得到预防。高血压患者只要及时就医，并且在日常生活中严格控制饮食，仍可像健康人那样延年益寿。

头痛：头痛也是高血压的常见症状，多为持续性钝痛或搏动性胀痛，甚至有炸裂样剧痛，常在早晨睡醒时发生，起床活动一会儿或饭后逐渐减轻，疼痛部位多在额部两旁的太阳穴和后脑勺。

烦躁、心悸、失眠：高血压患者性情大多比较急躁，遇事敏感、易激动，所以心悸、失眠等症状比较常见。失眠主要表现为入睡困难或早醒、睡眠不实、噩梦纷纭、易惊醒，这与大脑皮层功能紊乱及植物神经功能失调有关。

125

注意力不集中，记忆力减退：早期多不明显，但随着病情发展而逐渐加重，主要表现为注意力容易分散，很难记住近期的事情，但对过去的事却记忆犹新，这种症状颇令人苦恼，故常成为促使患者就诊的原因之一。

肢体麻木：常见手指、足趾麻木，皮肤有蚁行感，颈部及背部肌肉紧张、酸痛，部分患者常感手指不灵活，一般经过适当治疗后可以好转。但若肢体麻木较顽固、持续时间长，而且固定出现于某一肢体，并伴有肢体乏力、抽筋、跳痛时，应及时就诊，预防中风发生。

综上所述，当患者出现莫名其妙的头晕、头痛或上述其他症状，都要考虑是否患了高血压，并应及时测量血压。若已证实是血压升高，则要趁早治疗、坚持服药，避免病情进一步恶化。

5 高血压的诊断标准是什么

目前，我国已将高血压的诊断标准与世界卫生组织于1978年制订的标准统一，即三次检查核实后，按血压值的高低分为正常血压、临界高血压和诊断高血压。

正常血压：收缩压在140毫米汞柱或以下，舒张压在90毫米汞柱或以下，而又非低血压者，应视为正常血压。

临界高血压：收缩压在141～159毫米汞柱（18.8～21.2千帕），舒张压在91～95毫米汞柱（12.1～12.7千帕）之间。

确诊高血压：收缩压达到或超过160毫米汞柱（21.3千帕），舒张压达到或超过95毫米汞柱（12.7千帕）。

这里需要注意的是，血压正常与否是人为划定的界线，诊断高血压的标准会随着对血压的进一步认识而有所不同。比如，过去认为，随着年龄的增长，收缩压和舒张压均有增高的趋势，不同的年龄组血压数值是不同的，尤其是收缩压，而现在却有资料表明，无论处于哪个年龄组，只要收缩压超过160毫米汞柱

（21.3千帕），患脑卒中、心肌梗死、肾功能衰竭的危险性和死亡率都会增加。160毫米汞柱（21.3千帕）的收缩压是危险的标志，这就是将160毫米汞柱（21.3千帕）作为确诊高血压的界点的道理。

另一方面，只有当舒张压降至80毫米汞柱(10.7千帕)以下时，才可能有效减少冠心病、心肌梗死的发生和死亡率。当然，这个结论还需要更多的临床试验进行验证，以便确定更合理、更全面的

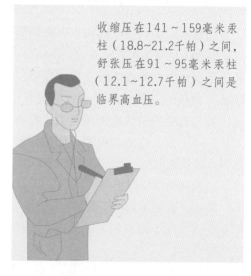

收缩压在141～159毫米汞柱（18.8~21.2千帕）之间，舒张压在91～95毫米汞柱（12.1～12.7千帕）之间是临界高血压。

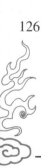

第二章

高血压的食疗法

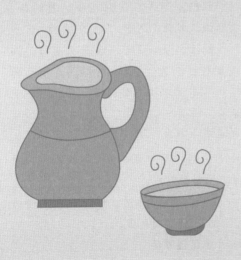

高血压患者不仅要通过药物治疗来控制病情，注意日常生活中的饮食也是很重要的一个环节，好的饮食习惯不仅可以控制病情，还可以治愈高血压。

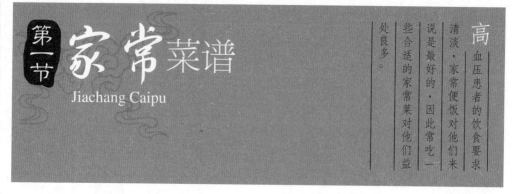

第一节 **家常菜谱**
Jiachang Caipu

高血压患者的饮食要求清淡，家常便饭对他们来说是最好的，因此常吃一些合适的家常菜对他们益处良多。

1 菠菜类

菠菜能活血通络、益血润肠、调中下气。现代医学研究表明，菠菜含有蛋白质、脂肪、糖类、粗纤维、钙、磷、铁、锌、胡萝卜素、维生素A 、B族维生素、维生素C、维生素E等多种营养成分。

姜汁菠菜

原料：菠菜、姜汁、盐、白糖、醋、香油各适量。

制作方法：①菠菜洗净入锅，断生后捞起，晾凉盛盘；②加姜汁、盐、香油、白糖、醋拌匀即可。

功效：适用于头昏头痛、面红目眩、尿黄、心悸等症。

大蒜香油拌菠菜

原料：大蒜、菠菜、香油、芝麻、姜末、碘盐各适量。

制作方法：①将大蒜捣碎成泥；②鲜菠菜用开水烫熟挤出水分，加姜末、芝麻、碘盐、香油、蒜泥拌匀即可。

功效：滋阴润肺、养血止血，可降血压，适用于风痰上逆型高血压。

凉拌菠菜

原料：菠菜、香油、盐各适量。

制作方法：①将菠菜切节，入沸水中烫约2～3分钟；②捞起沥干水分，拌入香油、食盐即可食用。

功效：滋阴、清热、润肠，适用于头痛、便秘、面红、目眩、耳鸣、尿黄、心烦口渴等症。

银耳炒菠菜

原料：银耳、菠菜、姜、葱、盐、植物油、大蒜各适量。

制作方法：①银耳发透，去蒂，撕成瓣状；②菠菜洗净，切成5厘米长的段；③用沸水将菠菜焯透，捞起，沥干水分；④姜、蒜切片，葱切花；⑤炒锅置武火上烧热，加入植物油，油六成热时下入葱、姜、蒜爆香，加入银耳、菠菜、盐炒熟即成。

功效：滋阴止咳，降低血压，适用于风痰上逆型高血压。

冬菇菠菜汤

原料：冬菇50克、菠菜250克、花生

油50毫升，姜片、上汤、盐、糖各适量。

制作方法：①冬菇用清水浸软，切片；②菠菜洗净，切段备用；③热锅放花生油，爆香姜片，放入冬菇及上汤；④武火煲滚，然后用文火煲约15分钟；⑤下菠菜滚熟，放入盐、糖调味即成。

功效：此汤有清热、降血压之功效，适用于各类型高血压。

2 芹菜类

芹菜中含有丰富的维生素P，能降低毛细血管的通透性、软化血管，具有降血压和降血脂的作用。用鲜芹菜捣汁加白糖饮用，对高血压有明显的防治作用。

牛肉炒芹菜

原料：牛肉、芹菜、植物油、酱油、盐、豆瓣酱、葡萄酒、淀粉各适量。

制作方法：①牛肉切成细丝，加入酱油、葡萄酒及淀粉抓匀，使牛肉丝上浆；②炒锅内放入植物油，油热后，下牛肉丝旺火煸炒，等肉色变白后，将其拨在锅边，锅中心下豆瓣酱煸炒，再下芹菜段、盐，炒几下即与牛肉丝合炒，炒一会儿即可出锅装盘。

功效：降压，健脾养胃。

香芹醋花生

原料：香芹、花生仁、食醋、麻油、精盐各适量。

制作方法：①将花生仁置于食醋中浸泡一周以上，食用时取适量；②将香芹切成约3厘米的长段；③香芹与食醋、花生仁混匀后，放入麻油、精盐调和片刻即可。

功效：本菜降压效果非常好。

芹菜烧豆腐

原料：芹菜、豆腐、植物油、葱花、生姜末、清汤、精盐、味精、五香粉、淀粉、麻油各适量。

制作方法：①芹菜下沸水锅中焯一下捞出，切成小段，入碗备用；②将豆腐切成1厘米见方的小块；③锅内放入植物油，中火烧至六成热，加葱花、生姜末煸炒出香，放入豆腐块，加清汤煨煮5分钟；④加芹菜小段，改用小火继续煨煮15分钟，加精盐、味精、五香粉拌匀，用湿淀粉勾薄芡后淋入麻油即成。

功效：具有宽中益气、清热降压、降血糖的功效，适用于糖尿病、高血压病。

花生仁拌芹菜

原料：花生仁、芹菜、酱油、花椒油、精盐、白糖、味精、醋各适量。

制作方法：①花生仁炸酥，捞出去掉膜皮；②芹菜切成小段，放开水锅里焯一下捞出，用冷水投凉，除去水分，成圈状均匀地码在盘子边上，再把花生仁堆放在芹菜圈中；③把酱油、精盐、白糖、味精、醋、花椒油放在小碗内调好，浇在芹菜上，拌匀即可。

功效：润肺去痰，养血止血，降压去脂，适用于高血压、高血脂症、血小板减少症、慢性肾炎、秋季咳嗽、血尿等病症。

炝芹菜

原料：嫩芹菜、姜丝、植物油、花椒、麻油、醋、精盐、白糖、味精各适量。

制作方法：①嫩芹菜切成段，放入

人人必知的健康常识

十大病症居家疗法全书

开水中焯一下，捞出后用凉水浸凉；②控水后放入碗中，加精盐适量，挤去水分，再撒上生姜丝，淋上麻油；③炒锅置火上，放植物油烧热，下花椒稍炸，待出味后捞出花椒，然后迅速将芹菜入锅，翻炒几下；④加盖焖10分钟，至芹菜入味后开盖，加入精盐、味精、醋、白糖，调拌均匀即成。

功效：降脂降压、醒脑健神、清热去风，适用于各型高血压，对伴有神经衰弱、高血脂症、动脉硬化症患者尤为适宜。

香脆芹叶

原料：芹菜叶、精盐、味精、白糖、醋、油各适量。

制作方法：①炒锅置旺火上，放油烧至七成热，下芹菜叶炸30秒钟，至菜叶变墨绿色、发脆时捞出，控油盛入盘中；②碗内加入精盐、味精、白糖、醋和少许冷开水，兑成调味汁，浇在芹菜叶上即成。

功效：平肝降压，适用于各类型的高血压。

芹菜瘦肉丝

原料：芹菜300克，瘦猪肉150克，红椒1个，姜5克，花生油50毫升，蒜3克，盐5克，生粉5克，味精3克，酱油5克，料酒3克。

制作方法：①将芹菜、红椒、姜、蒜洗净，芹菜切段，红椒、姜切丝，大蒜拍扁备用；②将瘦猪肉洗净切丝，用酱油、料酒、生粉拌匀；③锅内放油烧至七成热后放入红椒丝、姜丝、大蒜炝锅，然后放入肉丝煸炒至肉色变白时加

入芹菜，大火快炒3分钟，加入盐、味精调味即可。

功效：促进食欲、帮助消化、降压去脂，适用于各类型高血压。

芹菜炒香干

原料：香干（豆腐干）300克，芹菜200克，花生油50毫升，干椒20克，姜5克，蒜8克，味精5克，盐5克。

制作方法：①香干洗净切成丝，芹菜择去老叶，洗净后切成段；②干椒剪成小段，姜去皮切末，蒜去皮剁成蓉；③锅置火上，加油烧热，放入姜末、蒜蓉、干椒段，炒出香味后放入香干，炒至香干无水分；④放入芹菜段，与香干一起炒匀后，加入所有调味料炒至入味即可。

功效：可作为高血压、动脉硬化、神经衰弱、月经不调、痛风等病患者的食疗菜。

芹菜香菇丝

原料：芹菜200克，水发香菇100克，花生油50毫升，清汤、盐、水淀粉、麻油各适量。

制作方法：①把芹菜洗净，切成4厘米长的段；②把香菇切成丝；③用旺火把油烧至冒烟，先把芹菜放进去，煸炒几下，再放香菇丝，加少许盐炒匀；④加入清汤，盖上锅盖，用小火焖一会儿；⑤出锅前用水淀粉勾芡，加少许麻油炒匀即可。

功效：这是一道平肝、清热、降血压、保护动脉血管的药膳，也是一道可口营养的家常菜，非常适合有高血压、高血脂和神经衰弱的患者食用。

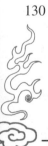

3 萝卜类

萝卜中的水分占91.7%，还含有丰富的维生素C及一定量的钙、磷、碳水化合物及少量的蛋白质、铁及其他维生素，还含有木质素、胆碱、氧化酶素、甘酶、触酶、淀粉酶、芥子油等有益成分。

白萝卜拌香菜

原料：白萝卜、香菜、辣椒、精盐、麻油、胡椒粉、陈醋各适量。

制作方法：①白萝卜切成细丝，加入精盐腌浸约10分钟，用手挤干水分，放入盆中；②辣椒切丝，加入少量精盐腌3分钟后与萝卜丝混匀，再放入沥干水分的香菜和精盐、陈醋、胡椒粉、麻油搅拌数遍即可。

功效：对伴有食滞不消、脘腹胀满的高血压患者非常适宜。

素炒五丝

原料：土豆、白萝卜、香干（豆腐干）、芹菜、黄花菜、植物油、盐、葱、姜、味精各适量。

制作方法：①葱切成丝，姜洗净，切成细末；②芹菜切成3厘米长的段，土豆切成细丝，黄花菜从中间切断，香干切成丝，白萝卜切成细丝；③将芹菜放沸水中焯一下；④葱、姜下油锅煸出香味，下白萝卜丝、土豆丝炒至断生，再下黄花菜、香干丝及芹菜段，稍炒，下盐及味精，炒匀出锅。

4 各种瓜类

瓜类蔬菜营养丰富，含有人体必需氨基酸、维生素C、维生素B₁、维生素B₂、

功效：有通气利尿，清热解毒，防止动脉硬化，降低血压之功效。

溜胡萝卜丸子

原料：胡萝卜、香菜末、面粉、花生油、水淀粉、酱油、食盐、葱末、姜末、五香粉各适量。

制作方法：①胡萝卜剁碎入盆撒入香菜末、五香粉、食盐、面粉、水淀粉，搅拌成馅做成小丸子；②将小丸子放入油锅中炸成金红色，捞出沥油；③将炒锅置火上，放入花生油，烧热后放入葱末、姜末炝锅，加入少许酱油和食盐，并加入适量清水，待烧开后，用淀粉勾芡，放入丸子，搅拌均匀，略烧即成。

功效：增加冠状动脉血流量，促进肾上腺素合成，具有降血压的功效。

酸炒胡萝卜丝

原料：胡萝卜丝、酸汤、干辣椒、大蒜瓣、植物油、香油、盐、味精各适量。

制作方法：①胡萝卜丝放入装酸汤的缸内腌渍2天，干辣椒切碎，蒜瓣剥皮切片；②锅内油烧至七成热时，放干辣椒炒香，再放蒜片煸出香味，倒入酸胡萝卜丝，加盐、味精炒匀，淋上香油即可。

功效：养肝明目、平肝健脾，适宜于各类型高血压，肝肾阴虚者食用尤佳，是高血压伴糖尿病患者的首选菜肴。

胡萝卜素及钙、磷、铁、钾等矿物质，而且还具有一定的药用价值。

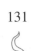

清炒苦瓜

原料：苦瓜、生姜丝、葱花、花生油、精盐、味精各适量。

制作方法：①将新鲜苦瓜切成细丝；②再将适量的花生油烧热，加入适量生姜丝、葱花略炸一下。③随即投入苦瓜丝爆炒片刻，加精盐、味精略炒即成。

功效：具有清热明目、促进食欲的功效。

苦瓜炒豆芽

原料：苦瓜、绿豆芽、盐、白醋、植物油、白糖各适量。

制作方法：①将苦瓜切成丝，洒少许盐在瓜丝上略腌一下；②绿豆芽洗净沥干水分；③锅内油热后倒入苦瓜略加翻炒，再倒入绿豆芽，炒至豆芽稍变软即可加入白醋，炒匀即可；④还可适量加些白糖成糖醋味，对喜食甜的人较适合。

功效：常吃此菜可加速胆固醇在肠道内的代谢，以降低血中的胆固醇。

银丝黄瓜

原料：黄瓜、粉丝、食醋、食盐、味精、大蒜、芝麻油、酱油、白糖各适量。

制作方法：①黄瓜切成块状入碗，蒜瓣捣碎，拌入黄瓜内，撒入适量食盐腌渍片刻；②粉丝煮好，捞出放入冷水过冷河，沥干水分装入盘内；③将腌渍过的黄瓜去汁，倒在粉丝上，再倒入酱油、醋、白糖、味精、芝麻油拌匀即可。

功效：有利于降压。

清炒西瓜皮

原料：西瓜皮、豆豉汁、植物油、精盐、味精各适量。

制作方法：①将鲜西瓜皮削去表皮，切成薄片；②油烧至七成热时下西瓜皮，用武火翻炒至呈青色；③加入精盐、豆豉汁和味精，再用文火稍焖至熟即可。

功效：清热利尿、平肝健脾，适合肝阳上亢型高血压患者食用。

芝麻苦瓜

原料：苦瓜、醋、精盐、芝麻、麻油各适量。

制作方法：①芝麻放入锅内，用小火炒香，放在案板上碾碎，加精盐，调匀后备用；②苦瓜切成薄片后放入适量盐水中浸泡一会儿，捞出挤去水分，放入盘内，加入醋拌匀，撒上芝麻精盐，淋上麻油即成。

功效：滋补肝肾、清热降压，适用于肝肾阴虚型高血压。

5 西红柿类

西红柿含蛋白质、脂肪、葡萄糖、蔗糖、维生素B_1、维生素B_2、维生素C及钙、磷、铁、锌等成分，营养丰富。它所含的葡萄糖、有机酸易被人体直接吸收。

乳香西红柿

原料：牛奶、鸡蛋、西红柿、食盐、胡椒粉、花生油、白糖、淀粉、味精各适量。

制作方法：①将西红柿切成月牙块，淀粉和牛奶调成汁，再煎几个荷包蛋；②锅内油烧热后放入西红柿块，翻炒几下，加适量食盐，然后把调好的奶汁倒入锅内搅匀；③将荷包蛋摊在锅内，放入少许白糖、胡椒粉，用小火炖3分钟，再加少许味精即可。

功效：辅助降压，还可促进身体对钙质的吸收。

西红柿炒鸡蛋

原料：西红柿、鸡蛋、清汤、植物油、食盐、味精、葱白各适量。

制作方法：①鸡蛋取蛋清置碗内，用筷子反复搅成雪花状后放少许食盐；②将植物油倒入热锅中，用火烧至八成热，将蛋清下锅，翻炒至发泡即盛出；③西红柿切成薄片，在热油锅内翻炒至快断生时加入蛋清翻炒几遍，加入适量清汤，待沸后再放食盐、味精、葱白炒匀即成。

功效：健胃消食，温中化浊。

糖醋西红柿

原料：西红柿、鸡蛋、面粉、白醋、酱油、白糖、干淀粉、盐、味精、胡椒粉、香油、水淀粉、清汤、菜油各适量。

制作方法：①西红柿切片备用，将干淀粉、面粉、蛋清一起搅成蛋浆，将味精、胡椒粉、盐、酱油、白醋、白糖、水淀粉、清汤兑成汁；②油下锅烧至七成热时，将西红柿片粘满蛋浆入锅，炸至呈金黄色时捞起；③原锅内留油少许，倒入已兑好的汁，收浓成芡，加入香油后淋在西红柿上即成。

功效：适于有高血压病及头昏眼花、少睡多梦、口干便秘、心烦尿黄等症。

西红柿冬瓜

原料：西红柿、冬瓜各适量。

制作方法：①熟西红柿连皮切成薄片备用；②冬瓜切成冬瓜块，与西红柿片同入砂锅，加适量水，中火煮汤饮用。

功效：消火解毒、利尿降压，适用于肝阳上亢型高血压。

西红柿烩豆腐

原料：豆腐、西红柿、酱油、盐、葱、姜、花椒、植物油、淀粉各适量。

制作方法：①豆腐切成丁，入沸水中煮，捞出沥去水。西红柿去皮，切成丁；②姜切成末，淀粉用水调成湿淀粉；③炒锅内放油，下花椒炸至焦黄下葱、姜煸出香味，下豆腐、酱油、盐及少许水，炒至汁浓时下西红柿块，稍炒即下湿淀粉勾薄芡，出锅。

功效：对眼底出血的高血压患者有降血压、止出血之功效。

西红柿拌菜花

原料：菜花300克，西红柿2个，香菜50克，蘑菇少许，香油、白糖、盐、味精各适量。

制作方法：①将菜花放入淡盐水中浸泡20分钟，取出洗净，切成小朵，放沸水中烫熟，捞出晾凉；②将西红柿洗净放热水中烫一下，剥皮去籽，切碎块。香菜去根，洗净，切成小段；③将蘑菇放在淡盐水中浸泡30分钟，洗净，小的整株，大的切对开，待用；④将所有材料放在同一盘内，撒上盐、白糖、味精，淋上香油，拌匀即可。

功效：消火解毒、降低血压，适用于各类型高血压。

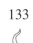

6 菇类

蘑菇含有蛋白质、脂肪、钙、磷、铁、碘、锌、钾、镁等营养成分，其性平、味甘，具有补气益胃和润燥透疹等功效，适用于高血压症、高血脂症、食欲不振、体虚乏力等症状。

香菇油菜

原料：油菜、香菇、花生油、料酒、水淀粉、精盐、味精、香油、猪骨汤各适量。

制作方法：①油菜、香菇洗净备用；②锅内油烧至六成热时，加入全棵油菜，煸炒至熟，加少量精盐，起锅，放味精，将熟油菜铺于盘中；③再起热锅，加油烧热，将香菇入锅炒3分钟，加猪骨汤、料酒、精盐，焖烧5分钟，再加味精，用水淀粉勾芡，浇上香油，颠翻几下，出锅，浇于油菜之上即成。

功效：具有清热解毒、散血消肿、益气补虚、治风破血、健脾和胃等功能。

炒金针菜

原料：金针菜、冬菇、笋、葱姜、香油、芝麻、碘盐、鸡精、白胡椒粉、清汤、料酒各适量。

制作方法：①将金针菜用清水煮30分钟捞出，加入葱姜丝炝锅。将冬菇、笋切丝；②下金针菜、冬菇丝、笋丝、料酒、芝麻、碘盐、鸡精、白胡椒粉、清汤炒至熟，出锅装盘即成。

功效：活血散淤，降低血压。

白菜香菇

原料：白菜、香菇、植物油、盐各适量。

制作方法：①白菜洗净切段，香菇去柄切片；②炒锅置旺火上，下油烧至八成热，倒入白菜和香菇，翻炒几下，加盐，炒至熟即可。

功效：香菇能净化血管，白菜含丰富维生素，适用于脑血管病、高血压、慢性肾炎、咽干口渴、大小便不畅等症状。

砂锅鲜蘑菇豆腐

原料：豆腐、鲜蘑菇、虾仁、芝麻油、盐、味精、胡椒粉各适量。

制作方法：①鲜蘑菇切成薄片；②豆腐切成小块，虾仁洗净沥干；③锅内放入芝麻油，油热后下虾仁爆炒一下，再将其倒入砂锅中；④砂锅放在火上煮开，放豆腐块、鲜蘑菇片烧开，再下味精、盐、胡椒粉即成。

功效：鲜蘑菇有较好的降血压作用。

烧鲜蘑菇

原料：鲜蘑菇、姜葱末、鸡精、酱油、白糖、芝麻、碘盐、淀粉、香油、清汤、花生油各适量。

制作方法：①锅内加花生油少许，烧热后下姜葱末炝锅；②随即加入酱油、白糖、鸡精、芝麻、碘盐调好口味；③倒入鲜蘑菇，加清汤烧开后改用小火稍炖，用水淀粉勾芡后淋入香油即可。

功效：活血散淤、滋养降压，适于高血压患者食用。

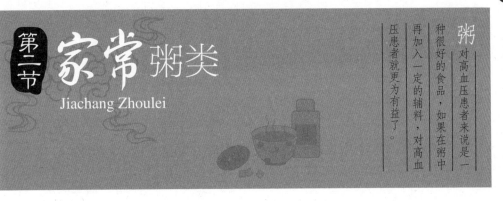

第二节 家常粥类
Jiachang Zhoulei

粥对高血压患者来说是一种很好的食品，如果在粥中再加入一定的辅料，对高血压患者就更为有益了。

1 玉米类

玉米的营养较为丰富，含有蛋白质、脂肪、淀粉、维生素B_1、维生素B_2、维生素B_6、维生素A、维生素E、胡萝卜素、纤维素以及钙、磷、铁等。据研究表明，玉米所含的脂肪为精米、精面的4～5倍，而且富含不饱和脂肪酸，其中50%为亚油酸，亚油酸可抑制身体对胆固醇的吸收。

玉米烩饭

原料：甜玉米罐头、大米饭、火腿、鸡蛋、芹菜、食盐、湿淀粉、汤各适量。

制作方法：①火腿切成丁，芹菜切成细末；②炒锅上火，将玉米连汁倒入锅内，放入汤同煮，煮沸后撒入食盐，再用湿淀粉勾芡，再煮沸时，将鸡蛋磕入，并快速搅拌，在将要起泡时熄火；③把热米饭盛入碗内，再把煮好的甜玉米鸡蛋浆淋到热饭上，最后撒上火腿末、芹菜末，拌匀即可食用。

功效：益肺补肾，有助于血管舒展，并可降低血压。

玉米须蜂蜜粥

原料：玉米须、粳米、蜂蜜各适量。

制作方法：①将玉米须洗净、切碎，剁成细末，放入碗中备用；②将粳米淘净，放入砂锅，加适量水，煨煮成稠粥；③粥将成时调入玉米须细末，小火继续煨煮沸，离火稍凉后拌入蜂蜜即成。

功效：滋阴泄热、平肝降压，适用于肝火上炎、肝阳上亢型高血压病。

玉米粥

原料：玉米适量。

制作方法：将玉米研成细粉放入砂锅，加适量水，大火煮沸后改用小火煨煮成糊状即成。

功效：软化血管、消脂减肥，适用于肝经湿热型脂肪肝及肝火上炎型高血压等病症。

决明子玉米粥

原料：炒决明子、白菊花、玉米粒、粳米各适量。

制作方法：①将决明子和白菊花加适量水煎煮两次，首次1小时，第二次半小时，滤取药液；②将粳米、玉米粒洗净，加水和药液文火煮成粥即可。

功效：清肝、明目、通便，适用于高血压、高血脂、习惯性便秘等症。

135

2 蔬菜类

蔬菜中含有大量的维生素A、B族维生素、维生素C、维生素E以及大量的微量元素，其中的铁、镁等元素有很明显的降压作用。

芹菜粥

原料：芹菜、粳米、食盐、味精各适量。

制作方法：①将芹菜切碎，与粳米洗净后一起下锅，加入适量清水；②武火烧沸后，改用文火熬至米烂成粥，加入食盐、味精即可。

功效：适宜高血压及冠心病患者食用。

芹菜山楂粥

原料：芹菜、山楂、大米各适量。

制作方法：①大米淘洗干净，山楂洗净切片，芹菜洗净切颗粒；②把大米放入锅内，加水1000毫升，武火烧沸后再用文火煮30分钟，加入芹菜、山楂再煮10分钟即成。

功效：生津止渴、降低血压，适宜风痰上逆型高血压患者食用。

豌豆糯米粥

原料：豌豆、红枣、糯米各适量。

制作方法：①将豌豆、红枣除去杂质，洗净后放入温开水中浸泡30分钟；②与淘净的糯米同入砂锅，加水适量，小火煨煮1小时，待豌豆、糯米熟烂，呈开花状即成。

功效：具有生津补虚、利湿降压的功效，适用于高血压、病后体虚、食欲不振、慢性肠炎、腹泻等症。

冬瓜粳米粥

原料：冬瓜、粳米、葱花、姜末、精盐、味精各适量。

制作方法：①冬瓜用果汁机搅成糜糊，盛入碗中备用；②将粳米淘净后放入砂锅，加适量水，中火煨煮成稠粥，粥将成时加冬瓜糜糊，拌匀；③加葱花、姜末、精盐、味精调味，再煮沸即成。

功效：清热解毒，利尿降压，适宜高血压患者食用。

茄子粥

原料：紫茄、粳米、肉末、植物油、葱花、生姜末、黄酒、精盐、味精各适量。

制作方法：①茄子切成丝，用沸水焯一下沥去水备用；②炒锅置火上，加植物油烧至七成热时，加葱花、生姜末煸炒出香味，加肉末、黄酒溜炒至肉将熟时，加入茄丝翻炒片刻，离火待用；③粳米淘净放入砂锅，加适量水煨煮成粥，粥将成时拌入茄丝、肉末，加精盐、味精，再煮沸即成。

功效：具有清热活血、利尿降压的功效，适用于高血压病、冠心病、动脉硬化等症。

菠菜大枣粥

原料：菠菜、大枣、粳米各适量。

制作方法：①将菠菜择洗干净，入沸水锅中略焯，捞出过凉，挤干水分，切碎备用；②将大枣、粳米洗净，共置锅内，加水煮粥，八成熟时加入菠菜末，再煮至粥熟即成。

功效：敛阴润燥、益气养血，适用于肝郁化火、风阳上扰型高血压，亦适宜于肝肾阴虚、肝阳上亢型高血压。

扁豆芝麻粥

原料：扁豆、芝麻、粳米、白糖、葱花各适量。

制作方法：①粳米同扁豆一起置入砂锅，加适量清水，以武火煮至八成熟；②加入芝麻、白糖，待粥稠时放入葱花调匀即成。

功效：有清热活血、利尿降压的功效，适宜肝肾阴虚、阴虚阳亢型高血压患者食用。

芹菜陈皮粥

原料：芹菜、陈皮、粟米各适量。

制作方法：①芹菜叶及叶柄切成粗末备用，陈皮研成细末待用；②将粟米淘洗干净，放入砂锅，加水适量，大火煮沸；③改用小火煨煮30分钟，调入芹菜粗末，拌匀，小火煨煮至沸，加陈皮末即成。

功效：平肝清热、化痰降脂，痰浊内蕴型高血压患者尤为适宜。

紫菜绿豆粥

原料：紫菜、绿豆、大米各适量。

制作方法：将紫菜泡软，绿豆和大米一起放入锅中，加入适量的清水共煮成粥。

功效：具有清热化痰和利水降压的功效，适宜痰浊内蕴型、脾虚肝旺型高血压患者食用。

胡萝卜粥

原料：胡萝卜、粳米各适量。

制作方法：胡萝卜切碎与粳米一同入锅，加适量清水，煮至米开粥稠即成。

功效：健脾和胃、下气化滞、降压利尿，适用于高血压病以及消化不良、久病、夜盲症、小儿软骨病、营养不良等症。

豌豆粥

原料：豌豆、红枣、水发腐竹、粳米各适量。

制作方法：①腐竹切成小段备用。将红枣与豌豆同入砂锅，加水煨煮至豌豆烂熟，加入淘净的粳米，拌匀；②继续煮成稠粥，加入腐竹小段，用小火煨煮至沸即成。

功效：和中下气、滋阴降压，适用于各症型高血压。

3 药膳类

药膳不是食物与中药的简单相加，而是在中医辨症配膳理论指导下，由药物、食物和调料三者精制而成的一种既有药物性质又不失美味的食品。药膳能提高人体的免疫功能，有补气补血、抗衰延年、去病养生等功效。

莲子粥

原料：莲子、糯米、红糖各适量。

制作方法：将上述用料一同放入砂锅中，加水适量煎煮，煮沸后改用小火煮，煮至粥稠即可。

功效：补益心肾，适用于高血压、肾精亏虚型耳鸣、眩晕、失眠多梦、腰膝酸软、健忘等症。

山药绿豆粥

原料：山药、绿豆、粳米各适量。

制作方法：①将山药洗净，刮去外皮，切碎捣成糜糊状；②绿豆洗净，温水浸泡片刻，与淘净的粳米同入砂锅，加水煎熬成稠粥；③粥将熟时调入山药

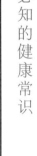

糊拌匀，继续煨煮10分钟即成。

功效：滋阴补气、清暑降压，尤其适宜各型高血压患者夏季食用。

山药荔枝粥

原料：鲜山药、荔枝干、粳米、桂圆肉、白糖各适量。

制作方法：①山药切片；②锅内加清水、粳米，旺火烧开，加入荔枝干、桂圆肉、鲜山药片，旺火烧开，小火熬成粥，加入白糖即成。

功效：能有效地预防心血管系统的脂质沉淀，可防止动脉粥样硬化过早发生，保持血管壁的弹性，对防治高血压有明显的疗效。

葛根粥

原料：葛根粉、粳米各适量。

制作方法：粳米淘净后，放入砂锅，加水适量，大火煮沸后改用小火煮，至粥将成时，调入葛根粉，小火煨煮15分钟即成。

功效：早晚两次分服，具有平肝息风、清热解痉、降血压的功效，适用于高血压病，对伴有头痛、颈项疼痛的高血压患者尤为适宜。

葛根薏仁粥

原料：粉葛根、生薏仁、粳米各适量。

制作方法：①粉葛根切片；②将上述三味用料一起放入锅内，加清水适量，用文火煮成稀粥。

功效：清热生津、利尿降压，适宜肝阳亢盛或痰湿窒塞型高血压患者食用，也可用于冠心病、风湿性关节炎患者。

绿豆葛根粥

原料：绿豆、葛根粉、粳米各适量。

制作方法：先将绿豆、粳米洗净一

同入锅，加水适量，用大火烧开，再用小火煮成稀粥，然后加入葛根粉煮成粥。

功效：生津止渴、活血通络、降脂，适用于缺血性中风的预防，尤其适宜伴有高血压、高血脂、冠心病的患者。

车前子粥

原料：车前子、粳米、玉米粉各适量。

制作方法：车前子用布包好，煎汁后去渣，在车前草汁中放入粳米煮粥，再加入玉米粉煮至粥成即可。

功效：清热利湿、健脾降压，适宜高血压患者食用，也可用于小便不利、目赤肿痛者。

山楂桂花橘皮羹

原料：山楂、鲜橘皮、桂花、白糖、红糖各适量。

制作方法：①新鲜橘皮切成小方丁备用；②将山楂切成薄片，与桂花、橘皮同入砂锅，加水适量，大火煮沸，改用小火煮20分钟，调入白糖、红糖煮成羹即成。

功效：活血化痰、去温降压，适用于痰浊内蕴型高血压，对伴有高血脂症等病症的高血压患者尤为适宜。

杏仁甘草花生羹

原料：杏仁、花生、生甘草各适量。

制作方法：①杏仁温水泡后去皮尖，甘草切片，花生去衣；②加水煮熟成羹状。

功效：降压降糖、止咳化痰，适于高血压、糖尿病、慢性支气管炎等病患者食用。

山楂山药羹

原料：鲜山楂、山药、鲜汤、湿淀粉、精盐、味精、麻油各适量。

制作方法：①山药、山楂切成薄

片；②山药片、山楂片放入锅内，加鲜汤烧开后放入味精、麻油、精盐调味，用湿淀粉勾芡即成。

功效：健脾开胃、消食化积、降压降脂，适用于各型高血压，对伴有糖尿病、动脉粥样硬化、高血脂症等患者尤为适宜。

决明子粥

原料：决明子10～15克，粳米50克，冰糖适量。

制作方法：决明子放入锅内炒至微有香气后取出，待冷后煎汁去渣，放入粳米煮粥，粥将熟时加入冰糖，再煮两三分钟即可食用。

功效：清肝、明目、通便，适用于高血压、高血脂症及习惯性便秘，适合春夏季食用，每日一次，5～7天为一疗程。

无花果粥

原料：无花果、粳米、冰糖各适量。

制作方法：①粳米洗净，加适量水煮成粥；②粥将成时加入去皮的无花果略煮；③再加入冰糖煮至溶化即可。

功效：健脾润肺、解毒清咽、降压明目，适用于各型高血压。

4 水果类

水果含有丰富的维生素C、维生素A以及人体必需的各种矿物质，还含有大量水分，可以促进健康，增强免疫力。

莲子西瓜粥

原料：莲子、西瓜皮、粳米、食盐、冰糖、葱花各适量。

制作方法：①新鲜西瓜皮切成小薄片，撒上食盐备用；②莲子去心，用清水浸泡，粳米淘洗干净后倒入砂锅，再加适量清水和莲子，用武火煮至七成熟，放入西瓜皮和冰糖，文火慢煮至粥稠，加葱花调煮即成。

功效：养心宁神、清热解暑，适用于高血压、中暑等症。

桂圆薏米粥

原料：桂圆肉、冰糖、粳米、薏米、葱花各适量。

制作方法：粳米放入砂锅中，加入适量清水和薏米，武火煮至七成熟时，加入桂圆冰糖液，改用文火煮至粥状，放入葱花即成。

功效：滋阴补虚、通脉下、安神利尿，适用于阴阳两虚、肾精不足型高血压病。

枸杞子红枣粥

原料：枸杞子、红枣、粳米、蜂蜜各适量。

制作方法：将枸杞子、红枣、粳米放入砂锅中，加适量水，中火烧煮至粥稠，粥熟后离火，调入蜂蜜，拌和均匀即成。

功效：降压明目，适用于各型高血压，对肝肾阴虚型高血压患者尤为适宜。

5 综合类

除了上面我们提到的四种类型的粥类，还有许多对高血压患者大有裨益的粥类。

银耳粥

原料：银耳、红枣、粳米各适量。

制作方法：①银耳用冷水浸泡，撕开，放入碗中备用；②将红枣与淘洗干净的粳米放入砂锅，加水煨煮至半熟时加入发好的银耳，继续用小火煨至粥烂熟即成。

功效：滋阴生津、益气降压，适用于各症型高血压。

豆浆粥

原料：豆浆汁、粳米、砂糖或细盐各适量。

制作方法：①把洗净的粳米、豆浆汁一同放入砂锅内，煮至粥稠，以表面有粥油为度；②再放入砂糖或细盐即可。

功效：补虚润燥，适用于动脉硬化、高血压、高血脂等症。

木耳绿豆粥

原料：黑木耳、绿豆、粳米、红糖各适量。

制作方法：①黑木耳切成碎末备用；②绿豆淘净后入锅，加水煨煮至绿豆酥烂时加入淘净的粳米，煮10分钟，调入黑木耳碎末和红糖，煮沸即成。

功效：益气除烦、活血降压，适用于肝火上炎型高血压。

花生红枣粟米粥

原料：花生、红枣、粟米、红糖各适量。

制作方法：①花生入锅，小火翻炒至熟，研成细末状备用；②红枣放入清水中浸泡片刻，与淘洗干净的粟米同入砂锅，加水适量，大火煮沸；③改用小火煨煮至粟米酥烂，粥将成时调入花生细末及红糖，拌和均匀即成。

功效：解毒化痰、补虚降脂，适用于防治高血压及各种类型的脂肪肝。

花生大枣黑米粥

原料：花生仁、大枣、黑米、白糖各适量。

制作方法：①用锅铲将大枣捣成泥状，拣去枣皮及枣核；②大枣泥、黑米、花生仁同入铁锅，加水2碗，旺火煮沸，改小火熬成粥，调入白糖即成。

功效：滋阴益肾、养血止血，适宜高血压及气血亏虚患者食用。

豌豆红枣粥

原料：豌豆、红枣、糯米各适量。

制作方法：将豌豆、红枣放入温开水中浸泡30分钟，与糯米同入砂锅，加适量水，小火煨煮一小时，待豌豆、糯米烂熟呈开花状即成。

功效：生津补虚、利湿降压，适用于痰浊内蕴型、肝肾阴虚型高血压。

绿豆粥

原料：绿豆、粳米各适量。

制作方法：①将绿豆洗净后放入砂锅，加水煨煮至烂熟，备用；②将粳米淘净，入锅，加水煨煮成稠粥，粥将熟时调入绿豆糊，拌和均匀即成。

功效：清热除烦、滋阴降压，适用于各症型高血压。

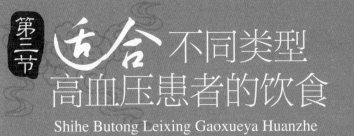

第三节 适合不同类型高血压患者的饮食

Shihe Butong Leixing Gaoxueya Huanzhe De Yinshi

1 原发性高血压患者的饮食要点

原发性高血压患者的病因不是很明确，但是控制饮食对高血压患者来说肯定是有益的。

〖尽可能少摄入食盐〗

对高血压患者来说，最重要的就是控制食盐的摄入量。高血压患者中多数人摄入盐分过多，因此，仅仅减少盐的摄入量就可使不少人的血压降低。健康摄入食盐的标准是每人每天摄入10克以下的盐。但有的高血压患者即使将每天盐的摄取量控制在10克以下，其血压仍在升高。

通常，原发性高血压可分为下面三个阶段：

初期：一日5~8克食盐

血压低于160／95毫米汞柱（21.3/12.7千帕），心电图、X光片、胆固醇等均无异常，且能正常工作。

中期：一日3~6克食盐

收缩压160~180毫米汞柱（21.3~24千帕），舒张压为95~100毫米汞柱（12.7~13.3千帕），患高血压在两年以上，无并发症。

后期：一日0~2克食盐

收缩压持续在200毫米汞柱或伴有心脏肥大、眼底出血、肾功能障碍等并发症，通常需住院治疗，如果在家中疗养，必须严格遵循盐量标准。

每天摄入盐量的计算方法：每天摄入盐量=调味所用盐量+新鲜食材本身所含盐量+加工食品含盐量

到底每天摄入多少克盐为宜，得因人、因服用药物的种类来决定，重要的是遵照医生的意见行事。

〖饮食有节制〗

饮食过量会导致身体肥胖，而肥胖将加重心脏的负担，从而引起血压升高。因此，高血压患者应控制饮食，每餐以八分饱为佳。

〖动物性脂肪、糖类切勿过量食用〗

动物性脂肪及糖类含热量较高，而且也是引起动脉硬化的主要原因，故高血压患者应当适量摄入，切勿过量。

〖注重营养均衡〗

如前所述，饮食应注意六类营养成分的均衡，维生素、钙、食物纤维的摄入尤其最易不足，要注意补充。

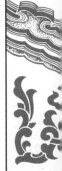

141

2 便秘类高血压患者的饮食要点

便秘病因复杂、患者众多，其对健康的危害容易被人们忽视，血压高的人便秘则更危险。便秘者大便时因用力过猛，常引起血压骤升。长期便秘更会影响情绪，使人心烦意乱，导致血压升高。

便秘类高血压患者的饮食因便秘类型而异。便秘分为三类，类型不同则饮食有别。

〖结肠张力减退性便秘，食物应富含纤维〗

结肠张力减退性便秘即结肠运动迟缓乏力引起结肠性便秘，因此需要摄取能刺激结肠、促进结肠运动的食物，例如含纤维丰富的蔬菜、水果等。

便秘的人通常体内水分不足，故早餐前喝冷牛奶或凉开水有助排便。蜂蜜、麦芽糖、橘子、草莓等有使大便发酵变软的作用，也可多食用。酸奶酪、奶酪可增加结肠张力，所以是便秘者的理想食物，但不可一次食用过多，贵在坚持，力求每天食用。咖哩粉、胡椒、芥末等香料调味品都可刺激肠胃，促进排便，但不可食入太多，否则会加重胃的负担。

中国人的饮食中，尽管纤维含量不低，但便秘人数依然不少，其原因就在于脂肪摄入过少，适当增加脂肪摄入量可防止便秘。

〖结肠痉挛性便秘，食物应少刺激性〗

精神紧张、精神压力过大，会引起大肠痉挛而导致便秘。近几年，患结肠痉挛性便秘的人不断增加。患结肠痉挛性便秘后，吃进去的食物滞留肠中，不断堆积，引起腹部疼痛，时常出现便意，却解不出便，粪块积存在直肠，产生刺激，感到肚子像针扎似地疼痛。

结肠痉挛性便秘患者的食物与张力减退性便秘患者的食物不同，结肠痉挛性便秘患者应选择能抑制肠的过敏性运动的食物——即易于消化的食物进食，同时，要注意放松心情，消除紧张情绪。应该少吃或不吃冷的、油炸的或含纤维多的食物，啤酒、香辣调味品会刺激肠胃，加重便秘。为了利于消化，可将牛奶烫热了再喝，喝蔬菜的汁液而不吃蔬菜。

〖直肠型便秘〗

有了便意却无意识地忍耐，造成习惯性忽视便意，久而久之，直肠对于粪便充盈的刺激丧失了敏感性，便形成直肠型便秘。这种直肠型便秘患者在食物方面不需格外注意，关键在于重视便意。还应努力摸索，寻求一套适合自己生活节奏的排便规律。

3 更年期高血压患者的饮食要点

高血压病是更年期的多发病，患者除积极地药物治疗外，科学的膳食调理也非常重要。

〖控制热量摄入，减少高脂肪饮食〗

高血压患者如果膳食热量摄入过多，饱和脂肪和不饱和脂肪比例失调，钠、单糖及纤维素过多，钾、钙等微量元素

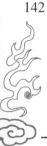

太少都是不利的，因此要减少饮食中脂肪的含量，特别是动物性脂肪，如肥肉、肥肠等。

〖应食用低胆固醇食物〗

高胆固醇食物有动物内脏、蛋黄、鱼子、各种动物油等，含胆固醇低的食物有牛奶、各种淡水鱼等。

〖限制含糖量高的食品〗

肥胖者或有肥胖倾向的高血压患者尤其要少吃甜蛋糕、甜饼、糖果等。

〖控制食盐的摄入〗

轻度高血压患者每人每天摄入食盐量应控制在6～8克以下；有急性高血压病的人，每人每天摄入食盐量应严格控制在1～2克以下，但凡含钠多的食物，包括咸菜、咸肉、腐乳等，都应在限制之列。

〖多吃新鲜蔬菜〗

根据蔬菜上市情况，在低脂肪摄入的前提下，适当增加新鲜蔬菜的摄入量，如芹菜、黄瓜、豆角、西红柿等，均对高血压患者有益。

〖严格控制烟、酒〗

吸烟有害健康，已是人们的共识，但饮酒依然是许多处于更年期的朋友的嗜好，殊不知，饮酒对高血压病也十分不利，尤其是过量饮酒。因此，更年期高血压患者应严格控制烟酒。

4 胆固醇高的高血压患者的饮食

胆固醇高就是身体里的胆固醇含量过多，这就要求在饮食上要尽量少摄取胆固醇，多摄取维生素。

〖膳食宜清淡〗

适当减少钠盐的摄入，忌食一切盐腌制品，每日摄入的盐量应在5克以下，可在菜肴烹调好后再放入盐或酱油，以达到调味的目的。

〖控制热能的摄入〗

多吃复合多糖类食物，如淀粉、标准面粉、玉米、小米、燕麦等含植物纤维较多的食物，这些食物能促进肠道蠕动，有利于胆固醇的排泄；少进食葡萄糖、果糖及蔗糖，这类糖属于单糖，易引起血脂异常。

〖限制脂肪的摄入〗

限制动物脂肪的摄入，每日烹调用油应少于25克，宜采用植物油；每日摄入的胆固醇应限制在300毫克以下，少食动物的血、皮、头、脚、内脏以及蛋黄等含胆固醇高的食物，可多吃一些水产品。海鱼因含有不饱和脂肪酸，能使胆固醇氧化，从而降低血浆胆固醇含量，还可延迟血小板的凝聚，抑制血栓形成，预防中风；海鱼还含有较多的亚油酸，对增加微血管的弹性、预防血管破裂、防止高血压并发症有一定作用。

〖适量摄入蛋白质〗

对高血压患者，以往强调低蛋白饮食，但经研究证明，除合并有慢性肾功能不全者外，一般不必严格限制蛋白质的摄入量。高血压病人每日摄入蛋白质的量为每千克体重摄入1克蛋白质，例如60千克体重的人，每日就应吃60克蛋白质，其中植物蛋白应占50％，每周还应吃2～3次鱼类蛋白质，以改善血管的弹

143

性和通透性，增加尿钠排出，降低血压。平时还应多注意吃含酪氨酸丰富的食物，如脱脂牛奶、酸奶、豆腐、海鱼等。如果高血压合并肾功能不全，应限制蛋白质的摄入。

〖多吃含钾、钙、镁丰富而含钠低的食品〗

多吃含钾盐丰富的食品，如马铃薯、芋头、茄子、海带、莴笋、冬瓜、西瓜等，钾盐能促进胆固醇的排泄，增加血管弹性，并有利尿作用，有利于改善心肌收缩能力。

〖少食让神经系统兴奋的食物〗

烟、酒、浓茶、咖啡等都是一些刺激性的食品，高血压患者应该少食。烟会引起血管痉挛，直接损伤血管内壁，造成血管硬化；大量饮酒会诱发心绞痛与脑溢血，一般来说，高血压患者喝低度白酒每天不宜超过100克，喝葡萄酒应控制在50～100毫升。

5 合并心脏病的高血压患者的饮食

心脏病是引起高血压的一个重要原因，对于合并心脏病的高血压患者来说，合理的饮食习惯至关重要。

〖多吃新鲜的蔬菜和水果〗

据报道，一天吃一次水果和蔬菜可使中风的危险性下降6%，一天吃5～6份水果和蔬菜可使中风的危险性下降30%。新鲜的绿色蔬菜有利于心肌代谢，改善心肌功能和血液循环，促使胆固醇的排泄，防止高血压的发展。

〖控制盐的摄入〗

食盐过多会加重病情，一般来说，高血压患者每天摄取盐量最好控制在4～6克以下。需要注意的是，在低盐饮食的同时，要增加钾的摄入，钾可以保护心肌细胞，所以可多食含钾的食物。但高血压并发肾衰竭的患者，不宜食用含钾多的食物，以防体内钾过多而导致心律失常。

〖多吃动物蛋白〗

动物蛋白能够改善血管弹性，营养丰富而且利于吸收，如鱼、虾等动物蛋白可以去脂，防止动脉硬化，还可以抗血栓。但是要少吃鸡汤、肉汤类，因为肉汤中含大量氮浸出物，能够使体内尿酸增多，加重心、肝、肾的负担。

〖戒烟限酒〗

香烟中的尼古丁会刺激心脏，使心率加快，促使血管收缩，导致血压升高，尼古丁还能促使胆固醇沉积在血管壁上，增加冠心病和中风的发生概率。少量饮酒可增加血中高密度脂蛋白，能预防动脉粥样硬化；过量饮用高度酒则会加速动脉硬化，且对降压药物产生抵抗作用，所以高血压患者饮酒应以低度少量为宜。

〖控制胆固醇、脂肪酸的摄入〗

少食油腻食物，尤其是动物脂肪，限制食用各种动物内脏、肥肉、奶油、蛋黄、鱼子、河鳗、等含胆固醇、脂肪酸较高的食物，可以适量食用花生油、玉米油等植物油。为了避免加重肾脏的负担，蛋白质摄入量也不要太多，一般每天每千克体重摄入优质蛋白质1克左右为宜。

第三章

高血压的民间疗法

一旦确定自己患了高血压，不仅仅要吃一些西药，服用一些生药、中草药或是茶饮对缓解高血压也是大有益处的，而且一些生药和茶饮还可以有效预防高血压。

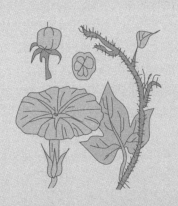

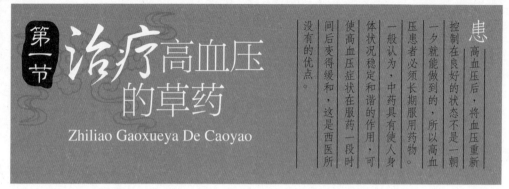

第一节 治疗高血压的草药

Zhiliao Gaoxueya De Caoyao

患高血压后，将血压重新控制在良好的状态不是一朝一夕就能做到的，所以高血压患者必须长期服用药物。

一般认为，中药具有使人身体状况稳定和谐的作用，可使高血压症状在服药一段时间后变得缓和，这是西医所没有的优点。

---

1 黄芪——降血压

黄芪又称芰草、百木、黄耆，据《本草纲目》记载，"黄芪性温味甘，入脾、肺经，具补气固表利水、养血生肌托毒之功"。现代药理学家在研究中又发现，黄芪治疗高血压的疗效显著且无毒副作用。

【适应症】

黄芪最适宜治疗气血两虚型高血压，此类高血压患者常有脉向虚弱、气短乏力、颈痛眩晕、腰膝酸软、手足心热、目涩耳鸣、舒张压高而不降等症状。

【功效】

黄芪对口服西药后收缩压控制在正常值内，但舒张压始终在100毫米汞柱（13.3千帕）左右的患者治疗效果尤为显著。我国中药专家在研究中发现，黄芪具有双向调节血压的作用，临床用量少时升血压，用量多则降血压，因此，治疗高血压时，黄芪用量必须在30克以上，气

虚兼血淤症患者还可适当加量。凡气阴两虚型高血压，黄芪与滋阴补肾药配伍时，黄芪用量应稍大于滋阴药；高血压兼冠心病患者，黄芪与活血化淤药配伍时，则黄芪用量必数倍于活血化淤药；高血压兼颈痛者，黄芪应与葛根配伍，黄芪与葛根用量比为2:1；高血压伴肾炎、水肿的患者，可用黄芪与防己配伍；高血压兼糖尿病患者，应选黄芪与山药配伍，这样能标本兼治、提高疗效。黄芪因炮制方法不同而作用有异，生黄芪走表生肌，炙黄芪补内脏，但高热属实热者应忌用炙黄芪。

【用法】

临床应用时，黄芪常与补气滋阴的汤头配合使用，取黄芪30克、女贞子25克、桑寄生25克、牛膝10克、泽泻5克、勾藤20克、牡蛎30克煎服，还可根据症状随症加减。

2 夏枯草——利尿降血压

夏枯草开有类似箭袋的白花，生长在日照良好的地方，七月时开花，

过了七月后叶子仍保持原状，只有花变成褐色，所以称之为夏枯草。

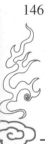

〖适应症〗

由于本品有良好的清泄肝火作用，常用于高血压属肝热阳亢者。

〖功效〗

夏枯草性寒味辛苦，有清肝散结、化痰降压作用。民间疗法上认为它有利尿消炎的作用。夏枯草的疗效很可能是它所含的氯化钾在起作用。据体外初步试验，夏枯草煎剂对痢疾杆菌、伤寒杆菌、大肠杆菌、变形杆菌和链球菌有抑

制作用，对肾性高血压有良好的降血压效果。

〖用法〗

在花穗枯萎的7~8月，只采摘花穗，以紫褐色的大花穗为佳，在阳光下充分晒干后，用纸袋保存。取20克~30克（一日量）的花穗用500毫升的水煎熬，煎至水剩半量，一天三次，餐后温热饮用。另外，夏枯草长在地面上的所有部分（不只是花穗）都可以利用。

3 钩藤——防止动脉硬化

钩藤又名莺爪风，在叶腋处有弯钩，故名钩藤，常以带钩的茎枝入药。钩藤入药最初的文字记载见于南北朝陶弘景的《名医别录》。

〖适应症〗

适合原发性高血压患者及体力衰弱、神经质、头部充血、起床后到午后头痛、脖子及肩膀僵硬、眼睛充血、耳鸣目眩、记忆力减退、容易发生脑动脉硬化的人，对因动脉硬化导致的头重、头痛以及睡不好、心悸、呼吸困难等症状也有良好疗效，但对肾脏障碍等导致的血压上升

没有效。

〖功效〗

钩藤性微寒味甘，含有称为钩藤碱的生物碱，这种成分已经被确认具有镇静精神、降低血压、扩张血管、防止脑动脉痉挛、预防动脉硬化的功效。

〖用法〗

临床上常把钩藤、楠皮、半夏、麦门冬、茯苓、人参、菊花、防风、石膏、甘草、生姜等一起制成钩藤散。服用钩藤散要持之以恒。

4 杜仲——肾病、高血压的良药

杜仲又名思仙、思仲、木棉、丝连皮、红棕树皮，是落叶乔木杜仲树上割下的树皮按一定方法和规格加工而成的一种名贵药材。

〖适应症〗

平稳降压，特别适合那些心脏或是肾脏功能存在问题的高血压患者。

〖功效〗

性温味甘，有补肝肾、强筋骨、安胎降压之功效，其中所含的次生代谢物松脂素二葡萄糖苷是起降压作用的主要成分，所含的环烯醚萜类的桃叶珊瑚苷具有预防和治疗肿瘤、强效抗菌、利尿等功效。

147

【用法】

取天麻12克，钩藤30克，石决明30克，川牛膝30克，夜交藤30克，杜仲12克，山栀子10克，黄芩12克，益母草30克，桑寄生12克，茯神15克，生龙骨30克，生牡蛎30克，炒麦芽15克一起煎汁服用。

5 罗布麻——利尿平肝

罗布麻为野生植物纤维，由于最初在新疆罗布泊发现，故命名为罗布麻，有红麻和白麻之分。

【适应症】

性凉味淡涩，有平肝降压、清热利尿的作用，用于肝阳上亢或肝热型高血压伴有头晕头痛、烦躁失眠者。

【功效】

在中医上常用罗布麻地上部分入药，其性微寒味甘苦，有清热降火、平肝熄风之功效，主治头痛眩晕、失眠等症。叶含罗布麻苷，还可以作饮料或饲料，茎、叶所含的乳胶液可提炼橡胶，故罗布麻具有很高的经济价值和医疗价值，深受人们的重视与青睐。

【用法】

可单用本品以开水泡汁作饮料，也可配合夏枯草、野菊花、钩藤同煎服。

6 石决明——治疗高血压引起的头晕

石决明为鲍科动物九孔鲍或盘大鲍等的贝壳。夏秋捕捉后将肉剥除，取壳，洗干净，除去杂质，晒干即成。

【适应症】

用于肝肾阴虚、肝阳上亢所致的头晕目眩，常与生地、白芍、牡蛎等配伍。如肝阳上亢兼见热象，则与钩藤、菊花、夏枯草等配伍。

【功效】

性寒味咸，有清肝明目、平肝潜阳的功效，与生地、白芍、钩藤、菊花等配伍尤其适合高血压头晕头痛者。

【用法】

先煎煮沸15分钟，再放入钩藤、菊花、夏枯草等一起煎汁。

7 茺蔚子——治疗高血压引起的头痛、目赤

茺蔚子为益母草的果实，性微寒味甘，能活血调经、凉肝明目和降血压，常与决明子、生地、钩藤等配伍。

【适应症】

利尿降压，适用于高血压引起的头痛目赤等症。

【功效】

茺蔚子含有大量的脂肪油，此外还含有17种氨基酸和24种矿物质元素，含有大量人体所需的不饱和脂肪酸，对降

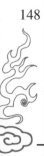

压有很大的帮助。

〖用法〗

秋季果实成熟时采割地上部分晒干，打下果实，除去杂质，和丹参、赤芍一起使用，丹参能促进组织的修复与再生，赤芍能抑制血小板聚集，可有效防止脑血栓。

8 黄连——预防便秘、减压

黄连是著名的中药，《神农本草经》列之为上品。黄连根茎味极苦，是由于它含有的多种生物碱，主要为小檗碱，其次为甲基黄连碱、雅托碱等带苦味。

〖适应症〗

体格壮、脸红、肩膀僵硬、经常焦虑不安、脾气暴躁、容易便秘的人适用。

〖功效〗

可消除头痛、肩膀僵硬、头昏眼花、耳鸣等自觉症状，而且还可以使血压下降。曾有服用30分钟后血压降低30毫米汞柱（4千帕）的病例，药效过后，下降的血压开始回升，但仍能稳定在平常值左右。坚持服药大约两个星期，心悸、喘不过气等症状也会逐渐消除。

〖用法〗

大黄、黄连、黄芩一起煎汁成三黄泻心汤，焦虑、头昏眼花时饮用，能控制血压，非常方便。因为起效快，也可作为脑中风发作时的应急药，当脑中风患者嘴巴稍微打开时，让其一点一点含吞三黄泻心汤，会有一定效用。

三黄泻心汤除了有显著的降压作用外，也有助于炎症的痊愈，且能阻止血栓的发生，对脑梗塞的预防也十分有益。

9 地龙——平喘降压

地龙为蚯蚓科动物参环毛去内脏的干燥体，为常用中药材，具有定惊通络、平喘利尿等功能，主产于广西、广东两省。

〖适应症〗

具有平喘作用，特别适合患有哮喘病的高血压患者。

〖功效〗

性寒味咸，含蚯蚓解热碱、蚯蚓素、蚯蚓毒素、氨基酸类、嘌呤类、胆碱、脂肪酸等，有良好的降压作用。

〖用法〗

单味水煎服或研粉，每次2克，每日两次，开水吞服，也可配合其他药物使用。

149

10 桑枝——降血糖、降血压

又名桑条、嫩桑枝，桑科植物桑的嫩枝。

〖适应症〗

桑枝中含有α－糖苷酶抑制剂类活

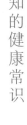

性成分，通过抑制小肠黏膜刷状缘的葡萄糖苷酶，使肠道内的葡萄糖生成、吸收延缓，从而有效降低餐后血糖和空腹血糖，主治肩膀酸痛、关节酸痛麻木、高血压等症。

〖功效〗

祛风湿、利关节，还具有降低血压、抗肿瘤的功效。

〖用法〗

桑枝、桑叶、茺蔚子各25克，加水1000毫升，煎成600毫升，睡前用来洗脚30～40分钟，洗完睡觉。

11 七物降压汤——调节舒张压

配有地黄、当归、芍药、川芎的四物汤，是使血液循环状态恢复正常的中药，四物汤再调和黄芪、钩藤、黄柏三种生药，就成为七物降压汤。

〖适应症〗

适用于慢性肾炎等肾机能有障碍的高血压患者，对脸色不佳、寒冷症、心悸激烈、呼吸困难、尿频等症状亦有效，尤其对缺乏体力、容易疲倦、消瘦、舒张压高的人有显著的疗效。除此之外，此药对蛋白尿、耳鸣、头重、肩膀僵硬等症也有疗效。

〖功效〗

服用西药只能控制收缩压（最大血压），很难调节舒张压（最小血压），但七物降压汤却能调节最小血压，所以备受高血压患者好评。中药的特性并不像西药般有"转眼间降低血压"的明显效果，但能改善体质，只要肯花时间，效果就能持久。

〖用法〗

七物降压汤的效果在服用10～15天后就会显现，开始感到身体状况不错，例如早上醒来时精神不错、感觉血色良好等，就是药物发生效用的结果，连续服用一段时间后，血压也会降低。

12 防风通圣散——排出体内废物、改善体质

防风通圣散起很强的出汗、利尿作用，可以排出积存在体内的老旧废物。

〖适应症〗

适用于脸色苍白、不喜欢运动、有啤酒肚的人。这些人虽然有不错的食欲，但因便秘、运动不足，体内不需要的废物无法排出，因此血压上升，也容易引发动脉硬化、糖尿病、脑中风等疾病。

〖功效〗

可从体内各器官排除老旧废物，服用后人容易出汗，常常跑厕所。虽然有轻微腹泻，但只要没有虚脱感、有食欲，就可连续服用。

〖用法〗

持续服用可改善体质。舒张压高的

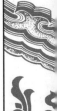

人连续服用防风通圣散仍然无效时，可将防风通圣散与通导散或桃核承气汤一起使用。若服用后发生严重腹泻，就可判断为体质不合。

13 柴胡龙骨牡蛎汤——适合神经过敏的高血压患者

柴胡龙骨牡蛎汤以柴胡、龙骨、牡蛎为主，配合十二种生药而成，广泛应用于失眠、神经衰弱、自律神经失调等神经疾病上，高血压患者使用这帖药方也非常有效。

〖适应症〗

焦虑不安、有疲劳感、失眠、便秘、肩膀僵硬、心悸以及按压胸部、胁腹会疼痛，且体格较结实的人适用。

〖功效〗

感受到工作压力时，任何人都会变得易怒，关键在于这种状态持续的时间。高血压患者发怒会引发心乱跳且伴随呼吸困难，很容易转变成动脉硬化。而柴胡加龙骨牡蛎汤中的柴胡有降压作用，

龙骨、牡蛎中含有的钙有助于安定精神。以心窝附近为中心，胸、腹紧绷，呼吸困难，用手指按压有疼痛感，这种症状在中医上称为"胸胁苦满"，柴胡对此症状有惊人的疗效。

此外，龙骨和牡蛎产生的精神安定作用，对因精神压力而产生的过敏症状有疗效。对因为神经过敏、降压剂不合体质而产生的高血压也有疗效。

〖用法〗

取柴胡9克，半夏9克，黄芩9克，党参9克，桂枝9克，茯苓9克，川军6克，甘草6克，生姜3片，大枣5个，龙骨15克，牡蛎15克加水煎服，服用三剂就可以见到成效。

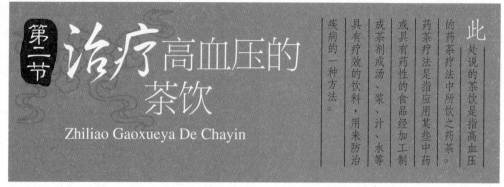

第二节 治疗高血压的茶饮

Zhiliao Gaoxueya De Chayin

此处说的茶饮是指高血压的药茶疗法中所饮之药茶。

药茶疗法是指应用某些中药或具有药性的食品经加工制成茶剂或汤、浆、汁、水等具有疗效的饮料，用来防治疾病的一种方法。

1 熏衣草茶——预防便秘、减压

熏衣草被称为百草之王，香气清新优雅，性质温和。

〖成分和功效〗

有强力的镇静作用，就寝前饮用有助于睡眠。除了能促进消化外，还有整肠、缓下作用，因高血压而导致便秘的人最好经常饮用。

〖制作方法〗

收集花穗做成干香草。

2 洋甘菊茶——防止高血压

洋甘菊为菊科多年生草本植物，草长约50厘米，初夏开出有甜美香气的白花。

〖成分和功效〗

是预防感冒、促进消化、防止高血压、消除精神压力的良药。

〖制作方法〗

五月时将开得正好的花摘下，放入网中晒干。注入热水饮用，其发汗作用可治感冒，经常饮用可使血压恢复正常。

3 菊花茶——平肝明目、清热解毒

菊花为常用的中药，古人称之为延寿客。中医认为菊花性微寒味甘苦，具有疏风清热、明目解毒的功效。

〖成分和功效〗

野菊花挥发油的含量在0.55%～2%之间，主要成分有侧柏酮、龙脑、樟脑等，具有抗病源微生物、降低血压、降血脂等功效。

〖制作方法〗

每次用3克左右泡茶饮用，每日三次。也可用菊花加金银花、甘草同煎代茶饮用，有平肝明目、清热解毒之特效。所用的菊花应为甘菊，其味不苦，以苏杭一带所生的大白菊或小白菊最佳。

典藏精品版

家家必备的保健全书

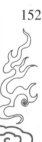

4 槐花茶——强化血管、预防动脉硬化

槐树的嫩花苞称为槐花，晒干后可作为生药使用，一般中药店有售。

〖成分和功效〗

槐花的有效成分约有30%是路丁，路丁可预防动脉硬化，还有强化血管的作用，所以可做成以路丁为原料的强化血管的药。

〖制作方法〗

将花蕾摘下晾干后，用开水浸泡后当茶饮用，每天饮用数次，对高血压患者具有独特的治疗效果。同时，槐花还有收缩血管、止血等功效。

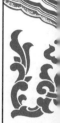

5 玉米须茶——降血压

当人们尝试各种预防高血压的中药时，却忽略了玉米须—我们吃玉米时随手扔掉的"废物"，其实，玉米须有很好的预防高血压的作用。

〖成分和功效〗

玉米须性平味甘淡，入膀胱、胆经，有利尿泄热、平肝利胆的功效。现代医学研究认为，玉米须含脂肪油、皂甙、苦味糖甙、生物碱、黄酮类、硝酸钾、维生素K3、抗坏血酸、有机酸等，不仅具有很好的降血压之功效，而且具有止泻、止血、利尿和养胃之功效。在临床上应用玉米须治疗因肾炎而引起的水肿和高血压，疗效尤为显著。

〖制作方法〗

将玉米须在授粉前割下，阴干存放，泡茶饮用，每天数次，每次25~30克。

6 柿叶茶——补充大量的维生素

柿子是我国南北部都广泛分布的水果，它不怕虫害且高产稳产，被誉为铁杆庄稼。柿子富含淀粉和糖，可以代粮食用。一直以来，柿子的应用很多，柿叶则很少被利用，仅有少数地区用它代茶叶冲泡饮用。

〖成分和功效〗

现代科学分析发现，柿叶除含有丰富的蛋白质、氨基酸及多种维生素外，还含有胆碱、路丁和丹宁，具有抗菌消炎、活血降压、降脂抗癌作用，特别是它每100克所含的维生素C可达1800毫克，远远高于常见的水果和蔬菜。

〖制作方法〗

将柿叶放在蒸笼上蒸3~5分钟，蒸好后切成3厘米宽的碎块，用手绞出柿汁，绞出的汁有涩味，扔掉不用。剩余的叶子放在太阳光下晒3~5天，充分干燥。将制好的柿叶放入纸袋中，保存在没有湿气的地方，饮用时，用大汤匙取一匙处理过的叶子，如同普通茶叶一样冲泡。

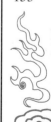

7 桑寄生茶——补肾补血

桑寄生为落叶小灌木，茎圆柱形，常二歧分枝。叶对生，呈倒卵形、椭圆形或长圆状披针形，全缘，具短柄。

〔成分和功效〕

含齐墩果酸、β–香树脂醇等三萜成分、肌醇、黄酮类化合物等，具有降压、镇静、利尿作用，能舒张冠状血管，增加冠脉流量，对脊髓灰质炎病毒有抑制作用，也有降血压作用。用桑寄生煎汤代茶饮，对治疗高血压具有明显的辅助疗效，它还是补肾补血的要剂。

〔制作方法〕

取桑寄生干品15克，煎煮15分钟后饮用，每天早晚各一次。

8 鱼腥草茶——强化血管、缓下、利尿

鱼腥草长20～30厘米，夏季开花，具有独特的香气。白色的大花瓣状花苞，守护着被包覆的许多小花。生长在湿地，根茎分枝呈水平状匍匐在地下，是经常使用的生药。

〔成分和功效〕

鱼腥草特有的味道是由它所含的一种特殊物质发出的，这种物质具有挥发性，晒干或加热都会流失。鱼腥草对霉菌和葡萄球菌有很强的杀伤力，也作为外用药使用。鱼腥草的叶子具有强化血管、降低血压、缓下、利尿的作用。

〔制作方法〕

开花时间为6～8月，割下根部以上部分，用水洗净后阴干2～3天，切碎，一天取10～20克加180毫升水煎煮至半量，餐后温热服用。没有副作用，所以可自己调节用量。

9 莲子心茶——降压去脂、预防高血压

所谓莲子心，就是指莲子中间青绿色的胚芽，其味极苦，但却具有极好的降压去脂之效。

〔成分和功效〕

炎夏季节，令人烦躁、心火偏盛、影响睡眠，可泡一杯莲子心茶饮用。但莲子心性寒味苦，要配合体质服用，不宜长期饮用。

〔制作方法〕

用莲子心12克，开水冲泡后代茶饮用，每天早晚各饮一次，除了能降低血压外，还有清热、安神、强心之特效。

10 决明子茶—解除便秘、降压

决明子原产于北美，属于豆科植物，高约1米，叶子呈羽根状，共有6片。夏季开黄色花，细长的荚中生有果实，果实就称为决明子。成熟后采摘豆荚晒干，

再从豆荚中摘下种子晒3天。

〖成分和功效〗

性寒味甘，具有清肝明目、润肠通便、降血脂、降血压之功效，对防止血管硬化也有效，尤其适合兼有便秘的中老年高血压患者，能有效预防因肝病和便秘引起的高血压。

〖制作方法〗

用20克左右的决明子加180毫升的水煎煮至半量，一天三次，每餐后代茶饮用。

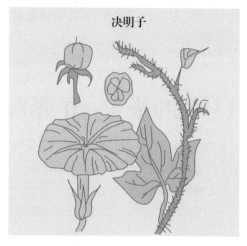
决明子

11 车前草茶——肾性高血压患者的利尿剂

车前草的种子称为车前子，用于治疗小便不利、目赤肿痛，这里主要是用全草。

〖成分和功效〗

对因肾炎、膀胱炎而形成的水肿有疗效，还有强力的利尿作用，也可促进尿素和氯化钠的排出，这是因为车前草中含有桃叶珊瑚首等成分，肾性高血压患者可多服用。桃叶珊瑚首也有镇咳、抑制喉炎的功效，对气喘和感冒也有疗效。

〖制作方法〗

夏季拔取全草，用水洗净后切成大块，利用阳光晒3天时间。或在夏季至秋季采摘果穗，利用阳光晒干后筛选，去除垃圾、灰尘等。取车前草5克，用300毫升的热水煮，或取车前子5～10克，用一杯水煮至水剩半量，分三次饮用。

12 山楂茶——扩张血管、降血压

山楂又叫山里红、胭脂果，具有很高的营养和药用价值。山楂除鲜食外，还可制成山楂片、果丹皮、山楂糕、红果酱、果脯、山楂酒、山楂茶等，山楂片和果丹皮是最流行的品种。

〖成分和功效〗

山楂含多种维生素、酒石酸、柠檬酸、山楂酸、苹果酸等，还含有黄铜类、内酯、糖类、蛋白质、脂肪和钙、磷、铁等矿物质，所含的解脂酶能促进脂肪类食物的消化。中医认为，山楂具有消积化滞、收敛止痢、活血化淤等功效，主治饮食积滞、胸膈痞满、疝气血淤等症。山楂中含有山萜类及黄铜类等药物成分，具有扩张血管、降血压的作用，也有增强心肌、抗心律不齐、调节血脂及胆固醇含量的功能。

〖制作方法〗

用鲜嫩山楂果1～2枚泡茶饮用，每天数次。

13 荷叶茶——扩张血管、降血压

中国自古以来就把荷叶奉为瘦身的良药，因为荷叶有利尿、通便的作用。

〖成分和功效〗

中医实践证明，荷叶的浸剂和煎剂具有扩张血管、清热解暑及降血压的功效，同时，荷叶还是减肥去脂的良药。

〖制作方法〗

鲜荷叶半张洗净切碎，加适量的水，煮沸放凉后代茶饮用。

14 葛根茶——改善高血压引起的头痛、眩晕、耳鸣

葛根茶是一种纯天然、无任何污染、未加任何化学物质的绿色饮品，富含钙、铁、锌、硒、磷元素及人体必需的多种维生素和18种氨基酸。

〖成分和功效〗

葛根具有改善脑部血液循环之效，对因高血压引起的头痛、眩晕、耳鸣及腰酸腿痛等症状有较好的缓解作用，经常饮用葛根茶对治疗高血压有明显的作用。

〖制作方法〗

将葛根洗净切成薄片，每天30克，加水煮沸后代茶饮用。

典藏精品版

家家必备的保健全书

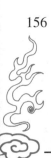

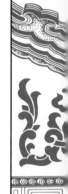

第四章

高血压患者的运动保健法

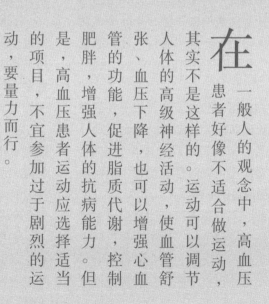

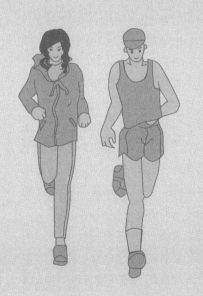

在一般人的观念中，高血压患者好像不适合做运动，其实不是这样的。运动可以调节人体的高级神经活动，使血管舒张、血压下降，也可以增强心血管的功能，促进脂质代谢，控制肥胖，增强人体的抗病能力。但是，高血压患者运动应选择适当的项目，不宜参加过于剧烈的运动，要量力而行。

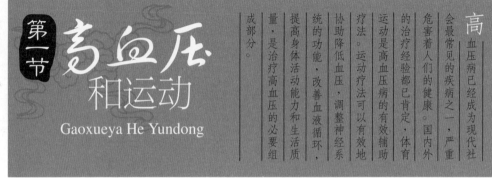

第一节 高血压和运动

Gaoxueya He Yundong

高血压病已经成为现代社会最常见的疾病之一，严重危害着人们的健康。国内外的治疗经验都已肯定，体育运动是高血压病的有效辅助疗法。运动疗法可以有效地协助降低血压，调整神经系统的功能，改善血液循环，提高身体活动能力和生活质量，是治疗高血压的必要组成部分。

1 运动使血压下降的原因

为什么运动可以使血压下降，目前认为有如下原因。

〖运动能消除精神压力〗

精神紧张已经成为一种十分流行的文明病，它是人的机体对现代快节奏的生活及紧张的工作等刺激所作出的反应。精神紧张会让体内一些激素的分泌失去平衡，心跳速度加快、血压升高、新陈代谢紊乱。为了减轻工作、生活等方面的压力造成的紧张感，不妨多运动运动。人运动后，就可获得流汗的满足感，它几乎可以将所有的精神压力去除，血压也会因此下降。

运动也可使脑力劳动者集中在脑中的血液流向肌肉，使脑袋感觉到某种程度的轻松，成为暂时性的精神安定剂。同时，运动还可暂时性地促进末梢血液循环，促使血压下降。

因此，坚持运动可以使高血压患者情绪安定、心情舒畅，让工作和生活中的紧张焦虑得以缓解，使全身处于紧张状态的小动脉得以舒张，从而促使血压下降。

〖运动能增加微血管血流〗

在做中度以上的运动时，全身所需要的营养和氧气比安静时需要的要多很多，血液也必须大量输送，如果定期做这样的运动，身体就能适应，使体内微血管更有效率地输送血流至全身。在做了令人感到吃力的运动后感觉比较好，就是因为微血管血流急速增加之故。

〖运动能改善血管〗

长期坚持运动疗法的高血压患者，通过全身肌肉运动，可使肌肉血管纤维逐渐增大、增粗，冠状动脉的侧枝血管增多，血流量增加，管腔增大，管壁弹性增强，这些改变均有利于血压下降。运动还能让身体产生某些化学物质，促使血管扩张、血液循环加快，并有利于血液中胆固醇等物质的清除，使血管保持应有的弹性，可有效延缓动脉硬化的发生和发展，防止高血压病情的加重。

长期坚持运动可以调整自主神经功能，降低交感神经的兴奋性，改善血管的反应性，引起外周血管的扩张和血压下降。

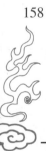

运动可以减肥

肥胖症和高血压都是很常见的疾病，流行病学研究表明，肥胖是高血压发病的主要危险因素之一，随着体重指数的增加，高血压的发病率也明显上升，高血压患者中伴有肥胖的占10%～40%。

通过运动可以达到既减肥又降压的目的，实践证明，运动锻炼特别是适当的有氧运动可以改善血脂、血糖，并使体重下降、血压正常。

除此之外，运动还有增进体力，去除体内有毒物质和过剩药物，强化心脏等优点。

2 运动疗法的原则

高血压患者运动要以有氧代谢为原则，避免在运动中做推、拉、举之类的静力性力量练习或憋气练习，应该选择那些全身性、有节奏、容易放松的项目，有条件的可利用活动跑道、功率计等进行运动。较适合高血压患者康复的体育运动种类有气功、太极拳、医疗体操、步行、健身跑、有氧舞蹈、游泳、娱乐性球类、郊游、垂钓等等。

运动的频度可根据个人对运动的反应和适应程度，采用每周三次或隔日一次，或每周5次等不同的间隔周期，一般认为，若每周运动低于两次，则效果不明显，若每天运动，则每次运动的量不可过大。

但并不是所有的高血压患者都适合运动疗法，运动疗法只适用于临界高血压、轻度和中度原发性高血压及部分病情稳定的重度高血压患者，血压波动很大的重度高血压患者，或出现严重并发症（如严重心律失常、心动过速、脑血管痉挛、心力衰竭、不稳定型心绞痛、肾功能衰竭等）的重症高血压患者，以及出现高血压药不良反应而未能控制者和运动中血压过度增高［血压大于220/110毫米汞柱（29.3～14.7千帕）］者均不能采用运动疗法。

3 亚高血压患者宜进行少量多次的运动

亚高血压是指一个人的血压高于正常值但还没到高血压的程度。对亚高血压患者来说，与单次长时间锻炼相比，多次短时间运动可以更有效地降低血压。

美国印第安纳大学的塞荣·帕克博士及其同事发现，每隔一小时骑10分钟自行车，连续4次之后，降低血压的效果比单次骑一小时的效果更好。

研究者们让20个人做4次短时间锻炼，一周后做一次长时间锻炼，结果发现，在单次长时间锻炼之后，参加者的心脏收缩压和舒张压能保持低值7个小时，而在做了一系列短时间锻炼之后，收缩压保持了11个小时的低值，舒张压保持低值10个小时。对亚高血压患者来说，一周做几次30分钟的适度运动是目前唯一的推荐疗法。

159

典藏精品版

家家必备的保健全书

4 晨练的注意事项

高血压患者的夜间血压大多要比白天低，因为夜间入睡后，人体得到全面休息，心率相应缓慢，血压随之下降，但早晨睡醒时，心率又会加快，血压也会明显上升，这是交感神经兴奋起来的缘故。此外，经过一夜的睡眠，呼吸道呼出不少水分，由于夜间一般都不喝水，因此，此时血液黏度较高，容易发生小血管堵塞。据调查，清晨6～9点是心肌梗死、脑中风最容易发生的危险时刻，所以高血压患者必须注意，早晨外出晨练，一定要吃好降压药后再去，以防晨练时血压骤升而发生意外。

除此之外，还有一件事是应当注意的，那就是晨练前应适当进食牛奶、豆浆、点心等，因为空腹晨练是一种潜在的危险，人体经过一夜的睡眠后，腹中已空、热量不足，再加上运动时体力的消耗，身体会因低血糖而使大脑供能不足，于是就会发生头晕、心慌、双腿发软、站立不稳，甚至突然摔倒。

5 运动后勿立即洗澡

体育锻炼后洗个热水澡可以解除疲劳，这一点似乎已经被大家公认，但它其实是不科学的。因为运动时，心率加快，肌肉和心脏需要的血液增加，运动后，较快的心率和血流速度仍要持续一段时间，如果立刻洗热水澡，会导致肌肉和皮肤的血管扩张，流向肌肉和皮肤的血液继续增加，使剩余的血液不足以供应其他器官，尤其是心脏和脑部。对年轻人和健康人来说，可能只会感到有些头晕眼花，原地休息一会儿就可恢复，但是对高血压患者来说就很危险，一旦引起心脏和脑缺氧，就有诱发心血管系统疾病急性发作的可能。所以，高血压患者运动后千万不要马上洗澡，应先休息片刻，再选择温水淋浴，而且时间要短，尽量在5～10分钟内完成。

6 高血压患者运动的禁忌

对于高血压患者来说，有些运动并不适合他们去做，下面我们就来详细介绍一下。

〖忌过度激烈的运动〗

网球、排球、篮球等过度激烈的运动会大幅度提升运动中的血压，这不仅会引发脑出血，而且身体疲劳过度也需花费较长的时间才能恢复。

〖忌用力的运动〗

人在用力或突然用力时，会出现血管收缩、精神紧张等生理现象，引起血压骤升，所以高血压患者不宜做用力的运动。高血压患者也不宜做下蹲起立运动和快速摇头或跳跃等动作，以免发生意外。

〔忌快速度的运动〕

对高血压患者来说，快速运动容易促使脉搏率和血压骤然升高而发生意外，特别是患有高血压的老年人，由于心肌收缩力减弱，血管壁弹性下降，管腔狭窄，血液压力增大，势必使心脏负担加大，又因为呼吸系统功能已经减弱，肺活量和通气量减少因而供氧不足。而且快速运动时的耗氧加大，极易导致缺氧眩晕现象。

〔忌团体进行的运动〕

尽量避免团体运动，这是因为：

◎对手不齐就无法进行，运动难以持续。

◎运动中感到疲倦也必须顾虑同伴，不能任意休息。

◎团体竞赛有胜负，容易给人精神压力。

〔忌运动强度太弱〕

强度太大的运动容易导致血压上升，强度太弱的运动又无法强化血管，也无益于高血压。

不会使人出汗的运动不可能有显著的运动效果。当然，如果它能使自己感到愉快，也可以消除一定的精神压力。

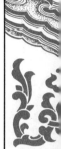

人人必知的健康常识

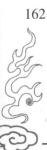

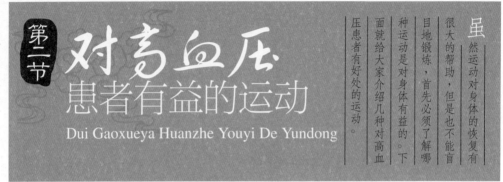

虽然运动对身体的恢复有很大的帮助，但是也不能盲目地锻炼，首先必须了解哪种运动是对身体有益的。下面就给大家介绍几种对高血压患者有好处的运动。

典藏精品版

家家必备的保健全书

1 慢跑

慢跑是最适合高血压患者的一项运动，它可以有效地促进血液循环，减少血液中的胆固醇。

【慢跑的效果】

◎增进心肺功能：持之以恒的慢跑会使心脏收缩的血液输出量增加，降低安静心跳率，降低血压，增加血液中高密度脂蛋白和胆固醇含量，提高身体的抵抗能力。

◎促进血液循环：慢跑可使血流增快、血管弹性增强，具有活血去淤、改善血液循环的作用。慢跑时冠状动脉血流量较安静时可增加10倍，即每分钟血流量可达1200～1400毫升。长期坚持慢跑的人，平时心跳频率可下降到每分钟50～60次，这样可以使心肌得到较长时间的休整。

◎减少血液中的胆固醇：慢跑能促进全身新陈代谢、改善脂类代谢，还可防治血液中脂质过高。慢跑能改善体内脂类物质的正常代谢，降低胆固醇和甘油三脂的含量，还可预防和减少胆固醇等脂质在血管壁上的沉积，从而起到防

治高血压等老年性疾病的作用。

【慢跑的要领】

慢跑也称健身跑，其特点是动作简单、易掌握，不受场地、器材限制，男女老少均可参加。慢跑的方法及要领如下，一是跑步时步伐轻快而有弹性，身体重心起伏小，上下肢配合协调，呼吸要和跑步的节奏相吻合，一般是二步一呼、二步一吸，也可三步一呼、三步一吸，呼吸时，要用鼻和半张开的嘴同时进行；二是运动强度和运动量要适宜，每分钟心率等于180减去年龄数，如跑步者为40岁，跑步时的适宜心率为每分钟140（或130）次。每次锻炼的次数、时间及距离如下，青少年每周4～5次，每次20～25分钟，距离为3000米左右；中老年每周3次，每次15～20分钟，距离1500米左右。

【慢跑的注意要点】

为了确保安全，在决定以慢跑作为保健运动之前，最好先请医生对自己的身体做一次全面检查，尤其是检查心肺功能及血糖、血压等。这样，

一方面可请医生根据检查结果指导运动量，一方面可及时发现身体是否存在某些隐性疾病。

◎心率不要超标：一般来说，运动时心率会增快，但以每分钟比平常增快15～20次为宜。

◎呼吸应始终顺畅：呼吸要自然、深长、与步伐协调，不应有憋气感。如果跑步时呼吸急促，上气不接下气，则应降低速度或缩短跑步时间；如果跑步时气急且伴胸闷、胸痛，应马上停下来休息，必要时要上医院检查。

◎讲究运动鞋质量

跑步时一定要穿合脚的胶底运动鞋，能防滑，又有弹性，可防着地时足底和关节因冲击而受伤，最好选一双高帮的运动鞋，可以对脚踝起保护作用，防止扭伤。

◎跑步的时间：最好选在道路空旷、空气新鲜、太阳不强的早上，其次以下午4～7点为较好的时间，但这个时间路上车辆多，也有危险性。饭后1～2小时绝对不能跑步。有点感冒、宿醉等，身体状况不如平常时必须中止跑步。

◎跑完后不要立即停下：跑完后不要立刻停下来，以慢慢地跑作为缓和运动，一点一点减低速度，直到变成走路的速度。如果不做缓和运动，肌肉在紧张状态下冷却，会疼痛或僵硬。

◎有不适感时应立即停止：胸部有压迫感、头痛、侧腹疼痛时应立刻停止跑步，一边慢慢走，一边尽可能地吐气，吸气只要自然地吸入所需量就足够了，不必勉强。

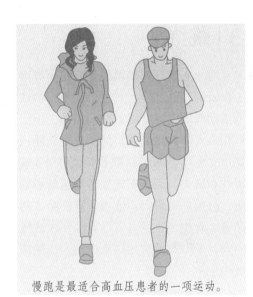

慢跑是最适合高血压患者的一项运动。

② 散步

散步是指闲散、从容地行走，各种高血压患者均可采用这种锻炼方法。做较长时间的散步后，舒张压可明显下降，症状也可随之改善。散步可在早晨、黄昏或临睡前进行，时间一般为15～50分钟，每天1～2次，速度可按各人身体状况而定。到户外空气新鲜的地方去散步，是防治高血压最简单易行的运动方法。

散步对各种年龄的人皆适用，对年龄较大的人来说帮助更大。因为老年人的身体条件较差，肌肉软弱无力，关节迟钝不灵活，采用这种简单轻快、柔和有效的方式进行锻炼，对身体非常好。散步时要平稳而有节奏地加快、加深呼吸，这既能满足肌肉运动时对氧气的需要，又能提高呼吸系统机能，尤其是可

家疗法全书 十大病症居

人人必知的健康常识

163

让膈肌活动的幅度增加，增强消化腺的功能，通过腹部肌肉的运动，对肠胃起按摩作用，有助于食物消化和吸收，也可防治便秘。

散步前，全身应自然放松，调匀呼吸，然后再从容地散步。若身体拘束紧张，动作必然僵滞而不协调，这会影响肌肉和关节的活动，达不到锻炼的目的。在散步时，步履宜轻松，状如闲庭信步，周身气血方可调达平和，百脉流通。悠

闲的情绪、愉快的心情不仅能提高散步的兴致，也是一个重要的养生之道。散步须注意循序渐进、量力而为，做到形劳而不倦，否则耗气伤形，达不到散步的目的。

散步的速度最好是每分钟120步左右，即快步走，久而行之，能兴奋大脑、振奋精神，使下肢矫健有力，但快步并不等于疾走，只是比缓步的步履速度稍快些。

3 跳绳

每个人都玩过的跳绳是最适合高血压患者的运动之一。跳绳运动可持续性地活动身体，完全不需瞬间用力，但仍有相当大的热量消耗，约20分钟就能消耗1256焦耳（300卡）热量，也可培养敏捷性和脚力，而且不需要特别道具和场所，每天都可进行。值得注意的是，初学者、青少年、老人或已有多年没跳绳的人，千万不可贸然向难度高的二旋跳挑战。

刚开始跳绳时，应先熟悉跳绳的正确姿势，可以对着镜子或请别人看看您

跳绳的姿势是否正确。

挥动绳子的要领可参考下面的标准：

◎绳子形成美丽的曲线，形状不会松垮无力。

◎绳子打在地板上的部分不要太多。

◎能流畅、不感疲倦地持续。

在绳子着地前跳跃，绳子离开地板后脚着地，调节脚和腰部的弹力。反复这个动作，就能找到容易持续进行的节奏。跳跃时，拳头到达胸部的高度即可。跳绳中，常常会不小心扭伤脚部，因此需要做好准备和缓和运动，以预防运动

4 游泳

泳池中的水对皮肤有冷刺激，刚入水可使皮肤血管先收缩后舒张，一段时间后血管又收缩，这样的收缩和舒张可以改善血管的功能，促进血液的再分布。同时，游泳时身体取水平位，减轻了心脏的负担，这对治疗高血压有一定的帮助。

〖哪些高血压患者可以游泳〗

患者不是由于肾炎、多囊肾、嗜铬细胞瘤等疾病引起的高血压，而且血压轻度增高，症状并不严重，原先又是游泳爱好者，患高血压后还是可以游泳的，若不会游泳也可以学习。凡因疾病引起的高血压还没有治愈，即病根未断前不

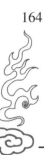

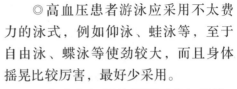

宜游泳。高血压比较严重和发病比较剧烈时，不宜游泳，以免发生中风等危险，也不要为了游泳而强行使用降压药。

〖游泳应注意的事项〗

高血压病人游泳时还得注意以下一些问题：

◎初学游泳容易精神紧张，会促使血压升高，所以要有熟悉水性的人陪伴指导，才可消除恐惧心理，而且应在浅水中游泳。

◎注意水温，若水温太低，会加重身体里小动脉的收缩而让血压升高，因此最好选择在26℃～27℃的水温中游泳。

◎游泳时动作不应太激烈，运动量不宜太大，否则会加重心脏负担，也会使血压升高。另外，游泳时不要追求速度，不要用大力。

◎高血压患者游泳应采用不太费力的泳式，例如仰泳、蛙泳等，至于自由泳、蝶泳等使劲较大，而且身体摇晃比较厉害，最好少采用。

◎应在有组织的情况下参加游泳，不能独自游泳，更不能到不了解环境的江河湖海里游泳，以免发生意外。

◎在游泳前应充分做好陆上准备运动，例如做体操、慢跑、打太极拳等。

5 甩手

甩手是一种十分简易的锻炼方法，对高血压患者、体弱者特别适宜，它有利于活跃人体生理功能，行气活血、疏通经络，从而增强体质，提高机体抗病能力。甩手的作用有防病强身、治疗慢性疾病，如咳嗽、慢性肠胃病、眩晕、失眠等。

甩手的方法及注意要点如下：

站立姿势：双腿站直，全身肌肉尽量放松，两臂自然下垂，双脚分开与肩同宽，双肩下沉，掌心向内，眼睛平视前方。

摆臂动作：按上述姿势站立，全身放松1～2分钟后，双臂开始前摆（勿向上甩），以拇指不超过脐部为度（即与身体成45°角），返回来，以小指外缘不超过臀部为限，如此来回摆动。

甩手要根据自己的体力掌握次数和速度，由少到多、循序渐进，以便身体适应，这样才能达到锻炼的目的。甩手要全身放松，特别是肩、臂、手部，以利气血通畅。甩手要以腰腿带动甩手，不能只甩两臂，动腰才能增强内脏器官的功能。甩手时呼吸要自然，如用腹式呼吸效果更好，唾液多时咽下。甩手后保持站立姿势1～2分钟，做些轻松活动即可。烦躁、生气、饥饿或饱食时禁止锻炼。

6 瑜伽

目前已有许多科学实验证实，练习瑜伽确实会使人生理上产生变化，如脑血流量、手掌和脸部的温度等，都会有所改变。长期练习瑜伽可降低血压和改

165

善血液循环，对于后背痛等肌肉问题有相当好的舒缓效果。有些科学家认为，瑜伽的功能近似针灸，可以籍由刺激脑内啡的释放，来达到舒缓止痛的功效。

〖练习瑜伽可降低血压〗

充分掌握瑜伽的姿势及呼吸法后，练习瑜伽时就没有痛苦和不适感，能非常自然地进行，这时可以说是已融入瑜伽的精神状态。

从姿势来看，瑜伽中虽然有些非常奇妙的姿势，但做的人却必须顺从此姿势，直到自己认为这是最愉快、最美的姿势。在瑜伽的世界里，没有奇怪的姿势，也没有难看的姿势，可以说瑜伽的至高境界是完全处在自我

陶醉的世界中。

因为瑜伽将练习者置于无我的世界中，所以练习瑜伽也可去除精神上的纠葛，这和坐禅等将目标指向无我世界的行为是共通的。因为物我两忘可以说是缓解高血压的基本条件，所以练习瑜伽可降低血压。但是，如果瑜伽练习者仍然处于存在不适感的阶段，练习瑜伽反而会令血压上升。

〖重点在于呼吸〗

瑜伽的呼吸是吐气稍大，吸气自然进行，绝对不可用力屏气。下面介绍几个比较容易的瑜伽姿势，读者练习时最好在瑜伽老师的指导下进行。

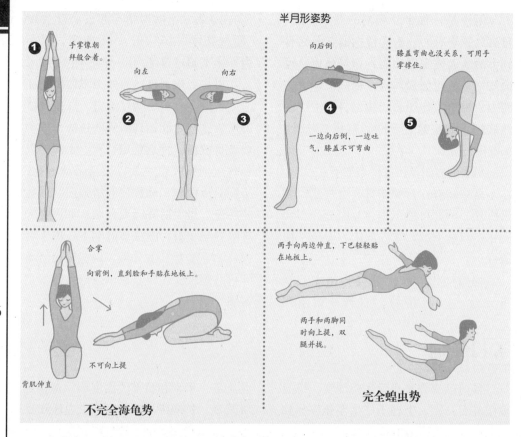

半月形姿势

① 手掌像朝拜般合着。

向左 ② ③ 向右

④ 向后倒
一边向后倒，一边吐气，膝盖不可弯曲

⑤ 膝盖弯曲也没关系，可用手掌撑住。

合掌
向前倒，直到脸和手贴在地板上。
不可向上提
背肌伸直
不完全海龟势

两手向两边伸直，下巴轻轻贴在地板上。
两手和两脚同时向上提，双腿并拢。
完全蝗虫势

7 太极

太极拳对防治高血压有显著的作用，适用于各期高血压患者。据北京地区调查，长期练习太极拳的50～89岁的老人，其血压平均值为134.1/80.8毫米汞柱（17.9/10.8千帕），明显低于同年龄组的普通老人。高血压患者打太极拳有三大好处：第一，太极拳动作柔和，全身肌肉放松能使血管放松，促进血压下降；第二，打太极拳时用意念引导动作，思想集中、心境宁静，有助于消除精神紧张对人体的刺激，有利于血压下降；第

三，太极拳包含着平衡性与协调性的动作，有助于改善高血压患者动作的平衡性和协调性，而且太极拳种类繁多，有繁有简，各人可根据自己的状况加以选择。

但高血压患者在练习太极拳时，应注意不要做动作过猛的低头弯腰、体位变化幅度过大以及用力屏气的动作，以免发生意外。老年人由于患有多种慢性病，体育锻炼时更应注意，最好在医生指导下进行锻炼。

8 气功

气功是我国传统的医疗保健运动，属非药物自我身心锻炼的范畴。练习气功能够改善高血压患者自主神经系统功能紊乱，降低过亢的交感活动。在高血压的发病机制中，交感活动亢进，血中去甲肾上腺素增高，练习气功后，血中去甲肾上腺素明显降低。但是练习气功必须注意以下几点：第一，必须在气功师的指导下进行，不可盲目自行练习；

第二，练功时要动静结合，动的时间不宜过长，若出现不适感觉应立即停止；第三，严重心率失常、心动过速、严重心率过缓、心功能不全者均不宜选用此法；第四，运动时避免过量，注意掌握脉率和有无疲劳感，如果练功时出现心悸感或疲劳感，且在1小时之内不恢复，意味着运动过量，应适当调整练功强度，避免造成高血压患者心脑血管意外。

9 按摩与颈部运动

通过按摩和颈部运动也可以使血压下降，还可以松弛颈部的僵硬。

〖两手互搓与指尖按摩〗

处于身体末端的手脚指尖位于距离心脏最远的位置，患有原发性高血压时，这些地方的微血管很容易紧张，从而使血压升高。

要松弛这种紧张，就要做按摩。方法并不特别，只要两手手指充分摩擦即可，一根一根手指充分揉搓更有效果。对脚和脚趾也同样给予按摩。

手指揉搓虽没有立竿见影的效果，但每天有耐性地持续，就能取得显著的效果。

167

人人必知的健康常识

家疗法全书 十大病症居

〖转动颈部消除肩部僵硬〗

高血压患者的自觉症状之一是肩部僵硬，颈部运动可以松弛紧张僵硬的肩膀，也可使血压下降，可以说是一举两得的运动。

刚开始时，宜小幅度、缓慢地转动颈部，做完后再向相反方向转动。反复进行后，中途开始做大幅、缓慢的旋转，只要觉得肩膀有点僵硬时就可进行。

10 体操

体操的目的在于增强人体的调节功能，四肢大幅度的活动和放松的腹式呼吸有助于降低周围血管阻力，从而有助于降低血压。

体操的动作幅度宜大，肌肉要放松，并要和腹式呼吸结合进行。做体操应按节次顺序进行，不做长时间的低头运动（如过度体前曲）、不跳跃、不快速旋转、不使劲憋气、不紧张用力等，以避免血压波动或增加心脏负担。

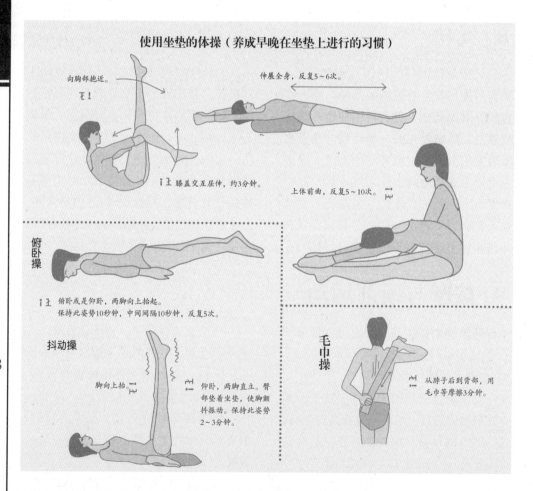

使用坐垫的体操（养成早晚在坐垫上进行的习惯）

向胸部抱近

伸展全身，反复5～6次。

注 膝盖交互屈伸，约3分钟。

上体前曲，反复5～10次。

俯卧操

注 俯卧或是仰卧，两脚向上抬起。保持此姿势10秒钟，中间间隔10秒钟，反复5次。

抖动操

脚向上抬

注 仰卧，两脚直立。臀部垫着坐垫，使脚颤抖振动。保持此姿势2～3分钟。

毛巾操

注 从脖子后到背部，用毛巾等摩擦3分钟。

11 垂钓

垂钓对健身、养生都很有益处，从运动医学、运动心理学等角度分析，垂钓对健身、养生有以下几方面的好处。

〖垂钓能使人的神经和肌肉松弛〗

垂钓是一种行之有效的自我精神疗法，当一条活蹦乱跳的鱼儿被钓上来后，会使人欣喜万分，心中的快乐难以言表。鱼儿进篓，又装饵抛钩，寄托新的希望，因此，每提一次竿，无论得鱼与否，都是一种享受。此种乐趣冲淡了人们精神上的忧虑，患者处于这种精神状态中，必然有利于疾病的治疗。

〖垂钓可使人身心放松〗

垂钓者从充满烟尘、噪音的城市来到环境幽静的郊外，与青山绿水、花草虫蝶为伴，与鸟语、蛙声、虫唱、流琴、鱼闹、林喧为伍，就有心情轻爽、脑清目明、心旷神怡之感。而垂钓时全神贯注，直视鱼漂，又能诱使垂钓者迅速进入"放松入静、恬淡虚无、安闲清静"的状态，可以松弛心身、陶冶性情、延缓衰老。对长期从事脑力劳动、患有神经衰弱的老年患者来说，垂钓可谓益莫大焉。

〖垂钓可改善心肺功能〗

从垂钓姿势上说，时而站立；时而坐蹲；时而走动；时而又振臂投竿，这就是静中有动、动中有静。静时可以存养元气、松弛肌肉、聚积精力，动时可以舒筋活血、按摩内脏，如此动静结合、刚柔相济，使得人体的内脏、筋骨及肢体都得到了锻炼，增强了体质。此外，垂钓之处，大多是有草木、水源的地方，或湖边塘畔；或水库滩涂；或江岸河沿；或涧岩溪旁，其处水浪翻飞、草木葱茏，在大自然中，吸入清新的空气，有利于改善人体的心肺功能，对治疗高血压、心脏病等慢性疾病大有裨益。

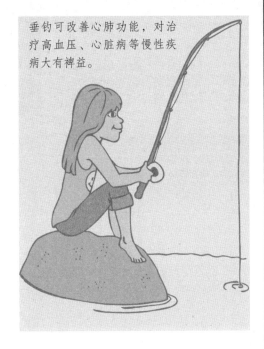

垂钓可改善心肺功能，对治疗高血压、心脏病等慢性疾病大有裨益。

第二篇

糖尿病

第一章　你对糖尿病了解多少

第二章　糖尿病的发病症状

第三章　糖尿病的饮食疗法

第四章　糖尿病的运动疗法

第五章　警惕肥胖，远离糖尿病

第六章　糖尿病的自我监测与管理

典藏精品版

家家必备的保健全书

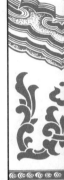

第一章

你对糖
尿病了
解多少

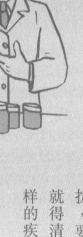

糖尿病是一种发病率高、危害大、遍布全球的多发病和常见病，是现代生活的文明病之一。糖尿病是由于体内胰岛素分泌失调及作用缺陷引起的以血糖升高为特征的代谢病。发病时有尿糖出现，以「三多一少」为主要症状，但亦有80%的病人无症状。全球范围内已经有越来越多的人被糖尿病所困扰，要积极地治疗和预防糖尿病，就得清楚地了解糖尿病是一种什么样的疾病。

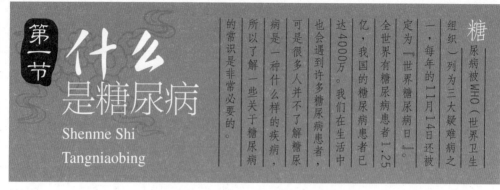

糖尿病被WHO（世界卫生组织）列为三大疑难病之一，每年的11月14日还被定为"世界糖尿病日"。全世界有糖尿病患者1.25亿，我国的糖尿病患者已达4000万。我们在生活中也会遇到许多糖尿病患者，可是很多人并不了解糖尿病是一种什么样的疾病，所以了解一些关于糖尿病的常识是非常必要的。

① 糖尿病的几种类型

长期血糖控制不佳的糖尿病患者，会伴发各种器官尤其是眼、心、血管、肾、神经损害或器官功能不全或衰竭，导致残废或早亡。

糖尿病有以下四种类型：

1型糖尿病：以前也称胰岛素依赖型糖尿病，1型糖尿病患者的发病是因为胰腺不能产生足够的胰岛素，大部分患者的发病期是在儿童期和青春期。

2型糖尿病：以前也称非胰岛素依赖型糖尿病，2型糖尿病患者是糖尿病人群的主体，常见于成年人，原因是胰岛细胞、b细胞产生的胰岛素在机体中不起作用。

妊娠糖尿病：指妊娠期间发生的糖尿病。妊娠是糖尿病的高发时期，妊娠糖尿病的发病率远远超过我们的估计，而且对母子的生命都构成威胁。

其他特殊类型的糖尿病：是指既非1型也非2型，又与妊娠无关的糖尿病，包括胰腺疾病或内分泌疾病引起的糖尿病、药物引起的糖尿病以及遗传疾病伴有的糖尿病等，其他特殊类型的糖尿病虽然病因复杂，但患者还不到糖尿病患者总数的1%。

② 糖尿病是如何生成的

糖尿病除5%的人群属遗传外，大部分是后天生成的。随着社会的进步和发展，人们生活水平的提高，人们摄取高脂肪、高热量的饮食太多，平时又缺乏运动，生活无规律，导致肥胖，引起血黏度、甘油三酯和胆固醇升高，致使脂代谢紊乱，引起糖耐量异常。由于血液

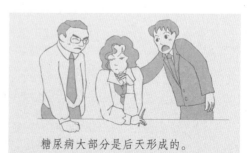

糖尿病大部分是后天形成的。

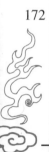

中糖、脂肪、蛋白质代谢紊乱，体内毒素增多，肝脏的解毒功能严重受损，心脏泵血无力、血路不畅，直接伤害到胰腺，导致胰岛素缺乏，形成糖尿病，并伴有高血压、高血脂、高血糖等一系列疾病。近年来糖尿病在世界范围内疾速流行，从它的患病率变化趋势来看，形势不容乐观，被公认为全世界的三大疾病之一。

③ 糖尿病如何治疗

糖尿病的治疗包括以下六部分：

糖尿病教育：糖尿病知识的方方面面都应了解，知己知彼，才能百战不殆。

饮食治疗：控制总热量是糖尿病饮食治疗的首要原则。肾功能正常时，糖尿病人的膳食应与正常人接近，应摄取适量的碳水化合物和充足的维生素、无机盐、食物纤维。当肾脏疾病发生时，应在医生的指导下合理安排每日膳食的蛋白质摄入量，还应控制脂肪摄入量。油炸食品宜少吃，多吃蔬菜及水果。

运动治疗：适当的运动可以起到降低血糖的作用，比如做操、散步、打太极拳等。

药物治疗：配合医生，合理选择用药，注意口服降糖药和胰岛素的适应证与禁忌证。糖尿病作为一种内分泌系统的疾病，必然伴有代谢的紊乱，使用药物必然干扰机体的代谢，从而对机体产生不良反应，糖尿病人应该合理地选择适合自己的药物，做到安全、有效、经济用药。

心理治疗：正所谓"心胸豁达则病愈三分"，遵从医嘱，改善病人的情绪状态，克服消极情绪反应，正确对待疾病，合理地安排生活，有助于病人的康复。

自我监测：世界糖尿病联盟曾指出，"糖尿病自我检测，随时调整治疗方案，是战胜糖尿病的基础"。

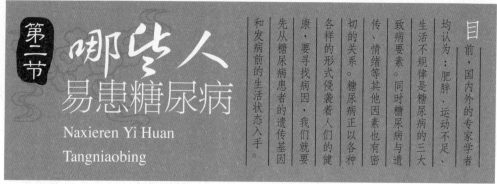

第二节 哪些人易患糖尿病

Naxieren Yi Huan Tangniaobing

目前，国内外的专家学者均认为：肥胖、运动不足、生活不规律是糖尿病的三大致病要素。同时糖尿病与遗传、情绪等其他因素也有密切的关系。糖尿病正以各种各样的形式侵袭着人们的健康，要寻找病因，我们就要先从糖尿病患者的遗传基因和发病前的生活状态入手。

1 糖尿病与遗传

经医学工作者多年的研究表明，无论是1型还是2型糖尿病都与遗传因素有关。很多研究成果都说明糖尿病与遗传因素有关，而且提示在成年后发生糖尿病的患者与遗传因素间的关系更密切。

遗传因素在糖尿病发病机理方面的重要性，已越来越受到医学专家的关注。根据糖尿病遗传理论的最新进展，以下几点都和糖尿病的遗传性有关。

第一类是孟德尔遗传：目前已知四种单基因变异可引起2型糖尿病。一种是胰岛素基因突变，由于密码区的点突变，导致胰岛素肽链上氨基酸密码的改变，产生氨基酸排列顺序异常的胰岛素分子。一种是胰岛素受体基因突变，目前已发现40余种点突变，临床上可分为A型胰岛素抵抗、妖精容貌综合征等。一种是葡萄糖激酶基因突变，现已发现20余种点突变，与2型糖尿病的亚型（即成年发病型青少年糖尿病）有关。一种是腺苷脱氨酶基因突变，其基因多态性亦与成年发病型青少年糖尿病有关。

第二类是非孟德尔遗传：目前认为，大多数2型糖尿病属非孟德尔遗传，为多基因—多因子遗传疾病。

第三类是线粒体基因突变：这是目前国际上唯一能进行发病前正确预测的一类糖尿病。早几年，我国就已经在上海和广州等大城市，建立了线粒体基因突变、糖尿病分子生物学诊断部门，可以用分子遗传学方法在基因水平下诊断2型糖尿病亚型，并且已经在基层医院开展诊断工作。

如果父母亲患有糖尿病，其子女发生糖尿病的概率明显高于正常人，而且随着年龄的增长，发病率也在增加；在对同卵孪生子的研究中，也证明了糖尿病与遗传因素有关。同卵孪生的二人具有同样的遗传因素，如果其中一人患糖尿病，则另一人患糖尿病的可能性极大，研究结果表明，在5年内同卵孪生的二人先后患糖尿病的发生率，幼年为50％，成年可高达90％以上。

目前虽然确认糖尿病与遗传因素有关，但对遗传基因的特点及其遗传方式还未完全阐明。值得强调的是，父母亲双方均为糖尿病患者，其子女并非100％地发生糖尿病，也就是说，遗传的不是糖尿病本身，而是糖尿病的"基础"。但是具有遗传"基础"的人不一定发生糖尿病，因为糖尿病的发生还需要有其他因素的存在，如肥胖、长期进食含高碳水化合物的饮食、感染等。遗传因素与环境因素二者之间相互作用、相互影响最终才能诱发糖尿病。缺少任何一种因素都不能发病，因此减少或消除糖尿病的诱发因素就可以减少或避免糖尿病的发生，所以有糖尿病家族史者应控制饮食、避免肥胖，这是预防糖尿病的最好方法。没有糖尿病家族史者，年龄超过40岁，也应控制体重的增长以防止糖尿病的发生。

2 糖尿病的易感人群

糖尿病易感人群是指目前血糖正常，但患糖尿病可能性较大的人群，其中包括：

其血缘亲属，尤其是父母亲是糖尿病患者；过度肥胖，尤其是腹部肥胖者；分娩过8斤以上巨大婴儿的妇女；年龄在40岁以上者；缺少体育活动者；吸烟、嗜酒者；患有高血压、冠心病者或血脂、血尿酸不正常者；有胰腺疾患或胆结石症者；血糖不正常或糖耐量减低者。

3 糖尿病的警告信号

如果出现以下情况，则有可能是糖尿病的警告信号，须小心注意：

反复发生皮肤疖肿或感染经久不愈者；

女性顽固性外阴瘙痒，更年期妇女的内衣裤有白霜，或裤脚上有尿迹白霜；

四肢麻木、刺痛，对冷热感觉迟钝；

视力出现障碍，如视物模糊、眼前飞蚊症、青光眼、白内障、视网膜病；

小便次数增多，特别是夜尿增多，遗尿或排尿无力，长期反复发作的尿频、尿急、尿痛等；

男性阳痿、性功能减退，女性闭经或月经紊乱；

50岁以上有高血压病、冠心病、脑血管病、高脂血症、高尿酸血症、痛风、胰岛素抵抗者；

肥胖或超重者，尤其是中度以上肥胖、腹型肥胖、平常缺乏运动者；

无明显原因餐前出现乏力、多汗、颤抖和饥饿感等低血糖症状；

反复发作的慢性胰腺炎、肝炎、肝硬化者，有胰腺手术、外伤的病史；

有糖尿病家族史者或有妊娠糖尿病史的妇女；

有内分泌疾病者，特别是功能亢进的内分泌疾病；

有长期高糖饮食或静脉输注葡萄糖，长期摄入高热量饮食者；

有某些自身免疫疾病而长期服用皮质激素类药物者；

口干、口渴，口腔黏膜有瘀点、瘀斑、水肿，口内有烧灼感者。

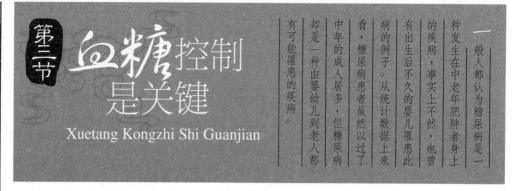

一般人都认为糖尿病是一种发生在中老年肥胖者身上的疾病，事实上不然，也曾有出生后不久的婴儿罹患此病的例子。从统计数据上来看，糖尿病患者虽然以过了中年的成人居多，但糖尿病却是一种由婴幼儿到老人都有可能罹患的疾病。

典藏精品版

家家必备的保健全书

1 什么是血糖

血糖就是指血液中所含的葡萄糖。其他各种糖类，如糖、双糖、多糖都只有在转化为葡萄糖进入血液以后，才能称之为血糖。血糖值一般指1升血液中含有的葡萄糖数量，以毫摩尔/升来表示，也可用每100毫升血液中葡萄糖的含量表示。它在血液中的含量可用化学方法测定，可测全血、血浆或血清中的葡萄糖含量，其数值也不同。正常人的血糖浓度无论空腹或饭后，都应保持相对稳定，变化不大。

血糖的正常范围为：

空腹血糖：3.9～6.1毫摩尔/升

餐后2小时血糖：3.9～7.8毫摩尔/升

2 血糖的来源和去路

正常人血糖的来源主要有3条途径：

（1）饭后食物中的糖消化成葡萄糖，吸收进入血循环，成为血糖的主要来源。

（2）空腹时血糖来自肝脏，肝脏储有肝糖元，空腹时肝糖元分解成葡萄糖进入血液。

（3）蛋白质、脂肪及从肌肉生成的乳酸可通过糖的异生过程变成葡萄糖。

正常人吃饭以后，血糖稍稍升高，在胰岛素的帮助下，血糖的去路主要有5个方向：

（1）在全身各组织细胞中氧化分解成二氧化碳和水，同时释放出大量能量，供人体利用消耗。

（2）进入肝脏变成肝糖元储存起来。

（3）进入肌肉细胞变成肌糖元贮存起来。

（4）转变为脂肪储存起来。

（5）转化为细胞的组成部分。

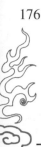

③ 血糖是判断糖尿病的基础

空腹时，血糖主要供应给脑组织，其他组织利用和消耗血糖数量很少，主要利用和消耗脂肪酸。饭后2~3小时内，全身组织都利用葡萄糖。

当血糖来源过旺，而参与分解它的胰岛素分泌产生缺陷，或胰岛素作用出现缺陷时，就会导致血糖升高。简单地讲，如果血糖升高达到下列两项标准中的任意一项时，就可诊断为患有糖尿病。

①空腹血糖值大于7.0毫摩尔/升；

②摄入饮食2小时后血糖值大于11.1毫摩尔/升。

④ 血糖的控制标准

通常状况下，由于糖尿病患者的血糖波动很大，在治疗过程中，要让其血糖水平达到正常人的水平是不太可能的。因此在不发生低血糖的情况下，只要能达到以下标准，我们就可以认为血糖控制良好了。

空腹血糖：4.0~8.0毫摩尔/升；

餐后2小时血糖：6.0~10.0毫摩尔/升；

任何其他时间血糖：10.0毫摩尔/升以下。

这个标准同样也要因人而异，比如老年糖尿病患者，因为容易并发危害性相对较大的低血糖，所以在这种情况下，上述标准须略抬高一点。而对于患糖尿病的孕妇，因为要考虑到胎儿的健康发育，所以血糖控制的标准就应更严格一些。

⑤ 生活中如何更好地控制血糖

糖尿病人的主要病因是胰岛素分泌相对不足，造成体内的糖、蛋白质及脂肪代谢紊乱。

其实，糖是人体不能缺少的营养物质，"低血糖"就是糖尿病人的缺糖症状。从这种意义上说，与正常人相比，糖尿病人就如同没有了"糖库调节器"，糖多一点就泛滥，糖少一点就出现"低血糖"。所以我们要科学地用糖，控制糖的摄入量，还要随身携带一些糖果，在出现低血糖时应急。

糖，按分子结构可分为单糖、双糖和多糖。常见的单糖有葡萄糖和果糖，双糖有蔗糖、麦芽糖和乳糖等，食用后会很快地升高血糖。多糖有两种形式：一是淀粉，消化吸收较慢，升血糖也慢一点；另一种形式是膳食纤维，不能被消化吸收，因此不升血糖，且有一定的降糖作用。懂得了这些道理，我们在生活中就应多加注意：多吃膳食纤维含量丰富的食物，限量食用淀粉含量高的食物，吃零食要吃用天然甜味剂做的专用点心，这样才能更好地控制血糖。

177

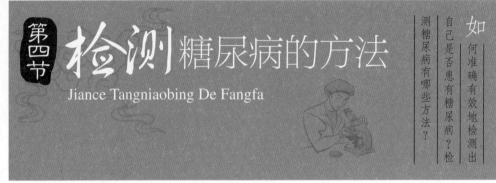

1 糖尿病的诊断标准

　　患者怎样发现自己患有糖尿病呢？一般情况下，当出现糖尿病的典型症状或不典型症状时，患者会考虑到自己可能患有糖尿病。但糖尿病的诊断是以血糖水平为标准的，所以单凭口渴、嗜水、尿多等症状不能确诊患上糖尿病。

　　很多人在检查尿糖时，发现自己尿糖呈阳性，于是断定自己患有糖尿病，马上进入治疗程序。其实尿糖检查呈现阳性也不是糖尿病诊断的唯一标准，因为这种情况有时在正常人中也会出现。所以要诊断糖尿病必须是以静脉抽血检查出的血糖值水平为准。

2 血糖值检测法

　　要了解糖尿病病情及控制水平，最基本、最重要的手段之一就是测血糖。

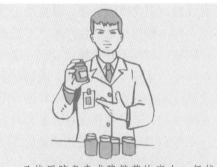

已使用胰岛素或降糖药的病人，仍然出现空腹血糖很高或很低的情况，这就说明应该调整用药及用药量。

　　血糖测定比尿糖检测更准确，且不受肾糖阈的影响，能准确地反映血糖即时水平，明确低血糖的发生，为治疗糖尿病提供直接依据。其缺点在于采血时有创伤，伴有疼痛，不能发现酮体。

　　血糖的检测主要有如下几种方法：

　　〖1日7次血糖〗

　　所谓"一日7次血糖"是指三餐前后各一次加睡前一次的检测，这种检测应密切注意血糖变化与紧急并发症等情况。

　　〖空腹血糖〗

　　经过8～14小时未进食时测得的血糖值为空腹血糖，它反映了胰岛分泌胰岛素的基本能力。如果未使用胰岛素治疗的病人空腹血糖很高，说明b细胞储备与分泌功能都很差。如果已使用胰岛素或降糖药的病人，仍然出现空腹血糖很高或很低的情况，这就说明应该调整用药及用药量。

【餐后两小时血糖】

餐后两小时的血糖与糖化血红蛋白的相关性最密切，它反映了餐后胰岛分泌胰岛素的功能，和餐前服用降糖药的治疗效果，对糖尿病的大血管和微血管并发症影响最大。

③ 如何使用血糖仪

使用血糖仪时，有一些问题应该注意：

测血糖前应让手臂自然下垂15～20秒，其目的是让手指尖血液充沛，尽可能避免所采检测样本中有体液和组织液混入，同时切记要用温水洗手；

在穿刺手指尖采血时，应将采血器紧压在手指皮肤上，然后快速将采血针弹出。这样做既能保证有足够的穿刺深度，使出血流畅，又可减少疼痛；

应选择以手指头两侧的某一点为穿刺部位，手指正中和指尖是要避免选择的，如果选择这些部位，可能增加疼痛感甚至对样本造成污染；

因酒精会干扰所得的监测数据，所以穿刺时一定要等用于消毒的酒精充分干燥；

和其他血液测定不一样的是，为尽可能减少体液和组织液的混入，穿刺完后不可挤压穿刺部位，应让血液自然流出。如果出血量不够，可使手指下垂，亦可轻轻按压手指的跟部，促使血液流出，但出血量不应过多，以免影响测定结果；

保管好仪器，注意防潮，保持清洁；定期验证仪器的准确性。

④ 其他的检测方法

葡萄糖耐量试验：这种试验实际上是检验人体对葡萄糖的吸收利用能力以及对葡萄糖的耐受能力，另外还可检测胰岛b细胞功能是否异常。

该实验一般来说可适用于如下几种患者：

尿糖呈阳性，有多饮、多尿、多食、消瘦等临床表现，疑为糖尿病患者；

空腹血糖值偏高或餐后血糖值升高，但不能以此作出明确判断者；

尿糖呈阳性的孕妇；

测空腹血糖时，其值大于或等于6.1者；

年龄在45岁以上，伴肥胖、高血压、高甘油三脂血症，有糖尿病家族史者；

常有餐前或餐后4～5小时低血糖反应者；

胰岛素释放试验：该试验通过检测血清胰岛素变化来确定胰岛b细胞的功能，目前常用的有放射免疫法、酶联免疫吸附法等。其方法为测定空腹及吃过糖后1小时、2小时、3小时的血清胰岛素水平，来测定血糖水平。

人体的胰岛素水平在服糖后0.5～1小时上升至最高峰，是基础值的5～10倍，2～3小时后恢复到正常的基础水平。1型糖尿病因为胰岛素水平非常低，所以没有峰值出现。而2型糖尿病早期空腹胰岛素水平较高，在服糖后2小时才出现高峰，3～4小时后也不能恢复到基础水平，从而形成高胰岛素血症。

C肽水平检查：我们知道，胰岛素原会被酶分割成胰岛素和C肽，且数目相等。但由于肝对C肽的摄取率低，其清除速度较慢，所以C肽在血中的含量一般是胰岛素的5倍。因外源胰岛素不含C肽，不会影响到C肽的含量，所以C肽水平检查可以比较准确地反映自身胰岛b细胞的功能。

糖化血红蛋白检测：糖化血红蛋白是血红蛋白与葡萄糖结合的一种产物。一旦两者结合，就呈稳定不可逆状态，直到红细胞消亡才会消除。一般情况下，红细胞的寿命平均为120日，所以糖化血红蛋白受血糖变化的影响并不大。故糖化血红蛋白反映了近2～3个月内平均的血糖水平。

在国外的发达国家，糖化血红蛋白已经被作为诊断糖尿病的指标，经常被用在筛查高度特异和敏感的糖尿病上。同时，糖化血红蛋白又是预测、判断糖尿病大血管和微血管并发症的重要指标。所以，所有的糖尿病患者应每3个月做一次糖化血红蛋白检测。

糖化血清蛋白检测：糖化血清蛋白又叫果糖胺，是葡萄糖与血清蛋白等的结合物。它反映了近2～3周内血糖值的平均水平，随时对糖化血清蛋白进行取样和检测，就能很好地判断糖尿病病情近期控制的情况。

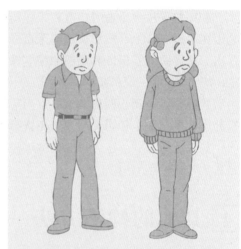

尿糖呈阳性，有多饮、多尿、多食、消瘦等临床表现，疑为糖尿病患者。

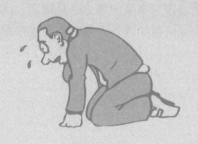

第二章

糖尿病的发病症状

　　糖尿病的主要症状为：多饮、多尿、多食、消瘦、易倦。

　　但是，并非所有患者都兼有全部的症状。有的患者以多饮多尿为主，有的以消瘦、乏力为主，有的以急性或慢性并发症为首发症状，如脑血管意外、冠心病、外阴瘙痒等，有的患者甚至直到发生酮症、酸中毒、高渗性昏迷时才被确诊。所以，详细了解糖尿病的发病症状是非常必要的。

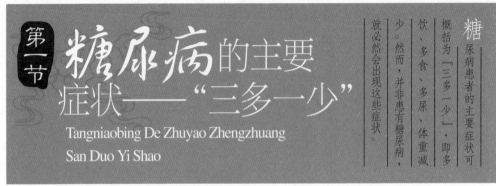

第一节 **糖尿病**的主要
症状——"三多一少"

Tangniaobing De Zhuyao Zhengzhuang

San Duo Yi Shao

糖尿病患者的主要症状可概括为"三多一少"，即多饮、多食、多尿、体重减少。然而，并非患有糖尿病，就必然会出现这些症状。

1 多饮

多尿、多食是糖尿病的典型症状，其中更有许多患者都有喉咙干渴的症状。有时候并非只是喉咙感觉干渴，口内也会有相同的干渴感觉。患者喉咙异常干渴，半夜经常要醒来找水喝。

喉咙干渴会随着病情恶化而变得更加严重。因为血液中糖分一旦增多，就会藉由尿液排出体外，此时也会连带排出水分，从而导致体内水分不足，在这种状态之下尿糖就会升高。

2 多尿

喉咙干渴、拼命喝水的结果，当然就是多尿了。

这种排尿次数增加的情形，是一种身体为了防止血液中的糖浓度异常上升，借着排尿让糖分随着水分一起排出的生理作用。糖尿病患者尿量增多，每昼夜尿量达3000～4000毫升，最高达10000毫升以上；每日排尿次数也增多，有的患者日排尿次数可达20余次。血糖越高，尿量越多，排糖亦越多，如此造成恶性循环。

以一个健康人一天的尿量来说，男性约1.5升，女性在1升左右。糖尿病患者的尿量则在2～4升之间，偶尔甚至会增加到6升左右。和正常人比较起来，男性糖尿病患者的尿量会多出四倍，女性糖尿病患者会多出六倍之多。

另外，尿糖刺激膀胱，更容易导致尿频现象，小孩子则会有尿床的情形出现。

3 多食

糖尿病的病因之一是多食（或过度饮食），一旦患糖尿病后，有不少人的食量会陡然增加。

这种多食的情况是没有吃到腹胀的

感觉就不满足，想吃他人正在吃的食物或只想吃甜食等，更有许多人对食物的嗜好会改变，进而身体变得肥胖不堪。

目前还不确定为什么糖尿病会导致多食，不过一般认为是因能量源糖质随着尿液一起流失的缘故。而且，原本糖尿病患者就常多食美食及脂肪食品、蛋白质食品，同时也有摄取大量糖质食品的倾向。养成这种饮食习惯后，就很容易造成偏食或过度饮食。

4 消瘦

患糖尿病后，人体会开始变瘦，变瘦过程呈病态、快速的方式。另外，有些人即使拼命吃，还是继续变瘦。

这些情形都是糖尿病迅速恶化的表现。医师通常都会利用这种现象来判断疾病，变瘦速度越快，表示病情越重。

5 易倦

身体容易疲倦，即使睡眠十分充足，仍会有早上很难清醒、没有精神、没有干劲等症状。

虽然这类症状显得一般化，但是若家族中曾有糖尿病或有遗传因素的话，最好还是要积极地去专门医院做诊查，有不少人就是因为有全身倦怠的症状而发现自己患有糖尿病的。

6 其他自觉症状

糖尿病症状还包括皮肤发痒，甚至痒得让人不得不用手去抓搔。至于过敏体质的人，其发痒程度又要比一般人严重得多。

患有香港脚的人，不但香港脚难治愈，而且一旦用手指去搔痒，很容易就会弄破伤口，迅速感染化脓，一旦化脓就更难痊愈了。

很多人牙齿会因糖尿病影响变得脆弱，如牙龈出血或发炎、蛀牙等。另外，也有不少人出现神经痛的问题。还有手脚发麻、蹲下后站不起来、走路困难、晕眩等症状。经过分类后，发觉情况最多的是知觉神经障碍，其中又以脚尖发麻最为常见，坐骨神经痛、脚痛也是症状之一。

有些糖尿病患者，容易染上感冒或流行性感冒，也容易受到霉菌感染，女性常患膀胱炎及毛滴虫等引起的疾病。有些患者还容易患痔疮，因为糖尿病会造成溶于血液中的糖比例升高，导致肛门周围血液循环变差。除此之外，糖尿病患者还容易患上多种感染性疾病。但是请注意：人体单是出现这些症状，并不能判定患上糖尿病。

另外，也不是患有糖尿病，就一定会感染这些疾病。症状出现的方式不一定完全按前面所述，有些人甚至会从无症状阶段直接跳到出现并发症的阶段。

183

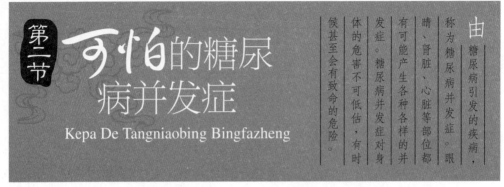

第二节 可怕的糖尿病并发症

Kepa De Tangniaobing Bingfazheng

由糖尿病引发的疾病，称为糖尿病并发症。眼睛、肾脏、心脏等部位都有可能产生各种各样的并发症。糖尿病并发症对身体的危害不可低估，有时候甚至会有致命的危险。

1 糖尿病并发症的十大预警信号

大量的临床实验告诉人们，治疗糖尿病并发症重在一个"早"字，即早期诊断、早期治疗。人体是一个有机整体，当某一部分失调时总有许多提示信号，如果您经常被以下问题困扰，就得警惕了！

【来自眼的信号】

眼部病变主要是由于血糖长期控制不好，对血管和视神经造成损害，视力急剧变化。如：青少年双眼同时患上白内障，发病迅速；瞳孔变小，而在眼底检查时用扩瞳剂效果不佳，放大瞳孔的能力也较正常人差；反复眼睑疗肿、眼睑炎、睑缘炎；或见眼外肌麻痹，突然上睑下垂、视物模糊、复视、头痛、头晕，这些症状都是糖尿病并发眼病的预警信号。

【来自耳的信号】

前苏联医学家发现糖尿病患者的耳垢异常增多，而且常常是糖尿病越重，耳垢越多。在对1200名疑为糖尿病患者的耳垢进行葡萄糖含量检测后发现，其耳垢中葡萄糖含量多在0.1微克以上，而健康人的耳垢中则不含葡萄糖或含量甚微。近年来，我国医务人员对健康人及

糖尿病患者的耳垢也做过葡萄糖的含量测定，结果与上述报告类似。因此，凡感耳痒，且耳垢异常增多者，应考虑是否为血糖高或血糖控制不良。

【来自口腔的信号】

糖尿病患者血管病变和神经病变使牙周组织局部微循环损害，修复能力差，感觉迟钝，易受损伤，免疫力低下、易感染。如有糖尿病性骨病，还会使牙槽骨质疏松，加重牙周病，可见牙齿脱落等；典型患者可见牙龈红肿、牙痛，牙周组织水肿，牙周袋形成，牙齿扣痛、松动、脱落等；口腔有烧灼感，口腔黏膜干燥。

【来自肾的信号】

微量白蛋白尿是糖尿病肾病的先兆。有些患者得了糖尿病并没有明显症状，即使患糖尿病很多年，自己仍一无所知，而当发现糖尿病时可能已经有了微量白蛋白尿。糖尿病病史10年的患者，微量白蛋白尿的出现率可达到10%～30%；糖尿病病史20年的患者，微量白蛋白尿的出现率为40%，且20年后有5%～10

典藏精品版

家家必备的保健全书

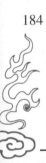

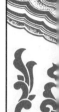

%的患者会恶化成终末期肾病。青年期发病的糖尿病患者到50岁时有40%的患者会发展为严重的肾病，需要进行血液透析和肾移植，否则只能面临死亡。

〖来自皮肤的信号〗

如股癣、手足癣和念珠菌感染导致的甲沟炎，皮肤瘙痒症、反复出现的毛囊炎、疖肿、痈及皮肤溃疡、红斑和皮肤破损等疾病，严重者甚至会导致局部组织坏死或坏疽。皮肤病病因多为真菌感染，真菌感染容易发生在身体温暖和潮湿的部位如外阴部、乳房下、脚趾间等处。

〖来自汗的信号〗

糖尿病患者常常出汗，中医通过辨汗可以了解患者的病症虚实及患者处于糖尿病的哪一个阶段。糖尿病初期患者一般属中医实症，常在饭后、运动后出汗，为实汗。实汗又有热汗、粘汗之分，身热而出汗并伴有口渴、大便秘结、小便色黄为热汗，是由实热熏蒸而出；汗色黄而粘，舌苔黄腻者则为湿热熏蒸所致。患糖尿病时间较长后人体正气亏虚、体质不热，常手足多汗，称为虚汗，虚汗有冷汗、自汗之分。汗出而皮肤凉，平时也常感手脚发凉或夜尿多者为冷汗；因为阳气不足，皮肤不凉而汗出不断者为自汗，此类患者小鱼际（手掌小指侧）及手腕部分皮肤常潮湿，易感冒，皆因气虚所致。手腕部皮肤出汗常常是糖尿病患者进入糖尿病中期的标志。

〖来自便秘的信号〗

便秘是指排便频率减少，七天内排便次数少于2~3次，或次数不少但排便时困难，粪便干结。中医认为便秘主要由于气虚以及阴津不足所致。虽有便意但无力将粪便排出，为气虚便秘，多见于老年人或体质较虚者；阴津不足表现为大便干结、腹中胀满、口干口臭。便秘可能为周围自主神经病变、平滑肌变性所致，而高血糖可直接抑制消化道运动，造成便秘。

〖来自夜尿多的信号〗

夜尿多是指夜间尿量或排尿次数的异常增多。一般来说健康人每24小时排尿约1.6升，排尿次数昼夜比，青少年为3:1或4:1，中老年为1:1，70岁以上的老年人为1:3。如果夜尿量大于一天总尿量的1/2或昼夜排尿次数比值减小，都为夜尿多，其临床表现除有夜间尿量或次数增多外，患者往往兼有睡眠不足、精力减退、食欲不振、焦虑烦躁、精神萎靡等症。糖尿病所致夜尿多主要是由于其导致肾小管损伤，如糖尿病代谢障碍，血液的高渗、高粘状态，微血管损伤，肾小球的高滤过、高灌注状态等，均可使肾小管的结构异常，结构的异常必然导致功能受损。当远端肾小管受损时，出现尿浓缩功能减退，从而产生低渗透压、低比重的尿液。

〖来自自主神经的信号〗

糖尿病患者心跳加快，安静时心率可达90~100次/分钟。正常人夜间心率比白天偏慢，而此类患者夜间和白天的心率变化不大。从卧位或蹲位起立时，常伴有头晕、软弱无力、心慌、大汗等症状，严重时会晕倒。

此外，还会出现胃胀满、腹痛、恶心、食欲不振、吞咽困难、饮食后烧灼感、排便异常等症状，间断出现夜间腹泻，量多呈水样，无腹痛、无便血，一般不伴有体重减轻或吸收不良的症状。排尿时无力，小腹下坠，小便滴沥不尽，严重时尿失禁，阴茎不能勃起，直至完全阳痿。

〖来自四肢的信号〗

来自四肢的并发症感觉多从足趾开始，经数月或数年逐渐恶化。症状从很轻的不适感、较浅的"皮痛"到难以忍受的疼或深部的"骨痛"。典型的疼痛可为针刺、火烧、压榨或撕裂样疼痛，还会伴有麻木、发冷感。常有蚁行感或麻木感，由于温度感丧失、痛觉迟钝，下肢易发生各种创伤和感染。

② 出现在身体各个部位的并发症

糖尿病的并发症几乎涉及人体的各个器官，难怪有学者把糖尿病称为百病之源。了解了身体各个部位的糖尿病并发症，就能及早发现和治疗糖尿病，将病情控制在最小范围之内。

〖糖尿病并发症的范围〗

糖尿病并发症包括急性并发症和慢性并发症两大类。

急性并发症：各种急性感染、低血糖症、糖尿病酮症酸中毒、糖尿病乳酸性酸中毒、糖尿病高渗性昏迷。

慢性并发症：冠心病、高血压、脑血管病、肾脏病、视网膜病变、白内障、屈光异常、糖尿病眼肌神经病变、周围神经病变、植物神经病变、中枢神经病变、糖尿病足、糖尿病皮肤病变、糖尿病性阳痿、糖尿病高血脂症等。

上述这些并发症给患者带来了很大的痛苦，严重时可致生命危险，对此一定要引起重视。控制并发症的发生要以预防为主，其重要意义在于减少糖尿病的病死率和致残率。

〖出现在眼睛部位的并发症〗

患有糖尿病后所出现的症状，以眼睛部位的症状最多。糖尿病医师在初诊时，会从病患的眼睛开始诊察。因为即使没有自觉症状的人，通常也可以由他的眼睛看出症状的端倪。

例如：眼睛疲倦、视力模糊不清等症状，一般人很难藉此判断这是否属于糖尿病性的眼睛疾病，人们经常会认为这可能是由睡眠不足、身体疲倦、眼睛干涩引起的，而没有特别注意。

若是患有糖尿病，就必须将这些症状视为由糖尿病引发而出现在眼睛部位的并发症症状。一旦放任不管，不久患者眼底会出现出血的现象，甚至有失明的危险。为了避免出现这样的悲剧，平时必须保持良好的控制状况，并且定期接受各种检查。

以下就简单说明在糖尿病眼部并发症当中，几项经常发作的眼疾。

◎糖尿病性网膜症：属于糖尿病血管性疾病中的一种，不可忽视。发病时位于眼睛深处的网膜细血管出现异常现象，此种症状一旦恶化，将会引起眼底出血，失明的危险性很高。

◎糖尿病性白内障：一般称为"白

内障"，属于一种眼睛水晶体变混浊的疾病，通常可以借助手术治愈。此病容易和老年性白内障混淆，因为二者症状同样为视力模糊、眼睛变混浊等。

〖 出现在肾脏部位的并发症 〗

一旦病状恶化到出现糖尿病性肾病时，尿液里会含有大量的蛋白。这时身体慢慢出现浮肿，血压增高，全身倦懒没有食欲，接着会排尿困难，从而引发尿毒症。

糖尿病性肾病的演变情况和糖尿病控制状况是否良好有关，一旦出现肾脏并发症，必须尽早接受治疗，否则将会有致命的危险。

〖 糖尿病与神经病变 〗

神经病变是糖尿病最常见的并发症之一。糖尿病性神经病变与糖尿病性肾病和视网膜病变并存，被称为"三联病症"。糖尿病性神经病变的临床表现可轻可重，可局限可广泛，可较早出现亦可较晚出现，可先于糖尿病发生或后于糖尿病发生或同时出现，可影响周围神经和自主神经，也可造成颅神经损害。其临床表现主要有以下几个方面：

◎周围神经病变：早期症状以感觉障碍为主，下肢症状较上肢多见，下肢呈对称性疼痛或感觉异常、刺痛、灼痛、钻凿痛。有时剧痛如截肢，有时触觉过敏，甚至不能忍受盖被之压，必须用被架。每晚就寝后数小时疼痛加重，开始行走后方可减轻。往往有麻木、蚁走、虫爬、发热、触电等感觉，膝以下多见，感觉常减退，腱反射常消失。周围神经中自主神经纤维受影响时，有血管舒张障碍，会引起皮肤苍白青紫、多汗、少

汗、指甲脆弱、脱毛等神经营养失调现象，同时伴有下肢溃疡，特别是伴有血液循环障碍。

◎脊髓神经病变：又称糖尿病性假脊髓痨。主要症状是双侧对称性下肢深感异常，脚后跟有闪电般疼痛，步态不稳，举脚高、踏地重，如踩棉花般，黑暗处行走更困难。有的病人会出现排尿无力、淋漓不尽的情况，男性则多阳痿。体检时下肢肌张力会减退，深感觉缺失和腱反射消失，闭目难站立。

◎后侧索硬化症群：早期会有全身无力和对称性肢体麻木、烧灼、发冷等异常感觉，尤以下肢为甚。中后期可出现双下肢无力或瘫痪、肌张力增高、腱反射亢进、行走不稳、易于倾跌等症状，尤以阴暗处行走时更困难。病人在站立时不能蹲下，坐下时不能自动起立。

◎自主神经病变：主要指身体三种功能异常，即胃肠道、心血管、泌尿生殖系统三部分功能异常，部分患者有两个以上系统受累。常见的胃肠功能紊乱有腹胀、恶心、呕吐、阵发性夜间腹泻、便秘等。心血管系统表现为体位性低血压、心率加快以及窦性心率失常等。使患者特别痛苦的是泌尿生殖系统功能的紊乱，出现排尿困难、残尿量增多、逆行射精、阳痿和不育等。大概有60%的糖尿病患者最终出现排汗功能障碍，表现为躯干和面部过度出汗，特别是进餐时大汗淋漓，而足部甚至下肢却无汗。严重者可因丧失调节体温的功能而致使体温升高、中暑或虚脱。

◎颅神经病变：在年长（50岁以上）的无症状性糖尿病患者中，孤立或多发

家疗法全书 十大病症居

人人必知的健康常识

187

性眼外肌麻痹或颅神经麻痹可成为疾病的首发症状。眼肌麻痹几乎是突然起病，多于清晨起床时发现，伴有眶后剧痛，病人会出现视物成双、眼球活动受限、眼睑下垂的症状。有的病人由于面神经及后组颅神经麻痹，则表现为口角歪斜、饮水呛咳及吞咽困难。

◎糖尿病性肌萎缩：该病常于中年以后出现。患者多数病程长、病情重，发病一般较急，以左右非对称性髂腰肌、股四头肌等肌力下降、肌肉萎缩、肌痛为主要症状，许多患者也伴有远端肌无力的表现。

对于糖尿病性神经病变，要努力做到及早诊断、及早治疗，通过较好地控制血糖，可预防或逆转神经的代谢异常甚至病理改变，患者的症状自会明显改善。糖尿病性神经病变的治疗方法，除控制糖尿病外，还可服用维生素类药物、血管扩张剂、肌醇及活血化瘀的药物。

【 出现在心脏、大血管部位的并发症 】

出现在心脏、大血管部位的并发症种类很多，这里介绍几种很典型的症状。

◎动脉硬化：实际上因糖尿病引发心脏病或高血压的情形很常见，同样，因高血压或心脏病而发现糖尿病的例子也不少，可以说糖尿病和心脏病之间关系相当密切。

患糖尿病的时间一长，体内血液的

新陈代谢就会变差，老旧废物堆积在血管壁，血管会失去弹力而变得脆弱。由于血管内侧附着老旧废物，所以造成血管内侧变狭窄、血流情况变糟，这种现象就称为动脉硬化。

一般来说，上了年纪的人较容易患动脉硬化，对于糖尿病患者来说，则是患病时间越长或症状越恶化，动脉硬化的可能性就越大，恶化的速度也就越快。

◎脑中风：脑中风可分为因脑血管阻塞所引起的脑栓塞，以及脑血管出血所引起的脑出血。其中和糖尿病有密切关系的脑部疾病便是脑栓塞，这是一种因脑部血管中出现血块而严重阻碍或完全堵塞血管流通的疾病。

一旦出现这种症状，会导致原先受这些血管供养的脑部组织、神经无法充分运作，引发麻痹或半身不遂等问题。

脑部血管若是出现动脉硬化现象的话，还会有头重、健忘或易怒等症状。

◎心肌梗死：心肌梗死属于一种因供养心脏的动脉阻塞而引起的疾病。心肌梗死会迅速出现激烈疼痛，偶尔甚至会引发休克而致命。另外，心绞痛也是一种因心脏动脉硬化所引起的疾病。心绞痛发作时，具有和心肌梗死相同的胸痛现象。心绞痛若反复发作的话，将会引发心肌梗死等病变。

3 引起糖尿病并发症的原因

人体因为患糖尿病而出现的异常现象，其引发根由在于胰岛素的分泌不足。胰岛素由位于胃后方的胰脏中的胰岛所

分泌，通常当我们进食时，食物在肝脏精制成葡萄糖溶入血液的过程中，胰脏同时分泌出胰岛素。

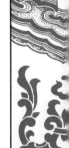

〖胰岛素如何发挥功效〗

我们每天的三餐饮食中，含有蛋白质、脂肪及糖三大营养素。进食后，食物经肠胃消化、吸收，然后依各自特定的构造而供细胞或肌肉利用，这个过程称为代谢。

单就糖质一项来看，由于它属于身体的能量源，一旦进食，血液中当然会涌入大量的糖质。因此，进食后，血液中的糖浓度会遽然升高。这时候胰岛素就出现了，发挥功能促使细胞利用糖质进行生命活动。但是，血液中还是要留存有葡萄糖。细胞一直持续进行生命活动，连一瞬间的休息都没有，所以必须不断补给葡萄糖。

糖质以70～140毫摩尔/分升（1分升即100毫升血液中所含的糖质量毫克数）的比例留存于血液中，其余变成脂肪或其他物质贮藏起来，而这项功能也是由胰岛素负责。

正常人体内的这项生理作用可以顺利进行，没有阻碍，但是糖尿病患者体内的胰岛素就没办法充分发挥作用了，详细原因目前还不太清楚。另外糖尿病患者为什么无法分泌足够量的胰岛素，

至今也仍然未找到确切的答案，只知道这种胰岛素作用不足的现象，经常会由父母亲遗传给子女。

〖胰岛素作用不足时〗

当胰岛素作用不足时，溶入血液中的糖质将无法充分得到利用，同时也没办法改变糖质的形态，使其得以贮藏，糖质只能沉积在血液中。

如此一来，血液中的糖浓度就升高了。由于糖质无法积极进入细胞，所以细胞必须自己寻找能量源，这时就只有靠脂肪和蛋白质了。虽然具有可使用的糖质，但是无法利用，只好动用原本积存的脂肪和蛋白质，人体因此而变瘦，随后还会引发各种病变。

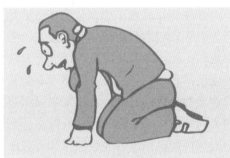

人体因为患糖尿病而出现的异常现象，其引发根由在于胰岛素的分泌不足。

4 延缓并发症五大招数

糖尿病并发症的发生及轻重与患者血糖的升高程度和病程密切相关，但也有部分患者即使血糖控制良好，依然发生了并发症。这些并发症到底能不能预防?采取哪些预防措施才能避免或延缓它们的发生呢?

〖纠正不良生活方式〗

避免精神过度紧张、控制体重、锻炼、摄取低盐和低脂肪的饮食、戒烟、限量饮酒可以预防高血压和减少心脑血管疾病。研究证实，低热量、低脂肪、较高纤维的饮食可延缓血糖的吸收，减轻对胰岛素分泌的刺激。定期和有规律

189

十大病症居家疗法全书

人人必知的健康常识

的活动有助于控制体重，提高胰岛素敏感性，减轻2型糖尿病患者的高脂血症。

〖消除胰岛素抵抗作用〗

胰岛素抵抗也就是周围组织如肌肉、肝脏和脂肪等对胰岛素作用不敏感，被认为是2型糖尿病、高血压、血脂紊乱、肥胖以及动脉粥样硬化发生和发展的共同"土壤"。胰岛素抵抗造成血糖和脂质代谢紊乱，使血浆胰岛素水平代偿性升高，从而可使血栓形成，促使动脉壁脂质沉积和动脉平滑肌增殖，促使水、钠滞留和血压升高，加速动脉硬化的进程。因此消除胰岛素抵抗，使血浆胰岛素水平恢复正常，有助于防止糖尿病大血管病变。

〖控制血压〗

糖尿病及高血压患者较非糖尿病患者心血管发病率高四倍。实验证实，控制血压比控制血糖对降低糖尿病并发症的发生率和死亡率更有益。但对有脑血管病变的糖尿病患者，血压水平可根据患者的脑供血状况适当上调。降血压药物的选择要根据患者的收缩压和舒张压水平、心率、心肝肾功能、患者的经济状况等综合考虑。

〖调整血脂〗

血脂紊乱是糖尿病大血管病变的重要危险因素之一。血脂紊乱表现为高甘油三酯、高胆固醇、高低密度脂蛋白和低高密度脂蛋白。调整血脂就是要把高的有害脂质即甘油三酯、高胆固醇、低密度脂蛋白降至理想水平，把低的有益脂质即高密度脂蛋白升高到正常的水平。临床研究证明，长期有目的地进行调脂治疗，可显著降低心脑血管意外事故的发生。因此，调整血脂治疗是防治糖尿病大血管并发症的重要方法。

〖消除过量的自由基〗

自由基是具有不配对电子的原子团或分子、原子，通俗一点讲，就是组织和细胞中的"垃圾"和"污染物"。由于单个不配对电子具有与其他电子构成电子对的强烈倾向，反应活性很高，可引起某些化合物聚合。糖尿病患者中，高葡萄糖血症伴有大量自由基的产生，同时体内存在的清除自由基系统的功能均明显降低。脂质氧化增强，反过来又刺激糖的自身氧化，结果造成血管通透性增加、基底膜增厚以及组织器官的损伤。应用天然的抗氧化剂，捕获活性极高且瞬间即逝的自由基，来预防糖尿病慢性并发症已取得了一定的效果，如增加维生素E、维生素C、超氧化物歧化酶的摄入以及适当补充硒元素，可有效清除多余的体内"垃圾"，减少或避免细胞污染。

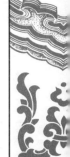

人人必知的健康常识

常见的五大类糖尿病并发症

Changjian De Wudalei Tangniaobing
Bingfazheng

前面一节已经讲了了发生在身体各个部位的并发症，那么这里将会详细讲解最常见的五大种类并发症的详细症状，以便广大读者更好地关注自己的健康，预防糖尿病。

1 糖尿病性眼病

糖尿病的各种慢性并发症的发生时间，一般在患糖尿病五年之后开始出现，其发生的早晚和严重程度与血糖控制的好坏、血脂、血压等有直接关系。因此糖尿病慢性并发症的三条主要防治要点在于：对于1型糖尿病患者，发病五年后应该每年检查一次糖尿病各种慢性并发症情况；对于2型糖尿病患者，由于当其发现糖尿病时，往往患糖尿病已经有多年了，因此，他们应该从发现糖尿病时就每年检查一次慢性并发症的发生情况。

糖尿病眼病是最为常见的慢性并发症之一，它能使患者视力减退，最终导致失明，失明率是正常人的25倍。世界上引起双目失明最重要的原因就是糖尿病眼病，患者万万不可忽视。糖尿病可以引起各种各样的眼部疾病，如角膜溃疡、青光眼、玻璃体出血等等，其中最常见而且对视力影响最大的是糖尿病视网膜病变和白内障两种。

〖**糖尿病视网膜病变的预防措施**〗

当糖尿病患者有视物模糊、视力减退、夜间视力差、眼前有块状阴影漂浮、双眼的视力范围（视野）缩小等症状时应尽快找眼科医生检查眼睛，因为这些现象表明您可能已经出现糖尿病视网膜病变了。

已经患有糖尿病视网膜病变的患者，就要注意随时防治并发症的发作，主要是应该采取以下措施：控制血糖、控制血压、控制血脂、戒烟、避免剧烈运动，否则容易引起眼底出血，加重视网膜病变。另外最好定期进行眼底检查：1型糖尿病发病五年后每年检查一次；2型糖尿病从发现糖尿起要每年检查一次，如有眼睛的异常表现，随时进行眼科检查。

〖**糖尿病白内障的预防**〗

糖尿病是导致白内障的危险因素之一。不论1型糖尿病还是2型糖尿病，发生白内障的危险性均明显增加。糖尿病引起的白内障与老年性白内障有所不同，糖尿病性白内障可在青少年患者中出现，发展迅速。但有时两者也不易区分，因为有些糖尿病老年患者既有糖尿

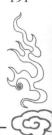

病性白内障，又有老年性白内障。一个人得了白内障，就像是一架照相机的镜头失去光泽变得不透明了。下列表现提示可能有白内障：视物不清、眼前有云雾感、光线不耀眼、更换眼镜视力改善不明显、视力下降。

② 糖尿病性心脏病

糖尿病性心脏病是指糖尿病人所伴发的心脏病，包括冠状动脉粥样硬化性心脏病（冠心病）、糖尿病性心脏病、微血管病变和植物神经功能紊乱所致的心律及心功能失常。糖尿病性心脏病是糖尿病人最主要的死亡原因之一，约80％的糖尿病患者死于心脏病。中医称糖尿病性心脏病为消渴病心病，称糖尿病性冠心病及心脏病为消渴病胸痹，称糖尿病心律失常为消渴病心悸，称糖尿病心衰为消渴病心衰病。

糖尿病性心脏病的表现为无痛性心肌梗死，约42％的心肌梗死是无痛性，病人仅有恶心、呕吐、心力衰竭、心律不齐或心源性休克。据统计，糖尿病人发生心肌梗死较非糖尿病人多，糖尿病人发生心肌梗死死亡率高，且缓解后复发率较高。

糖尿病性心脏病的常用中成药为复方丹参片、丹参滴丸、通心络胶囊等，心绞痛发作可服速效救心丸。

糖尿病性心脏病可用针刺治疗心悸，针刺脾俞、肾俞、心俞、内关、足三里、三阴交诸穴，采用平补平泻法；心前区痛可针刺膻中、内关，留针20～30分钟，捻转3～5次；另外按摩至阳、内关、心俞诸穴对治疗心绞痛也有较好作用。

③ 糖尿病性神经病变

糖尿病性神经病变是糖尿病在神经系统发生的多种病变的总称，是糖尿病慢性并发症中发病率最高的一种。由于病人血糖升高，神经系统发生病变，再加上糖尿病微血管病变造成局部缺氧，最终导致神经细胞和神经纤维被破坏，于是糖尿病神经病变形成。

糖尿病神经病变分为中枢性神经病变和周围性神经病变两大类，周围性神经病变比较常见。糖尿病周围性神经病变主要包括以下这些种类：

◎对称性多发性周围神经病变：多为两侧对称的远端感觉障碍，如双下肢麻木、针刺痒或烧灼样感觉异常，甚至有自发性疼痛、闪电痛或刀割样疼痛。但真正受到高温、低冷或刺伤等外界刺激时，反而没有异常的感觉。

◎非对称性多发性周围神经病变：侵犯肢体近端，以出现运动障碍为主，表现为全身无力、肌肉萎缩，上肢的臂丛神经、正中神经最常受累，下肢以股神经、闭孔神经、坐骨神经的损害较多见。

◎颅神经病变：较为少见，临床可见眼肌麻痹，其中动眼神经不全麻痹最

家家必备的保健全书

典藏精品版

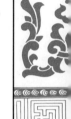

常见，一般在6～12周，症状可逐渐减轻或缓解。

◎植物神经病变：包括交感神经和副交感神经病变，出现的临床症状很多。比如，排汗功能障碍，表现为头面部和躯干大汗，四肢不出汗，有的半身出汗；胃肠功能紊乱者经常腹胀，大便失常，腹泻、便秘交替；有血管运动障碍者会持续心率增快，躺着血压高，一站起来血压就下降，甚至头晕、跌到；有的出现排尿障碍或小便滴沥不尽；阳痿和不育也很常见。

◎脊髓病变：仅见于少数糖尿病人，包括脊髓性共济失调，脊髓软化，脊髓性肌肉萎缩等。

◎脑部病变：急性脑部病变多见于糖尿病昏迷（酮症酸中毒、高渗昏迷、低血糖昏迷）和慢性脑部病变，大多伴有脑动脉硬化，缺血性脑血管病比出血性脑血管病更多见。

糖尿病性神经病变的治疗较为棘手，应强调早期控制血糖消除病因。一些神经症状可以通过治疗逐步减轻、缓解，直至痊愈。

4 糖尿病性肾病

1921年，胰岛素发明之后，糖尿病的各种急性并发症不再成为威胁患者生命的主要病症。糖尿病的慢性并发症却渐渐成为了威胁患者健康的主要病症。其中糖尿病性肾病是糖尿病最严重的慢性并发症之一，也是糖尿病患者的主要死亡原因之一。据报道，1型糖尿病患者中有50%死于慢性肾功能衰竭，2型糖尿病也有5%～10%死于肾功能衰竭。长期血糖控制不佳将会引起对肾脏的损害，患者最终会因水肿、蛋白尿、尿毒症而死于肾功能衰竭。

由于早期的糖尿病性肾病通过尿常规检查看不出来，因此只能定期进行24小时尿微量白蛋白检查，这样能及时发现早期的糖尿病性肾病，早期肾病通过积极治疗可以控制。1型和2型糖尿病患者都需要至少每年检查一次。

糖尿病性肾病有一个逐渐发展的过程，一旦临床表现很明显，糖尿病性肾

病就已经难以根治了，所以糖尿病的第一个治疗措施就是控制好血糖。前不久，美国和加拿大的学者联合发表了他们历时10年耗资上亿美元的研究成果，他们发现良好的血糖控制可以使糖尿病肾病的发生率下降一半。病人如已经发展为早期肾病，为控制好病情，不至于影响肾脏功能，应积极鼓励患者接受胰岛素治疗。

当患者已患有晚期肾病，在接受胰岛素治疗时，由于胰岛素从肾脏排泄减少，因此每日胰岛素的需要量会明显减少。如果继续以前的胰岛素剂量，往往容易出现低血糖。

长期控制糖尿病，保持正常的血糖水平，促使体内三大物质代谢恢复正常，能有效地防治糖尿病性肾病的发生。糖尿病性肾病的治疗除饮食调节外，还需要药物治疗。有高血压者，可用降压灵、利血平等作用较缓和的降压药，避免使

193

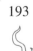

用易引起体位性低血压的药物。有浮肿者，必要时可给予安体舒通与苯噻二嗪类药物联合应用，效果较好；顽固浮肿者，用速尿或利尿酸钠利尿，可防止血尿素氮升高。出现严重贫血时，可小剂量输血。肾功能不全者，可按肾衰处理，必要时可作人工肾透析治疗或肾移植。

5 糖尿病性足部病变

糖尿病性足部病变是指糖尿病患者因血管病变造成供血不足，因神经病变造成感觉缺失并伴有感染的足部病变。因糖尿病足部病变而截肢的患者比非糖尿病患者高5～10倍。实际上类似的病理改变也可以发生在身体的其他部位，只不过患者足部病变的发生率明显高于其他部位。

糖尿病足的主要表现有下肢疼痛、皮肤溃疡，从轻到重可表现为间歇跛行、下肢休息痛和足部坏疽。病变早期，体检可发现下肢供血不足，如抬高下肢时足部皮肤苍白，下肢下垂时又呈紫红色，足部发凉，足背动脉搏动减弱以至消失。间歇性跛行就是患者有时走着走着就感到下肢疼痛难忍，以至不得不一瘸一拐地走路；下肢休息痛则是下肢血管病变进一步发展的结果，不只行走时下肢会供血不足，而且休息时下肢也会因缺血而疼痛，严重时患者会彻夜难眠。病情再进一步发展，下肢特别是双脚会出现坏死，创口迟迟不愈，严重者不得不截肢至残。

足部病变的治疗应以预防为主，最好是不要得这种病。得了以后要早治，不要认为"不疼不痒，没事儿"而耽误了病情。防治措施为：控制血糖、保持双脚皮肤的清洁和干爽、防止双脚皮肤受伤、防止双脚皮肤感染、定期进行足部运动、禁止吸烟。

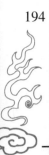

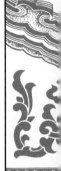

第三章

糖尿病的饮食疗法

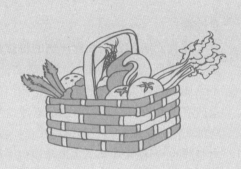

糖尿病基础治疗方法之一是饮食疗法，适用于各种类型、不同阶段的糖尿病。糖尿病患者如果能从一开始不论病情轻重或有无并发症，在使用或者没使用药物治疗的情况下，均能重视饮食，那么对自己的身体就会有极大好处。饮食疗法要长期坚持、严格执行，并且要与医生密切配合，只有这样才可获得满意的疗效。

195

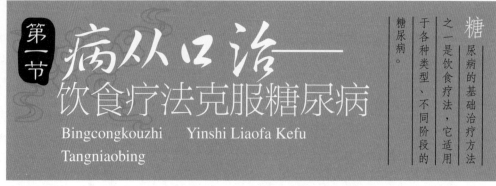

病从口治——
饮食疗法克服糖尿病

Bingcongkouzhi　　Yinshi Liaofa Kefu
Tangniaobing

糖尿病的基础治疗方法之一是饮食疗法，它适用于各种类型、不同阶段的糖尿病。

1 糖尿病人为什么要实行饮食疗法

现代医学证明，正常人在饮食以后，随着血糖升高，胰岛素分泌也增多，从而使血糖下降并维持在正常范围，因此不会发生糖尿病。糖尿病患者，由于胰岛功能减退，胰岛素分泌绝对或相对不足，胰岛素不能在饮食后随血糖升高而增加，不能起到有效的降血糖作用，血糖就会超过正常范围。此时，糖尿病患者若再像正常人那样饮食，不进行饮食控制，甚至过度饮食，就会使血糖升得过高，并且会对本来就分泌不足的胰岛组织产生不利影响，使胰岛功能更差，胰岛素的分泌更少，从而使病情进一步加重。所以，糖尿病人要合理地进行饮食控制。

饮食疗法是各类型糖尿病的治疗基础，是糖尿病最根本的治疗方法之一。不论属于何种类型糖尿病，不论病情轻重或有无并发症，是否用胰岛素或口服降糖药治疗，都应该长期坚持饮食控制。对肥胖的2型糖尿病患者或老年病例，可以把饮食疗法作为主要的治疗方法，适当地配合口服降糖药，就能达到有效控制病情的目的，对1型糖尿病及重症病例，更应在胰岛素等药物治疗的基础上，积极控制饮食，才能使血糖得到有效控制并防止病情的恶化。所以，饮食疗法作为糖尿病的基础疗法，必须严格遵循。

2 饮食疗法的控制要点

其实，糖尿病的控制有很多种方法，其中最重要的还是饮食疗法，它是糖尿病的控制要点。糖尿病的饮食疗法主要是控制以下几个方面：

◎了解每日所需的总热量。糖尿病患者应该在医师的指导下，根据自己的身高、体重、年龄、劳动强度来计算每天所需的总热量，这就是总热量宏观控制。既要做到能提供每天生理代谢所需的热量，又要避免因热量过剩对身体造成负面影响。

◎控制碳水化合物、蛋白质、脂

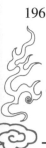

肪的含量及其比例。在计算出每天人体所需的总热量之后，还应该算出每日食品中碳水化合物、蛋白质、脂肪的含量及其比例，保证营养均衡。

◎食品的选择一定要合理。在医师或营养师的指导下进行合理而适宜的膳食搭配，做到营养均衡，以起到饮食疗法的最好效果。

◎不能缺少各种微量元素、维生素及纤维素。糖尿病患者在每天的饮食中，应注意各种微量元素、维生素以及纤维素的摄取。

◎进餐时间。糖尿病患者每天进餐的次数和时间一定要合理，应尽量避免不恰当的就餐习惯加重自己的病情。

值得注意的是，糖尿病的饮食疗法并不是一开始被确定之后，就不能更改。恰恰相反，根据病情的变化或其他情况的产生，应及时调整饮食结构，使饮食疗法真正起到治疗疾病的效果。

施行糖尿病饮食疗法的目的，是为了能更好地控制糖尿病，甚至让它起到在一定程度上治愈糖尿病的效果。正如前面所述，糖尿病不是一种可以根治的疾病。但是只要做好控制工作，是可以避免发生因糖尿病引起的昏睡、并发症等问题的，而且若能持续良好地控制血糖，患者依然可以过着和正常人一样的生活。由此可见饮食疗法对糖尿病患者的重要性。

目前，世界医疗技术正在飞速发展，随着糖尿病治疗研究的进展，不久的将来，可能开发出饮食疗法以外的方法。但在目前，想要做好控制糖尿病的工作，除了饮食疗法以外，还没有其他更有效的方法。

使用内服降血糖药剂或注射胰岛素，属于已经无法以饮食疗法控制糖尿病时迫不得已的疗法，通常都在病状恶化、容易引发昏睡或已经引起并发症的情况下使用。

③ 饮食控制的三大要素

采用糖尿病饮食疗法的关键在于饮食的控制，当然控制饮食不是单指减少饮食，也不是单指某些食物该吃某些不该吃，而是指合理地安排每天的食物结构与其他相关的元素，比如运动。

糖尿病饮食控制有三大要素，现在一一列举如下：

◎严格控制饮食的量和质。这是三大要素中的关键。饮食的量得不到合理的控制，质得不到足够的保证，吃法不科学，那么我们现在所说的饮食疗法就成了一句空话。

◎严守适当的体重。糖尿病患者的体重是一个很伤脑筋的问题，超出正常范围值的体重对糖尿病患者来说，无疑是一个沉重的负担。所以，在为自己进行饮食疗法时，一定要注意严守适当的体重。

◎进行适当的运动。适当的运动对糖尿病的饮食疗法极为重要，可以这样说，它是疗法能否取得预期疗效的保证。

197

人人必知的健康常识

十大病症居家疗法全书

家家必备的保健全书

或许你在医院也会获得这类指示，甚至觉得，"是吗？这样简单就可以做好控制工作吗？"实际上这三大要素乍一看会觉得很简单，但是真正施行起来却颇不容易。

在我们每天的生活中，都有许多违反健康规律的举动。也就是说，就我们整体生活来看，其中有许多情况都不适合我们创造或维持健康状态。因此若想要克服糖尿病，患者必须绝对禁止这类违反健康规律的情况存在。

总之，要想在患有糖尿病的情况下还能拥有健康生活，患者必须注意自己的饮食习惯，坚持施行饮食疗法。

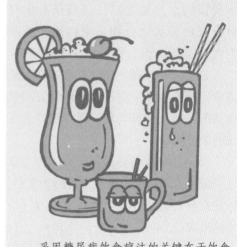

采用糖尿病饮食疗法的关键在于饮食的控制。

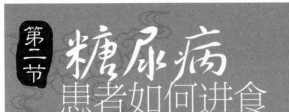

在美国、欧洲等地，有许多糖尿病患者在五六十年间，凭借坚持饮食疗法及进行适当运动，一直都过着和正常人没有两样的生活。「食量」及「吃法」是糖尿病饮食疗法中最重要的部分。

1 控制一天的饮食总摄取量

一开始施行糖尿病饮食疗法，就必须遵照医嘱来安排饮食。

控制一天的饮食总摄取量是克服糖尿病的要点之一。

所谓"一天的饮食总摄取量"，就是指你一天所进饮食的总热量。例如：医师指示一天摄取的总热量为4800千焦，那么就是指一天三餐饮食加起来共应摄取4800千焦，而不是每餐都摄取4800千焦。若是有吃零食的习惯，就必须将零食所包含的这部分热量也列入三餐总热量中计算。

如果你的饮食中包含高热量调料，调料的热量也必须算进来。所以要是咖啡加了糖或菜肴中加有芝麻油的话，则糖和芝麻油的热量都必须列入总热量计算。也就是说，一天中所有进入胃中的食物所产生的热量，全都得列入一天的总摄取量计算范围内。

2 计算一天的饮食总摄取量

当自己在家进行居家监测疗养时，也可以从医师那里获知一种计算每日饮食总摄取量的方法。

计算糖尿病患者每日的饮食总摄取量，首先要知道自己每天需要的总热量。总热量是根据您的理想体重进行计算的，所以首先要知道您的理想体重。

理想体重简单的计算方法：

男性理想体重（千克）＝身高（厘米）－100

女性理想体重（千克）＝身高（厘米）－105

如果您的实际体重与您计算出的理想体重相差在10%以内，那么您的体重较为标准，实际体重超过理想体重10%~20%之间为超重，超过20%则为肥胖。要更为准确地评估您是否超重或肥胖，则是以体重指数为标准。

体重指数计算公式：

体重指数（BMI）＝体重（千克）

十大病症居家疗法全书

人人必知的健康常识

199

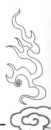

÷身高的平方（米）

BMI≥23.5 为超重，BMI≥25则为肥胖。

根据您的活动量以及您是否肥胖来确定每千克体重每天需要摄入的热量，见下表：

糖尿病人每日热量摄入标准表（千焦/千克标准体重）

体型	劳动强度		
	轻	中	重
消瘦	80~100	140	160
正常	45~80	120	140
超重	80	100	120
肥胖	45	80~100	100~120

每日总热量 = 理想体重 × 每千克体重所需热量数

现在我们举实例来说明如何计算糖尿病人每日需要的总热量。一个身高170厘米、体重85千克，主要进行办公室工作的男性糖尿病患者每日需要的总热量是多少？

首先我们计算他的理想体重为170 – 100 = 70千克

进一步计算他的体重指数为85 ÷ (1.70)² = 29.4

他的实际体重85千克大大超过根据他的身高170厘米计算出的理想体重，属于肥胖体型；计算出的体重指数29.4也大大超过了肥胖的诊断标准，且从事的是轻体力劳动，按照上表他每千克体重所需热量数为45千焦，因而他每日需要的

总热量 = 70 × 45 = 3150千焦。

如果同样是一个170厘米高，但体重为70千克的糖尿病人从事轻体力劳动时，由于他的实际体重在正常范围，因而他每日需要的总热量 = 70 × 80 = 5600千焦。体重超标的糖尿病人要比体重正常或较瘦的病人吃得少，饮食控制得更为严格。

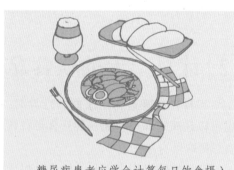

糖尿病患者应学会计算每日饮食摄入热量。

3 一日三餐的进食原则

三餐进食的时间要规律，进食的内容也要遵循一定的原则：

〖早餐吃好，午餐吃饱，晚餐吃少〗

早上吃好，是指早晨应摄入充足

的营养。因为前一天晚上吃完晚饭后到第二天早晨这段时间已经很长了，体内所储备的能量已消耗殆尽，所以早餐要进食营养充足的食物。如可吃一个鸡蛋、半个馒头，喝一杯牛奶，加点凉拌菜就可以了。鸡蛋补充了蛋白质，牛奶补充了部分蛋白质和一些矿物质，馒头补充了碳水化合物，蔬菜补充了维生素，虽然简单却营养丰富，搭配合理。午餐吃饱，指的是中午的食量可能稍大，营养可以更丰富一些。因为上午要从事繁重的工作，下午仍然要从事工作，所以午餐的量可以稍大，营养丰富一点，一些肉类食物宜在中午食用。晚餐吃少，指的是一方面总量要少，另一方面要清淡，不宜大量食用肉类等脂肪含量过高的食物，因为晚上一般活动量较小，这样利于控制体重。

〖粗细粮搭配，肉蛋奶适量，蔬菜餐餐有〗

粗细粮搭配很重要，一般情况下一天吃一顿粗粮、两顿细粮就可以了。粗粮和细粮给人体提供的能量是不完全一样的，单纯只吃粗粮和只吃细粮都是不合适的。在食用的粗粮中宜选用易于消化吸收的粗粮，如玉米面、小米面、全麦粉等，不宜大量食用难以消化吸收的粗粮。细粮可选用白面、大米即可。但主食总量应适当控制，一般控制在250克～400克即可，具体视病人的身体状况和体力劳动强度而定。肉蛋奶宜适量，一般每天食用100克～150克肉类即可，以鱼肉为优选，其次可选用鸡肉、鸭肉、牛肉、羊肉，同时每天可饮用鲜奶250克。

此外，病人应适当增加蔬菜的摄入量，蔬菜富含纤维素和维生素，每餐都应食用；但对于糖尿病患者，蔬菜的烹饪方法应当讲究一些，一般主张多用清蒸、清炖、清炒的烹饪方法，少用煎烤油炸的方法，以减少脂肪的摄入。

〖每顿八分饱，下顿不饥饿〗

每顿进餐量不宜过大，以下次进餐前不感到十分饥饿为度。若中间感到饥饿，可以采用少食多餐的方法，中间适当加餐，这样可以避免一次大量进食后，血糖明显升高，减少对病人的危害，亦不宜食用直接加糖的食品，以防血糖升高过快。

以上是比较简单的饮食原则，除此之外还有些问题和病人关系密切。一是糖尿病人是否可以吃水果。我们认为病人在血糖控制理想的情况下可以考虑少量食用水果，以选择含糖量10％以下的水果为好，这些水果主要有：苹果、鸭梨、草莓、桃子、西瓜等，对于一些含糖量较高的水果如山楂、香蕉、红枣则尽量少食用。同时注意，吃水果的时间放在白天的两餐之间为好，这样可以减少对血糖的影响。对于一些含脂肪较多

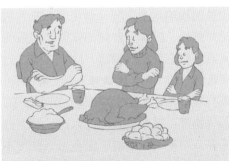

每顿进餐量不宜过大，以下次进餐前不感到十分饥饿为度。

的坚果，如花生、瓜子仁、核桃仁，不主张大量食用，以免加重脂肪代谢紊乱，降低受体结合率。二是糖尿病人的饮酒问题。一般情况下，糖尿病人是应当禁酒的。若原本就有饮酒的习惯，一时难以戒除的，可以少量饮用一些干红、干白葡萄酒，不主张饮用白酒和啤酒。

4 每日饮食量的理想比例

糖尿病患者一日三餐的饮食量是有一定比例限制的，除了老人或自行在家疗养的人以外，一日三餐的饮食量应以早餐、午餐、晚餐各1/3，或早餐1/5，午餐2/5，晚餐2/5的比例搭配。

这个比例并不是绝对固定不变的，有时候我们会在早餐摄入较多的食物，但是因为早餐提供的营养在一天中都会被人体不断吸收、利用，所以不会对糖尿病的控制和减肥造成什么大的威胁。可是这种情况同样是相对的，通常状况下，晚上的人们不怎么活动，参加运动的量很少，强度也很小，如果在这种情况下摄入过多的饮食，那么相对不易被利用的能量就增加了，不但起不到减肥的效果，反而会让身体长胖。所以为了避免这种情况的发生，必须谨慎控制晚餐的饮食量。

午餐对于所有人来说，意义都是非常重大的。它能够补给午后人体消耗所需的能量，人体活动量最大、工作强度最大的时候，也是在午后。但是糖尿病患者若要减肥，其午餐的饮食量可以和早餐差不多或稍微减少一些。

另外，老人或病人，早餐量可以稍多，但是请按照午餐比早餐稍少，晚餐又较午餐稍少的比例进食。

值得注意的是，无论早餐、午餐、晚餐的比例如何，都要遵循一天饮食总摄入量的标准。

5 淡、缓、暖的饮食法则

饮食口味过重，对身体不利。传统中医为说明这个道理，曾用"五味"理论解释说：过多食酸味的东西，因酸味入肝，则会使肝气偏盛，脾气衰弱；过多食咸味的东西，因咸味入肾，肾主骨，则会引起大骨之气劳倦困惫，肌肉短缩、心气抑郁；过多食甘味的东西，甘之性缓滞，会使心气喘满，面色黑，肾气不能平衡；过多食苦味的东西，则脾气不得濡润，消化不良，胃部就要胀满；过多食辛味的东西，则筋脉败坏而松驰，精神也同时受到损害。因此，注意调和饮食五味，使其不偏不重，便可以骨骼强健、筋脉柔和、气血流畅，皮肤肌理固密，这样身体便健康。正因人们发现清淡的食品有益于身体，所以很早就总结了"淡食最补人"的摄食格言。对于糖尿病人，尤其是并发肾病的患者，日常饮食除了应遵循一般的保健要求外，更要注意少食钠盐。

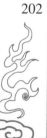

饮食宜缓，就是饮食时不要暴饮暴食、粗嚼急咽。消化食物，咀嚼是第一道工序，只有第一道工序加工得好，食物到了肠胃才能更好地被消化吸收。粗嚼急咽式的进食有两大害处：其一，咀嚼程度的不同可以影响食物营养成分的吸收。有实验证明，粗嚼者比细嚼者要少吸收蛋白质13%，脂肪12%，纤维素43%，可见细嚼慢咽作用之重要。其二，粗嚼急咽会加重胃和胰腺等脏器的负担，时间一长，容易导致一些疾病的发生。对饮食宜缓问题，古人早有认识，"饮食缓嚼，有益于人者三：盖细嚼则食之精华，能滋补五脏，一也；脾胃易于消化，二也；不致吞呛噎咳，三也。"这一总结，至今看来仍是非常有道理的，对糖尿病患者尤其如是。

糖尿病人的饮食温度要适中，过烫或过寒的饮食都将引起不良反应。按照中医理论，人的脾胃特点之一是喜暖而怕寒，所以生冷的食物不宜多吃。饮食宜暖这一科学的摄食法则在我国医学名著《黄帝内经》中早有记载，"饮食者，热无灼灼，寒无沧沧，寒温中适，故气将持，乃不致邪僻也。"其意思是说，凡饮食，热的食物切不可温度太高，寒的饮食也不可温度太低。如果我们吃的食物能温度适中，那么，人体的正气将不会受到损伤，病邪也就不会乘虚而侵犯机体，这样身体也就会健康。

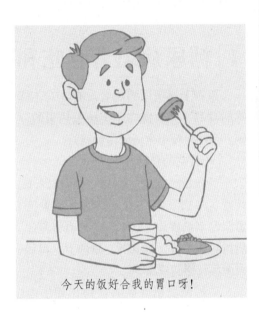

今天的饭好合我的胃口呀！

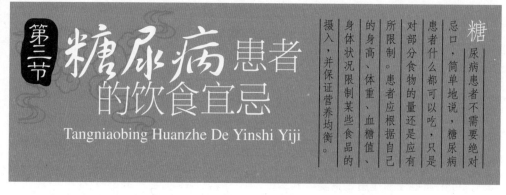

第三节 **糖尿病**患者的饮食宜忌

Tangniaobing Huanzhe De Yinshi Yiji

糖尿病患者不需要绝对忌口，简单地说，糖尿病患者什么都可以吃，只是对部分食物的量还是应有所限制。患者应根据自己的身高、体重、血糖值、身体状况限制某些食品的摄入，并保证营养均衡。

1 糖尿病患者宜吃和不宜吃的食物

原则上讲糖尿病患者没有绝对不能吃的食品，只要遵守不突破总热量的原则，多吃血糖指数低的食物就好。

〖不宜吃的食物〗

◎白糖、红糖、冰糖、葡萄糖、麦芽糖、蜂蜜、巧克力、奶糖、水果糖、蜜饯、水果罐头、汽水、各种市售果汁、甜饮料、果酱、冰淇淋、甜饼干、蛋糕、甜面包及糖制糕点等。

◎易使血脂升高的食物，如牛肉、羊肉、猪油、黄油、奶油、肥肉及富含胆固醇的食物。

◎酒类。

〖适宜吃的食物〗

◎低糖、低脂肪、高蛋白、高纤维的食品，如大豆及其制品，因为大豆及其制品中含有大量的蛋白质、无机盐和维生素。

◎粗杂粮，如小麦面、荞麦面、燕麦片、玉米面，含多种微量元素、维生素B和食物纤维，经实验证明，它们有缓解血糖升高的作用。有的病人用玉米、黄豆面、白面按2:2:1的比例做成三合面馒头、烙饼、面条作为主食，长期食用，可收到降血糖、降血脂的效果，而且易饱。

◎宜常吃黑芝麻、葱、胡萝卜，有助于改善因少吃淀粉食物而造成的乏力等症状，并能降低血糖。葱还能增强人体对蛋白质的利用，对糖尿病人很有好处。

◎宜常吃苦瓜、柚子、蕹菜。这三种食物均含有胰岛素样成分，既可降血糖，营养又丰富，是糖尿病人的理想食物。

◎宜喝温开水泡的茶。茶叶中含有一种较理想的降血糖物质，但其耐热性不强，其有效成分常在开水浸泡的过程中遭到破坏，因此要用茶叶降血糖，切记勿用开水泡茶。

没有禁忌的食物有很多，这里就不一一列举了，但要提出的是，有些含碳水化合物较多的食物，如土豆、山药、粉条、粉皮、蒜苗、藕等都可以食用，不过要代替部分主食，也就是说要减少主食的摄入量。

2 避免绝食、断食等减肥方法

虽然我们提倡科学合理地节食，但是糖尿病患者采用绝食、断食等过于激烈的方法减肥是不对的。

绝食、断食等只是一种依靠不进食来达到减肥效果的方法。由于不进食，人体就摄取不到任何营养素，而人体的新陈代谢在不停地消耗着能量，如果这种状态一直持续下去，因为没有任何外来的营养元素提供进来，新陈代谢就会开始动用屯积在人体内的多余脂肪，人会慢慢变得消瘦，从而达到减肥的目的。这种方法虽然"直接而有效"，但是长时间如此下去，也容易因患有糖尿病而引发各种代谢异常，并且糖尿病代谢异常状况逐渐恶化，进而会导致各种人体器官功能性障碍与多种疾病的产生。

总之，这种激烈的方法会引发并发症，应避免使用。

3 尽量不要使用人工甜味调料

有的人认为，"可以大量使用人工甜味调料，因为它们所含的热量很小，基本可以忽略，符合一天热量总摄入量的规定。"其实这是一种错误的观念。因为低热量的甜味调料，虽然如其名称热量低，但是一旦长时间使用，就会引发腹胀或下痢等问题，让糖尿病的控制变得更加复杂。

另外，因为这种调味料具有甜味，如果经常使用的话，就容易让糖尿病患者在限制甜味的心理防线上产生松懈，对砂糖甜味的欲望变得更强。最终结果就是抗拒不了高热量的甜味食品的诱惑。

所以对于人工甜味调料，还是尽量不要使用。

4 引起糖尿病并发症的原因

对于糖尿病患者来说，应该少吃含糖的东西，但这里存在一个问题是：水果中都含糖，糖尿病人能否吃水果呢?我们知道，水果除了含有丰富的矿物质和维生素外，其糖质的含量也是相当高的，所以糖尿病患者在吃水果的时候，需要控制摄入量，避免摄取过多的糖质。例如：在吃过主食后又补充水果的话，糖质摄取量会加大。所以水果糖质摄取量也要列入主食部分一起计算。

但是完全不吃水果也是不适宜的。吃水果也得有讲究，只有血糖基本得到控制的糖尿病患者才可以吃，应该在营养师的指导下选择水果。糖尿病患者能进食的水果一定要含糖量低、味道酸甜。一些血糖高、病情不稳定的患者可以选择草莓、西红柿、黄瓜这些含糖量在5％以下的蔬菜或水果。根据水果中的含糖量及淀粉的含量，以及各种不同水果的血糖指数，选择食用一些水果。

205

人人必知的健康常识

家疗法全书

十大病症居

水果中主要含有糖、淀粉、纤维素、半纤维素和果胶等。其中碳水化合物为6%～20%，蛋白质在1.0%左右，脂肪在0.1%～0.3%之间，此外还含有丰富的胡萝卜素、维生素C和钙、铁、锌、硒等人体所需的各种无机盐和微量元素，及少量膳食纤维。

水果中的糖为果糖、蔗糖和葡萄糖，而且含量较多。水果所含的总热量并不高，大都属于中等偏低。水果中所含的维生素、无机盐和膳食纤维，对防止糖尿病并发症如动脉硬化、视网膜病变、便秘有一定好处，可满足人体所需营养，有利于健康长寿，对维持人体健康起着特殊的作用。

糖尿病患者为了补充人体所需的营养，可吃适量水果，患者应该根据自己的具体情况和水果含糖量的高低选择食用，但在进食的时间、品种、数量上要有一定的限制。

〖 把握好吃水果的时机 〗

在血糖值控制得比较理想时，如不常出现高血糖或低血糖，就具备了享受水果的前提条件。因为水果中富含糖类，而且能被机体迅速吸收，易引起血糖增高，所以糖尿病患者病情尚未控制，血糖、尿糖均高时，最好不吃水果。重症糖尿病患者不宜吃过多的水果，以免病情恶化。有时为了预防低血糖的发生，允许吃少量的水果，但须注意血糖、尿糖的变化。如果吃了水果后，尿糖增多，应减少主食，以免血糖升高。

〖 把握好吃水果的时间 〗

水果一般应作为加餐食品，也就是在两次正餐中间或睡前一小时吃，这样就避免一次性摄入过多的碳水化合物而使胰腺负担过重，一般不提倡在餐前或餐后立即吃水果，否则会令血糖急速上升。在饥饿时或者体力劳动后，可将吃水果作为补充能量和营养素的方法之一。具体时间通常为上午九点半到十点半这段时间，下午时间最好是三点半左右，晚上如果要吃水果，那么饭后一小时或睡前一小时这段时间是最科学的。这里我们不提倡餐前或饭后立即吃水果，因为这样可以避免一次性摄入过多的碳水化合物，导致餐后血糖过高，不必要地加重胰腺的负担。

〖 把握好所吃水果的种类 〗

一般可以选择含糖量低的水果，含糖量高的水果（指含糖量在14%以上的水果）不宜吃。

青瓜、西瓜、橙子、柚子、柠檬、桃子、李子、杏、枇杷、菠萝、草莓、樱桃等，此类水果每100克中含糖量少于10克，可提供80千焦～160千焦的能量。

西红柿、黄瓜、菜瓜这些蔬菜亦可作为水果食用，他们每100克的含糖量在5克以下，又富含维生素，适合糖尿病人食用，可予以推广。

〖 把握好所吃水果的数量 〗

根据水果对血糖的影响，糖尿病患者每天可食用水果100克左右，同时应减少约25克主食，这样可使每日摄入的总热量保持不变。

虽然糖尿病患者可以吃水果，但不同品种的水果其含糖量大不相同，应选择含糖量相对较低及升高血糖速度较慢的水果，也可根据自身的实际经验作出选择。

◎香蕉、红果、鲜枣、海棠含糖量较高，超过15%，故应少食或不食。

◎干枣含糖量更高，达75%，不宜食用。

◎桃、杏、柑桔、苹果、柿子含糖量为10%~15%，可以食用。

◎鸭梨、草莓、枇杷、菠萝、含糖量不足10%，其中烟台梨经分析含糖量几乎等于零，这些水果原则上可"放开"食用。

◎最近发现新鲜柚子的果汁有降糖作用，可能与其中含有类胰岛素成分有关。此外，荔枝等一些水果也有一定的降糖作用，柑橘含钙和维生素C明显多于同类水果，对防治糖尿病并发症大有益处。罗汉果含有甜味物质，甜度为食糖的300倍，可作为糖尿病患者天然的无糖甜味剂。

总之，糖尿病患者吃水果的大前提是：不宜多吃，可根据病情在总热量范围内适量地吃。同时，糖尿病患者还应自己摸索自身的规律。如果有条件，还应在吃完水果后1~2小时内检测血糖和尿糖，对确定能不能吃这种水果、吃得是否过量大有裨益。

5 牛奶适合糖尿病患者饮用

牛奶除了含有蛋白质等各种营养素外，还含有大量维生素及钙、磷等营养元素，是一种非常适合糖尿病患者的食品。我们知道，牛奶不仅含有大量的水分和上述营养元素，还含有适量的脂肪，能给糖尿病患者提供多种营养成分，而且对血糖、血脂影响不大。牛奶中还含有丰富的钙盐，能及时补充钙质，所以提倡糖尿病患者喝牛奶。

但需要注意的是，糖尿病患者喝奶时不能加糖，充其量加一点甜味剂。当然无糖的酸奶也可以喝。

不过实际上，却有一些人对牛奶"过敏"，甚至不能喝牛奶。这些人之中又可分成两种：因为没尝就厌恶而不能喝牛奶，以及一喝牛奶就会出现下痢、腹泻、腹痛、腹胀等问题的人。

因为没尝就厌恶或不能喝牛奶的人，可以改喝酸乳酪（全脂无糖酸乳酪）。另外，也可以试试将牛奶温热后再一点一点慢慢喝，或选择低脂牛奶等含有丰富钙质的食品。一喝牛奶就会有下痢等问题的人，属于无法接受牛奶糖分（乳糖）的体质类型，所以可以选择饮用糖分较少的低糖牛奶。

6 控制蜂蜜的摄取量

蜂蜜是由工蜂采集花蜜酿制而成，高品质的蜂蜜是极佳的食品，有补中润燥、缓急解毒的作用。它对一些慢性病如高血压、胃及十二指肠溃疡、习惯性便秘等均有一定的疗效。

在甜味调味料中，蜂蜜也是颇受欢

迎的食品之一。据分析，每100克蜂蜜中含碳水化合物75.6克，蛋白质0.4克，脂肪19克，水分20克，还含有人体所需要的矿物质元素及维生素和蜂胶、蜡、色素等。由此可见，蜂蜜中的主要成分是碳水化合物，且含量极高。

蜂蜜和砂糖比较起来热量要少，但是它的主要成分是果糖、葡萄糖、蔗糖等糖质，属于一种过甜的食品。35克大概是1.5大匙，由主食的比例来看，这个量对每天食用的人来说，是显得过多了，应该减半成12克，热量在160焦以内。

对偶尔食用的人来说，虽然不至于造成什么影响，但是别忘了也要将这热量列入主食的总量计算中。

7 供给充足的食物纤维

在各种食物中，有一种不会产生热能的多糖，它就是食物纤维。食物纤维按其物理性质和化学性质，可以分为可溶性和非可溶性两类。非可溶性食物纤维存在于谷类和豆类种子的外皮及植物的茎和叶中，有纤维素、半纤维素和木质素之分；可溶性食物纤维存在于水果、蔬菜、海带、紫菜和豆类中，有果胶、藻胶、豆胶等。

食物纤维除了能促进胃肠道蠕动，增加粪便量，尽可能多地排除毒素外，还能起到防治其他疾病的作用。

食物纤维能够降低空腹血糖、餐后血糖以及改善糖耐量，其机理是膳食纤维具有吸水性，能够改变食物在胃肠道内的传送时间，因此主张糖尿病患者饮食中要增加膳食纤维的量。

应吃一些蔬菜、麦麸、豆类及谷类，这些食物中多含有大量的膳食纤维。膳食纤维具有降解细菌的作用，在食用粗纤维食品后，能够在大肠分解多糖，产生短链脂肪酸及细菌代谢物，并能增加粪便体积。果胶和粘胶能够保持水分，膨胀大肠的内容物，增加粘性，减缓胃排空的速度和营养素的吸收，增加胆酸的排泄，促进小肠的消化吸收。

以往的理论是纤维素通常不能被身体吸收，因为大多数膳食纤维的基本结构是以葡萄糖为单位，葡萄糖的连接方式与淀粉有很多不同，以致于人体的消化酶不能将其分解。最近却发现膳食纤维可被肠道的微生物分解和利用，分解的短链脂肪酸可被人体吸收一部分，而且能很快地吸收。燕麦的可溶性纤维可以增加胰岛素的敏感性，这就可以有效预防餐后血糖的急剧升高，因而机体只需分泌较少的胰岛素就能维持代谢。久而久之，可溶性纤维就可降低循环中的胰岛素水平，减少糖尿病患者对胰岛素的需求，同时还可降低胆固醇，防止糖尿病合并高脂血症及冠心病。

将国内饮食习惯和欧洲国家比较起来，食物纤维的摄取量是多一些，但是从身体健康方面来看，食物纤维的摄取量还达不到必须量的要求。所以糖尿病患者的饮食中应该多增加一些食物纤维，至于如何增加，我们的意见是主要吃天然食品，饮食中多选用粗粮、豆类和蔬

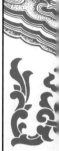

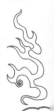

菜，如菠菜、芹菜、韭菜、豆芽、海带等等。

糖尿病患者每天摄入的食物纤维必须量的标准为一天40克以上。

各种食品每100克中食物纤维含量表

名称		含量（克）	名称		含量（克）
种子类	芝麻（干）	3.1	草类	干燥香菇（水煮）	1.8
	芝麻（炒过）	3.2	蔬菜类	菠菜（生）	0.8
	榛子	3.4		菠菜（煮过）	1.0
	花生（干）	2.9		毛豆（生）	1.9
	花生（炒过）	3.0		毛豆（煮过）	2.9
谷类	米（糙米）	1.0		青豌豆（生）	2.7
	米（精米）	0.3		青豌豆（煮过）笔头菜	2.9
	米饭（糙米）	0.4		（生）	1.9
	米饭（精米）	0.1		笔头菜（煮过）	2.5
	小米（糙谷）	7.0		艾叶（生）	2.2
	小米（精米）	0.5		艾叶（煮过）	2.5
	包米（糙谷）	9.1		牛蒡（生）	1.4
	包米（精米）	0.8		牛蒡（煮过）	1.6
	稗子（糙谷）	8.3	薯及淀粉类	精粉	1.6
	稗子（精米）	0.8		甘薯（生）	0.7
	荞麦（糙谷）	9.0		甘薯（芋粉）	1.9
	玉蜀黍（糙谷）	2.0		甘薯（蒸过晒干）	1.9
	玉蜀黍（煮过）	1.2		马铃薯（生）	0.4
	炒大麦粉	4.3		马铃薯（马铃薯泥）	1.6
	小麦胚芽	2.1		马铃薯（炸马铃薯）	1.8
	金橘（果皮）	3.0	藻类	绿紫菜（阴干）	6.3
	柚子（果皮）	3.7		昆布（阴干）	10.4
豆类	豌豆（干）	6.0		惠胡海苔（阴干）	8.3
	豌豆（煮过）	2.5		紫菜（阴干）	12.9
	蚕豆（干）	5.8		羊栖菜	9.2
	蚕豆（油炸）	6.4	其他	萝卜干	6.6
	黄豆（黄豆粉）	4.6		葫芦条（干）	8.7
菌类	黑木耳（干）	11.0		葫芦条（水煮）	1.1
	黑木耳（水煮）	1.1		晒干紫其（干）	9.2
	白木耳（干）	12.8		晒干紫其（煮过）茗荷	1.3
	白木耳（水煮）	1.2			1.7
	干燥香菇（干）	8.9			

人人必知的健康常识

8 摄取充足的维生素和无机盐

凡是病情控制不好的患者，易并发酮症酸中毒，要注意补充维生素和无机盐，尤其是B族维生素消耗增多，应补充维生素B制剂，以改善神经症状。

粗粮、豆类、蛋、动物内脏和绿叶蔬菜含维生素B较多，新鲜蔬菜含维生素C较多，应注意补充。

老年糖尿病患者中，饮食中应增加铬的含量。铬能够改善糖耐量，降低血清胆固醇和血脂，含铬的食物有酵母、牛肉、肝、蘑菇、啤酒等。同时要注意多吃一些含锌和钙的食物，防止牙齿脱落和骨质疏松。糖尿病患者不要吃得过咸，应防止高血压的发生，每日食盐摄入量要在6克以下。

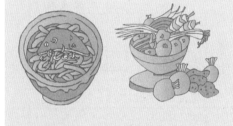

病情控制不好的患者要注意补充维生素和无机盐。

9 糖尿病患者可选择的"药"

最好的营养来自天然食物，最好的药物也来自天然食物，生活中就有许多治疗糖尿病的药。配合饮食疗法，来食用这些"药"，会让你远离糖尿病。

◎黄瓜：富含维生素、矿物质，具有药用价值。鲜黄瓜可抑制糖类转化为脂肪，所以吃黄瓜可以减肥。糖尿病患者经常吃黄瓜，血糖不会升高，还有一定的降糖作用，不过黄瓜性凉，吃多了不利脾胃。

◎枸杞：性味甘、平，归肝、肾经，主要含甜菜碱类生物碱，以及维生素A、B$_1$、B$_2$、C和钙、磷、铁等。枸杞有降压作用，还具有抑制脂肪在肝细胞内沉积和促进肝细胞新生，降胆固醇和降血糖的作用，可用来治疗肾虚精亏、腰膝酸软、阳痿、遗精、肝肾不足、头晕目眩、视物模糊。外邪实热，脾虚湿滞及肠滑者忌用。枸杞可食可药，蒸饭或煮粥每次可放3克～10克，可用沙锅煮枸杞小米粥，小米健脾，可以弥补枸杞的缺陷。

◎西葫芦：性寒味甘，祖国医学认为西葫芦入肺、胃、肾经，具有清热利尿、除烦止渴、润肺止咳、消肿散结的功能，可用于辅助治疗糖尿病水肿腹胀、烦热口渴，以及肾炎、肝硬化腹水等症。西葫芦还具有滋润肌肤，消除致癌物(亚硝胺)突变的作用。

◎蘑菇：现代科学研究发现，蘑菇含水分93.3%，蛋白质2.9%，还含有丰富的硒、钾、磷，一定量的钙、铁、维生素C，以及少量的核黄素、硫胺素，还有一种叫PSK的物质及消化酶等有益成分。蘑菇可治疗糖尿病，它含有较多的食物纤维。有糖尿病并发肝病的患者，蘑菇是可选择的食疗食品之一。糖尿病患者消化不良时宜食用蘑菇，因其含有胰蛋白酶等多种酶类，能分解蛋白质和消化脂肪。蘑菇烹调之前先用开水焯一下，每次不要吃得过多，新鲜蘑菇或泡发好的干蘑菇每次吃100克左右即可，多吃易动气发病。

◎大蒜：具有很强的杀菌力，对由细菌引起的感冒、腹泄、肠胃炎以及扁桃腺炎有明显疗效，还能降血脂、降血糖、降血压，甚至可以补脑。将大蒜捣制成蒜泥，让蒜泥在空气中氧化15分钟产生大蒜素后食用。蒜泥最好和肉类同吃，它不仅能降低血清胆固醇、甘油三脂，还可以增加高密度脂蛋白和减少低密度脂蛋白，它还能与食物中的B_1结合形成一种新的成分——蒜胺，能增强维生素B_1的作用，蒜胺还能降低血糖，提高胰岛素水平。

◎苦瓜：性寒无毒、清暑涤热、明目解毒，主治热病、中暑、痢疾、眼赤疼痛，有提高免疫力的作用。印度有科研人员研究用苦瓜降血糖，我国也有人将苦瓜研粉压片作为降血糖的药。《滇南本草》谓"脾胃虚寒者，食之令人吐泻腹痛"，故苦瓜不宜久食生食。

◎蒲公英：性味苦甘、寒、无毒，入肝、胃经，别名黄花地丁、婆婆丁、黄花三七等，为菊科多年生草本植物，在田间、野地到处可见。蒲公英营养成分十分丰富，既可食用又可入药，是一种很有价值的保健食品。蒲公英作为野生蔬菜在民间食用已有上千年历史，其味清新爽口，独具风味。中医用蒲公英治疗糖尿病效果很好，无副作用。

◎鸡肉：性温、味甘、归脾、胃经，具有温中、补气、养血、消渴、补虚、驱寒的功效，宜用于脾胃虚弱、疲乏、进食不香、慢性腹泻等症。鸡肉含蛋白质比猪肉、羊肉、鸭肉、鹅肉多1/3，比牛肉高3.3%，被人体的利用率高，还含有多种矿物质、维生素、不饱和脂肪酸，而且低脂肪低胆固醇。鸡肉补而性温，故外感发热，或热毒未清者忌食。

◎荞麦：性凉，味甘，有除湿热、祛风痛之效。荞麦含有十分丰富的维生素，其中维生素P、维生素B_1和维生素B_2的含量高于其他粮食。荞麦还含有多种生物类黄酮，对提高人体免疫力效果明显。由于其含有大量的植物纤维，可有效地预防便秘，因此是心脑血管病患者、脂肪肝患者和糖尿病患者的极佳保健食品。

◎刀豆：性温，含有较丰富的蛋白质，并容易被吸收，还含有一定数量的矿物质、氨基酸、脂肪、糖类以及核黄素、烟酸等，也含有微量元素钼、锌等，能满足人体发育的多种需要。此外，还含有尿素酶、血细胞凝集素、刀豆氨酸等。刀豆具有温中下气、益肾补脾之功，可治虚寒呃逆、呕吐、腹胀、肾虚、腰痛痰喘，有维持人体正常代谢的功能，可增强体内多种酶的活性，增强抗病能力。

◎鸡蛋：味甘气平，无毒，滋阴润燥、养血安胎，主治热病烦闷、燥咳声哑、目赤咽痛。蛋白气清，其性微寒、蛋黄气浑，其性温。两相中和整个鸡蛋性平。鸡蛋含铁磷等微量矿物质、维生素A和维生素E以及大部分B族维生素，包括维生素B_{12}在内。鸡蛋中的铁超过牛奶，同时也是仅次于鱼肝油的维生素D的来源。

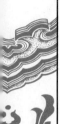

10 2型糖尿病患者宜多饮水

2型糖尿病患者的血糖调节能力下降主要由不良生活方式(如肥胖、不运动和吸烟等)所致。哈佛大学公共卫生学院估计，超过2100万美国人患有糖尿病这种慢性疾病，同时还有4100万人处在糖尿病前期。尽管2型糖尿病被称作成人型糖尿病，但目前有大量的患者是儿童。

2型糖尿病患者每天最应关注的问题是维持机体水分。水是人体每天必需的物质，而对于2型糖尿病患者来说，即使是轻微脱水也可能导致严重的健康问题。由于儿童对遵守健康生活方式的自觉性比成人差，保持机体水分对糖尿病儿童而言是更大的挑战。因此，对儿童以及成人进行饮水指导应该采用轻松愉快的方式。

正常人的血糖平衡被严格控制，从而保证了血糖不会忽高忽低。但2型糖尿病患者存在胰岛素分泌不足或胰岛素抵抗，即使在糖尿病前期，机体就已存在葡萄糖调节失度，血糖水平呈现不稳定状态。为了将过量的糖从尿中排出，机体将水分从细胞中转移出来。排出一个葡萄糖分子要带走两个水分子，因此糖尿病患者极易脱水。

美国儿童内分泌学家指出，成人和儿童糖尿病患者必须注意饮水，以保证机体水分充足，其原因主要有以下三点：

◎对于大多数正常人来说，每天会出现多次轻度脱水。但糖尿病患者若缺水则会导致高血糖症，如果不及时补充水分使糖分排出，便会出现脱水现象。

◎糖尿病患者会迅速发生与运动相关的脱水，造成严重后果。因为糖尿病患者需要更多的水来排出体内过高的糖，而且长时间运动时，机体会较平时需要更多水分。这两点原因会造成失水更快，因此，糖尿病患者在运动前后和运动中饮用足量的水非常重要。

◎高血糖高渗性非酮症性综合征(HHNS)，是2型糖尿病患者因重度脱水导致的严重急性并发症，虽然相对少见，但是一旦出现也会危及生命。避免HHNS的最好的方法就是保持身体水分，为了预防这种严重的并发症，患者必须按规律检测血糖以做到早期发现。血糖不明原因地升高大于500毫克/分升是危险信号，需要及时就诊。

人体中90%的成分是水，水对健康至关重要，对2型糖尿病患者更是性命攸关。在水中添加无糖调味剂可使水更加可口，成人和儿童患者则能够轻松愉快地摄取每日所需水分以保持身体健康。

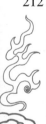

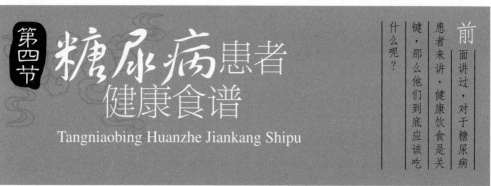

1 糖尿病患者"三宜三不宜"的健康食谱

针对糖尿病患者的健康食谱有很多讲究，其中"三宜三不宜"是关键。虽然我们在前面已经就糖尿病患者的饮食禁忌和适宜作了探讨，但是在这里仍有必要对它们作一个总的概括。

现在我们来探讨"三宜三不宜"的具体内容与指向。

所谓的"三宜"是指：

一宜：五谷杂粮。五谷杂粮是指我们常常食用的、较为常见的、有很长食用历史的各种植物类食物，如大米、小麦面、荞麦面、燕麦面、玉米等。它们大都含有丰富的维生素B和多种微量元素。在某些地方，面类食品是人们的主食，长期食用可降血糖、降血脂。

二宜：豆类及豆制品。豆类能在全世界不同的环境中生长，豆制品的种类亦很多，且质量较高。根据统计，各种豆类食品都含有丰富的蛋白质、无机盐和维生素，以及不饱和脂肪酸，经常食用豆类食品能降低血清胆固醇及甘油三酯。

三宜：某些蔬菜和瓜果。对糖尿病有利的蔬菜瓜果主要有苦瓜、洋葱、香菇、柚子、南瓜。这些食物可降低患者的血糖，是糖尿病人最理想的食物。但是蔬菜和瓜果不能多吃，尤其是一些水果更是这样。可以多吃热量低、体积大的食品，如西红柿、黄瓜、大白菜、菜瓜等；也可吃含糖量相对比较低的樱桃、草莓、猕猴桃等水果。

适合糖尿病人食用的水果的标准应该是：

每100克水果中含糖量少于10克。这类水果主要有西瓜、橙子、柚子、柠檬、桃、李、杏、枇杷、菠萝、草莓、樱桃等。在热量上，这类水果每100克就能提供80千焦～160千焦的能量。

如果每100克水果中含糖量为11～20克，那么这些水果对糖尿病患者来说，就不宜食用。它们包括香蕉、石榴、甜瓜、橘子、苹果、梨、荔枝、芒果等。在热量上，这类水果每100克可提供200千焦～360千焦能量。

干果如枣、红果、柿饼、葡萄干、杏干、桂圆等以及果脯，糖尿病患者应

213

该禁止食用；新鲜水果如红富士苹果、柿子、莱阳梨、哈密瓜、玫瑰香葡萄、冬枣、黄桃等也不宜食用。因为这些干果和新鲜水果每100克含糖量已经高于20克，为我们提供的能量亦超过了400千焦。

另外，如果能长期服用蜂胶，降血糖和预防并发症的效果会更好。

所谓的"三不宜"是指：

一不宜：糖含量高的食物。糖尿病患者不宜吃各种含糖量高的食品，比如砂糖、各种蜜饯、水果罐头、果汁、果酱、甜饼干、甜面包及糖制糕点等，另外汽水和冰淇淋也不宜吃。因为这些食品含糖量很高，食用后易出现高血糖。

二不宜：高胆固醇的食物及动物脂肪。高胆固醇的食物及动物脂肪是糖尿病患者的大忌，应该尽量远离它们。我

们这里所说的高胆固醇的食物及动物脂肪，是指动物内脏及黄油、动物油和蛋黄等。因为这些食物含有大量的脂肪，食用之后容易使血脂升高，亦容易发生动脉粥样硬化。

三不宜：饮酒。酒精能使血糖发生波动，空腹大量饮酒时，可发生严重的低血糖，而且醉酒往往会掩盖低血糖的表现，不易被人发现，非常危险。

在糖尿病的饮食疗法中，只要注意了上面所说的"三宜三不宜"，并严格执行，那么对糖尿病的治疗就能起到事半功倍的效果。除了提倡糖尿病患者要遵循"三宜三不宜"之外，还有一个建议要送给大家，那就是我们建议糖尿病患者每天保持"五个一"。所谓的"五个一"就是指"一杯奶、一个鸡蛋、一两肉、一两豆制品、一斤蔬菜"。

② 怎样设计糖尿病患者食谱

设计糖尿病食谱的首要工作是在医师的指导下计算出每天的总热能和三大营养素的量。这些工作做完之后，即可进行食谱的设计工作了。

糖尿病食谱的设计首先要按照每天的碳水化合物要求的数量计算主副食物的搭配。糖尿病患者一般应进食含2%碳水化合物的蔬菜500克，这样就可以得到10克的碳水化合物，其余的碳水化合物均须由主食提供。计算方法是先将蔬菜中的碳水化合物含量测定出来之后，根据还需要的碳水化合物量结合各类食物中碳水化合物的含量，计算出共需多少食物。

糖尿病食谱设计的第二步是计算副食品的量。像肉类、禽蛋、豆制品、牛奶这些副食，其碳水化合物的含量很少甚至不含，对他们的计算主要在其蛋白质的含量上。计算方法为了解各种副食中的蛋白质含量，再根据一天中对蛋白质的总需求算出实际需要的副食量。

糖尿病食谱设计的最后一步就是计算出主、副食品中的脂肪量。计算方法与计算碳水化合物及蛋白质一样。如果主副食中的脂肪量不够所需要的数量，其差额则可以烹调用油来补足。但是值得提醒的是，烹调用油应尽量避免用动物油，用植物油烹调较好。

以上所有的计算结果，在单位上都应该精确计算到"克"，热能应精确到"千焦"。如果计算结果和一天的总要求略有出入时，那么也不必非要寻找到一个完全统一的结果。因为计算的误差，通常会使得我们的计算值不够精确，所以患者亦不必为此斤斤计较。

在食谱设计出来之后，接下来的工作就是分配各餐次的份量了。按照我们的生活习惯，每天的餐次为一日三餐。所以糖尿病患者完全可以将自己一天的总摄入量分成三份。在每份的量上面，可以平均分配，亦可非平均分配。平均分配很好理解和操作，但是非平均分配就有一定讲究了。非平均分配时，可将

一天的总量分成：早餐占1/5，午餐和晚餐各占2/5。有一个特殊的情况是，如果某一个糖尿病患者由医生建议应采用胰岛素治疗，在饮食上以少量多餐为好，那么可在正餐中分出25克～50克的量加餐，并安排在两次正餐之间，或晚上临睡前进食，以避免低血糖的发生。

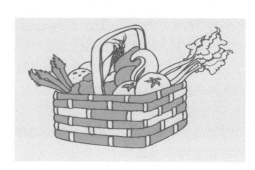

③ 一般糖尿病患者食谱

现在，我们来探讨一下一般糖尿病患者食谱。在一天中，无论是每天都按照一日三餐的要求进食的一般糖尿病患者，还是从事特殊职业因不能按时就餐而采用加餐来补充营养的人，每天的主食都必须吃够。所谓够的标准就是：每餐食物的干品不得少于300克。糖尿病患者的主食最好做到大米和面粉混合食用，这样才更有益于健康。面粉和大米的最佳搭配为：一天两顿大米主食、一顿面主食，或一顿大米主食、两顿面主食。

在蔬菜方面，糖尿病患者每日所摄取的蔬菜必须依照"糖尿病饮食治疗规则"来进行选择，而蔬菜的量以吃够500克以上为佳；再就是食用蔬菜和副食的品种要多样化，不能单一。

糖尿病患者食用食盐时，一天的总量不能超过6克，食用植物油以不超过18克为宜。我们到医院去，常常听到医生给我们说："汗要出透，水要喝够，便要排清，才能长寿。"所以糖尿病人的饮食不但要合理，在此基础上，每天的水还要喝够，不要等渴了才来暴饮一番。

现在我们来探讨一下一般糖尿病患者食谱的具体内容：

〖早餐〗

◎主食：糖尿病患者早餐的主食应以纤维素含量丰富的食物为主，比如高纤维的馒头或饼（玉米饼、面粉饼等）。

◎副食：副食作为主食的辅助食品，它的种类很多，给人体提供的营养物质很多，但也是常常使得一天的总摄入量超标的直接原因。所以在进食副食的时候，应该特别当心。

215

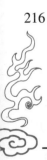

◎蛋类：在糖尿病患者一天的食谱中，蛋类食品应该少而精，通常一个煮鸡蛋或荷包蛋就足够了。而且，就算是正常的人，一天也只能消化一个蛋的份量。

◎流质类食物：流质类食物主要指豆浆（未加糖）、牛奶或小米粥，这三种可任选一种。如果三种同时选用，因它们的营养含量基本相同，所以不但起不到摄入多种营养元素的作用，反而很容易造成超过一天总摄入量要求的情况。

◎生菜：生菜就是没有用锅烹饪过的生的蔬菜，主要以凉拌蔬菜为主。

【午餐】

◎主食：糖尿病患者的午餐，同样应该以高纤维食物为主，比如大米饭、高纤维馒头、高纤维面条等。

◎副食：副食应以肉类为主，可根据自己的实际情况选择不同的猪瘦肉、鱼、鸡、鸭等，但是应该注意量的合理控制。

◎蔬菜（清炒或凉拌）、豆制品等。

【晚餐】

◎主食：高纤维的馒头、大米饭等。晚上的饮食应以清淡为主，还可以根据个人的需要和习惯选择一些粥类食品作为主食，比如小米粥、绿豆粥等。

◎副食：作为副食的晚餐，可以选择一些蔬菜、豆制品等，但是量要合适。晚上睡觉前可喝约300毫升纯牛奶一杯。

参考食谱一份：

早	鸡蛋一个（50克）牛奶一杯（100克）咸面包两片（50克）凉拌金针菇（30克）黄瓜（20克）
中	米饭（150克）瘦猪肉（50克）炒芹菜（150克）家常豆腐（150克）（素炒）西红柿汤（100克）油（15克）
晚	米饭（150克）去皮鸡块（100克）炖蘑菇（50克）凉拌苦瓜（100克）小米（5克）粥（50克）油（10克）

全天食盐不要超过6克

餐后果盘：樱桃（10克）紫葡萄（10克）鲜桃（10克）西瓜（10克）

总热量：8400千焦

4 糖尿病性冠心病患者食谱

由糖尿病引发的冠心病通常发展很快，患者主要以女性居多。据临床研究显示，糖尿病性冠心病的发病原因与饮食的营养有着直接或间接的关系。所以重视糖尿病患者的饮食，让它合理化，是防止糖尿病引发冠心病的重要措施之一。

这种方法的主要原理就是通过适当

平衡膳食摄入，控制摄入体内的能量，让体重保持在合理的范围。这样既能获得人体必需的无机盐及多种微量元素、丰富的维生素，同时又能达到防止糖尿病性冠心病发病的目的。

下面我们给出一份糖尿病性冠心病的食谱，以供人们参考：

早餐：馒头50克，未加糖豆浆250克，茶叶蛋1个，炒芹菜(加花生仁)15克。

加餐：水果100克，以苹果为佳。

午餐：大米粥100克，瘦猪肉丝木耳汤面55克，西红柿炒鸡蛋(西红柿150克，鸡蛋50克)，红烧白鲢鱼100克，鲜菇炒白菜200克。

晚餐：馒头50克，绿豆粥450克，炒油菜150克，五香豆腐丝100克。

注：糖尿病性冠心病患者全天烹调用油不能超过25克，全日总热能约需8200.6千焦。

5 糖尿病性高血压患者食谱

引起糖尿病性动脉硬化的危险因素之一是高血压。如果糖尿病患者同时患有并发性高血压，那么并发心血管疾病的比例比无高血压的糖尿病患者要高出很多。在这种情况下，并发高血压的糖尿病患者极易发生诸如脑血管意外、冠心病、高血压性心脏病、糖尿病性肾脏病变、眼底病变、周围动脉硬化及坏疽等并发疾病。

糖尿病性高血压患者的饮食主要以清淡为主。含钙高的食物，如各种豆类、豆制品、核桃、花生、牛奶、鱼、虾等应该多吃；真菌类食品如草菇、香菇、平菇、蘑菇、黑木耳、银耳等对糖尿病性高血压患者也有很好的帮助。另外，有些食物具有降血压的作用，如大蒜、洋葱、胡萝卜、芹菜、芥菜、马兰、茼蒿、茭白、地瓜、绿豆、海带、海蜇、海参、菊花等，也应该常吃。

总的来说，糖尿病性高血压患者必须限制一天的主食量，将每天进食的食物总量严格控制在总热能的摄入标准之内，减轻体重。

过多的食盐对糖尿病性高血压有百害而无一利，所以应该控制一天的食盐总摄入量，每日最多不能超过5克。当然，跟其他糖尿病患者一样，糖尿病性高血压患者亦不宜进食动物性油脂及胆固醇含量很高的食物，如猪肉、猪肝、猪腰子、蛋黄、鱼丸、螃蟹等。

下面我们给出一份糖尿病性高血压的食谱，以供人们参考。

早餐：高纤维馒头50克，不加糖牛奶200克，煮鸡蛋1个，海米拌菠菜(海米10克，菠菜100克)。

加餐：水果100克，以鸭梨为佳。

午餐：米饭100克，肉丝炒芹菜150克(瘦猪肉:芹菜=1:2)，海带豆腐汤250克(豆腐:水发海带=4:1)。

加餐：水果100克，以苹果为佳。

晚餐：小米粥25克(干质)，高纤维馒头75克，清蒸鲤鱼100克，炒小白菜300克。

6 糖尿病性肾病患者食谱

患糖尿病的人，全身血管都会受到不同程度的影响。糖尿病常常会促使患者血管硬化，在血管壁附上大量的胆固醇等沉积物质，使得血管管腔变小，严重时甚至可能使血管闭塞，医学上将这种现象称为小动脉纤维化。

肾血管作为人体血管之一，幸免于难的机会同样很小。如果糖尿病不能尽早得到有效控制，肾血管随之发生一系列的改变也是常见的事情，肾血管一旦发生病变，就会导致肾脏出现多种疾病的症状，医学上称这种由糖尿病引起的肾脏疾病为糖尿病性肾病。

糖尿病性肾脏疾病也是糖尿病的严重并发症之一，是糖尿病患者最重要的致死因素之一。对糖尿病性肾脏病的治疗，除了必要的药物治疗之外，饮食方面的调理同样显得极其重要。合理而有效的饮食疗法既有助于减轻肾脏的负担，又有益于糖尿病的控制，还能减少药物用量。

下面我们给出一份糖尿病性肾脏病的食谱，以供人们参考。

早餐：面饼50克，牛奶麦片粥75克（牛奶:麦片=2:1），生拌黄瓜100克。

加餐：水果100克，以香蕉为佳。

午餐：大米粥100克（干质），西红柿炒鸡蛋150克（西红柿:鸡蛋=2:1），清炒油菜100克。

加餐：水果50克，以苹果为佳。

晚餐：麦片粥100克（麦片:精肉=3:1），生拌粉丝虾仁菠菜150克（菠菜:粉丝:虾仁=10:1:1），炒苦瓜100克。

我们已经知道糖尿病患者控制饮食的目的是减轻胰岛 β 细胞的负担。对于可并发肾病的糖尿病患者，在进行饮食控制时，还需考虑尿蛋白的丢失和肾功能的状况。

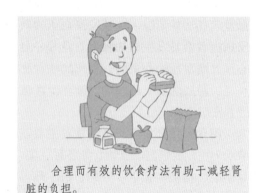

合理而有效的饮食疗法有助于减轻肾脏的负担。

7 糖尿病孕妇的保健食谱

糖尿病孕妇是很特殊的患者。一方面，作为糖尿病患者每天的饮食必须得到有效的控制；另一方面，因为胎儿生长发育的需要，如果营养跟不上，就会对胎儿的发育造成极为不利的影响。所以，糖尿病孕妇在饮食疗法上就显得特别重要了。为糖尿病孕妇制定的每日食谱，既要保证每天饮食的摄入量，又要保证能为胎儿的正常发育提供足够的营养。

下面我们给出一份糖尿病孕妇的食谱，以供人们参考。

早餐：牛奶250克，煮鸡蛋50克（1个），馒头20克，醋拌黄瓜条30克。

加餐：卤豆腐脑200克。

午餐：杂面糕70克（玉米面：面粉=5:2），猪肝炒青椒200克（猪肝：青椒=1:1，外加黑木耳10克混炒），豆腐拌芝麻酱150克（豆腐：芝麻酱=10:1）。

加餐：牛奶250克。

晚餐：小米煮黄豆饭50克（小米：黄豆=3:2），炖鸡100克，清炒绿豆芽100克，黄瓜汤70克。

夜宵：素馅饼（韭菜100克，面粉60克）。

如果按照这个食谱为糖尿病孕妇提供每天的食物，那么它能为孕妇提供能量7368千焦。如果孕妇体质较差，显得清瘦，就可在此基础上略微增加主食的份量，让它提供的能量增加到8800千焦。

上述食谱能提供蛋白质102.9克，这超过了标准2.9克，应加以注意。由于食谱中用谷物类较少，故在煎菜的时候可用植物油30克将热量补上。

8 糖尿病患者的夏季食谱

夏天对糖尿病患者来说，是一个相当难熬的季节。炎炎的烈日烘烤着大地，地面上暑气逼人，糖尿病患者由于身体抵抗能力差，防御病毒侵袭的能力弱，所以容易对糖尿病失去控制，让病情加重，并诱发多种恶性并发症。

这时候，健康人喜欢吃些冷食和瓜果来消暑。但是这种方法对糖尿病患者来说，却是不宜提倡的，尤其是高血糖及病情尚未得到控制的糖尿病患者更需慎用，以免再次引起血糖升高。

那么糖尿病患者在夏季是不是只能忍受酷暑的折磨，而毫无应对的办法呢？当然不是，科学的饮食疗法可以帮助糖尿病患者走出炎热的酷暑，并让病情得到很好的控制。

可以帮助糖尿病患者降暑的食物有：苦瓜、南瓜和绿豆粥。

前两者被人们称为"餐桌上的降糖药"，后一种是糖尿病患者夏季最为理想的流质食物。苦瓜含有一种胰岛素样的物质，这种物质被摄入人体之后，可降低血糖。而且，苦瓜具有清凉解热的功效，所以糖尿病人在夏天常吃苦瓜，不但能起到控制病情的效果，还能让炎炎夏日过得较为凉爽。绿豆是一种含糖量较低的食品，且具有清热、降温及祛暑的功效，是人们夏季消暑的最好食物之一。一般情况下，人们常常将它与大米混合起来，煮成绿豆粥喝。这样可去掉大米中的糖分，非常适宜于糖尿病患者食用。另外，将绿豆单独熬汤，也是一

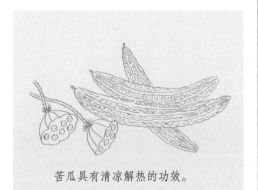
苦瓜具有清凉解热的功效。

十大病症居家疗法全书

人人必知的健康常识

种很不错的选择。

现在，我们就用苦瓜和绿豆为糖尿病患者拟一份夏季食谱，以供参考。

苦瓜炖豆腐

原料：苦瓜250克（切片），豆腐200克，植物油，盐，酱油，葱。

制作方法：①在炒锅中将植物油烧开，将切片后的苦瓜倒入锅中煸炒；②煸炒到一定程度后，加入少许盐、酱油和葱花等翻炒，然后往锅里添汤，随即放入豆腐，盖上盖子一起炖熟，起锅时淋上香油调味，随饭食用。

功效：这道菜有清热解毒、降低血糖、益气和中、生津润燥的功效，是糖尿病患者夏季最理想的菜肴之一。

南瓜虾皮汤

原料：南瓜400克（切块），虾皮20克，植物油，盐，葱花，虾皮。

制作方法：将锅烧热，放入植物油爆锅，随即加入切成块状的南瓜稍炒，然后加盐、葱花、虾皮翻炒一下，紧接着在锅里添水煮。

功效：因虾皮含钙，南瓜能促进胰岛素分泌，降低血糖，所以南瓜虾皮汤能改善糖尿病人的临床症状。

大麦绿豆粥

原料：大麦200克，绿豆200克。

制作方法：在锅里添水，加大麦，放入绿豆，开火煮粥。

功效：绿豆具有消渴、止泻痢、利小便的功效，大麦能消渴祛热、益气宽中。用大麦和绿豆合起来煮粥食用，香滑可口，是夏季糖尿病人的理想流质食物之一。

当然，糖尿病患者夏季只吃这三种食物也是不行的。上面介绍的只是对糖尿病患者夏季有利的食物，其他食物仍然需要按照一天的总摄入量要求来安排。这一点，糖尿病患者应该切记。

第四章

糖尿病的运动疗法

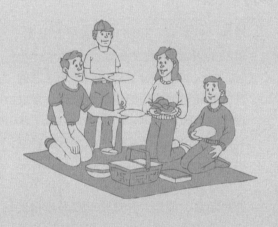

运动疗法也是糖尿病的基础疗法之一，运动可以消耗葡萄糖，使血糖降低，还可以增加胰岛素的敏感性。2型糖尿病患者大多超重或肥胖，往往有胰岛素抵抗和高胰岛素血症，肥胖者的血浆胰岛素水平偏高，胰岛素受体的数量减少，与胰岛素的亲和力降低。运动可以使体重减轻，肥胖者在运动时胰岛素分泌会减少，使胰岛素与受体结合率提高，而且与受体结合后的代谢反应加快，从而增强胰岛素的敏感性，改善糖代谢。所以了解运动疗法对于肥胖的糖尿病患者是非常有帮助的。

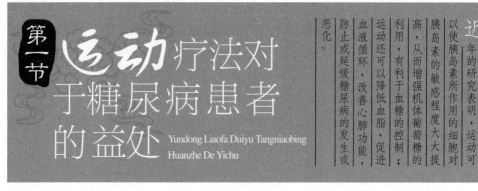

第一节 运动疗法对于糖尿病患者的益处
Yundong Liaofa Duiyu Tangniaobing Huanzhe De Yichu

近年的研究表明，运动可以使胰岛素所作用的细胞对胰岛素的敏感程度大大提高，从而增强机体葡萄糖的利用，有利于血糖的控制；运动还可以降低血脂，促进血液循环，改善心肺功能，防止或延缓糖尿病的发生或恶化。

1 什么是糖尿病的运动疗法

如果糖尿病患者每天都保持一定的运动量，又不出现低血糖，且长期坚持此运动量，可以达到治疗糖尿病的效果。这种通过体育运动治疗糖尿病的方法称为糖尿病的运动疗法。

糖尿病患者运动的种类和程度应根据年龄和运动能力来安排，以不过分疲劳为原则。跳绳、跑步、游泳等都是不错的运动方式。如果运动后感觉轻松、愉快、睡眠好，则说明运动量是合适的。运动时必须做好胰岛素用量和饮食的调整，也就是运动前减少胰岛素用量或者增加一些甜食，以防止低血糖的发生。运动的开始时间为饭后半小时至一小时，每次30～60分钟即可。必须注意的是，胰岛素治疗中的患者，在胰岛素发挥作用最强的时刻，如上午11点及下午4点半，不宜进行运动疗法，否则容易出现低血糖现象。同时，糖尿病患者每天应选择较固定的运动时间，以便于掌握运动量，调整饮食热量及胰岛素用量之间的关系，糖尿病患者必须在胰岛素治疗、饮食治疗的基础上长期坚持运动疗法，以使病情得到理想的控制。

2 糖尿病运动疗法的治疗作用

体育锻炼能促进肌肉摄取葡萄糖，提高胰岛素的敏感性，并使胰岛素受体数目相对增加，胰岛素与受体结合力上升及受体后作用增强，糖利用得到改善，因而运动有降低血糖的作用。2型糖尿病胰岛素抵抗的重要原因是由于葡萄糖转运子（GLUT2）以及决定其转率的转运蛋白信息核糖核酸（GLUT2 mRNA）的减少。运动锻炼可使葡萄糖转运子及转运蛋白信息核糖核酸的含量增加，是改善胰岛素敏感性及糖代谢的主要机制。

【改善脂质代谢】

运动能提高肌肉脂蛋白酶活性，促进肌肉更多地利用脂肪酸，使血清甘油三酯、低密度和极低密度脂蛋白胆固醇降低，从而提高高密度脂蛋白胆固醇，有益于防止动脉硬化。

〖**控制体重**〗

过多的热量以脂肪形式储存于体内，当超过标准体重的20％时就称为肥胖。运动锻炼可消耗热量，饮食控制可限制热量摄入，均可减肥。肥胖性2型糖尿病患者或单纯性肥胖者采取运动疗法和饮食疗法相结合，较单纯饮食疗法减肥和控制血糖的效果更好，也较易为患者接受。对于消瘦的糖尿病患者，采用药物加运动疗法使病情好转后，可增加体重，增强体质。

〖**防治与糖尿病相关联的其他疾病或并发症**〗

由于运动能延缓胰岛素抵抗的恶化，故可防治代谢综合征及影响寿命的四联症（躯干肥胖、糖耐量受损、高血压及高甘油三酯血症）。随着年龄增加，老年人及女性绝经以后常会出现骨质疏松，糖尿病可加重骨质疏松，运动能刺激成骨细胞活动，防止骨质疏松加重。运动还可改善心肺功能，促进新陈代谢，强壮身体，提高抵抗力及免疫力，因而对糖尿病的各种急慢性并发症有一定的预防作用。

〖**提高生活质量**〗

运动锻炼能提高最大耗氧量，增强心功能指数和肺活量，增强体力，培养生活情趣，消除焦虑，恢复心理平衡，加强信心，提高工作效率和生活质量。由于运动能使体质增强，使精神放松，二者相得益彰，对防治糖尿病是十分有利的。

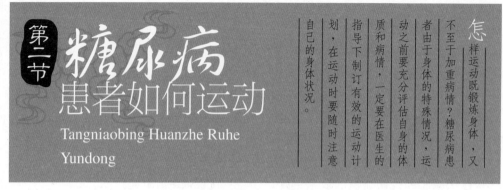

第二节 糖尿病患者如何运动

Tangniaobing Huanzhe Ruhe Yundong

怎样运动既锻炼身体，又不至于加重病情？糖尿病患者由于身体的特殊情况，运动之前要充分评估自身的体质和病情，一定要在医生的指导下制订有效的运动计划，在运动时要随时注意自己的身体状况。

1 选择什么样的运动最合适

糖尿病患者的运动应该在医生指导下进行，根据年龄、身体条件和病情的不同，所做运动的剧烈程度也要因人而异。根据体内物质代谢的状况可将运动分为有氧运动和无氧运动，可以根据每分钟的心脏跳动次数和呼吸频率进行区分。

有氧运动是指强度小、节奏慢、运动后心脏跳动慢、呼吸平缓的一般运动，如散步、太极拳等。

无氧运动是指运动后心脏跳动每分钟可达150次左右，呼吸急促、强度大、节奏快的运动，如快跑、踢足球等。

糖尿病患者在运动时可采用有氧运动，运动量不要太大，避免隔天有疲倦感。

2 糖尿病患者在运动前的准备

糖尿病患者在运动之前要做一些适当的准备工作，以免造成意外。

◎须经医生批准后方可开始进行运动治疗；

◎运动前注意检测血糖，血糖高于14毫摩尔/升时不要运动，若血糖过低，则应加餐；

◎运动前多饮水；

◎随身携带易于吸收的碳水化合物食物，如含糖饮料等，并佩戴糖尿病病人信息卡；

◎运动前应做5~10分钟的低强度有氧热身运动，需避免屏气动作，因屏气可使收缩压升高；

◎应注意在运动时穿宽松的衣裤、柔软的棉线袜、合脚的运动鞋。

3 糖尿病患者的运动强度与心率

运动治疗的原则是适量、经常性和个体化。运动计划的制订要在医务人员的指导下进行，每日至少要进行30分钟中等强度的活动，如慢跑、快走、骑自行车、

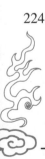

游泳等。但是，运动项目要和患者的年龄、健康状况、经济基础、文化背景相适应，即运动的项目和运动量要个体化。应将体力活动融入到日常的生活中，如尽量少用汽车代步、少乘电梯等。运动的强度可根据运动一小时后的心率来估计。

运动强度	$\dfrac{运动一小时后心率}{最大心率} \cdot 100\%$
非常轻	< 35%
轻	35%～54%
中等	55%～69%
强	78%～89%
非常强	> 90%
最强	100%
（最大心率=220－年龄）	

4 运动的频率和时间如何掌握

运动的频率以每周锻炼3～4次最为适宜，若每次运动量较小，频率可为每天1次。运动锻炼不应间断，若运动间歇超过3～4天，则效果将减弱。

每次运动时间由10分钟，逐步延长至30～60分钟，其间可穿插必要的间歇时间。一天中适宜的运动时间为早晨或下班后，不宜在饱餐后或饥饿时进行运动。

运动结束时须做5～10分钟的整理运动，如弯弯腰、踢踢腿等，使心率恢复至每分钟比静息时高10～15次的水平后再坐下休息。运动可引起食欲增加，应注意饮食控制及药物调节。

5 什么情况下糖尿病患者不适宜运动

不是所有的糖尿病患者都适宜运动，有些情况下糖尿病患者是不适宜进行运动的。

◎合并各种急性感染者；

◎伴有心功能不全、心律失常，且活动后体重增加者；

◎严重糖尿病性肾病患者；

◎糖尿病性足病患者；

◎严重的眼底病变者；

◎新近发生血栓者；

◎血糖未得到较好控制（血糖大于14毫摩尔/升）或血糖不稳定者；

◎收缩压大于180毫米汞柱者（24千帕）；

◎经常有脑供血不足者。

第二节 运动疗法的几个要点

Yundong Liaofa De Jige Yaodian

糖

糖尿病患者的运动疗法，根据不同的情况，所采用的运动方式也不一样，每天有规律地从事定量运动是最理想的情形。但是一定要注意运动的量和正确的运动要点，如果糖尿病患者在运动之后，反而有强烈的疲倦感，就失去了运动疗法的意义。

1 运动间歇的要点

原则上，糖尿病患者一旦开始进行体育锻炼，就应该每天坚持下去，最好不要出现间断。因为，不仅糖尿病患者的运动，其他所有运动在开始一段时间之后，如果忽然间断，就会给运动效果造成影响，甚至会前功尽弃。当然如果的确不能坚持，比如控制状况忽然恶化等，就不要勉强自己，等控制状况有了改善之后再进行适当的运动。

一般来说，糖尿病患者的运动应该每天进行，也就是运动持续的间隔应该为24小时。但是有的病人因为自身的情况，觉得这种持续的运动操作起来很有难度，很不方便，那么就可以稍微放宽这个要求，比如隔天运动就好，但是最好还是每天将其持续，这样不需要在后来的某一天增加运动量。

2 运动目标的要点

糖尿病人的运动目标，应尽可能设定在可以有效完成的范围内。任何一个运动计划是否有效，最直接的衡量标准就是看这个计划是否具有可行性，也就是说你计划的运动目标是否能够达到。如果你的运动目标是消耗80焦～160焦的

热量，那么就不要为自己制订要消耗160焦～320焦的运动目标。因为如果这样，不但收不到运动给你带来的效果，反而会因勉强从事力不从心的运动给自己带来伤害。

3 运动强度的要点

无论控制状况如何，糖尿病患者的运动强度都不能过于强烈，应以缓慢的

速度开始；如果身体状况允许、控制状况也良好的话，可以慢慢地增加运动量。

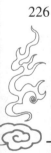

如果一开始就进行强烈的运动，很容易损伤患者的身体，给糖尿病的控制带来不利的影响。要知道，任何运动要收到良好的效果，都必须有一个循序渐进的过程。

4 空腹运动的要点

空腹的时候不能进行运动，因为运动会消耗大量的热量，这些热量主要来自糖质的分解。空腹时，由于腹中没有足够的食物为人体提供必要的糖质，所以运动时只能分解储存在体内的糖质，这就使得人体血液中的含糖量忽然减少，从而引发低血糖，严重的甚至会陷入低血糖昏睡。所以，空腹运动对糖尿病患者来说是相当危险的。在运动之前，一定要记得补充饮食，也不能在饮食刚刚结束的时候就开始运动。如果在这种情况下进行运动，不但会给肠胃造成负担，也有引发糖尿病昏睡的危险。

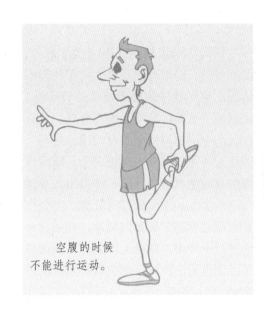

空腹的时候
不能进行运动。

5 关于运动进食的要点

如果刚刚才进食，那么应该注意不能马上进行运动。开始运动之前应该留足肠胃消化的时间，这个间隔时间最好能够有一个小时。但是在进食量比较小的情况下，比如早上，这个间隔时间就可以缩短一些，只要在进食之后略作休息就可以。但是，进食之后开始运动时，一定要注意不能一开始就从事较激烈的运动，应该给身体一个适应的时间。总之，运动进食的要点是：要为食物的消化和吸收留足时间，如果进食量较多，中间的间隔时间就应该长一点；如果进食量较少，间隔时间就可以短一点。

6 运动时间的要点

很多人都认为，既然运动对糖尿病患者有很大的帮助，那么运动的时间就应该越长越好。事实上并不是这样，所有的运动都应该有个度。就算运动的强度不是很大，但是如果持续的时间太长，累计起来的运动强度也会很大。比

十大病症居家疗法全书

人人必知的健康常识

如步行本来是一种运动强度不大的运动，但是如果你步行的距离过远，或者持续的时间过长，同样会感到很疲倦。这就不是对身体的锻炼，而是对身体的伤害了。所以在运动的时间上，一定要注意不能过长，在人稍微有点喘气时就应该停止。

7 应付运动意外的要点

任何一种运动，都有可能发生意外，就算步行，也常有一不小心就扭伤脚的情况。由于糖尿病患者身体的特殊性，在运动中更要注意不要出现意外。如果在运动中途觉得情况不对的话，应马上停止运动。如果有低血糖现象，就应该喝少量的糖水补充糖质；如果出现身体扭伤的情况，就应该及时处理，避免伤处出现发炎甚至化脓的现象；如果意外伤害过于严重，自己无法处理，或想尽了办法也无法恢复，那么就必须找医师诊察，不能拖延。

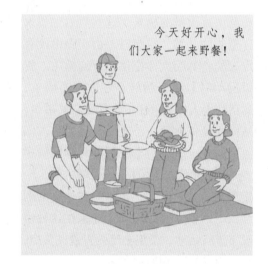

今天好开心，我们大家一起来野餐！

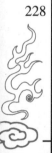

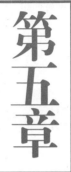

第五章

警惕肥胖，远离糖尿病

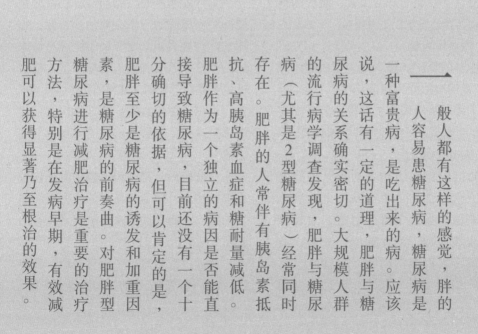

一般人都有这样的感觉，胖的人容易患糖尿病，糖尿病是一种富贵病，是吃出来的病。应该说，这话有一定的道理，肥胖与糖尿病的关系确实密切。大规模人群的流行病学调查发现，肥胖与糖尿病（尤其是2型糖尿病）经常同时存在。肥胖的人常伴有胰岛素抵抗、高胰岛素血症和糖耐量减低。

肥胖作为一个独立的病因是否能直接导致糖尿病，目前还没有一个十分确切的依据，但可以肯定的是，肥胖至少是糖尿病的诱发和加重因素，是糖尿病的前奏曲。对肥胖型糖尿病进行减肥治疗是重要的治疗方法，特别是在发病早期，有效减肥可以获得显著乃至根治的效果。

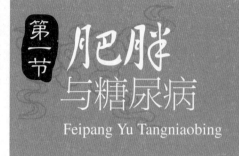

第一节 肥胖与糖尿病
Feipang Yu Tangniaobing

肥胖是血脂异常、高血压、胰岛素抵抗、胆囊疾病、睡眠呼吸暂停、高尿酸血症与痛风等多种疾病的共同病理基础，亦是糖尿病的发病原因之一。肥胖者患糖尿病的比例高于体型正常的普通人，这是为什么呢？我们有必要了解肥胖和糖尿病的关系。

1 减肥在糖尿病治疗中的意义

一般认为，长得越胖，患糖尿病的可能性也就越大。国外研究发现，中度肥胖者患糖尿病的概率为正常体重者的4倍，高度肥胖者则为正常体重者的21倍，这是为什么呢？它与肥胖者存在糖尿病代谢异常不无关系。

肥胖不但是糖尿病的前奏，还是糖尿病慢性并发症的危险因素，肥胖的糖尿病病人容易发生以下并发症。

〖微血管病变〗

肥胖的糖尿病患者发生蛋白尿（肾病）、视网膜病变（眼底病变）、腱反射消失（外周神经病变）等微血管并发症的概率明显高于正常体型的糖尿病人。

〖大血管病变〗

肥胖的糖尿病病人动脉硬化的发生率大大增加。由于高胰岛素血症的长期刺激，血管平滑肌增殖，血管壁脂质合成增加，大血管结构受损，波及范围广，以冠状动脉、脑动脉、下肢动脉最常受累。因此，该种类型病人发生心肌梗死、卒中和闭塞性动脉硬化症的机会增多。

〖高血压〗

肥胖可能是高血压的病因，也可能是高血压的诱因，患有糖尿病的肥胖病人伴发高血压的比例更高。

〖肝胆疾病〗

易伴发胆结石、脂肪肝等。减肥是肥胖型糖尿病的一个主要治疗目标，临床实际经验表明减肥有助于肥胖型糖尿病的治疗，可改善病人的糖耐量，使血糖更容易稳定控制，其原因在于：

◎由于体重减轻，病人体内能量代谢总量减少，对胰岛素的需要量也会随之减少。

◎减肥后，靶组织上胰岛素受体数目有所增加，结合胰岛素的能力也会随之加强，从而有助于改善肥胖者原有的胰岛素抵抗状态。

◎通过减肥减少了能量摄取，会使胰岛素受体对胰岛素的亲和性得到恢复。

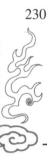

2 减肥宜遵循规律

如果顺利，在专科医师的指导和管理下进行的糖尿病患者的肥胖治疗，一个月可以减轻体重4千克～5千克。如果一边进行糖尿病的饮食疗法，每天按既定的量摄入食物，一面又自行在家实行减肥的话，那么最大成果是一个月减轻体重在2千克～3千克。但是，糖尿病患者的减肥应该遵循身体本身的规律，缓慢实施，最好采用一个月减轻体重1千克～2千克的慢速度来减肥，这样较为安全。

有时候，我们遵照一个月减轻体重1～2千克的方法减肥，仍然会很轻松地获得3千克～5千克的减肥成果。遇到这种情况，大可不必惊慌，因为这不是刻意减肥达到的效果，而是一种自然消瘦的状况。在减肥的过程中，只要严格遵守饮食量，科学运动，就不会引发什么问题。

当然，若是能够早点瘦下来的话，及早控制糖尿病，也是好事。我们之所以要为糖尿病患者设定一个月减轻1千克～2千克的减肥目标，就是为了避免因使用勉强而激烈的方法，导致在短期内急速减肥，引发不必要的麻烦。比如正在接受胰岛素疗法或血糖值不安定的糖尿病患者，一旦使用短期内大幅减轻体重的减肥方法，就有可能会引起低血糖昏睡、皮肤病发作、肌肉萎缩性瘦弱或贫血等问题。

所以糖尿病患者在进行减肥时，不能焦躁、性急，不能操之过急，必须有一个良好的心态，要有耐心，保持和缓的心情为自己减肥。

3 预防肥胖的小窍门

想不想身轻如燕且绝不"反弹"？试试如下小窍门，真是效果看得见：

◎每次就餐前至少要喝一杯水。

◎早餐应吃得简单一些，以低脂肪食物为主，如新鲜水果、全麦面包、酸奶、鸡蛋、速食麦片等。

◎每日少食多餐，可使你的血糖水平趋于平稳，从而避免情绪冲动和暴饮暴食。

◎永远不要低估"卡路里"的破坏力。如果在每天吃的食物中加入少量的食糖，你或许对此并不在意。但一年下来，这每天额外多出的热量会在你体内堆积成3千克重的脂肪——10年下来就是30千克。

◎避开高蛋白食物。那种认为在减肥过程中应补充蛋白质的观点是不正确的。在开始减肥的最初几周内，你所减去的主要是体内的水分，而非蛋白质。另外，过分摄入蛋白质可导致身体虚弱、头痛及心脏不规则跳动等不良后果。膳食的平衡和循序渐进是成功减肥的关键所在。

◎应根据自己的生活习惯来安排每天的锻炼时间。如果你一天的工作时间长且忙碌，那么就应当在清晨抓紧时间

231

多多运动。而如果想控制晚餐的胃口，那么最佳锻炼时间当属下午四五点钟。另外，晚上八九点钟也是不错的时段。

◎多吃土豆可以使你不吃或是少吃其他油腻食物，很多品种的土豆都蕴含丰富的营养且美味可口。

◎经常阅读报刊上其他人成功减肥的报道，以使自己获得精神上的鼓舞和激励。

◎可在鸡肉或火腿三明治中加入含有芥末、水果或蔬菜成分的调味酱，以使其更加有滋有味。

◎在制作美味甜品时，不要在最上面直接浇上一层鲜奶油。应将脱脂炼乳与不含热量的甜味剂或香草提取物混合在一起用力搅拌，这样我们便可获得不含热量的奶油。

◎在自己的减肥食谱中清除毫无益处的蛋黄并代之以一小块低脂的白色干奶酪。

◎经常进行以锻炼下身肌肉（主要指你的臀部和大腿）为主要目的的体育运动，可以最大限度地消耗体内多余的热量，比如散步、慢跑、骑自行车等。

◎不管从事何种方式的锻炼，运动总比不运动要好，所以不要仅仅因为没有足够的时间做完一项运动就将其一推再推。任何使你感到精神振奋的行为，诸如打扫房间，或是带着爱犬出去散步，都可以算作是一种运动。要记住你的身体在一天24小时内都在以各种不同的方式不断地消耗着体内的热量。

◎平时应以爬楼梯代替乘电梯，这样不仅能"燃烧"体内热量，还可以增强心脏机能，延年益寿。

◎可在每天清晨或傍晚去离家较近的山丘爬山锻炼。在你欣赏日出、日落美景的同时，体内的热量已悄然消失。

◎尽可能骑自行车去上班。如果工作单位离家实在太远的话，可先乘公共汽车到距单位较近的地方，剩下的一段则以骑车或步行来完成。

◎把家务活当作趣味十足的有氧运动来做，其消耗的热量也相当可观，拖一小时地板可消耗250焦～400焦的热量；熨烫衣服，消耗205焦；整理床铺，消耗210焦～240焦；洗衣服，消耗160焦。

◎穿有较长的直线或斜线条纹的服装，V字型领口和长而窄的尖领也可以在视觉上产生一些减肥效果，服装的颜色应选择较深一些的冷色调，面料应光滑一些且图案偏小。

◎所穿服装应有较强的吸引力，旁人羡慕的一瞥可以使你有足够的信心与动力继续保持身材的苗条。

◎对于减肥过程中可能出现的挫折应有足够的心理准备并想办法克服。可将经常会遇到的问题列出一个清单并写出当它们一旦发生时你的应对之道，经常进行正面的自我交谈。当你遇到一个超出自身控制范围的挫折时，应当告诉自己你已竭尽全力，并应继续坚持下去。无论你多么努力，也无法在生活中掌握一切，所以当你暂时受挫时，不应一味批评自己。

◎向别人讲述你在减肥方面取得的成果，这样你会马上赢得别人的尊敬并获得广泛的支持。另外，不断向别人述说自己的成果，可以使你每天都有美梦成真的感觉。

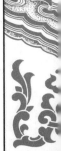

第二节 糖尿病肥胖的两种类型

Tangniaobing Feipang De

Liangzhong Leixing

治疗糖尿病跟治疗其他疾病一样，必须先摸清病症，才能做到有的放矢的治疗。

消除糖尿病患者的肥胖也是这样，只有摸清了肥胖的类型和它们的各项特征，才能让患者在减肥的时候做到事半功倍。根据医学分类，肥胖大致上可分成两种类型，以下就详细地说明这两种类型的肥胖。

1 到了中老年才肥胖的类型

有的人到了三四十岁才缓慢变胖或迅速变胖。这种类型的肥胖者在孩童时期、青年期通常都没有任何肥胖经历。

要究其变胖的原因，首先可能是在不知不觉中饮食过量及运动不足。饮食过量的最大原因，多为生活宽裕、心情舒畅、饮食习惯固定、外食机会增加等。人到了这个年龄，因为面对的社会面更加宽广，需要应酬的事情和人也相应增加，所以每天忙于各种人情世故，用来运动的机会就急剧减少。这种饮食增加而运动减少的情况，会进一步导致体内营养的过剩，并使健康的身体逐渐向肥胖靠近。

还有一种原因是，有的人会因为压力增大而导致饮食过量。中年人在工作中是公司的中坚力量，在家里是一家之主，亦是一家的"主心骨"，他们面临的来自工作和家里的压力比老人和孩子要大得多。所以当他们心中有不平、不满、不安情绪时，常借着进食来对心理进行某种弥补。食物的大量摄入，就直接导致身体开始发福、变胖。这种情形常常发生在中年女性身上。

其实，大部分的肥胖问题都是因为饮食过量及运动不足等多种因素引起的。患有中年肥胖的人，要想减肥，只要时刻注意控制自己的饮食量，每天摄入适量饮食，并进行适量的运动，就可以轻易地达到减肥的目标——这是专家一致的看法。

2 由肥胖而正常，中年再度肥胖的类型

上面所说的"人到中年才发胖"的情况，在实际生活中并不是常常看得到。事实上，在很多中年肥胖者中，有很多人在孩童时期也是小胖子。根据某项医学统计指出：这种类型约占中老年肥胖者的30%。

造成这种现象的原因，跟到了中年才发胖的人一样，也是由长时间摄入过

233

人人必知的健康常识

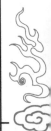

量饮食，并得不到充分的体育锻炼造成的。

要探讨这种肥胖类型的特点，首先应该从孩童时期开始。孩童时期的肥胖特征，并不像成年人。成年人因为已经停止生长，他们发胖时脂肪细胞的数目不会增多，而是脂肪细胞一个一个地变大。但是孩童的肥胖却恰恰与之相反，他们是脂肪细胞不变大，数目却在不断增加。

当孩童慢慢长大，从童年生长期步入青春期、青年期后，因为运动量的增加、运动强度的增强，孩童时肥胖增加的那部分脂肪细胞，会因此保持原状大小或其中一部分变小，人会开始渐渐消瘦下去。

虽然有这种情况的出现，因为其他细胞增殖变多，人的胖瘦仅从外表观测的角度不会发现胖瘦变化。但是进入中年期后，一旦运动量减少、运动强度减轻、相对饮食量又增加的话，就会使得这之前处于睡眠状态的脂肪细胞开始复活，并开始储存脂肪。随着脂肪细胞数目增加，一个个又渐渐变得肥大起来，增殖变多的细胞又没有减少，身材自然就显得臃肿肥胖起来了。

值得注意的是，这种类型的肥胖和中年以后才开始急速变胖的类型比较起来，一般都很少引起胰岛素作用不足的问题。但是若遗传体质强或肥胖程度超过标准体重10千克或20千克的话，则发病率相当高，因为有可能为数甚多的脂肪细胞一个个都已呈现肥大状态。所以，幼儿、孩童期的肥胖问题实在不容忽视！

孩童时期肥胖、青年期身材普通、步入中年期后又再次变胖的类型，不但容易患糖尿病，同时很难瘦下来。

对于这类肥胖患者，要消除肥胖一定要有充分的耐心。我们知道不少肥胖者都是幼儿期形成的，但是因为做父母的当时没有特别在意，也没有及时采用消除肥胖的有效方法，使得孩童脂肪细胞的数目不断增加，当孩童步入中年期后，脂肪细胞又变得肥大起来，肥胖问题再度出现。这时候要想进行有效的减肥，就不是一件那么容易的事情了。可以说这种肥胖是相当顽固的，急功近利的减肥方法用在这类人身上并不合适，他们常常遇到的问题就是肥胖反复发生，收不到真正的减肥效果。最好的方法还是长期的节食和积极的运动。当然，节食并不是说要绝食，是应在医师的指导下，有选择地安排各种饮食，尽量减少食用量。最重要的是，这种类型的肥胖者在选择食物的时候，必须避开会使人肥胖的食品。

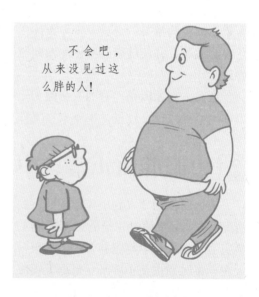

不会吧，从来没见过这么胖的人！

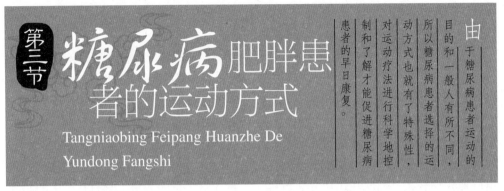

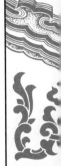

第三节 **糖尿病**肥胖患者的运动方式

Tangniaobing Feipang Huanzhe De Yundong Fangshi

由于糖尿病患者运动的目的和一般人有所不同，所以糖尿病患者选择的运动方式也就有了特殊性，对运动疗法进行科学地控制和了解才能促进糖尿病患者的早日康复。

人人必知的健康常识

① 培养体力的运动有两种方式

运动大致上可分成不移动身体的静态运动和移动身体的动态运动两种。所谓静态运动是指身体相对静止的运动，动态运动恰恰与之相反，是指身体相对发生了位移的运动。通常意义上讲，动态运动与静态运动相比，其运动量要大得多！所以，动态运动和静态运动两者的区别不只是运动量的多少，还有如同名称所说，是否移动身体才是区别的要点。

现在我们举例来看看动态运动和静态运动的区别：

广播体操、暖身运动等属于静态运动，快步走路、跑步、网球、桌球、游泳等属于动态运动。

从这些运动类型的举例来看，我们可以知道静态运动和动态运动另外一个方面的区别：运动时要求较多瞬间爆发力的是动态运动，要求耐久力的是静态运动。

我们通常所说的运动疗法，其内容都是指静态运动或动态运动。对于糖尿病患者来说，最为理想的运动疗法，其

实就是动态运动和静态运动的有机结合。所以在为自己设计一天的运动时，最好能巧妙地结合这两种类型的运动。糖尿病患者在制订运动计划时，请参考这些要点。

本书所指的运动大都属于静态运动，以培养肌肉耐力、关节柔软性等为目的，运动量为10分钟消耗80焦～100焦。这显得有些偏高，对于一天运动量只能在160焦以下的人，负担可能会过重，请避免施行。运动量标准在160焦以上的人，请在进食一个小时后或在控制状况良好时施行。

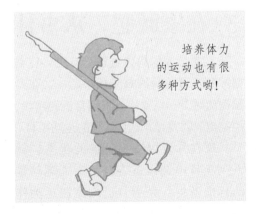

培养体力的运动也有很多种方式哟！

235

2 什么人在什么情况下需要限制运动

为了对糖尿病患者负责，控制状况不稳定者、年龄太大的老年患者、正进行胰岛素治疗的患者、出现并发症预兆者，医师会嘱咐病人限制运动。

糖尿病患者出现严重并发症时，需要入院治疗，接受医生的观察，以便于更好地管理病状，因此在运动方面当然会受到医生的限制或禁止。除此之外，原则上最好还是要从事负担较小的运动。但是，这毕竟只是一个原则上的理论，普通人无法轻易下判断，必须遵照医师的指示。

〖 正接受胰岛素疗法的病人 〗

医师根据我们的病情决定胰岛素注射量时，首先就会考虑到我们日常生活的运动量，并给出适量的运动标准量。病人应该严格按照这个标准量进行运动，不能减少，亦不要超出。运动量的核定并不是一件很容易的事情，这常常让患者在运动的度上掌握不好。不要因为不好掌握就对此怀着无所谓的态度，对之掉以轻心，若是日常生活中运动量突然增加的话，这增加的部分超出了医师的计算，会引发低血糖昏迷现象。

为了避免发生这种危险现象，目前正接受胰岛素注射疗法的糖尿病患者，在想要进行什么样的运动之前，一定要先找医师商量，看是否可以根据自己的实际情况减少胰岛素注射量或增加饮食量。这个量的调整，只有在医生的指导下进行，或直接由医生完成，病人无法自行决定。

〖 已出现并发症的病人 〗

由糖尿病引起的并发症种类很多，其病情轻重与对人体的危害程度相差很大，所以糖尿病患者一定要注意糖尿病的并发症。

治疗糖尿病的原则一般为先稳定糖尿病控制状况，同时阻止、治愈并发症状的恶化。所以，一旦已引发糖尿病并发症，在原则上还是可以进行某些运动的，但是运动的内容要因并发症的种类、程度及控制状况的良好与否来决定。如果你在某些问题上对此仍然感到疑惑，那么请去医院征求医师的意见。

3 在家减肥，从事什么运动较好

运动是糖尿病患者进行减肥、克服糖尿病不可或缺的重要疗法之一，在参加运动时，一定要注意根据自己的病状、控制情况的差异，选择不同的运动项目。

现在你可以依据目前的状态，在下列项目中选出适合自己一天运动量的标准数据，来为自己的减肥运动作一个参考。

〖 一天运动量为80焦～160焦的患者 〗

下面这些类型的人，可以在家自行减肥，一天的运动量应该在80焦～160焦。

◎70岁以上的老人。多数喜欢运动，你让他们呆在家里，无疑让他们感觉到被关进了牢房。哪怕是早上起来到外面走走，傍晚之后在附近溜达溜达，只要不让他们安静地呆着，他们就很高兴了。前面已经说了，这么大年纪的人，最好能远离运动。但是如果老人执意要锻炼的话，也不是不可以，但得有一定的条件，比如由医生断定他的糖尿病控制状况已经很稳定，没有引发并发症的可能。另外，请将每天的运动量严格控制在80焦～160焦内。

◎60岁以上的女性。同样的道理，我们并不鼓励这个年龄段的女性糖尿病患者参加运动。但如果她的糖尿病控制状况很稳定，没有引发并发症的可能，每天适量参加一定的运动，也还是可以的。

◎肥胖程度超过标准体重20公斤以上，但控制状况稳定，没有引起并发症危险的人，可以从事一天一次的高尔夫球等运动。

◎如果你的情况和上面所列举的都不相符，而你又很想通过运动，减轻自己的体重，那么请到你的主治医师那里去，向他说说你的想法，征求一下他的意见。如果你的主治医生告诉你"可以从事轻度运动"，那么你也可以按照这个标准来为自己定一个运动量，每天选择符合这个运动量的项目来为自己减肥。

糖尿病患者需要适当的运动，一直将糖尿病患者静静地关在家中反而容易破坏、扰乱治疗状况。但是，若上面列举的这些人去征询医生的意见，医生多半都会这样说："与其刻意地要从事某项运动，倒不如每天过好自己的生活，在不勉强自己的情况下，轻松地活动身体来得好。"

事实上也是这样，这类人每天的运动量都不能太大，所以并不用刻意为自己选择什么运动项目。若是天气好的话，可以在早上空气清新之时外出散步或做做体操。仅仅如此就能够达到维持良好控制状况的效果了。

总之，这类病人参加运动时一个总的原则就是：务必留意身体，要避免运动过度和使自己感到很勉强的运动，不要在参加运动之后，隔天还存留有疲倦感。

〖一天运动量可以达到160焦～320焦的类型〗

一天的运动量能够允许达到160焦～320焦的糖尿病病人，其控制状况要比一天的运动量只能在80焦～160焦的病人好得多。但并不是说只要糖尿病稍见好转的人都可以从事这么多的运动。

一天运动量可以达到160焦～320焦的类型，主要有下列几种：

◎目前正在家里进行饮食疗法，经医生断定没有引发并发症顾虑的人。如果真没有引发并发症的顾虑，那么就可以适当地从事一些运动，因为合理的运动疗法和饮食疗法都是改善糖尿病控制状况的方法之一。如果能让运动疗法和饮食疗法有机地结合起来，那么对糖尿病患者来说，无疑具有相当大的好处。

◎患有糖尿病而且肥胖，目前正进行饮食疗法的人。运动的目的就是帮助糖尿病患者改善自己的控制状况，让超标的体重尽快减下来。所以，如果你是糖尿病患者，而且体重已经超标，那么请在进行饮食疗法的同时，适当地参加一些运动。

◎有些体重超标的人，被医生告知应该瘦下来，但是进行了很长一段时间

237

人人必知的健康常识

的饮食疗法后，却发现很难瘦下来，仿佛饮食疗法对自己并没有起到什么作用。针对这类病人，选择一天消耗160焦～320焦能量的运动，就显得极为必要了。

◎要抵抗心理与身体压力的人。人一旦患上糖尿病，就会产生这种病是不是永远治不好，它会不会就这样一直伴随着自己走到生命终点的想法。同时糖尿病会使患者感到身体很不适，不是这里不好就是那里不舒服。所以，几乎每个糖尿病患者都感到心理和身体的压力变得越来越大。克服这种现象的办法就是运动，运动量太小不足以消除心理的压力，运动量太大又会增加患者的身体压力。所以，一天制订一个合适的运动量对他们来说就特别重要了。

◎一经医师指示"必须运动"的全部糖尿病患者。有的糖尿病患者在进行药物治疗和饮食治疗之后很长一段时间，经医生判断控制状况并不是很好，那么问题就可能出现在运动不足上。如果真是这样，医生通常都会严正地告诉病人："必须参加运动！"在这种情况之下，如果病人能够坚持每天参加运动，对糖尿病的控制状况就会起到积极的作用。

事实上，大部分自行在家进行饮食疗法的人，都可以这个运动量为基准进行运动。这些人通常只要持续运动，控制状况和健康状态都会较好。

在运动之前，请定好运动计划，每天在固定时间从事一定量的运动。尤其有肥胖问题的人，更需要积极运动。不过，要注意避免冒然从事过度激烈或急速变化的运动，因为这样会有引起低血糖昏睡的危险。

【一天运动量可超过320焦的患者】

能够从事这种运动量的人，基本上可以算是健康人了。他们一般都没有患糖尿病，但是因为身体肥胖，基于预防的目的，可以运动来减肥。当然，患了糖尿病，并且在很长一段时间内其控制状况相当稳定的人，出于想增进健康的考虑，也可以选择一些量大的运动。

我们试着观察过一些人，其中有经过5年、10年的时间，糖尿病病情几乎都没有恶性发展的人。通过分析，我们发现这些人都有一个共同点——那就是严格遵守饮食疗法及每天从事一些运动。

其运动内容大概有：因工作缘故而经常走路或积极活动身体，假日也打网球、棒球或游泳等。这些人从事的运动种类很多，运动量一天多在400焦或500焦以上。

通过这些例子可以看出，将一定的运动量自然融入每天的生活中，即使患有糖尿病，依然能够摆脱糖尿病阴影，过着健康的生活。

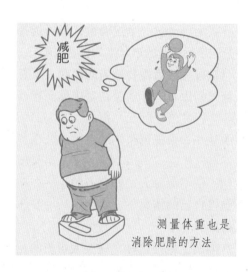

测量体重也是
消除肥胖的方法

第六章

糖尿病的自我监测与管理

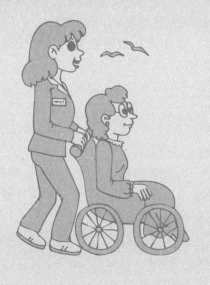

糖尿病是一种终生代谢疾病，目前尚不能根治，主要对策是改善以控制血糖为中心的代谢异常及防治并发症。糖尿病患者若想达到理想的病情控制效果，就要学会自我检测与自我保健。

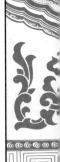

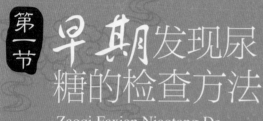

第一节 **早期发现尿糖的检查方法**

Zaoqi Faxian Niaotang De

Jiancha Fangfa

大部分的糖尿病人都会排出含糖的尿液，但仅就尿中含糖现象，不能轻率判定是患了糖尿病。因为除了糖尿病外，还有一些其他疾病有尿中含糖的症状。许多医院都提供尿糖检查服务，以下就为读者介绍在药店等处有售的检查尿糖试验用纸的使用方法。

1 实施时间及次数

原则上一年实施两次以上，在各季节交替时进行最理想。早餐前、午餐前、晚餐前、就寝前，1天可检查四次。

早餐前的尿液不包括起床时立即排出的尿，虽然这是早晨第一泡尿，但是因为这属于睡觉期间所累积的尿，所以就不在检查范围内。必须采取排出第一泡尿到早餐之间的尿液，才能得到正确的检查结果。午餐、晚餐也一样，以饭前30分钟左右的尿液最为理想。除此之外，再加上每餐后两小时的检测结果，检查将会更为完善。

2 测定方法

自己进行尿糖检查的方法：

◎将尿盛在容器里，抓住试验纸一端浸入尿液，然后迅速拿起；

◎拿起后，等待一分钟；

◎一分钟后，以试验纸上显示最深的颜色和色调表示作比较判断；

◎使用后封紧栓盖，保存于阴暗地方。

3 判断方法

色调表由黄色开始，逐渐演变成绿色，最后是墨绿色等区分成五阶段。试验纸颜色若是呈黄色的话，表示尿中不含糖。随着颜色逐渐变深，表示尿中含糖的程度越高。

检查结果要是在第二或第三阶段，则表示尿糖程度高，就应该马上接受专科医师的精密检查。

4 需要注意的事项

在自己进行尿糖检查时，请注意以下几点：

◎记录下自己的姓名、性别、年龄、实施次数、实施日期时间，下次看医生时，要记得随身携带。

◎不要因为检测到尿中含糖，就立即诊断自己患有糖尿病，而且绝对禁止私自服用降血糖药剂或糖尿病药物。

◎是否患有糖尿病，必须由专科医师诊断。

◎在下列情形下，避免进行检查：好几天没进食而突然开始进食时，压力大时，发烧、呕吐、拉肚子时，动胃部手术后，药物中毒时，脑中风、脑炎、脑肿疡时，突眼性甲状腺肿，服用大量维生素C后。

◎注意试验纸在开封三个月以后，将无法显示正确反应。试药保存应避免放置在日光直射或高温潮湿的地方，也不能保存在冰箱里。应选择阴暗场所，密封栓盖。

另外，依试验纸种类、品质不同，显色时间会有差异或试验后色调容易变化，请在详细阅读说明书后再使用。

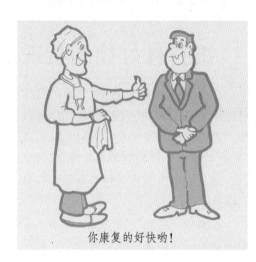

你康复的好快哟！

十大病症居家疗法全书

人人必知的健康常识

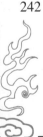

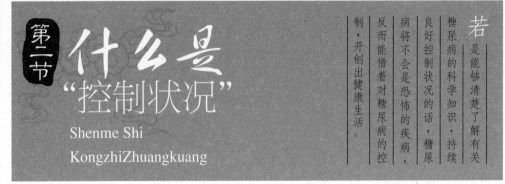

第二节 什么是 "控制状况"

Shenme Shi
KongzhiZhuangkuang

若是能够清楚了解有关糖尿病的科学知识，持续良好控制状况的话，糖尿病将不会是恐怖的疾病，反而能借着对糖尿病的控制，开创出健康生活。

① 维持良好控制状况是管理糖尿病的秘诀

在医师、糖尿病患者之间，经常可以听到他们使用"控制"这个名词，如"控制得好"、"良好的控制"或"控制得不好"、"控制不良"等。

这"控制"究竟是什么意思？在什么场合使用？

辞典里"控制"有支配、调节、管理的意思，用在糖尿病患者身上，就是"支配、调节、管理病状"的意思。

糖尿病状是指血液中的葡萄糖浓度要比普通人高（称为"高血糖状态"），并且呈持续慢性化的状态。

一旦慢性持续这种状态，结果可能会出现全身血管阻塞。若是发生部位在脑部，将会引发脑血栓；若在眼睛，会引发眼底出血，造成失明，此类并发症是最糟的情形。

为了避免出现这类结果，必须积极地进行治疗。首先，可以藉饮食及运动来调节血糖值。若是血糖值仍超过容许限度范围，必须借助注射胰岛素，将血糖值下降到安全范围。

血糖值若在安全范围内，就会大大降低并发症的发生，患者不需要住院，日常生活也可以和一般人一样。

类似借着支配、调节、管理，让病状停留在安全范围内的工作，就称为"控制"。

② 维持良好控制状况的三要素

良好的控制状况是糖尿病治疗的原则，从在医师管理下接受治疗的重症患者到轻微患者，都适用。但依个人体力及病状程度不同，内容各有差异。以下就列举出三项对糖尿病进行良好控制工作的施行要点：

◎适当的饮食治疗。
◎进行适当的运动。
◎定期接受各种检查。

除此之外，还要做到维持规律的生活，保持身体清洁，熟知正确的糖尿病知识和紧急时候的处理方法等。

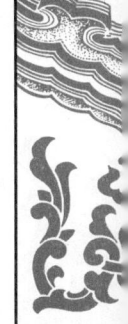

第三节 自我监测与管理好处多

Ziwo Jiance Yu Guanli Haochu Duo

糖尿病是一个危险因素多，发病机理复杂，病程伴随终身的慢性疾病。大量研究发现，控制不好的糖尿病可以引起各种致残、致死的并发症，如心血管病变、截肢等，给社会及个人带来巨大的经济损失。

1 为什么要自我监测

大家都知道血糖升高是糖尿病的主要表现，如果血糖过高，一方面会出现糖尿病急性并发症，如糖尿病酮症酸中毒昏迷、糖尿病高渗昏迷等，严重威胁病人的生命。另一方面，如果糖尿病患者长期处于慢性高血糖状态，会使全身的组织和器官发生损伤，出现糖尿病的慢性并发症，如糖尿病性眼底病变会导致失明，糖尿病性肾脏病变会导致尿毒症，糖尿病足会导致截肢等，严重影响糖尿病患者的生活质量。

目前的研究证明：严格控制血糖可使糖尿病患者死亡率下降，减少或延缓糖尿病慢性并发症的发生。因此，糖尿病的治疗关键是严格控制血糖。严格控制血糖就是要将糖尿病患者的血糖控制到正常或接近正常的水平，即空腹血糖水平小于6.1毫摩尔/升，餐后2小时血糖水平小于7.8毫摩尔/升。为了达到糖尿病的控制目标，除了运用饮食、运动、药物等治疗方法外，糖尿病患者的自我监测也是治疗手段之一。

糖尿病患者进行自我监测可以促进病人积极参与糖尿病的治疗，增加病人治疗疾病的责任感；使病人对自己的病情了如指掌，增加治疗的自觉性；及时发现低血糖；帮助医生确定适宜的治疗目标和最佳治疗方案；更好地控制血糖，预防急、慢性并发症的发生。

2 自我监测的内容

糖尿病患者自我监测的内容是指那些简便易行、病人能够自己操作的项目，主要包括尿糖、末梢毛细血管快速血糖和尿酮体的监测等。

对于以下这些糖尿病患者，监测血糖对病情的控制有很大好处：

◎所有使用胰岛素治疗的病人；

◎容易发生低血糖或对低血糖不能感知的病人；

◎妊娠期糖尿病者；

243

◎年老或合并肾脏病的病人；

◎病情不稳定、血糖波动大的病人；

◎容易发生糖尿病酮症酸中毒的病人。

尿糖监测方法的优点是简单快捷，对人没有损伤，而且价格便宜。但是由于尿糖受很多因素影响，容易出现误差，不能准确反映血糖水平；只有当血糖在10毫摩尔/升以上时，尿糖才能有反应，因此不能监测低血糖的发生；尿糖比血糖有延后性，如餐后2小时留尿，尿糖结果反映的是餐后1小时左右的血糖水平。

另外，有肾脏病或怀孕的妇女由于肾糖阈发生变化，不适合监测尿糖；使用胰岛素治疗的患者需要发现可能出现的低血糖反应，不适合监测尿糖；服用大剂量维生素C和阿司匹林等药物的人，由于可能影响尿糖检测结果，不适合监测尿糖。

③ 糖尿病患者自我管理的内容

加强糖尿病患者的自我管理尤为重要。通过糖尿病患者的自我管理，将最大限度地控制糖尿病及其慢性并发症所带来的种种危害，提高全民的健康水平和糖尿病患者的生活质量。

◎生活有规律：有利于神经、内分泌系统的稳定，进而有利于血糖的稳定。做到定时作息、定时进食、定时运动。

◎情绪稳定：保持良好的心态，学会自我放松，减轻工作中的压力，保证充足的睡眠。

◎戒烟戒酒：有利于降低血压、血糖、血脂，降低患上心血管和呼吸道疾病以及肿瘤的危险性，有利于胰岛素敏感性的恢复。

◎保持口腔卫生：每天刷牙2次以上，每隔3个月更换新牙刷，每半年洁牙1次，及时处理牙龈或口腔疾病。

◎预防感染：多饮水，每日约1500毫升，可冲洗尿道，防止泌尿系统感染，也有利于血糖下降；每日用温开水洗外阴。

◎足部护理：每天用温水洗脚，保持足部清洁，避免足部接触过热或过冷的水，注意修剪脚趾甲或足部硬茧，穿合脚的鞋袜，确保鞋内平整，及时处理足部损伤。

◎饮食与营养：糖尿病患者应选择低糖、低盐、低脂的饮食，多吃含糖量低的食物，如白菜、花菜、黄瓜、西红柿、冬瓜、苦瓜、小南瓜、笋、茄子、辣椒等。少吃含糖量高的食物如糖果、糕点、红薯、粉条及干果类如花生、核桃等。

◎运动锻炼：可选择自己喜爱和适合的活动，老年人可选择散步、做家务，中青年人可选择慢跑、跳舞、骑自行车、爬楼梯、划船、跳绳、游泳等运动方式，一般在饭后1小时开始运动，时间为30分钟，不宜超过40分钟，运动时可自带3块糖，以免发生低血糖反应时急用。总之，运动要持之以恒。

4 情绪管理直接影响治疗进度

当一个人患了疾病时，需长期进行饮食调理与各种繁琐的治疗与检查，这给工作、生活带来很多不便和苦恼，尤其当患者知道糖尿病将终生伴随自己时，心情往往都很沉重。该病的不可根治性和各种严重并发症所造成的不良后果，会给患者的心灵罩上一层阴影。患者产生恐惧情绪，四处求药、八方投医。这种求医心切的心理，一则会延误治疗，导致病情加重；二则患者往往会期望落空而陷入迷茫之中，极易产生消极心理，这样的不良情绪常会影响其康复，特别是40～50岁的女性患者和60～70岁的男性患者，情绪变化幅度大，这可能由于更年期精神紧张或情绪波动引起交感神经兴奋，促使血糖水平升高，病情出现反复。此外，有的患者对自己的病满不在乎、无所顾忌、我行我素；有的患者表现为精神萎靡、情绪低落，甚至拒绝治疗；大多数患者的情绪受血糖、尿糖指标所左右，当指标正常或接近正常时，认为完全治愈了，便放松饮食治疗，甚至自己停服降糖药物；当指标骤然上升，症状重现时，情绪又紧张恐惧。这几种类型的患者情绪波动很大，不利于病情的控制。

在糖尿病发生及复发时，情绪因素所起的重要作用是世界医学界所公认的。紧张、激动、压抑、恐惧等不良情绪，会引起某些应激激素的分泌大量增加。这些激素是：脑垂体分泌的生长激素、胰岛A细胞分泌的胰高血糖素以及肾上腺分泌的肾上腺素甲激素。这些肾上腺素、糖皮质激素都是升高血糖的激素，也是与胰岛素对抗的激素，都会引起病情反复，影响糖尿病患者的康复。

例1：某女性患者，45岁。经临床治疗后，糖尿病症状已消失，血糖、尿糖化验指标正常。但因一件小事和他人争吵，生气哭闹，第二天感觉胸闷憋气、头晕乏力，查空腹血糖高达22.3毫摩尔/升。

例2：某老年男性，68岁。他认为，糖尿病好不了，也死不了，持满不在乎的态度，吃喝无度。由于血糖长期处于高水平，并发糖尿病性肾病，出现了蛋白尿、下肢水肿。这时患者着急了，经耐心做思想工作后，他明白到糖尿病是一种慢性疾病，需要自觉控制饮食，在以后的治疗中，能很好配合，血糖便逐渐下降，症状亦明显改善。

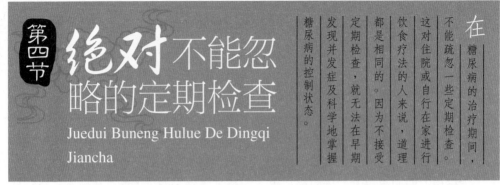

第四节 **绝对**不能忽略的定期检查

Juedui Buneng Hulue De Dingqi Jiancha

在糖尿病的治疗期间，不能疏忽一些定期检查。

这对住院或自行在家进行饮食疗法的人来说，道理都是相同的。因为不接受定期检查，就无法在早期发现并发症及科学地掌握糖尿病的控制状态。

1 五项"测量"自行检测

对进行饮食疗法的人来说，以自行检测自己身体状况及控制状况为原则，检测方法可以使用"五项测量"。

◎饮食测量：利用计量匙及量杯、调理用量秤及糖尿病学会所编辑的"治疗糖尿病的食品交换表"，即接受ICM饮食指导的人所持有的彩色卡路里书。

接受ICM饮食指导的人，可结合示范菜单，制订饮食计划。这时请遵照所指示的热量，拟定营养均衡的菜单，使用的食品都必须正确计算热量。

◎体重测量：一个人最合适的体重应以其年龄、职业、生活情况等条件计算出来的数字为准（经由医师计算）。维持这个体重，就是保持糖尿病良好控制状况的方法之一。请每天定出时间来测量体重。

◎尿糖测量：这项工作主要目的是检测病状，检测结果若是呈现异常的话，则必须请专科医师再作详细的尿糖检查。

尿糖检查也可以作为控制工作的目标。每餐前、就寝前及进食后2小时的尿液会呈阴性（没有检测出尿糖）。

◎运动测量：治疗糖尿病不能缺运动。关于运动方法，将会在其他单元作详细说明，在此仅建议利用计步器之类的测定器测定运动量。

◎血糖测量：糖尿病患者自行进行血糖检测，对于了解血糖的控制情况意义重大。在病情稳定的情况下，应至少每周进行一次全天血糖测定（即早餐前，早餐后2小时；午餐前，午餐后2小时；晚餐前，晚餐后2小时及睡觉前），若病情不稳定、血糖控制不佳时，最好每天自我检测血糖。

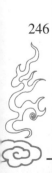

② 定期接受医师检查

由医师进行的定期检查有下列几个项目：

◎眼底检查：检查眼底是否有异常现象，每半年或一年一次。

◎血液的化学检查：检查静脉、血糖值及血脂、肝功能、肾功能、尿酸等。

◎神经检查：检查神经是否有障碍。

◎心电图检查：检查心脏等。

◎尿液检查：除了检查尿糖外，还必须检查尿液中是否含有蛋白。

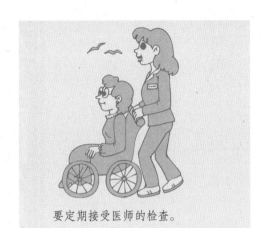

要定期接受医师的检查。

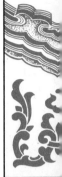

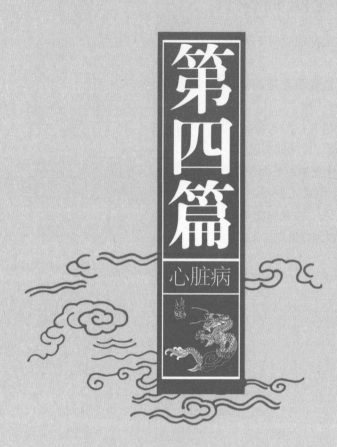

第四篇

心脏病

第一章　心脏病的有关知识

第二章　心脏病的红色信号

第三章　引发心脏病的因素

第四章　安排适宜的日常生活

第五章　心脏病的饮食疗法

第六章　心脏病的运动疗法

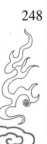

第一章

心脏病的有关知识

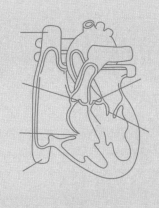

心脏在人的身体内犹如汽车的发动机，如果按照一个人的心脏平均每分钟跳70次计算的话，一个寿命70岁的人，心脏就要跳动近26亿次。一旦人的心脏停止跳动且通过抢救不能复跳，那就意味着，这个人的生命结束了，可见心脏对人体的重要作用。

心脏病可称为人类健康的头号杀手。全世界约1/3的人口死亡是因心脏病引起的，而在我国，每年也有成千上万的人死于心脏病。如何才能远离心脏病？心脏病患者如何早日康复？除了医药治疗之外，更主要的是自我掌握一些心脏病的防治知识，并纠正不良的生活习惯，那才能够获得更完整的康复。

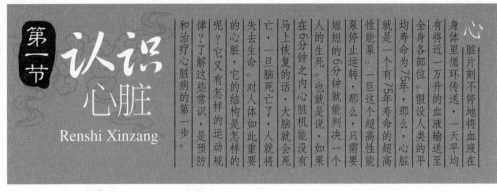

心脏片刻不停地将血液在身体里循环传送，一天平均有将近一万升的血液输送至全身各部位。假设人类的平均寿命为75年，那么，心脏就是一个有75年寿命的超高性能泵。一旦这个超高性能泵停止运转，那么，只需要短短的6分钟就能判决一个人的生死。也就是说，如果在6分钟之内心脏机能没有马上恢复的话，大脑就会死亡，一旦脑死亡了，人就将失去生命。对人体如此重要的心脏，它的结构是怎样的呢？它又有怎样的运动规律？了解这些常识，是预防和治疗心脏病的第一步。

典藏精品版

家家必备的保健全书

250

1 心脏的基本结构

　　心脏位于胸腔内，膈肌的上方，二肺之间，约三分之二的部分在中线左侧。心脏形如一个倒置的、前后略扁的圆锥体，其大小如同人的拳头。成人心脏的重量200～300克，表面有两层互相分离（中间隔着少量液体）的膜形如桃状。

　　我们通过人体解剖图就能知道：心脏并非直立状态，而是略为倾斜；心脏的上方对着右侧肩部，下端则略向左倾斜。左下端这个部位便称作"心尖"，心尖与文字所描述的一样，形状尖。心尖是左心室的一部分，血液由此向大动脉源源不断地输送，分送至人体全身各处。心脏表面靠近心底处，有横位的冠状沟几乎环绕心脏一周，仅在前面被主动脉及肺动脉的起始部位所中断。冠状沟以上为左、右心房，冠状沟以下为左、右心室。在心室的前面及后（下）面各有一条纵行的浅沟，由冠状沟伸向心尖稍右方，分别称为前后室间沟，为左、右心室的表面分界。左心房、左心室和右心房、右心室的位置关系呈现轻度由右向左扭转的现象，即右心偏于右前上方，

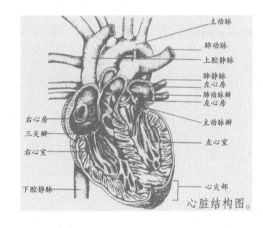

心脏结构图。

主动脉
肺动脉
上腔静脉
肺静脉
左心房
肺动脉瓣
左心房
主动脉瓣
左心室
心尖部
右心房
三尖瓣
右心室
下腔静脉

左心偏于左后下方。心脏是一个中空的肌性器官，内有四腔：后上部为左心房、右心房，二者之间以房间隔；前下部为左心室、右心室，二者之间以室间隔。正常情况下，左半心与右半心不能直接相通，但每个心房可经房室口的瓣膜通向同侧心室。

　　右心房壁较薄。根据血流方向，右心房有三个入口、一个出口。入口即上、下腔静脉口和冠状窦口。冠状窦口为心壁静脉血回心的主要入口。出口即右心室口，右心房借助其通向右心室。房间隔后下部的卵圆形凹陷称卵圆窝，为胚

胎时期连通左、右心房用的卵圆孔在出生后1岁左右闭锁后的遗迹。右心房上部向左前突出的部分称右心耳。

右心室有出入二口，入口即右房室口，其周缘附有三块叶片状瓣膜，称右房室瓣（即三尖瓣），按位置分别称前瓣、后瓣、隔瓣。瓣膜垂向室腔，并借许多

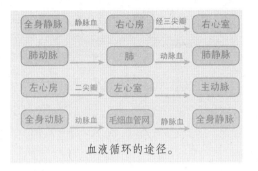

血液循环的途径。

线状的腱索与心室壁上的乳头肌相连。以保证血液单方向流动出口称肺动脉口，其周缘有三个半月形瓣膜，称肺动脉瓣。

② 心脏的运动规律

重量为300～500克大小，如同成年人握着的拳头的心脏，每天搏动10万次，输送出1万毫升的血液。从这些数字可以看出心脏的运动量是相当惊人的。

身体细胞的繁殖、新陈代谢，都必须借助氧气。心脏泵出的新鲜血液就富含氧原子。心脏的运动正是为了满足这种新陈代谢的需要。

那么心脏是如何工作的，心脏根据什么样的结构和组成来运动呢？

如果把心脏从纵向分割成两部分，就会看到，心脏被分割成四个室。请参见图例。

左心房构成心底的大部分，有四个入口，一个出口。在左心房后壁的两侧，各有一对肺静脉口，为左右面对肺静脉的入口；左心房的前下有左房室口，通向左心室。左心房前部向右前突出的部分，称左心耳。左心室有出入二口。入口即左房室口，周缘附有左房室瓣（二尖瓣），按位置称前瓣、后瓣，它们亦有腱索分别与前、后乳头肌相连。出口为主动脉口，位于左房室口的右前上方，周缘附有三个半月形的主动脉瓣。由心脏输送出来的血液将在体内的各个部分进行新陈代谢，将氧气和二氧化碳交换，形成静脉血，再流向心脏，回到右心房。血液回到右心房后由于右心室的舒张流向右心室，由心再朝肺部流去，被输送进肺部的静脉血便在此放出二氧化碳，吸收氧气再度形成动脉血。动脉血此时再流回左心房，进入左心室。

血液在循环全身后，带着静脉血返回，首先从右方进入右心房，然后被送到右心室。其后，血液通过肺动脉，进入肺部，在这里进行气体交换，排出二氧化碳、吸入氧气，制造动脉血。随后，血液经过肺静脉，再从心脏的左上方进入左心房、左心室，输送到大动脉，然后由大动脉进入到身体的其它部位。就这样，新鲜的血液再一次循环全身；与这个重要循环相关的，是分隔各室的瓣膜。右心房和右心室之间的是三尖瓣，在右心室的出口处是肺动脉瓣，左心房与左心室之间的是二尖瓣，左心室和主

动脉的相邻处是主动脉瓣。这四个瓣膜，都与心室的收缩、舒张、打开、关闭有关。当它们打开时，血液顺利地从这一室流到另一室，当它们关闭时，就能防止血液倒流。

心脏泵的原动力是组成心室壁的心肌，而为心肌供应血液的则是冠状动脉。在心肌收缩时（把这个时期叫收缩期），血液被送往动脉；反之，心肌扩张时（扩张期），血液又由心房返回心室。一旦身体剧烈运动，身体的氧消耗量增加，心脏跳动就会加速，心肌收缩、扩张的速度就会加快，这是为了增加血液的输出量，以满足全身的组织细胞对氧的需求。

心脏有规律运动的关键是什么呢？用一句话概括，即是瓣膜、心肌、冠状动脉和调节心脏收缩的心脏信息系统——传导系统四要素。也就是说，在这四者中，无论哪一个发生障碍，心脏的运动都会或多或少受到影响，其结果，必然引发各种心脏病。

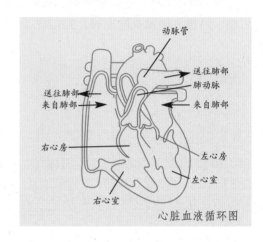

心脏血液循环图

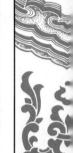

第二节 掌握生死大权的冠状动脉

Zhangwo Shengsi Daquan De
Guanzhuang Dongmai

心脏的构造非常复杂，心脏的养分来自冠状动脉。冠状动脉是专门供给心脏养分的动脉，依附在心脏的表面，因形状如花冠环绕着心脏而得名。

家疗法全书 十大病症居

人人必知的健康常识

1 冠状动脉硬化

在探讨冠心病的成因之前，我们应该先知道什么是动脉硬化。动脉硬化有许多种类，在这里，我们主要阐述最常见的冠状动脉粥样硬化是如何形成的。

动脉是一条有弹性的中空管道，它的壁由内膜、中层和外膜组成。正常情况下，动脉内膜由内皮细胞组成，薄而光滑。由于种种原因，脂质进入内皮细胞使得动脉内膜的脂质，尤其是胆固醇过分堆积，造成局部内膜隆起，呈白色或淡黄色，形如粥状，将会使动脉内腔变细变硬。这些粥状物会使动脉管腔变窄、血流不畅，容易形成血栓，甚至阻塞血管。这种现象被称为动脉粥样硬化，这样的粥样硬化发生在主动脉叫主动脉硬化，发生在肾动脉叫肾动脉硬化，发生在冠状动脉叫冠状动脉硬化。因为主动脉很粗，有一部分硬化一般不会带来太大的问题（但也有极少部分人主动脉硬化引起内膜撕裂，导致生成主动脉夹层动脉瘤，其破裂后引起死亡）但如果人身体中最关键的冠状动脉硬化，那么就会产生冠心病。

一般来说，年轻人的血管是具有韧力和弹性的，可以承受很大的压力。可是随着年纪的增长，身体所有的组织都会老化，动脉也会渐渐失去原有的弹性，而变得硬且厚。随着脂质不断积淀，动脉的内腔会逐渐变窄；如果内腔变狭窄，人体运动时，需要心脏供给更多的氧分，而心脏因为冠状动脉狭窄而供血不足，人就会有胸闷的感觉。如果停止运动，待全身的血液需要量减少时，以阵发性疼痛形式出现的症状，医学上称为心绞痛。一旦这样的情况长期反复下去，随着管腔的加厚、斑块(硬化粥样)表面内皮的破损，脂蛋白质被直接浸泡在血液中；在破裂处附着血小板、血球等血栓，会导致动脉闭塞。而一旦动脉闭塞，血液就不能流动，被截断的没有血液供应的组织，迟早都会坏死。这就是心绞痛或心肌梗死产生的原因。由于冠状循环有广泛的分支和侧支循环，粥样硬化造成的冠脉管腔要狭窄到比较严重时才会出现以上症状。当冠脉管腔狭窄至75%时往往无任何自觉症状。达到85%时可

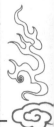

能会出现心绞痛等症状，一旦管腔堵死就会出现心肌梗死，心肌梗死引起的疼痛，则比起心绞痛更严重。这种疼痛有人把它形容成把烧红的铁棒往胸口刺的感觉，有人形容像块大石压在胸口的感

觉。它与心绞痛不同，持续时间较长，可达数十分钟到数小时。心肌梗死往往伴有急性的心衰或严重的心律不齐，这种急性心衰或严重的心律失常可导致病人短时间内死亡。

② 不规则脉

通常把脉跳紊乱或者脉跳次数减少称作不规则脉，医学上称为心律失常。不规则脉有很多种，大半不用担心，但其中也有关系到生命安危的。

不规则脉的发生，最多的是健康人屡次出现的心脏提前收缩。其产生原因是心脏的一部分，偶尔提前兴奋。这个时期，大量的血液没有返回心室，造成心室空动，致使血液不能排出，引起短暂的脉跳紊乱；此时，会感到心脏跳动十分活跃。虽然提前收缩大都无害，不必忧虑，但是，如有心肌梗死、特发性心肌病或感冒后引起的心肌炎时，常常会有导致生命危险的持续不规则搏动发生，必须立即接受治疗。

除提前收缩外，常见的是心房颤动。这个时候，脉律完全被打乱。在老年人中，心脏有这种异常病症的，其比例大

约是每数人中就有一人。在心房颤动的长期过程中，心房里会形成血栓，血栓脱落会阻塞动脉，使脑部等处的血管出现梗塞，这一点必须引起密切注意。

不规则脉中最可怕的是心室颤动，虽和心房颤动仅一字之差，但却有天壤之别。这种病症倘若几分钟内得不到治疗就会有生命危险。引起心室持续空跳，送往医院前就死亡的，或心脏不好而强撑着活动的死亡者，其原因大都是心室颤动。

使心脏有节奏、有顺序收缩的，被叫作刺激传导系统，是担负着如同电线一般使命的特殊心肌。这个特殊心肌一旦被切断，那么，整个刺激就不能传导，医学上把这种现象叫做传导阻滞。心肌的各种原因都能引起刺激传导阻滞的发生，其症状也多种多样。

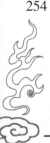

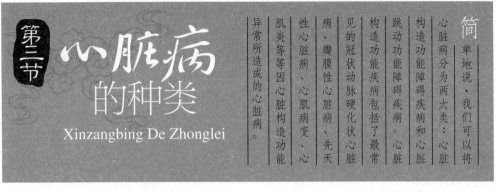

第三节

心脏病的种类

Xinzangbing De Zhonglei

简 单地说，我们可以将心脏病分为两大类：心脏构造功能障碍疾病和心脏跳动功能障碍疾病。心脏构造功能疾病包括了最常见的冠状动脉硬化状心脏病、瓣膜性心脏病、心肌病变、先天性心脏病、心肌炎等等因心脏构造功能异常所造成的心脏病。

1 缺血性心脏病

心绞痛或心肌梗死都是因为心肌缺氧（即血液的供给不足或局部停止供给）而引起的心脏疾病，所以统称为缺血性心脏病。在这里，我们作个比较详细的叙述。

〖导致缺血性心脏病的因素〗

心绞痛、心肌梗死的主要原因是冠状动脉硬化，最容易引发这种病的因素主要有遗传、生活压力大、运动量不足、抽烟、不良饮食习惯所致的血压过高、肥胖和有关疾病，如糖尿病、高血压等。

如果父母或兄妹、祖父母患有心绞痛或心肌梗死的话，那么，这种人患缺血性心脏病的比率一般都是比较高的，特别是在55岁之前发病的话，遗传的因素就占很大比重。每个人在其成长过程中，由于家庭的饮食生活和生活习惯的不良影响，或是在性格形成过程中不正确的教育等等，都容易引发缺血性心脏病。在这方面如果引起重视，及早注意，将有较大改善的余地，但调节血液中胆固醇的器官仍然是先天不足。治疗这种家庭性高胆固醇血症，一方面要严格的应用饮食疗法。另一方面还要应用影响

胆固醇代谢的药物，并进行性格方面的干预。尽管如此，这种人在比较年轻的时候，还是易受缺血性心脏病的困扰。

心绞痛或心肌梗死往往与A型行动方式有密切的关系，那些工作特别认真负责的人、容易发脾气的人、容易受负面情绪影响的人就容易患上这种病症。此外，过度的体力劳动或沉重的心理压力、睡眠不足等也是这种病症发作的诱因。保持舒畅的心态，不要把疲劳或压力带到第二天对人的身体健康是十分重要的。

尼古丁会损伤作为动脉张力的内膜，会促进血液中的胆固醇进入动脉内膜。因此，香烟导致心绞痛发作的病例不在少数。此外，尼古丁还会使血管收缩、血压上升；并使一氧化碳和血液中的血红蛋白相结合，阻碍氧气的交换。所以，为了您的健康，请您一定戒烟。

高血压、高胆固醇、糖尿病、肥胖、吸烟、情绪紧张已被认为是诱发缺血性心脏病的五大危险因子。与没有这六大危险因子的人相比，前者会比后者的动脉硬化发生可能性大10倍以上。胆固醇

侵入动脉壁的力量来源于血压。如果血压升高，一方面会促进动脉硬化；另一方面，会加重心脏的负担，日长月久就会造成心肌肥大，最终导致心衰。胆固醇是脑神经细胞膜或荷尔蒙的组成要素，一般可从食物摄取，也可从身体中产生。但是，如果血液中的胆固醇超过了需求，就会进入血管壁导致动脉硬化的产生。血液中的胆固醇正常值，为130～220毫克/分升，超过正常值的范围就要注意了。

痛风对缺血性心脏病的产生也有一定的影响。引起痛风的原因是因为血液中的尿酸值升高了，而尿酸的升高往往受饮食或生活环境等因素的影响，这些被认为是形成缺血性心脏病的相关因素。糖尿病、痛风、高胆固醇血症的治疗基础就是进行饮食疗法，因此要抑制血糖值、血尿酸值、血脂值的增高，就得改变生活方式，采用正确的生活方式。

肥胖也是导致缺血性心脏病的因素之一，特别是那些腹型肥胖者，常伴有高血压、高胆固醇血症、糖尿病等病症。这几种危险因素都有的人，医学上称为代谢综合征，其平均寿命远远低于正常人。

【心绞痛】

心绞痛主要有劳力型心绞痛、安静型心绞痛、变异型心绞痛和不稳定型心绞痛。劳力性心绞痛别名又叫运动心绞痛。顾名思义，即在体力劳动或运动中，因精神的亢奋、活动的需要，使脉搏跳动加快，血压上升。当心肌需要大量血液时，由于冠状动脉硬化，心肌得不到必要的血液作供给，从而引起劳力型心绞痛。在爬山或爬楼梯时，或者迎着强风而步行，或进行职业性摔跤之类的格斗时，或者在寒冷的冬季入浴、饱餐等等，在这些情况下，无论是谁，都会有脉搏跳动加快、血压上升的倾向。但健康人因为冠状动脉没有硬化狭窄处进行相应的扩张并没有疼痛的感觉。

劳力型心绞痛发作时，主要的症状有胸部不舒畅、受压迫，胸闷等感觉，偶尔也有在头部或腹部出现疼痛感。这种症状一般都持续数分钟，最多20分钟就停止的情况比较普遍。劳力型心绞痛一旦发作，就应该立刻停止运动，坐下来休息，把硝酸甘油等亚硝酸剂药物含在舌根下止痛；如果没有效果，也可以再试含一片，倘若仍然无效，即有心肌梗死的可能，必须立即求助于医生，但只能是呼叫或打电话，而千万不要勉强走路去寻求帮助，这会使本来已经缺血缺氧的心肌负担更重，更容易死亡。

安静心绞痛是指即使没有运动也会发生的心绞痛。例如，坐着看书时，或在睡梦中突然引发的心绞痛。这种心绞痛和劳力型心绞痛相比，动脉硬化的程度更严重，硬化的斑块更不稳定，诊断结果表明大都有动脉闭塞的情况发生。当冠状动脉一到了狭窄的极限，稍作运动，心肌需要的血液和供给的血液的平衡就会失调，从而引起心绞痛发作，这也是引起冠状动脉痉挛的诱因。白天即使体力劳动过度也不会引发心绞痛，可是一到夜间就会有胸闷的疼痛感，或是早晨一觉醒来，也会有胸口疼痛的症状，这就是变异型心绞痛。引起变异型心绞痛的原因是冠状动脉痉挛或功能性的痉挛。虽然痉挛在各种情况下都有可能发生，但如果在狭窄处发生，心电图所表示的反应是暂时性心肌梗死的图形，其实是心肌梗死发生了。有关冠状动脉痉挛的原理，至今尚未完全明白。可能与冠状动脉的收缩和舒张的自律性神经的不平衡有关，对于瘤样硬化的人来说，诱发的机会较多，为此，也有人说在有瘤样硬化的地方，有形成痉挛开关的物质。冠状动脉的痉挛可能是因瘤样硬化和沉积引起的。作为引起心肌缺血的第二大原因，是值得人们重视的。如果没有任何原因，就突然引发心绞痛；或者如果不从事体力劳动也发作；或者即使轻微的劳动或安静休息时也会发生心绞痛，我们把上述这些情形下发生的心绞痛称为不稳定心绞痛。由稳定的、良好的状态向不稳定的、不良的状态转移，也容易引起心肌梗死。不稳定心绞痛发作的频率一般是一天发生多次，而且每一次发作时持续时间都较长，服用硝化甘油后效果依然不明显的现象是比较普遍的。

不稳定心绞痛是如何引发的呢？随着粥状硬化情形的程度加重，冠状动脉差不多闭塞，容易形成血栓的状态。覆盖在粥样硬化斑块上的纤维组织、内皮组织（纤维帽）破裂，是不稳定心绞痛发生的主要原因。30%的人会向心肌梗死发展。像这样的症状一出现，必须尽快就医，向医生求助是十分必要的。另外还有重症心绞痛、急性心肌梗死等，虽然名称略有不同，但大都与不稳定心绞痛相似，包括安静心绞痛、初发心绞痛在内，也可称为不稳定心绞痛。这种症状随时都可能有猝死的危险情形发生，因此，必须引起患者的重视，马上到医院就诊。

〖心肌梗死〗

像前文所述的心绞痛，因程度上的不同而有差别，其缺血是有时间限制的，如果保持安静或含服硝酸甘油等，其疼痛很快就可以止住。相对而言，心肌梗死是由血液完全终止输送而引发的结果。一般会有延续剧烈的胸痛，至少持续10分钟到数小时。不仅是胸痛，而且心脏的运动节律会突然变乱（如时快时慢没有规律性），会引起急性心衰、伴以面色苍白、濒死或流汗、激烈的呼吸困难，有呕吐现象发生。如果心肌梗死在最初发作时，就伴随有较多的不规则脉的情况，那是非常危险的。那些心肌梗死患者在到医院前就死亡的，大都是由恶性不规则脉导致的。

但是，心肌梗死在发作时，并不都有这些症状。如果是高龄或糖尿病患者，发病时可能只胸部稍有不舒畅感觉，这种感觉仅是胸腔难受，而没有激烈的其它症状甚至什么，称作无痛性心肌梗死。如果无法判断，应立刻用心电图确认。在心肌梗死发作之前，不同的人感觉并不一样。有人感觉到不断有不稳定心绞痛的前兆出现，而大约有40%的人，则是在什么预兆也没有的情况下而突然发作。这种人无论任何时间和场合，都可能引发心肌梗死。遇到这种情况，应该怎样做才好呢？当有突然的剧烈胸痛、冷汗、呕吐等现象出现时，发生心肌梗死的可能性就很大。如果身边有硝酸甘油的话，请试含一片在舌根下，可以稍微舒畅些。倘若一片没有效果，接着可含第二片，但不可使用过多，因为

257

典藏精品版

家家必备的保健全书

这是很危险的。如果有人在附近，应立即让他叫救护车，在救护车未到之前，保持舒适的姿势，身体别乱动，情绪要镇定。

值得注意的是，心肌梗死一旦发作，必须抓紧时间送医院救治。突发心肌梗死的病人，有30%的患者是在30分钟内死亡，50%患者是在2小时内死亡。只有另外的20%是在设备不完善的医院死亡。提早发现不规则脉且接受了充分的治疗，是抢救的首要重点。心肌梗死病应选择有CCU的医院救治，在救护车到来之前，要先跟有CCU的医院电话联系确保床位。CCU即是英语corongry care unit的缩写，意思是集中治疗缺血性心脏病的专门部门，在这个部门里，有专业的医生和护士看护，能同时接受24小时交叉治疗监视，并应具有紧急开通冠状动脉设施和人员（介入治疗），使闭塞的冠状动脉能在尽可能短的时间内得到开通，使濒临死亡的心脏得到挽救，从而避免大块的心肌坏死和日后发生心衰的可能性。早一分钟开通血管，就少一部分心肌坏死，日后心功能变坏的可能性就减少了很多。

2 心脏异常——心衰

心脏就像一个昼夜运转不停的泵，但是由于心衰，使得心脏泵的机能降低，身体所需求的血液则无法满足供应。

心衰的原因有很多，高血压、冠心病、由瓣膜的故障而引起的瓣膜症、先天性的心脏病、由病毒引起的心肌炎，原因不明的特发性心肌病，由外包围心脏的心包膜疾患，某种不规则脉等。所有这些心脏病，都可能陷入心衰的困境。如果患有甲状腺机能亢进症，严重贫血等，即使没有心脏本身的问题，根据病情严重程度也常会引发心衰。

冠状动脉一旦阻塞，被阻塞的那部分心肌很快就会失去收缩的力量，引起大范围的梗塞，出现急性心衰症状。

心衰常表现为手足发冷、出大汗、意识混乱等情况。血液不能正常输出，淤积在肺里，就会表现出严重的呼吸困难并吐出大量的粉红色泡沫状的血痰。

急性心衰，是迅速出现的心悸、气促、活动受限、咳出大量粉红色泡沫痰、不能平卧等症状，其原因往往是急性心肌梗死、急性重症心肌炎、严重心律失常等。

在饮食疗法中占很大比重的是慢性充血性心衰，这在后文将会作详细介绍。

3 心衰为什么会引起充血

慢性心衰为什么是充血症状的主要原因呢？让我们来分析其理由。

心脏一旦变弱，泵的功能受到限制，要连续供给全身的血液就会变得困难起来。就算是做轻微的身体活动，也会出现供血困难的现象；而一旦心衰严重时，即使保持安静，心脏输出的血液也会变得不足。

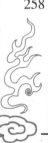

因此，当活动时自律神经或内分泌系统被刺激，就会引起全身血液要求量的增加。如果心脏收缩不能输出充足的血液，心跳就会加速，这样才能维持血液的供给。

肾脏排泄也会因自律神经兴奋而受到抑制，以频率增加来弥补，收缩量不够，引起的输出量不足，使得血液中水分增加，循环血液量也会增加，流入心室的血液也随之增多，如果心脏有这样或那样毛病的话，这必将导致心室逐渐扩张，增大的心室因不能充分收缩，就不能保证人的正常血液需求。

例如，正常的左心室约有120毫升容积，如果它紧紧收缩，只能送出80毫升血液；但当它加倍的扩张成240毫升的左心室时，只稍微收缩就可能输出相同的血液量，那么，残存在心室的160毫升血液就超过了正常人的4倍，心脏也就大了。

如果使这种情况长期下去，会使心脏变得越来越大，并且更加衰弱，残存在心室内的血液也会不断的增多，于是就会使得上流的静脉血液停滞下来，这样就会引起慢性充血性心衰了。

〖**左心衰的主要症状——呼吸困难和容易疲劳**〗

充血是因左右心室泵血量不同而引起的状况，继而左心房肺静脉无论是瓣膜症还是缺血性心脏病，大多数心脏病都是从左心室衰弱开始的。充血首先是从左心房开始的，肺充血的症状是呼吸困难，当症状轻时，只有在急速行走、上坡时，才会呼吸困难。当症状变得严重时，即使做一些简单的室内活动，人也会气喘吁吁。晚上睡觉后，会突然引起夜间发作性的呼吸困难；此时，需要起床保持舒适的姿势，症状得以减轻，才可躺平，但过了一会，又被迫要坐起来喘气，这样我们称它夜间阵发性呼吸困难。

肺充血更加严重的话，肺的毛细血管血液会常常有水分漏入肺泡中，血液中的水分也会增加，这就是肺水肿。出现这种症状后，病人会有大量混血的痰吐出，并伴有无法忍受的痛苦、左心室功能不全的症状，并且容易疲劳；心跳次数突然增多，但血液不能顺利流向全身，皮肤的血液也相对减少，会出现时热时冷、身体衰弱等症状。

左心衰的时间长了，就会波及右心，引起右心衰，这种情况往往在心脏病晚期的病人中比较常见。相反，右心衰却很少会引起左心衰。左心衰一旦发生，80%的人在五年内会死亡，目前虽然治疗手段很多，死亡率也逐渐降低，但由于相当一部分心衰病人是猝死，所以总死亡率依然比较高。

〖**右心衰的主要症状——水肿和上腹部隐隐作痛**〗

右心衰会引起全身静脉充血，如果保持坐姿，就能明显看到头上的静脉充血。肺静脉一旦充血，就会引起肺动脉的血压增高；其结果是增加了右心室的负担，使右心室衰弱。

右心衰的主要症状，即靠近右心室的肝脏充血。由于充血，肝脏膨胀变大，会引起以右上腹部为中心向周围扩展的隐痛。要是胃或肠充血，消化系统就会功能受损，如果长期持续的话，身体吸收、转化的蛋白质就会减少，血液中的蛋白质亦会减少，引起营养缺乏、水肿，而身体中的水分过多又会加重心衰，从而形成一种恶性循环。

隐隐作痛也是右心衰的主要症状，由于充血，毛细血管的压力上升，血液中的水分会增多并渗透到组织，血液中的蛋白质会减少。如果抑制水分进入血管的力量减弱，肾脏方面也会有隐隐作痛的感觉；心衰使脚背易水肿，长期卧床的病人在大腿的内侧、身体下半部也会有水肿的情形，有时在胸腔或腹腔会有水分滞积，偶尔也会包围在心脏的底部，医学上称为胸积液或积水，甚至心包积液。

〖如何治疗充血性心衰〗

治疗充血性心衰，应首先了解患心脏病的原因。心脏的变形瓣膜病，大都需用手术治疗，因高血压、甲状腺机能亢进引起的心衰，则应用药物治疗。慢性心肌炎或特发性心肌病，心肌自身被感染的病，或者大范围的心肌梗死，即使辅以手术治疗也是效果有限的。一部分晚期心脏病，除了进行心脏移植以外，没有别的办法。像这样的病例，是内科病房的常客。因为人工心脏目前还仅仅是临时措施，也会带来很多问题。

内科治疗首先要注意的是保持安静。有缺陷的心脏造成充血性心衰，是诱发各种病症的主因，因此积极治疗原来的心脏病尤为重要，而保持安静、减轻心脏的负担，也是很重要的。虽说如此，成天躺着也没有必要，那样的结果只会使身体素质越来越差，以至于心脏跳动稍快就不能支持，因此患者还是应该适当做一些活动的。当然，活动因人而易，可以到附近购物，或到室外做轻微活动等；即使是相当严重的病例，从事室内活动也还是可以的，所谓保持绝对安静，也仅是针对短期病情恶化的病人而言！

〖慎服毛地黄、利尿剂〗

毛地黄和利尿剂是心衰患者药物疗法中不可缺少的药。毛地黄能够增强心肌收缩力、抑制一些心律失常的症状、改善心衰。另外，利尿剂能协助人体从肾脏排出钠，同时把多余的水分通过尿液排出体外，有减轻充血的作用。

这类药物虽然有效，但副作用也不少，有很多因服药不当而丧命的病例。因此，必须严格按照医生指导的正确的药物用法和剂量，并随时注意有无副作用表现，小心谨慎服用。

〖心衰病人的饮食治疗法〗

充血性心衰的治疗，一般要持续很长时间。所以，在治疗期间的日常生活、饮食生活对治疗的效果可以说具有相当大的影响。虽然心脏病和心衰的饮食疗法在本质上相同，但心脏病却是以预防为主；主要是抑制体内的脂肪和糖分，以祛除高胆固醇血症、糖尿病、肥胖、痛风等危险因子为目的。

与此相反，心衰病人因为多是营养状态不佳，饮食没有规律或受限制太多。不用说，积极摄取优质蛋白质或维生素、矿物质之类的营养成分是很有必要的，即使是同样的心脏病的饮食疗法，也常常会因为患者的身体素质不同而有所不同。至于二者在区分的差异，请参考下文。

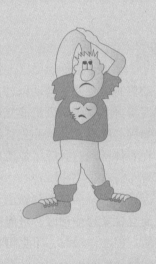

第二章

心脏病的红色信号

时常会出现悸动或喘气？上下楼梯觉得辛苦？与所有的疾病一样，心脏病也有很多的警示信息，一些日常生活的小问题，恰恰预示着你的心脏出现了问题。当然心脏的红色信号有很多，以下只是截取了生活中的几个小片段，各位读者不妨多多用心关注一下类似的细节，以便及早发现心脏的红色信号。能够提前发现疾病，就会少一分治疗的难度，多一份复原的希望，大家何乐而不为呢？

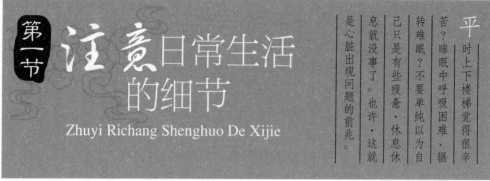

第一节 注意日常生活的细节
Zhuyi Richang Shenghuo De Xijie

1 时常会同时出现悸动与喘气

悸动就是自己能感受到心脏的跳动和心脏产生的痛苦。悸动有各种不同的情况，最常见的是因脉搏不正常所感受的悸动。例如觉得心脏在极短时间内停止，或心脏跳动突然加速，似乎要跳出来一样，诸如此种脉搏不正常所引起的悸动。

心脏出现悸动可能是心脏病的征兆，有时也可能不是。除悸动以外，在身体活动时，也会出现喘气症状。如果心脏正常，正常的喘气（没有悸动现象发生）则无伤大雅。

其它原因引起的悸动，也有各种不同状态。瓣膜病、先天性心脏病、甲状腺机能亢进症、心脏神经症、贫血等，都是容易引起悸动的症状。

心脏神经症除了悸动以外，通常没有喘气等异状。甲状腺机能亢进症，也不会喘气。唯有瓣膜病和先天性心脏病等，在身体活动时，除了悸动外，还有喘气的现象。

因此，可以简单的测验出。有了喘气，而且又觉得悸动时，可能跟心脏病有关联。但在悸动时，不觉得喘气；运动时，悸动的程度不变或轻微时，则不必担心。

同时，抽烟过度或喝太多咖啡、红茶、绿茶等，也常常会引起悸动。在这种情况下，喘气是感觉不出来的，倘若出现喘气，那么悸动的原因，恐怕不是脉搏不正常所引起，而很可能是心脏病。

2 平时上下楼梯会觉得辛苦

各种心脏病均因某种缘故，而使心脏活动衰弱。久而久之，就会形成"心衰"的状态。

"心衰"的状态，不外是心脏的机能衰弱，致使全身血液循环缓慢，乃至部分血液，积滞于身体的某一部分。"心衰"是因身体某处的郁血状态而引起的，通常可分成"左心衰"与"右心衰"两种。

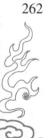

如果肺部有郁血状况，而且似有积水，呼吸自然困难，而且会产生喘气现象。当肺部郁血时，由于病情的进展，就会从轻微的喘气变成极严重的呼吸困难症。

心衰的初期，肺部郁血的程度还很轻微，同时呼吸困难还不易察觉。当身体活动剧烈时，通常会出现轻微的喘气现象。心衰时的呼吸困难程度不一，从早到晚，或从周一到周末，情况会变得逐渐严重。

请问诸位，你觉得自己的心脏很健康吗？不妨在空闲时，稍微快速爬楼梯，试试自己的健康状况。倘若途中喘得非休息不可，又或是爬上了2～3层楼梯，就已经觉得无法支持，那么，我们建议你最好去接受心脏的健康检查。当然，此时的喘气也未尝不是因运动不足、肺部疾病或太过肥胖引起的，但至少要想到如果心脏本身有毛病，也会出现此症状。

3 睡眠中呼吸困难、辗转难眠

心衰的初期，通常会有失眠，以及无缘无故的心神不安。心衰患者夜晚通常会因突然呼吸紧迫，由梦中醒来；坐在床边，要休息好一会儿，呼吸才会平顺。这种状态都发生于夜晚，故又称为夜间阵发性呼吸困难。夜晚出现的发作性呼吸困难症，如同支气管哮喘一样，呼吸紧迫，有时会咳嗽得很厉害，并吐出带有泡沫的痰。这种状态叫做"心脏哮喘症"。因而，要注意将其与支气管哮喘相区别，但也可能是两种哮喘都有，所以碰到这种情况，最好是去医院就诊。

普通感冒时，夜晚也常会咳嗽得透不过气来。不过，此时的呼吸再困难，也不会严重到非坐下休息好一会的程度。

如果没有感冒症状，夜晚突然呼吸困难而且必须坐起来呼吸才会和顺的话，则很有可能患有心衰症，最好去医院检查。只有早发现并找出心衰的原因，才会收到治疗的效果。

4 噩梦醒来是心绞痛的症状

如果是典型的心绞痛，则白天活动时，胸部中央好像被压得很痛，只要安静休息5分钟，就能恢复正常。但是，也有些类型的心绞痛，只在安静或夜晚时才会出现胸痛。因为它跟典型的心绞痛不同，所以通常把它叫做变异型心绞痛。

有人在睡眠中，会被噩梦反复惊醒。观察他们在睡眠状态的心电图，会发现惊醒时的心电图，呈变异型心绞痛的特有波形。他们大部分都在醒来不久之后，就不会再有胸部疼痛的现象。到了第二天，心电图的记录上也多半不会有异状。

记录睡眠中脑波时，就会知道当逐渐进入睡眠深境时，就会出现缓慢、深刻和巨大的波形。但在睡熟以后，虽然身体部分在睡觉，脑波却跟清醒时的波

263

形一样尖锐。在这种情况下交感神经兴奋，心脏跳动急速，眼球转动不已。这时，身体虽然在睡眠，但部分大脑却处在清醒状态，故叫做"快动眼睡眠"。

一个晚上通常会发生四、五次快动眼睡眠，而这时候常会做梦。但早晨醒来时，即使能记忆，也只剩下最后的快动眼睡眠时期的梦境。有趣的是，变异型心绞痛的许多部分，就像快动眼睡眠时的情形一样。胸痛时所做的梦，不是愉快的梦，大部分都是噩梦。根据变异型心绞痛患者的经验所谈，可以列举两三个噩梦例子——"在海上沉溺，拼命挣扎时惊醒了。""跟朋友吵架，胸膛被刺一刀，痛得惊醒了。"、"悬崖上掉下巨石，击中胸部惊醒过来。"等等，令人感受十分逼真，因此他们常常从噩梦中惊醒。如果白天没有任何症状，但在一个月里，会因胸痛两三次，而从噩梦中惊醒过来。若是出现这种情况的话，最好去做精密的检查。因为这些症状，既可能为心衰的初期，也可能是变异型心绞痛。当然，心脏本身也会有心脏神经症，但以青年人居多，而五十岁以上的人却不多见，中年人则介乎两者之间，要特别小心。

5 夜晚上厕所次数多可能与心衰有关

有人白天走来走去，上厕所次数却不多，而且每次尿量也很少，但到了夜晚，一个晚上却要上好几次厕所，而且每次尿量都不少。在这些人里，不乏潜伏期心衰者（进入初期阶段）。因为白天经常走动，水肿会呈现于手脚等处；一到夜晚，呈水平姿势睡眠时，水肿处的水分便会进入血管。在这种情况下，血液自然会被水肿的水分冲淡，使得血液总量增加。肾脏为了要排泄这些多余的水分，会使得尿量增加，次数也较频繁。当然，就寝前喝几瓶啤酒，吃些西瓜或喝茶，也会夜间起来上厕所。此外，前列腺肥大的人，虽然夜晚上厕所好几次，但也是跟心衰扯不上关系的。

若无特殊原因，夜晚又一定要去两次以上厕所的人，要注意是否为心衰的初期症状。只要诊察他们，就会发现他们的下肢水肿，肝脏肿胀，有时还有黄疸现象，甚至在一星期里增加好几公斤的体重。这些症状都是右心衰的征兆。如有夜晚去两次以上厕所的人，不妨参照右心衰的症状，自己检查一下。如果觉得情况有异，就得去医院请医生诊断了。

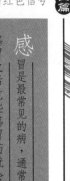

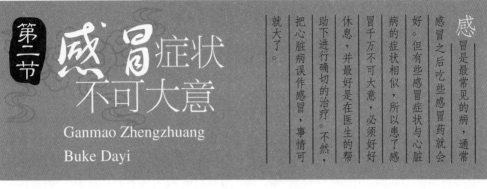

第二节 感冒症状不可大意

Ganmao Zhengzhuang
Buke Dayi

感冒是最常见的病，通常感冒之后吃些感冒药就会好。但有些感冒症状与心脏病的症状相似，所以患了感冒千万不可大意，必须好好休息，并最好是在医生的帮助下进行确切的治疗。不然，把心脏病误作感冒，事情可就大了。

家居十大病症疗法全书

人人必知的健康常识

1 感冒也可能引起心脏病

感冒是因受到滤过性病毒的感染所引起的，通常仅限于呼吸器官的疾病。平常所谓的感冒，不外乎发烧、流鼻水、鼻塞、咳嗽、多痰和喉咙痛等症状，一般来说，一星期左右就可痊愈。

但是，感冒的滤过性病毒，不但会伤及呼吸器官，有时甚至会侵入脑部、肝脏和心脏，危害极大。尤其是某种滤过性病毒会侵害心脏的肌肉，并导致极严重的后果，千万不能等闲视之。这种情况，近年来越来越普遍，估计与环境污染、滥用抗菌素，从而导致生态失衡有关。

虽然我们明知道感冒是百病之源，但是，大家都把它视为家常便饭，以致掉以轻心。许多人不但不肯休息，反而服下感冒药后，照常工作或加班。其实，所谓的感冒药，只是抑制感冒症状的药剂，对付过滤性感冒病毒，则完全无效。如果要医治感冒，到目前为止，除了依赖自己的抵抗力来消灭感冒的滤过性病毒以外，似乎别无他法。

因此，患了感冒，应该要尽量休息。减少体力消耗、摄取充分的营养，多喝水乃是当务之急。有人一面服药，一面照常工作，殊不知滤过性病毒会侵犯心脏，而造成另外的疾病。上面所说的病毒性心肌炎，就是最常见的心肌炎。它也会像感冒一样有发烧、咳嗽和咳痰等症状，可能还伴有呕吐、下痢、黄疸等消化器官方面的症状；此外，还表现为容易疲倦、悸动、水肿、运动时喘气及嘴唇、手指头变成紫色，这时就要赶快到医院就诊，因为每年死于此症的年青人并不少见。

心肌炎也会招致另外的疾病，同时很容易演变为心衰症或严重的心律失常，治疗后会暂时恢复健康，但也常常转为慢性，变成心肌病。所以，感冒时应该好好休养，症状严重时要到医院检查。

265

② 咳嗽时声音发哑可能是心衰

咳嗽时的声音沙哑，一般是感冒的症状，但要注意的是，除了支气管炎或肺炎等呼吸器官的疾病以外，其他病症也会引发咳嗽。尤其在左心衰的初期，也常常会有咳嗽出现。

此时的咳嗽，是由肺部郁血或支气管黏膜充血而引起的，不但会引起咳嗽，也多半会伴有呼吸困难的症状。就像上面所说的那样，这种疾病的咳嗽，常常在身体活动或是仰卧时出现。心衰的初期症状跟感冒很难区别。如果原来有心脏病的病人连续几星期服用感冒药也医不好咳嗽，那就要去看医生，因为有可能是心衰的表现。

很明显的，若因心衰引起的咳嗽，当然不是一般的感冒药所能医治的。因此，若长期有咳嗽的症状的患者就应提高警觉。

另一方面，在声音沙哑时，一般人总认为这是喉咙的毛病，通常都会去请教耳鼻喉科大夫。但经过吃药打针，也毫无起色，这可能是由于左心衰而迫使左心房扩大，并压迫喉返神经，因此出现了声音沙哑的现象。若只有声音沙哑，不妨将其视为耳鼻喉的疾病，倘若同时伴随着咳嗽和呼吸困难，则要注意是否是左心衰的征兆。

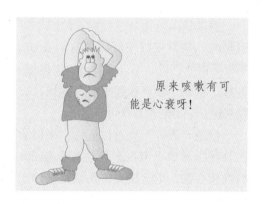

原来咳嗽有可能是心衰呀！

③ 槽牙或喉咙疼痛有可能是心绞痛

在一般情况下，心绞痛会出现胸痛的现象，但有时也表现为胃痛、牙齿痛、耳痛和喉咙痛等病。

笔者就有一个病人心绞痛发作被误认为是牙痛，自己找牙医拔了几颗牙齿，后来觉得不对找到笔者后，才诊断出原来是心绞痛，经过抗冠心痛治疗后牙再也不痛了。

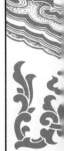

第二节 某些身体部位的不适现象

Mouxie Shenti Buwei De Bushi Xianxiang

突如其来的疼痛，莫名的倦怠，可能只是因为生活太紧张或者心情不好所造成的，也有可能是身体在向你发出警告，不可不重视。但也不可疑神疑鬼，否则患上心脏神经症，更容易成为「名副其实」的心脏病患者。

1 胃部抽搐可能是心肌梗死

胃部隐隐作痛，通常起因于胃炎、胃溃疡、胆结石症、胰脏炎等消化器官的疾病。但有时候，心绞痛或急性心肌梗死也会引起胃抽搐式的疼痛。胃抽搐的患者，应该接受心电图的检查。心肌梗死或心绞痛是不能单靠"胃肠药"医治的。

2 心脏衰弱时腹部会胀

如果食得太饱，腹部会发胀，令人感觉不舒服。但只要经过两三小时后，自然会脱离困境。倘若便秘，或觉得胃部不舒服时，滋味真不好受。在这种情况下，一般人都会小心饮食，或服用泻药，甚至连续几天都吃胃肠药，才能解除病态。

如果采用这种方法，仍然医不好腹部的肿胀时，那就应该做精密的检查。胃癌的前兆是"胃肠不通畅"或"腹部肿胀"，绝不能处之泰然。

但是因心脏病引起的腹部肿胀，也屡见不鲜。心衰时，全身静脉都会有淤血；此外，胃与肠管也会有淤血，而导致腹部肿胀、食欲不振，有时也会出现恶心、呕吐和下痢等消化器官方面的毛病。

由此可见，一般消化器官方面疾病的真正起因，很可能是心脏病。所以，服用成药须要小心。若效果不好，不要继续服用，而应当检查一下是不是其他器官疾病引起的。

3 头筋水肿也是心脏不健康的表现

每当患者进入诊察室时，医生都会先看他的头筋。头筋上出现的静脉，叫做颈外静脉。在看得见的静脉里，颈静脉最靠近右心房。基于某种原因，而使血液无法顺利的进入右心房时，颈静脉就会凸出来。

267

家疗法全书 十大病症居

人人必知的健康常识

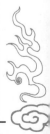

健康人睡觉呈水平姿势时，颈静脉会稍微凸出来；而只要上体稍微抬高，颈静脉就会消失。反之，如果抬高上体或坐着，头静脉仍然很明显，就是不正常的现象了。

穿上硬挺的衬衫，或把领带结得很紧时，无疑是从外边压抑颈静脉。这时候，颈静脉里的血液流入右心房，静脉就会很容易呈现。诸位不妨站立在镜子前面，摇一摇头部，看看自己的颈静脉有没有呈现出来？如有颈静脉呈现出来，表示右心房压力增高，通常是心衰与肺病的微兆。

当右心室的泵机能下降时，就不能很有效的把血液输送到肺动脉里去，血液将郁积在右心室、右心房及颈静脉里，这叫做右心衰。所以在右心衰的状态，右心房的血液会增多，压力也会增高。这时候，与右心房有紧连的静脉里的血液也会增加，压力也会增加，结果，颈静脉会逐渐明显。换句话说，只要右心室跟右心房压力增大，颈静脉也会肿胀。

气喘或肺气肿时，颈静脉也会肿胀起来。患这些病的时候，肺中的血液流动增多，会致使肺动脉压、右心房压以及颈上腔静脉压增高，颈静脉也会浮现出来。

没有心脏病或肺病的人，患了感冒而咳嗽得很厉害时，颈静脉也会显露；在这种情况下，因为咳嗽得透不过气来，静脉压会暂时上升，致使颈静脉肿大，但咳嗽停止时，颈静脉就会消失不见。如患右心衰或肺病时，即使稍微咳嗽，也能看见明显胀大的颈静脉，虽然咳嗽已停止，但颈静脉的胀大也很难恢复原状。

患感冒而又有咳嗽时，不妨站在镜子前面，看看自己的头，以便检查颈静脉是否明显胀大，这也是了解自己身体的一种方法。

4 肝脏肿大不一定是肝脏有问题

右心衰时，血液容易郁积在静脉里，所以，有"血液仓库"之称的肝脏，也会明显的肿大（叫做肝肿大）。如果肝脏肿大时，腹部右侧会有痛苦，似有重压的感觉。

肝脏肿大时，肝脏的机能也会产生毛病，于是出现黄疸，黄疸病会使全身皮肤呈现黄色。黄疸病的存在，只要看眼球结膜、脸或手掌的皮肤有没有变黄，就可以作出判断了。

一旦出现黄疸现象，谁都会误以为是肝脏病。其实，由于右心衰，而使肝脏肿大，也会出现黄疸。

5 只在早晨胸痛当心异型心绞痛

下面让我们看看一则病例。

有一位干劲十足的中年汉子。有一天，他早晨四点半起来上厕所，突然觉得胸部一阵剧痛，好像被尖刀刺入一样，

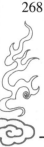

于是当场就晕倒了。但当救护车把他送到医院时，胸痛却停止了，心电图也恢复正常。此后，一周有两三次，也是在早晨的相同时刻会发生剧烈的胸痛。待服用药剂后，胸痛才会消失。

持续一个月都是如此，有时他在厕所小便时，也会胸痛得晕倒。但经过急救后，只需要五分钟，就能使意识完全清醒。于是他在接受精密检查后，最后决定住院治疗。

他住院后，被发现有胸痛和异型心绞痛特有的波形。以前每分钟跳动八十次左右的心脏，心跳突然在一分钟里减至不到四十次，一旦降到四十次时，心脏流出的血液也会减少到一半。当然，

流到头部的血液，也会减到一半，于是就突然晕倒了。所以，白天工作时没有胸痛，只会在早晨觉得胸痛的人，有可能患有变异型心绞痛。

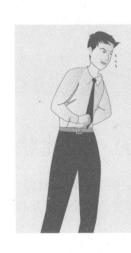

唉，真倒霉，大早晨的胸口也这么痛！

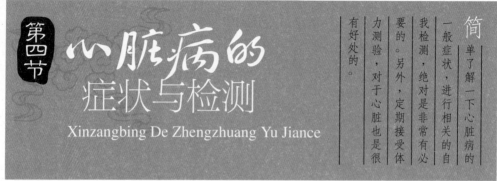

简单了解一下心脏病的一般症状，进行相关的自我检测，绝对是非常有必要的。另外，定期接受体力测验，对于心脏也是很有好处的。

1 心脏病的一般症状

心脏病的症状主要有心悸、气促、呼吸困难、哮喘、水肿，心绞痛以及心律失常和心脏功能不全。

◎心悸：在心前区会感到有心脏"咚咚"的跳动。通常正常人在静息状态下是感觉不到心跳的。

◎气促：呼吸次数增多而气息急促。

◎呼吸困难、哮喘：引起呼吸困难的疾病主要有心脏疾病、呼吸道的疾病；其次是脑的疾病，以及贫血、糖尿病、尿毒症等。

◎水肿：水肿是心脏疾病发展到某种程度后的主要症状之一。

◎心绞痛：心绞痛多在前胸部中央，疼痛轻重程度不一，有些疼痛尚可忍受，有些则痛不欲生。

◎心律失常：正常情况下，心脏的搏动节律是规则的，如果节律紊乱就称为心律失常。

◎心脏功能不全：由疾病造成的心脏功能急性和慢性的衰竭。

虽然这些症状在其它疾病中也频频可见，但是在心脏病里，在出现症状的方式上却有许多特征：

①悸动持续不断。

②在安静状态中悸动突然产生，又很快停止。

③随着悸动而来的有目眩、胸部压迫、胸痛、发冷汗、脸色苍白等副症状。

④爬坡时感到呼吸困难，走在平地也时时有呼吸急促的现象。

⑤脉搏跳动快、呼吸困难。另外，平躺时也无法入眠，或要半夜坐起来喘气。

⑥下半身呈水肿现象，脸部也时常有水肿情况发生。

除此之外，心脏病中较常见的自觉症状还有——痰中带血、四肢无力、容易干咳、头痛、青色症（嘴唇、舌部、指甲等容易变青紫色的现象）等等。

心脏病一旦发作，常会有难以向医生说明的自觉症状，以及无法作进一步检查的可能性发生。因此，希望读者们能从日常生活中的小事做起。千万不要以为胸口疼痛只是小小的毛病而忽略它，一旦病情加重爆发时就不可收拾了。

2 心脏病危险自我测验

通常自己很难判断会不会患冠状动脉疾患，即使有意靠自己判断，也不易客观判断出来。

美国的戴亚博士费时十八年，追踪调查当时一千八百九十九位健康男性，最终发现一项较简单的自我判断法。根据此法得出的因冠状动脉疾患而死亡的人群的准确率很高。尤其令人吃惊的是，理论上预料的死亡率，跟实际死亡率，都十分一致。V群的人跟I群相比时，死亡率大约高达五倍。

现在将测验方法介绍于下。测验一很简单，不需要通过科学性数据。测验二则稍微详细，主要是为那些知道最近的胆固醇值、与血压值的人而设计。不论采用测验一或测验二，自己都应该诚实判断。

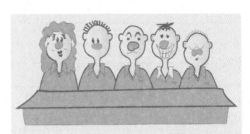

看，我们大家都在很认真地学习心脏病的知识！

测验一：心脏病自我判断法

抽烟习惯	你一天抽多少香烟呢？				4分
	A. 一包（20根）以上	10分	C. 半包（10）		0分
	B. 一包	9分	D. 不抽		
血压	到目前为止，可曾被医生说过有高血压吗？				
	A. 有，现在仍在服药中	8分	C. 有，现在仍然服药，血压受控制		0分
	B. 有，现在不服药	3分	D. 不曾		0分
体重	太瘦、太胖、正常，请你自己判断				
	A. 太胖	3分	C. 太瘦		0分
	B. 正常	2分			
脉搏	自己的脉搏在十五秒里跳多少次呢？				
	A. 23次以上	5分	C. 少于20次		
	B. 20至22次	2分			0分
家系	双亲里有没有因为心脏病、脑出血、高血压而在60岁前死亡呢？				
	A. 有	6分			
	B. 没有	0分			

★五题总分再加2分，合计多少分呢？

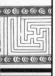

测验二：含胆固醇的心脏病危险度测验

★请算出七题的总分数

抽烟习惯	你一天抽多少香烟呢？			
	A. 一天抽一包（20根）以上	9分	C. 一天抽半包（10根）	4分
	B. 一天抽一包	8分	D. 不抽	0分
血压	到目前为止，可曾被医生说过有高血压吗？			
	A. 最低血压在110毫米汞柱（14.7千帕）以上	8分	C. 最低血压在90~94毫米汞柱（12~12.5千帕）	1分
	B. 最低血压在95~109毫米汞柱（12.7~14.5千帕）	2分	D. 最低血压在89毫米汞柱（11.9千帕）以下	0分
血清胆固醇	自己的血清胆固醇浓度是多少？			
	A. 300毫克/分升以上	5分	C. 220~259毫克/分升	1分
	B. 260~299毫克/分升	4分	D. 219毫克/分升以下	0分
对标准体重的比率	注：标准体重=（身高—100）×0.9			
	A. 标准体重的25%以上	2分	C. 标准体重负5%以上	0分
	B. 标准体重负5%到24%	1分		
脉搏	A. 一分钟92次以上	2分	C. 一分钟79次以下	0分
	B. 一分钟80~91次	1分		
	A. 白人男	2分	C. 黑人男	
	B. 白人女	3分	D. 黑人女	2分
家系	A. 双亲里有在六十岁前死于心脏病、脑出血或高血压的	6分	C. 一分钟79次以下	0分
	B. 双亲都不曾在六十岁前死于心脏病、脑出血或高血压的	0分		

第四篇

典藏精品版

家家必备的保健全书

心脏病的预测与观察（45岁至55岁男性：1899人调查资料）

自己判断测验				含有胆固醇的测验		
群（%）	分数范围（%）	几年内的死亡率（%）	实际的死亡率（%）	分数范围（%）	预测的死亡率（%）	实际的死亡率（%）
I	2～5	12.04	13	2～5	10.95	9
II	5～9	20.12	19	5～10	21.30	21
III	9～13	33.88	31	10～13	32.05	28
IV	13～16	41.5	40	13～16	40.92	44
V	16～32	55.48	60	16～37	57.78	61
比率		4.61倍	4.62倍		5.28倍	6.78倍
V/IV中发病百分比		34.04%	36.81%		35.44%	37.44%

例如：

（一）抽烟——（d）＝0分，

（二）血压——（d）＝0分，

（三）体重——（a）＝3分，

（四）脉搏——（c）＝0分，

（五）家系——（b）＝0分，

所以3分+2分＝5分，可以列入 I 群。若算正常体重时，总分为4分，大体能列入 I 群。

因冠动脉疾病而死亡的准确率：

		分数	准确率
I 群	2～5	极低	
II 群	5～9	低	
III 群	9～13	稍微高些	
IV 群	13～16	高	
V 群	16～32	极高	

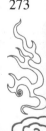

273

3 检测心脏病的九大症状

日常生活中，不少患心脏病的老年人对自身早期出现的病症缺乏认识，而一些年轻人对胸闷、心慌等症状也不是很重视，往往认为没什么关系，忍一忍就过去了。殊不知，正是这些想法延误了心脏病的最佳治疗时间。

心脏病除常见的心悸、阵发性心前区疼痛等人们熟知的症状外，常常还有一些体表征兆。注意观察这些征兆，就能早期发现、早期治疗。这些体表征兆包括以下九个方面：

呼吸：在做一些轻微活动时，或者处于安静状态时，出现呼吸短促现象，但不伴有咳嗽、咳痰。这种情况很可能是左心功能不全的表现。

脸色：如果脸色灰白而发紫，表情淡漠，这是心脏病晚期的病危面容。如果脸色呈暗红色，这是风湿性心脏病、二尖瓣狭窄的特征。如果呈苍白色，则有可能是二尖瓣关闭不全的征象。

鼻子：如果鼻子硬邦邦的，这表明心脏脂肪累积得太多。如果鼻子尖发肿，则表明心脏脂肪可能也在肿大或心脏病

变正在扩大。此外，红鼻子也常预示心脏有病。

皮肤：慢性心力衰竭、晚期肺源性心脏病患者的皮肤可呈深褐色或暗紫色。皮肤黏膜和肢端呈青紫色，说明心脏缺氧。

耳朵：心脏病人在早期都有不同程度的耳鸣表现，如果你的耳垂出现一条连贯的皱褶，有可能是冠状动脉硬化所致。

头颈：如果由锁骨上延伸到耳垂方向凸起一条表筋如小指粗，则很可能是右心功能不全。

肩膀：天气明明很好，左肩、左手臂内侧却有阵阵酸痛，这有可能是冠心病。

手脚：手指末端或趾端明显粗大，并且甲面凸起如鼓槌状，常见于慢性肺源性心脏病或先天性青紫型心脏病患者。

下肢：中老年人下肢水肿，往往是心脏功能不全导致静脉血回流受阻的表现。如果常心悸、气喘，只有蹲下才能缓解，这是紫绀性心脏病的特有表现。

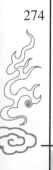

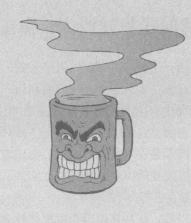

第三章

引发心脏病的因素

引发心脏病的因素主要有遗传、高血压、糖尿病、高血脂症、吸烟、紧张、肥胖以及缺少运动等。当然还有其他一些日常生活习惯会引发心脏病。除了遗传以外，健康规律的日常生活是我们远离心脏病的重要保证。建立乐观、豁达的人生观和世界观不仅仅是思想意识的问题，更是重要的长寿健康之道。什么样的补药，什么样的治疗都抵不上一个健康的心理状况。

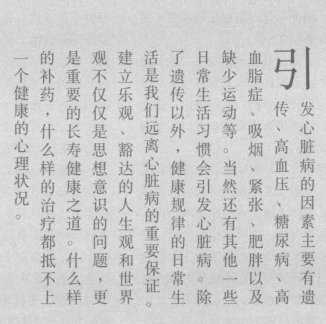

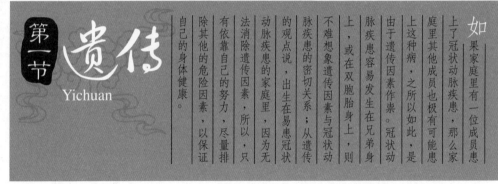

第一节 遗传
Yichuan

如果家庭里有一位成员患上了冠状动脉疾患，那么家庭里其他成员也极有可能患上这种病，之所以如此，是由于遗传因素作祟。冠状动脉疾患容易发生在兄弟身上，或在双胞胎身上，则不难想象遗传因素与冠状动脉疾患的密切关系；从遗传的观点说，出生在易患冠状动脉疾患的家庭里，因为无法消除遗传因素，所以，只有依靠自己的努力，尽量排除其他的危险因素，以保证自己的身体健康。

1 如果父母患有高血压，从婴孩时代起就要注意血压

自古以来，大家都认为高血压是有血统渊源的，事实正是如此。

这里所说的高血压，大部分都属于原因不明的原发性高血压。如果调查高血压者的家属，则会发现不少父母亲有高血压，或是其中一人为高血压者。接着，再调查其亲属——祖父母、叔父母或兄弟姐妹时，也同样会发现不少高血压患者。由此可见，高血压的产生与遗传因素有密切的关系。

另一方面，高血压的发生，除了遗传因素外，也跟环境因素息息相关。根据各种统计资料分析，就可得出：患上高血压，遗传因素占15%左右，环境因素占35%左右。

如果研究某种疾病是否与遗传有关系的话，一般人常常用一对双胞胎为调查对象。大体上说，双胞胎患同一种病的比率高达70%，如果双胞胎患同一种病的比率极高，那么此病的发生跟遗传就有相当大的关系。在高血压方面，有关双胞胎的研究报告，也见得不少。由此可见，高血压的发生跟遗传的关系非常密切。还有一种情况，双胞胎的一人患高血压，而另一个却没有高血压，这种情况也有30%左右，由此不难明白，环境对高血压的发生也有很大的影响。遗传因素是不可改变的因素，而环境因素是可改变的因素，让我们大家都从可改因素上去努力吧！

当然，这种环境因素跟现代社会的各种生活方式，也有密切的关系，尤其要特别强调的，就是饮食中食盐的摄取量。有些民族习惯摄取多量食盐，结果高血压的发生频度就高，反之，有些民族摄取的食盐量少，高血压的发生频度就极低。由此可见，食盐摄取量跟高血压的关系极为密切。

如果自己的父母或他们其中有一人为高血压患者，则自己也极可能是高血压患者。在这种情况下，只要从年轻时代起，就限制食盐摄取量，就可极大地减少或延缓高血压的发生和发展。不妨让全家人别吃太多咸的食物，只要从儿童时期起，养成淡食（不太咸）习惯，就能有助于身体健康。

② 婚前要了解对方父母亲的身体状况

在外国的医学书上，谈到冠状动脉疾病与遗传因素的关系的时候。一开始就明确地表示："结婚时，应看清对方的父母是否患有冠状动脉疾病。"

结婚不仅是两人的问题，也要考虑未来的子女。这是所有医生对大家的奉劝。但是现实生活中仍有不少不顾优生学的立场，而不幸生下畸形婴儿的夫妇。这是父母婚前欠考虑所带来的悲剧。至于冠状动脉疾病方面，又何尝能例外呢？若不想让未来的子女染有冠状动脉疾病，就必须在婚前确认对方家里是否有患冠状动脉疾病的人。尤其，如果自己家中存在患冠状动脉疾患的人，就更应该注意对方的家了。

当然，有人主张："结婚只要靠双方的爱情，就会有幸福，何必在乎对方的家里有无冠状动脉疾病的患者呢？"但是，即使两个人在一起是情投意合的，也应该为自己的子女着想。引发冠状动脉疾病的诸多危险因素中，只有遗传因素是自己无法克服的，为人父母，就应该设法避免这种危险因素。所以，在婚前一定要擦亮你的眼睛，看看对方家人有无冠状动脉疾患史。当然不是说一知道对方父母有冠心病就不与对方结婚，只不过自己心里要有底，同时孩子出生后要及早注意这方面的问题。

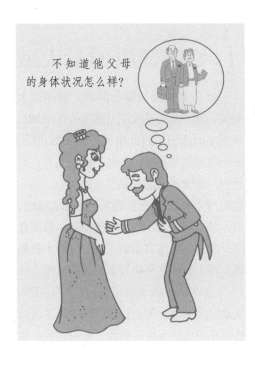

不知道他父母的身体状况怎么样？

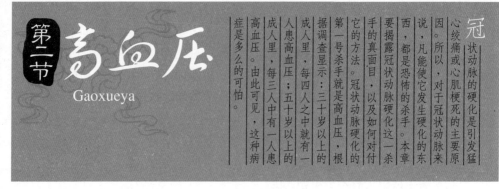

第二节 高血压
Gaoxueya

冠状动脉的硬化是引发猛烈心绞痛或心肌梗死的主要原因。所以，对于冠状动脉来说，凡能使它发生硬化的东西，都是恐怖的杀手。本章要揭露冠状动脉硬化这一杀手的真面目，以及如何对付它的方法。冠状动脉硬化的第一号杀手就是高血压，根据调查显示：三十岁以上的成人里，每四人之中就有一人患高血压；五十岁以上的成人里，每三人中有一人患高血压。由此可见，这种病症是多么的可怕。

① 心脏健康的最大威胁——高血压

　　血压有最大与最小两种。所谓最大血压，就是当心脏收缩时输出的血液加在血管上的压力，因此也称为收缩期血压。最小血压就是心脏扩张时，血液储存在血管内，这时血液加在血管上的压力，因此也叫舒张期血压。医生通常会对患者说明，最大的血压、最小的血压或低压、高压血压，所谓高血压就是最大血压或最小血压都（或）其中之一超过了标准的血压。

　　如果只有最大血压很高，则是因为大动脉的硬化，使血管的弹力下降，或因心脏里流出许多血液所致。而只有最小血压高的情形，往往是年龄较轻、心理较紧张的病人。通常所见的，都是最大血压与最小血压都很高，若服用降血压剂，通常都只能把最大血压降到正常范围以下。

　　为何最大血压与最低血压两种血压都会很高呢？详细原因不大清楚，但却有两种情况会引起上下血压都高，就是"原发性高血压"，"继发性高血压"—因肾脏或肾上腺素疾病等状况引起。

　　最常见的高血压，即原发性高血压，这种高血压的原因不清楚。到目前为止，

有关原发性高血压的原因，曾做过各种调查，结果知道它跟肾脏、荷尔蒙及神经系统、心理因素等都有复杂的关系。至于详情如何，还有待进一步的研究。尽管如此，已有研究表明，饮食和心理因素对于高血压的产生，有极大的影响。如果患者有肾脏或肾上腺素疾病，就会产生使血压上升的物质，从而使血液量增加，导致血压上升，这种继发性高血压应当积极治疗原发的肾脏或肾上腺疾病，如果治疗见效，血压就会降至正常，高血压也治疗了。

　　不论产生的原因如何，只要血压增高，心脏的负荷就会变重。那么，为何血压升高会给心脏带来负担呢？

　　血压升高，血管的压力就会增大，而心脏要费很大的力气，才能把血液送到压力很高的血管里去。这就会使得心脏的工作变得繁重起来了。

　　上面所说的情况就像用橡皮管灌水一样，用手拼命压住橡皮管的另一端，从水管里不断流出的水使橡皮管逐渐胀大，给手的压力就会越来越大。若长时间用手挤

压橡皮管的尖端，手会逐渐疲倦，最后就麻木了。

如果长期持续高血压，身体的细动脉会一直陷入紧张状态，基于防御上的需要，血管的内膜和中膜会变得硬厚起来。这时候，由于血液的通道狭窄，从而使循环受阻（这种状态叫做细动脉硬化症）。在这种情况下，心脏会更加增强收缩力度，竭力想把血液输送出去，这样也会迫使细动脉更紧张，造成动脉硬化。由此可见，细动脉硬化症，就是在高血压与动脉硬化的恶性循环下，日益恶化的。若想终止这种恶性循环，不论年龄多大，都应当进入医院治疗。

长期以来，医学界人士就一直注意高血压与冠状动脉疾病的关系。根据最近的调查获悉，高血压患者患冠状动脉疾患的发生频率，比起正常血压者，高出2～3倍。这是由于高血压持续下去时，就不只细动脉会硬化，中小甚至大动脉都会硬化，冠状动脉自然也不能幸免。

2 心脏病最可怕的因素——高血压与胆固醇的结合

高血压能促使动脉硬化并使心脏肥大，甚至引发脑出血。此外，当它跟胆固醇结合时，危害更大。如果只是单纯的高血压或仅是胆固醇的值很高还好一点，但如果是两者的值都很高的话，就更容易导致动脉硬化。血液中的胆固醇值很高时，血管内侧的胆固醇很容易黏着。在这种情况下，胆固醇会硬压到血管壁上，从而浸透到血管壁中。浸透在血管壁里的胆固醇，会破坏血管壁的正常构造，而形成动脉粥样硬化斑块。

目前，对于高血压的研究，主要是利用高血压老鼠进行实验。我们可用各种方法让老鼠得高血压，同时让高血压的老鼠互相交配，连续几代下去，就能制造类似原发性高血压的老鼠。我们可将患有高血压的老鼠分两组，一组老鼠给予较多胆固醇，而另一组则相反，同时饲养一段时期。然后比较观察两组老鼠动脉硬化的程度，结果会发现，给胆固醇较多的那一组，其动脉硬化的程度更高。

由这个事实，不难明白高血压与高胆固醇最好不要同时存在。所以，我们只有尽量想办法让高血压或高胆固醇降低，只有这样，才能使动脉硬化的程度降低。

目前，我们发现许多人对于高血压及高胆固醇，缺乏自觉的认识，只会感叹："那有什么办法呢？"如果任它继续发展下去，说得不客气一点，这些人无疑就是在慢性自杀。只要在健康检查时，发现血压很高，那就应该去找可信赖的医生，并且立刻接受治疗。在这种情况下，如果环境允许，住院治疗也是可行的。有些人思维方法不对，以为得了高血压，一吃降压药，一辈子就得吃药了，所以死都不肯吃药。其实在高血压的防治方面，硬撑着不吃药的危害，比起吃高血压药的副作用以及购买高血压药所带来的的经济负担，孰重孰轻，读者自己也可以权衡。

279

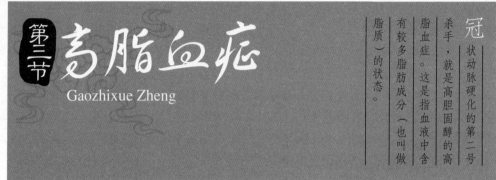

第四篇

第三节 高脂血症

Gaozhixue Zheng

冠状动脉硬化的第二号杀手，就是高胆固醇的高脂血症。这是指血液中含有较多脂肪成分（也叫做脂质）的状态。

典藏精品版

家家必备的保健全书

1 胆固醇会使血管变得细小

一般人说"老化始自血管"，的确，动脉会随着年龄增长而逐渐硬化。与生理性动脉硬化为虎作伥的，就是由胆固醇引起的动脉粥样硬化。

由于动脉硬化在不断进行中，所以胆固醇、中性脂肪和钙质等，沉积在动脉的内壁里，使管内壁变得凹凸不平，这叫做粥样硬化。如果胆固醇很浓厚，就会结晶硬固、或刺激周围的动脉壁，结果会使动脉更加硬化，血管内腔更加细小。

据称胆固醇较高的人，患冠状动脉疾患的危险率，远比正常人（胆固醇在220毫克／分升以下）多出3～4倍。目前的调查资料指出，胆固醇较高的人的冠状动脉疾患，其发病所引起的死亡率，远比胆固醇较低的人高。

在丹麦，有人连续观察一百八十一位家族性高脂血症的患者二十年，结果发现其中五十九人都有冠状动脉疾患。同样的，他们也观察了一百五十位胆固醇很正常的健康人，结果发现只有两位患有冠状动脉疾病。此外，在世界各地也有许多类似的研究，都一致指出胆固醇与冠状动脉疾病，有着非常密切的关系。

2 也有增强心脏的胆固醇

一提到胆固醇，有人忍不住会惶恐不安，总以为它不是好东西，其实不然。

胆固醇的原料是细胞膜、荷尔蒙以及肝脏里制造的胆汁酸，这些对于身体来说都是相当重要的物质。胆固醇的功效有好有坏，只有在胆固醇值异常高的情况下，才会有问题。血液中的脂质，不能马上溶于水中，它会跟蛋白质结合，从而形成容易溶于水的脂蛋白质，以便在血液中流动。如果用远心分离器检验时，则不难发现容易溶于水的脂蛋白质，也有若干种类，即比重特别低（超低比重的脂蛋白质VLDL），比重低者（低比重的脂蛋白质LDL），以及比重较高的

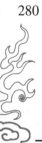

（高比重的脂蛋白质HDL）还有甘油三脂（TG）等。

其中以LDL、TG、HDL跟动脉硬化的关系最密切。

有趣的是，LDL与HDL在动脉硬化方面，会呈现完全相反的作用。因为LDL会把胆固醇运往动脉壁里，换句话说，它属于恶性胆固醇，会使动脉硬化。

然而，HDL会从动脉壁等组织里，拉走恶性胆固醇，然后送往肝脏，肝脏又会把它排泄到体外。换句话说，HDL有助于清除恶性胆固醇，所以，就脂肪代谢来说，我们希望血液中存有较多的HDL胆固醇。

对于人类来说，最理想的组合是，一般的胆固醇在正常的范围内，而让HDL胆固醇比值较高些。反之，最不利的情况是一般的胆固醇很高，而HDL胆固醇很低。

即使一般的胆固醇稍微高些，如果HDL很高，这也没有太大关系。我们的目标是，血清的LDL胆固醇在30毫克以下，而HDL胆固醇在50毫克以上。

我们要尽量把LDL和TG的胆固醇降低到正常范围以内，另一方面要提高HDL胆固醇。

③ 胆固醇之外的"恶徒"

关于血液中的脂质，除了胆固醇以外，还有中性脂肪，游离脂肪酸，维生素A、D、E和卡黄色素等。其中，跟冠状动脉硬化最密切者，要算胆固醇和中性脂肪。

许多人虽然很注意胆固醇是否偏高，却不太关心中性脂肪的问题。关于中性脂肪的问题，医生们也谈论甚少。因此，中性脂肪很少引起一般人的注意。

目前，我们都明白中高性脂肪血症，跟冠状动脉疾病也有极密切的关系，密

切程度不亚于高胆固醇血症。中性脂肪的增加，是因吃下太多淀粉质所致，东方人以米饭为主，中性脂肪较多。由此可见，除了要注意高胆固醇以外，中性脂肪也不可掉以轻心。

通常所说的高胆固醇血症，就是指250毫克／分升以上，但在这以下的胆固醇和中性脂肪，都限于正常范围以内。如果实行一段时间的饮食疗法，这些脂质还表现出异常高的数值时，那就要依靠药剂治疗了，但仍然不能忽视饮食疗法。

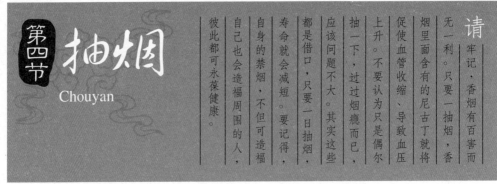

请牢记，香烟有百害而无一利。只要一抽烟，香烟里面含有的尼古丁就将促使血管收缩、导致血压上升。不要认为只是偶尔抽一下，过过烟瘾而已，应该问题不大。其实这些都是借口。只要一日抽烟，寿命就会减短。要记得，自身的禁烟，不但可造福自己也会造福周围的人，彼此都可永葆健康。

1 抽烟会患上"抽烟心绞痛"

谈到香烟的危害，大家会立刻想到肺癌，其实，除了肺癌外，抽烟对身体的害处，多得不胜枚举。抽烟对心脏的害处，可说是相当严重的。

抽烟引发的心绞痛俗称"抽烟心绞痛"。这种病是因香烟里所含有的尼古丁或一氧化碳溶解于血液中，直接影响冠状动脉，并引起的痉挛现象，这时会引发剧烈的心绞痛。

同时，如因尼古丁或一氧化碳，而引起血压上升或脉搏增加时，心脏就必须要做更多的工作，而且也需要更多氧气。在冠状动脉的硬化过程中，只要氧气不能配合，心脏就会陷入氧气不足的状态，而导致心绞痛的发作。

世界各国曾经进行大规模的调查，探讨抽烟跟冠状动脉疾病的关系。结果一致显示冠状动脉疾患，跟抽烟的关系，十分密切。

根据调查获悉，抽烟者与不抽烟者相比较，前者患冠状动脉病的比率，比后者多两倍。同时，死于急性心脏病的病例，抽烟者也比不抽烟者高四倍以上。

那么，抽烟者为何会有这么多人有冠状动脉疾病呢？首先，香烟里所含的尼古丁会直接影响冠状动脉，引起心绞痛与心肌梗死。

此外，也有人认为尼古丁会促进冠状动脉的硬化，导致心绞痛与心肌梗死的发生。只要让尼古丁进入体内，就会促进某种激素的分泌。这种激素会使血管收缩、血压上升，继而导致动脉硬化。

抽烟时，也会同时吸入极浓的一氧化碳。一氧化碳会妨碍氧气扩散到全身的活动。在抽烟者的体内，就会因此陷入慢性一氧化碳中毒的状态，因为它会引起氧气不足的现象，迅速导致动脉的硬化。

同时，最近的研究显示，抽烟会使血管内的血液凝固。血液若在血管内容易凝固，血管内的血流就会很迟缓，并形成堵塞状态，这就是心绞痛与心肌梗死的根源。

由此可见，抽烟对于心脏来说，有百害而无一利。若真正有意为心脏的安全着想，就应该赶快戒烟。

② 最忌边抽烟边饮咖啡

人生最重要的努力，莫过于保持健康的身体。如果想保持长寿，还是要戒烟。

很明显的，抽烟和喝太多咖啡，都会增加血液中的胆固醇含量。不论咖啡还是香烟，如果单独进入体内，对于增加胆固醇的作用不大；倘若同时进入体内，就会使胆固醇值步步高升。有人习惯边喝咖啡、边抽烟，其结果当然是使胆固醇值快速增加。

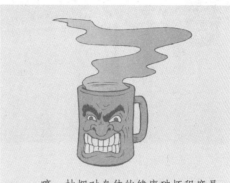

哼，抽烟对身体的健康破坏程度是很大的！

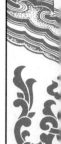

十大病症居家疗法全书

人人必知的健康常识

283

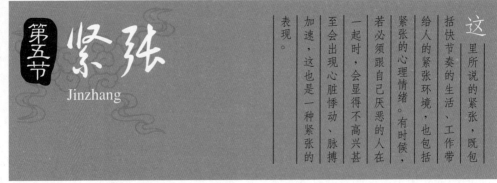

第五节 紧张 Jinzhang

这里所说的紧张，既包括快节奏的生活、工作带给人的紧张环境，也包括紧张的心理情绪。有时候，若必须跟自己厌恶的人在一起时，会显得不高兴甚至会出现心脏悸动、脉搏加速，这也是一种紧张的表现。

1 紧张的生活，使现代人易患心肌梗死症

现代社会压力巨大，我们每天都得生活在某种程度的紧张环境下。

当今之世，有人想追求悠闲的生活方式；也有人想置身于紧张之中，被各种工作逼得团团转。在现代社会里，真正坚持奋斗在第一线的人，大都是过着紧张生活的人；各行各业中的出类拔萃者，也无不过着紧张的生活。

若按照性格来区分人群，大体上可分AB两型。A型人多有不服输、攻击性强、干劲十足、易怒、野心勃勃、爱好同时做几样工作等性格，而B型人则相反。现代人多半指A型人。

依最近的研究，紧张的A型人与不紧张的B型人相比，更容易患上心绞痛和心肌梗死。身为四十岁的人，也许会一直提心吊胆担心自己会不会心肌梗死。如果是B型人，则不必杞人忧天。但如果选择A型人的生活方式，那就大有可能了。

如想顺利度过四十岁这一关，就得使紧张松弛，否则就很危险。

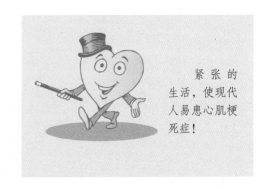

紧张的生活，使现代人易患心肌梗死症！

2 年过四十岁，速度要缓慢

目前，大家都在节省能源；其实，人体也不例外。二三十岁的年轻小伙子，可以无忧无虑，不必顾忌身体状况，而且不知疲劳为何事。上了四十岁以后，就不能大意了。虽然身体没有异状，但在生理上已出现了超龄现象。四十岁以后，各种速度都要减慢。

典型的A型人常常在工作中因为心脏病发作而倒下。尤其是四、五十岁的中年人，因心脏病突然发作而去世者，

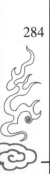

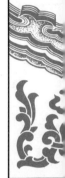

非常之多。诚然，有些人的工作堆积如山，不能中途作废，但也得设法减缓速度，否则会快速地坠入危险的深渊。事实上如果同样的十件事让AB型的人完成。尽管A型的人干事较快，但他可能也

仅仅是完成八件事而已，因为A型的人容易因错误而返工。B型的人可能也能完成六、七件。而A型付出的紧张代价会对他的身体带来严重的伤害。

3 紧张会与心绞痛息息相关吗

紧张会怎样引发心绞痛呢？这道问题说起来比较复杂，还不能一一阐述，现在先介绍几种比较中肯的说法。

生活紧张，体内会增加某种激素的分泌。这种激素会使血管收缩，血压上升。反复如此，就会逐步导致动脉硬化，这种动脉硬化性的变化，也可以在冠状动脉中产生。生活在永无休止的紧张之中，只会加快冠状动脉的硬化速度，以致形成心绞痛与心肌梗死的标准状态，就像橡皮筋一样，老是绷紧，很快就会老化，一紧一松反而还比较耐用。

紧张会使血液中的胆固醇值升高，而增高的胆固醇与上述的激素分泌，相辅相成，继而加强动脉硬化的速度。处在战争这种极度紧张状态下的人，身心都会承受难以想象的巨大压力。在越战期间，有人解剖十八岁到二十二岁的阵亡者，结果显示17%的年轻阵亡者，竟

然拥有四十岁以上的老化血管。而7%的年轻阵亡者会出现冠状动脉硬化现象。由此可见，紧张对于血管健康的威胁有多大。

虽然日常生活跟战争状态完全不同，但紧张的后果完全一样，对于人生健康有害无益。

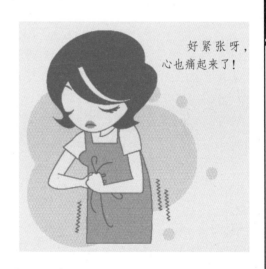

好紧张呀，
心也痛起来了！

4 紧张状态进美食的危害

处在紧张状况下，血液中的胆固醇值会升高，很明显的，这是很有趣的报告。

美国霍布金斯大学医学院的学生曾被当作实验对象，即在期考与没有考试

的期间，血液中的胆固醇值有何差异？结果发现期考期间的胆固醇值明显上升，考试完毕，就会恢复原状。

这是因为受到考试压力的影响，所以，胆固醇值会上升。有人怀疑学校考

试会有这么紧张吗？殊不知美国医学院的学生是相当用功的。尤其，期末考试与毕业考试，学生们简直像作战。其间还有用功过度，以致精神失常者。总之，准备考试时的那种紧张，实在不能疏忽，因为胆固醇值会自然上升。

由此可见，凡生活在紧张环境中的人，如果再吃下高热量或高脂肪的食物，血液中的脂质会显著增加。这种高脂血症的程度，不只是跟紧张引起的高脂血症、高热量或高脂肪性食物引起的高脂血症之间有相加的作用，其程度倍数高于单纯的相加总和。

有人白天为工作忙碌，夜晚出席宴会时，大吃高脂肪或高热量的食物，这无疑于往高脂血症的方向前进。同时，还会有可怕的心肌梗死。

若以发达国家与发展中国家来比较，心绞痛与心肌梗死的发生频率，前者远比后者要高。其中有许多原因，而紧张是最重要的原因之一。如从欧美诸国的现状来看，在发达国家里，生活状态最紧张的日本，好像应该会有很多人患心绞痛或心肌梗死。事实上，跟欧美社会相比，到目前为止，日本人发生缺血性心脏病的频率较低。主要原因，恐怕是日本人所吃的食物以鱼为主，且过饱的人较少。但情况也正在向着相反的方向变化。

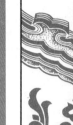

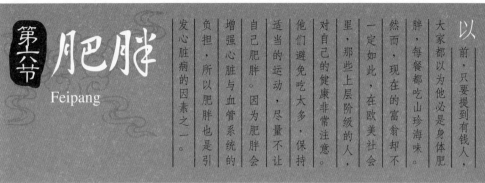

第六节 肥胖
Feipang

以前，只要提到有钱人，大家都以为他必是身体肥胖，每餐都吃山珍海味。然而，现在的富翁却不一定如此，在欧美社会里，那些上层阶级的人，对自己的健康非常注意。他们避免吃太多，保持适当的运动，尽量不让自己肥胖。因为肥胖会增强心脏与血管系统的负担，所以肥胖也是引发心脏病的因素之一。

1 肥胖是健康的天敌

在七十岁高龄的老人里，很少有极肥胖的人，一般老人的标准体重，都应是瘦弱型。由此可见，肥胖会妨碍长寿。

肥胖之所以会妨碍健康，主要基于下列原因：

①增强心脏与血管系统的负担。

②易患糖尿病与其他疾病。

③易患肝脏与胆方面的疾病。

④迫使呼吸机能下降。

⑤容易增加骨骼与关节负重。

⑥身体活动不方便，运动不足。

体重增加时，会加重心脏的活动与负担。皮下脂肪增加时，则会压迫皮下及肌肉的血管，心脏必须加强收缩，这对于心脏来说，无疑是沉重的负担。一旦成为高度的肥胖者，心脏自然会堆积脂肪，其结果是使心脏负担更重。

凡因营养过剩而引起的肥胖，会导致脂肪与胆固醇的产生，并使肝脏活动恶化，同时也会削弱胰脏的活动，引发糖尿病。而对于心脏和血管系统来说，会促使血管脆弱，让血液的成分改变，助长心绞痛和心肌梗死。

就冠状动脉疾病的发生频率来说，将糖尿病患者与非糖尿病患者作比较，前者会比后者分别多出两倍（男）和三倍（女）。同时，有冠状动脉疾病的患者，若同时患有糖尿病，则会使冠状动脉疾病急速恶化。所以现在美国心脏病协会的专家们干脆把糖尿病定义为冠心病的等同症了。

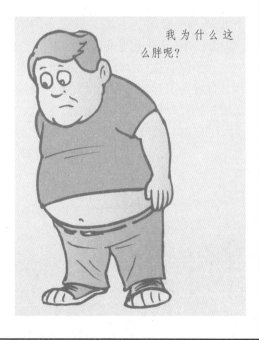

我为什么这么胖呢？

因此，肥胖会直接影响冠状动脉，而引起心绞痛和心肌梗死。它还会增加心脏的工作量和胆固醇，并且诱使糖尿病发作，然后导致心绞痛和心肌梗死，导致健康情况的急剧恶化。

那么，诸位究竟超过标准体重多少呢？请在系腰带时多加注意，因为胖瘦跟寿命息息相关。怪不得有人说腰带与寿命成反比。

② 肥胖的禁忌

①忌过多食用动物脂肪：过多食用脂肪（肉类），易使脂肪沉积在内脏器官而引起并发症，如脂肪肝、动脉粥样硬化、高脂血症等。

②限制糖类：主要是限制碳水化合物及水果、甜品等，如大米、白面、蚕豆、豌豆、土豆、藕粉、苹果、桃、梨、香蕉、大枣、蜂蜜、巧克力、炼乳、奶油蛋糕、甜面包等。

③适量喝水：脂肪组织具有滞留大量水分和盐类的特征，易使体内的残余物质排出减缓而积聚于组织内。肥胖者的饮水量，每日应为800～1500毫升，低于此值为不合适。当然，喝太多的水（如超过200毫升）也并非合适。

④限制食盐：食盐具有很强的亲水性，过食会引起口渴并刺激食欲，使体重增加，因此每日最多8～10克。

⑤限制含嘌呤高的食物：嘌呤高的食物，如动物内脏（肝、肾、心）、坚果类食品（如花生、腰果、核桃、豆类包括其豆腐制品）、鸡汤、鸭汤、肉汤等，要少吃，因嘌呤能增进食欲。同时嘌呤还可导致尿酸增加，增加患冠心病的危险性。

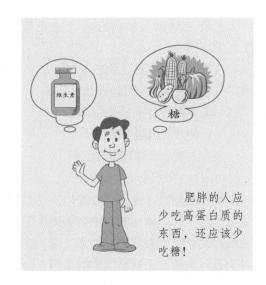

肥胖的人应少吃高蛋白质的东西，还应该少吃糖！

典藏精品版

家家必备的保健全书

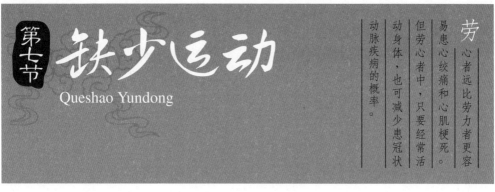

第七节 缺少运动

Queshao Yundong

劳心者远比劳力者更容易患心绞痛和心肌梗死。但劳心者中，只要经常活动身体，也可减少患冠状动脉疾病的概率。

1 为何推销员很少患心脏病

整天坐在桌子旁边工作的人，例如管理员、律师、医生、官吏、大学教授等，多半患冠状动脉疾病。而缺乏运动，正是他们患上冠状动脉疾病的最主要原因之一。

关于缺乏运动与冠状动脉疾病的关系，有过一项详细的调查报告。调查的对象是伦敦市汽车司机和售票员，看看他们冠状动脉疾病的发生频率。因为司机整天坐着，身体很少活动。反之，售票员为了剪票收票，而必须要在车厢里走来走去，整天活动身体；何况，伦敦市内车有上下两层，所以，售票员有许多机会活动身体。

运动量较少的司机，跟运动量较多的售票员之间，其冠状动脉疾病的发生频率如何呢？调查结果表示，司机发生冠状动脉疾病的比例要比售票员患冠状动脉疾病的比例大。这也足以证明运动不够会助长冠状动脉疾病的发生，当然司机开车，精神紧张也是其中一个重要的原因。

此外还有一份报告，那就是调查邮差和邮局内勤人员，在冠状动脉疾病的发生频率方面，有何差异。仅就一天的运动来说，因邮差远比邮局内勤人员活动多，所以两者之间，邮局内勤人员患冠状动脉疾病的频率也相当高。这也表示缺乏运动量会导致冠状动脉疾患的发生。

从这两项资料调查中，不难发现运动能够防止冠状动脉的硬化，而且有显著的效果。那么，运动对于这方面有何具体的好处呢？根据研究指出，运动确实能够提高良性胆固醇HDL的上升，对于预防动脉硬化也非常有利。其实道理

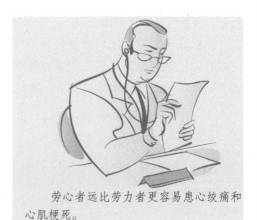

劳心者远比劳力者更容易患心绞痛和心肌梗死。

289

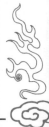

很简单，吃多少、耗去多少是没有东西积聚下来的；反之就有东西积聚下来了，久而久之这些不完全燃烧的废物就会堵塞血管、引起疾病。

每当我替长寿老人做健康检查时，都会很详细的询问对方的生活态度。结果发现他们都有若干共同之处，那就是不拘小节，勤于劳动，饮食清淡。事实上，有人懒惰成性，大小事情都要求助于人，而不大活动身体，这类人很少能够长寿。

2 步行有益于健康

数十年前，交通工具不似今天这样发达，物质生活尚停留在贫困阶段，不论个人喜欢与否，出行都得依靠步行。

到了今天，一般人都不喜欢走路了。不论去哪里，若缺乏舒适的交通工具，简直寸步难行。有人甚至上市场买菜，都不愿意走路。现代人几乎忘了走路这回事了。

凡登门来诊断冠状动脉疾病的中老年人，我都极力劝他们要多走路，因为走路其实是很好的健康疗法。

下班时，不妨在固定停车站的前一站下车，以便步行回去。平时应尽量少乘电梯或升降梯，最好走楼梯。

在办公室里的上班族，也要尽量活动身体。中午休息时，可到附近绕一圈，总之，要靠自己锻炼身体。

一般来说，女性比男性要长寿，当然也有遗传上的原因。但最明显的理由之一，恐怕是女性勤于操持家务，其运动量恰到好处。

有人以动物为实验对象，就是把动物分成两组。一组给予充分的运动，另一组则限制其运动，然后调查其饮食与寿命的关系。寿命最长的那一组，就是得到充分运动的；而另一组不运动的，则寿命很短。人类若每天享受山珍海味，而不做适当的运动，结果也会像受实验的动物一样。

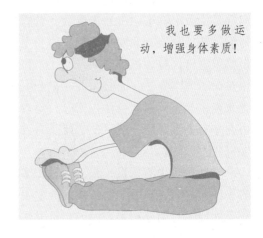

我也要多做运动，增强身体素质！

典藏精品版

家家必备的保健全书

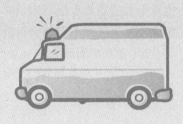

第四章

安排适宜的日常生活

心脏病的治疗和预防与日常的生活环境和习惯有着非常密切的关系，例如家居的布置、运动的选择等。总之，心脏病的治疗和预防是一个很系统的工程，如果你想保持健康，就必须多多注意对健康有益的生活习惯。不妨看看以下的建议，或许能对你有所启发。

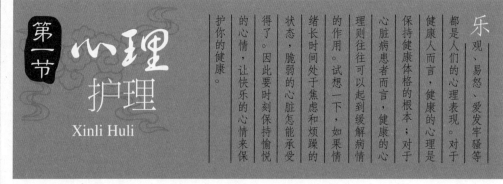

第一节 **心理护理**

Xinli Huli

乐观、易怒、爱发牢骚等都是人们的心理表现。对于健康人而言，健康的心理是保持健康体格的根本；对于心脏病患者而言，健康的心理则往往可以起到缓解病情的作用。试想一下，如果情绪长时间处于焦虑和烦躁的状态，脆弱的心脏怎能承受得了。因此要时刻保持愉悦的心情，让快乐的心情来保护你的健康。

1 保持愉悦心情，远离心脏病

很多心脏病人的情绪都不是很高，他们认为人都生病了，光应付身体不舒服的状况就够烦了，哪还有时间和心情笑？正是因为有这种心态，生病的人总是满脸忧郁。其实这样并不利于心脏病的治疗。俗话说：笑一笑，十年少。愉悦的心情对于心脏病患者缓解病情非常奏效。相反地，生气或不友善则可能提升患高血压或心脏疾病的风险。

2 心脏病患者应适度发泄

笑口常开是所有人心目中的最佳状态。一个人若能时常保持平心静气，甚至笑口常开，那是最好不过的事了，对于心脏病患者更是如此。当然，不是说不可发泄自己的情绪。有专家指出，生气固然可以导致心脏病，但爱生气却隐忍不发作的人，则更容易罹患心脏病。

事实上，适度地表达愤怒的情绪，有助于舒解压力，在预防心血管疾病上可能有某种程度的效果。当遇到什么不顺心的事时，发发脾气，适当的发泄一下，可以适度地舒解压力，对健康还是有一定帮助的。反之，当感到愤怒的时候，因顾虑某些因素，敢怒不敢言，长久下来会造成情绪的压抑，很有可能将心理上的压力演变成身体上的疾病。所以，作为心脏病和高血压等心脑血管疾病的病人，还是应该适度地发泄一下情绪，虽然过多的生气或动怒是有害的，但把这些生气和动怒压抑则更有害，当然最好的方法是根本不生气、不发怒，那是需要很好的"修养"的。

美国医学专家在美国《传染病学》期刊上曾发表过以下内容：

美国疾病控制与预防中心的研究人员，对美国1.3万名研究对象的性格与病历进行了长达6年的研究和观察，发现那些血压正常、本身爱生气但一直隐忍的人，心脏病突发的概率比血压正常、受到刺激便抒发愤懑情绪的人高2.3倍。

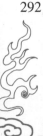

研究人员认为，天生易怒但又爱憋着的人，其情绪不利健康，也比较容易肥胖，易患高血压。此外，人在生气的时候体内会产生对血管和心肌有害的紧张激素，使血管内的斑块容易破裂，以致突发心脏病。

3 远离过度紧张

经过长期的调查发现，很多心脏病患者猝死都是因为经历过大喜大悲，或者是受到强烈的刺激而引发的。心脏病患者的心脏本身就比正常人脆弱，在受到外来干扰的情况下更是不容易控制自己的情绪；在这种情况下，心脏受到强大的冲击，心脏病发作的可能性也就随之而来。因此，爱护心脏要从避免强烈的刺激活动开始。但完全没有刺激的生活，却往往令人经受不起刺激，故理想的方法是控制刺激的强度和频率。

《英国医学杂志》上曾经刊登过这样的报道：1996年6月22日，当荷兰队在欧洲足球锦标赛上被法国队击败后，荷兰因心脏病和中风死亡的男性比该天前的5天内以及1995和1997年的同日多出了14人，增幅高达50%。然而，死亡女性的比例却没有增加。

看足球赛时，入迷的观众往往会跟着球赛的高潮迭起而情绪澎湃。这对于健康人而言是没有多大危害的，但对于心脏病患者就不同了。心脏病患者最忌讳的就是情绪的大起大落，因此，诸如观看足球赛、恐怖片这一类的活动对于心脏病患者还是适可而止为好。另外，对于心脏病患者而言，吸烟、暴饮暴食和过分紧张都可导致心脏病发作。因此，要尽量避免这些事情的发生尤其是同时发生，给心脏一个正常的休息机会。

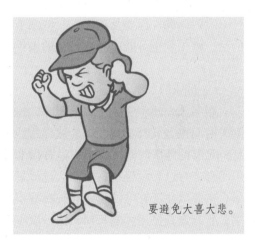

要避免大喜大悲。

家疗法全书 十大病症居

人人必知的健康常识

293

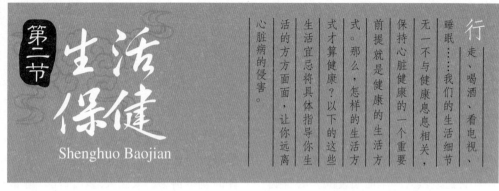

第二节 生活保健

Shenghuo Baojian

行走、喝酒、看电视、睡眠……我们的生活细节无一不与健康息息相关，保持心脏健康的一个重要前提就是健康的生活方式。那么，怎样的生活方式才算健康？以下的这些生活宜忌将具体指导你生活的方方面面，让你远离心脏病的侵害。

1 睡个健康的午觉

现代人的工作、生活压力都很大，因此睡眠不足也就成了人们普遍存在的现象。因此，许多人喜欢挤出中午的一点时间来睡个午觉。睡个午觉本身没有什么大的问题，但要是不注意一些细节的话，睡午觉也可能成为心脏病的杀手之一。

【不健康的午睡】

很多人爱睡午觉，不但每天睡，睡眠的时间也是又长又久，认为这样才能补充足够的睡眠时间。其实，这样做非但不会让自己感觉轻松，反而会越睡越累，常此以往还有可能引发心脏病等疾病。曾有调查显示，与每周只睡一次午觉（少于60分钟）的人相对照，喜欢睡午觉的人（每天睡上90分钟）心脏病发作比例整整高出50%，虽然这样的调查结果也是备受争议，但由此可见经常睡

午觉的危险性，实在是高得超乎想象。

【办公室里的健康午睡】

喜欢打个盹、睡个午觉的人，也不要太紧张了。只要掌握正确的午睡方法，午睡还是可以增强体力的。正确的午觉应该是这样睡出来的：

短时间睡眠。每次午休20分钟即可，时间越长对身体越不好。

摘眼镜睡觉。午睡的时候不要因为时间短就将眼镜或者是隐性眼镜留在眼上，这样睡醒后很容易使眼镜产生干涩感。

睡醒后洗脸。午觉睡醒后应马上洗把脸，动一动身体或是喝杯茶，这样才能投入下午紧张的工作之中。

其实，习惯经常睡午觉，主要是偏向静态生活，缺乏运动的原因所致。因此，平日里多参加些活动，多做点运动，会让自己的精神比睡午觉来得更好。

2 徒步行走好处多

现代社会，人们不论走到哪里，永远以车代步，上下楼也是利用电梯或扶

手梯代步。习惯了如此生活模式的今天，许多人不到50岁，就早已身心疲乏、衰

退，甚至猝死。

相反的，那些时常徒步行走的人，譬如说住在安第斯高地的山地民族等，即使是过了90岁的高龄长者，不论是脚，还是脸部，都不亚于年轻人，依旧健康硬朗。

【人类由腿部开始老化】

腿部一旦不太使用，其肌肉便会开始衰退。如此一来，血液循环所需的肌性泵（将静脉血液输送回心脏的肌肉机能）将变小，血液容易停滞于下半身。结果将造成流向脑部的血液循环不顺，脑部发生营养障碍，也就会发生所谓的老年痴呆症。

【徒步的好处】

徒步，这个简单的运动，对人体却有数不清的好处存在：

包括强化心脏、肺脏功能，改善血液循环，防止老年痴呆症，增强肌肉、血管的弹性，增加抵抗外来压力的力量，加强对病菌的抵抗力，提高运动能力等等。

【正确的徒步方法】

单纯的无目的的徒步将会使效果降到一半。因此，徒步时应该注意下列各点：（1）一边摇摆两手一边行走；（2）伸直背部筋骨徒步而行；（3）往前直走；（4）1~2千米毫无休息的行走；（5）在泥地上、坡道上及草地上徒步等；（6）有时需要加快脚步行走；（7）一天至少徒步一万步以上。

③ 控制体重

"当皮带渐渐加宽时，寿命也就跟着缩短。"就像这句话所说的一样，成年人的肥胖很容易诱发各种成人病，成为缩短寿命的主要原因。同样的，肥胖对心脏的影响也是很大的，其途径又大概是：肥胖—心脏负担—心室肥大—心脏病。

所谓肥胖，是指身体的脂肪过剩，而让身体背负多余的负担的状态，因此心脏也必须配合输送大量的血液。然而，末梢血管的数量是无法增加的，所以心脏在这种情况下会有血压上升的现象。这也就是为什么过胖的人有高血压的原因了。心脏在如此的状态之下，长期下来会导致心室肥大，成为心脏病致病的一大原因。另外，过剩的脂肪也会促进动脉的硬化，成为

导致糖尿病的病因之一。

【肥胖并非光减少食量就行了】

那么，避免肥胖该怎么做才好呢？

大家似乎都会很单纯的认为，只要减肥就应该没问题。但是有时候不适当的减肥方法，反而会更加促进肥胖度。其中最常见的例子就是"不吃早餐"了。

也许有的人会认为，不管一天是进餐一次还是两次，只要在量方面把每日所要摄取的量控制好就行了。然而，有些理论认为人类的身体是以一天为周期的生命周期体。早晨起床后，在不妨碍人体活动的原则下，胃液会很快地开始分泌，并且等待被消化物的来临。这时，如果不进食早餐，胃里面就没有东西可消化，到最后只好消化胃壁自己。

〖三餐要正常〗

不吃早餐，或是吃过于简单的早餐，反而会养成吃零食的习惯，并对其他两餐造成不良影响。如此一来，一天所进食的反倒更多，结果会导致更加肥胖。

不吃早餐的习惯如果更进一步发展，身体的抵抗力会低下，容易感冒。所以，最重要的莫过于三餐正常摄取，并且时常活动筋骨。

4 不贪睡

心脏病患者在接受治疗的时候总会被医生告知，要保证充足的睡眠，这样才可以消除身心疲劳。但并不是说睡的时间越长对身体越好，过度的睡眠反而会对心脏病患者造成心脏的压力，从而影响病情的好转。

〖做梦影响睡眠〗

睡眠可分为：中度睡眠及快动眼睡眠两种。中度睡眠指的是入睡后的初期睡眠，是精神休息方面的普通睡眠。快动眼睡眠是指入睡70～80分钟后，显示出精神活动相当活跃的睡眠。

而我们通常所经历的"做梦"也就是两者在某个一定的周期里相互交替，出现的所谓睡眠时空。常做梦和心律不齐有着非常密切的关系。

〖贪睡助长心律不齐〗

通常情况下，睡眠的过程中一做梦就无法保证睡眠质量了，因为做梦时人的精神活动还是相当活跃的，因此，晚上一做梦，第二天就会出现精神异常的现象。好梦会造就一个好的心情，噩梦会造就一个坏的心情，但如果从心理学角度来分析，那就一点也不奇怪了，因为这都与人的潜意识有关。而心脏不好的人似乎更容易做梦，在其心脏衰竭的初期，每晚做梦几乎是理所当然的事。这是由快动眼睡眠时因心律不齐，产生轻微的呼吸困难而引起的。因此，长时间的睡眠将会助长心律不齐的发生，对于心脏患有疾病的人而言，反而会起到反作用。因此，很多心脏病患者为了慎重起见，想养成了早睡早起的习惯。其实，这也是不必要的，睡眠时间不充足对心脏也不好，一般来说，心脏病患者一天的睡眠时间保持在7～8个小时就是最佳状态。

5 科学的沐浴

大多数人认为心脏病人不适合沐浴，尤其是泡浴。其实，这要根据心脏病的程度而定。如果连平时走两步路都觉得气喘的话，泡浴就不要奢望了。

〖科学的入浴测量〗

作为心脏病患者而言，沐浴虽然不是完全禁止，但是也应该小心注意。因此，心脏病患者在入浴前应该先测量一下脉搏，如果脉搏正常则可以放心入浴，如果脉搏不正常的话，最好还是打消入浴的念头，等待脉搏平稳时再进行。

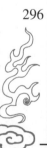

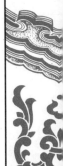

人人必知的健康常识

〖入浴的注意事项〗

冬天入浴：如果是冬天入浴，要尽量让蒸汽弥漫在浴室，温暖浴室后再入浴。因为，浴室的温度和浴缸的温度相差过大时，这个温差变化将会造成血压突然上升的状况。不要第一个入浴，待他人都入浴之后再入浴较为保险。

入浴水温：洗澡水以40摄氏度为最佳。洗澡水过热时，血管会突然收缩，再快速的扩张。如此一来，增加血液的循环量，心脏变得非急促跳动运转不可。也就是说，过热的洗澡水是心脏病发作的诱因之一。相反的，温温的洗澡水反而可以促进新陈代谢、松弛肌肉、下降血压，好处多多。此外，沐浴的时间也不可过长，有人认为长时间沐浴对身体有好处，其实不然，对于心脏不适的人群而言这是促使其发病的诱因之一。因此，将沐浴的时间控制在10～20分钟最好。

入浴水深：如果是选择泡浴的话，洗澡水最好不要放得太满，最高也不能超过胸部。浴室温度低时，全身不得不浸泡在水里。但是身体大部分浸泡在水里，水压会增加，妨碍胸部及腹部的呼吸运动，增加心脏的负担，呼吸会感到困难。这种情形发生时，不妨将身体抬高点，但要注意用大浴巾将肩膀包起来。

6 健康的性生活

很多人认为患了心脏疾病是不可以进行性生活的，其实不能这样一概而论，能不能进行性生活要看患者的患病程度。心脏病专家菲利浦·里查特曾说过："许多有心脏病的人是有可能继续他们的性生活的，但先要看是什么样的心脏病，其次是什么样的性生活。"愉悦适宜的性生活对心脏病人是有益的。

〖何时进行性生活〗

过去有人认为，能爬上两层楼梯的病人就可以进行性生活，而不会导致心脏病的发作。但是要强调的一点是，性生活中所耗费的体力并不一定相同，而且在性生活中还有一些与平时爬楼梯所不同的生理与精神因素。

性生活通常伴随而来的是兴奋的反应。这样的反应将造成调节支配心脏的自律神经及内分泌的机能亢进，对心脏造成沉重的负担。大多数情况下，患有轻度心血管疾病—如病情稳定的高血压，较轻微的与心脏病有关的胸疼或过去曾有过心脏病发作而没有并发症的男性或女性，可以安全地进行性生活，并在医生的允许下进行性功能障碍的治疗。

〖何时不可进行性生活〗

一般说来，心肌梗死后3～6个月内应避免性生活，6个月后可根据康复情况，逐渐恢复性生活。曾有心绞痛发作史的病人，要根据病情由医生决定是否可以进行性交。在充血性心力衰竭状态下，应绝对禁止性生活。

另外，还有一个"重要的例外"，那就是，正在服用硝酸类药物治疗心脏病的患者绝对不能服用"伟哥"来提高性生活的质量。

297

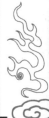

第四篇

〖性生活注意事项〗

过性生活时，应避免鲁莽和过度延长时间，适当缓慢逐步进行，注意选择双方都比较适于放松的体位。

假如在性交时发生胸痛、胸部紧束感或呼吸困难，病人应放慢或终止性交。

病人的伴侣应当注意了解患者的身体状况、情绪感受和变化，应当在舒适、自由、愉快的气氛中完成性活动。

7 排便时不憋气

很多人因为饮食不当或者是身体不适，很容易出现便秘的现象。人们说便秘是万病之源，事实确是如此，便秘对心绞痛、心肌梗死等心脏病患者也是大敌。

〖憋气用力排便的危险〗

便秘时人们总是习惯性的憋气，其实憋气对人体健康是极为不利的。即使是一般正常的人，在憋气用力排便时，血压也会升到200毫米汞柱（26.7千帕）左右。这对于心脏病患者而言就更加不利了。由于憋气时需要非常大的能量、力气，同时造成许多内脏的负担，所以很容易引起血压的突然上升，而血压一上升就容易引发心绞痛，让人瞬间倒地不起。其实，这些现象在我们的日常生活中也是常有耳闻的。事实上许多著名人物都是在排便时心脏病发的。

此外，便秘时肠内气体有异常现象发生，时常有腹部膨胀的情形。如此一来，横膈膜便被往上顶，进而压迫到心脏。结果，容易有悸动、心律不齐的情况产生，许多人憋气排便后都会有心悸的感觉。

〖便秘的日常疗法〗

①饮食中必须有适量的纤维素。每天要吃一定量的蔬菜与水果，早晚空腹吃苹果一个，或每餐前吃香蕉1~3条。

②主食不要过于精细，要适当吃些粗粮。

③早起空腹饮一杯淡盐水或蜂蜜水，配合腹部按摩或转腰，让水在肠胃振动，加强通便作用。全天都应多饮凉开水以助润肠通便。

④进行适当的体力活动，加强体育锻炼，比如仰卧屈腿，深蹲起立，骑自行车等都能加强腹部的运动，促进胃肠蠕动，有助于促进排便。

⑤每晚睡前，按摩腹部，养成定时排便的习惯。

⑥保持心情舒畅，生活要有规律。

当便秘成为引发心脏病的原因之一时，积极的治疗便秘也就成了预防心脏病发作的重要内容。

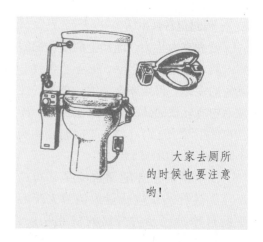

大家去厕所的时候也要注意哟！

8 心脏按摩

冠心病是冠状动脉粥样硬化性心脏病的简称，临床以心绞痛、心肌梗死、心律不齐、心力衰竭、心脏扩大等病状为主，属中医胸痛、胸痹范畴，多为心阳不足，心脉淤滞所为。长期的临床经验表明：按摩疗法对防治冠心病有一定疗效。

【心脏按摩方法】

抹胸：以一手掌紧贴胸部由上向下按抹，两手交替进行，按抹 4×8 次，按摩时应直接接触皮肤。

拍心：用手掌或半握拳拍打心前区，拍打 6×8 次，拍打轻重以患者舒适为度，偏轻为好。

压内关：以拇指指腹紧按另一前臂内侧的内关穴位（手腕横纹上二指处，两筋之间），先向下按，再作向心性按压，两手交替进行。对心跳过快者，手法由轻渐重，同时可配合震颤及轻揉；对心跳过慢者，用强刺激手法。平时则可按住穴位，左右旋转各10次，然后紧压 1 分钟。心绞痛甚者，可加按心俞、膻中穴位，以宽胸理气止痛；气急、胸闷者，可加按肺俞、定喘穴位，以宣肺降气；脉微沉细者或慢性心衰水肿者，可加按复溜、阴陵泉穴位，以利水消肿；阳亢者可加按合谷、太冲穴穴位，以平肝潜阳。

9 注意口腔卫生

所有资料都表明，慢性牙龈炎可加重心脏病，而心脏病是导致人们死亡的

【心脏停止跳动时的急救】

心脏停止跳动时，须马上进行人工呼吸及心脏按摩的急救工作。其步骤如下：

①将患者放置在坚硬的平台上，脸部朝一侧使其平躺。取出其口腔中一切物体，如假牙等。

②将自己的手放在患者的头部下方，或者是拿替代物放置在患者的肩部下方。另一边的手，正对患者的头部、用力地将患者的头部重复的向后压推。其目的在于防止气道被阻塞的可能性。

③接下来，深呼吸一口气，捏住患者的鼻部，对着患者的嘴部用力将气吹入。空气一旦被吸进，患者的胸部就会膨胀；一旦将口离开患者，空气就有如被吐出般地重复着呼吸动作。

接下来的动作，平均每隔5秒1次，做2～3次。人工呼吸后应马上按压心前区，要求每分钟按压80～100次，做20次的人工呼吸，这样一来二者相互交换进行之间，血液循环及气体代谢将起作用，确保人体的生存。紧急急救一旦稍有延迟，将造成缺氧的现象，甚至会使细胞组织受到破坏。但这些急救动作，并非讲一讲就能学会的，心脏病患者的家属或其他有需要的人士最好都参加1～2天的专门培训班。

主要原因。这是为什么呢？牙龈炎是一种能导致口腔以外器官疾病的细菌感染。

299

专家表明，良好的口腔卫生对整个身体健康而言是非常重要的。因此，一定要正确刷牙和用牙线清洁，并找牙科医生进行定期体检。消除消化系统的胃幽门螺杆菌感染。

〖**口腔卫生与心脏病的关联**〗

究竟是为什么说口腔卫生对心脏病有一定影响呢？目前为止还没有肯定的答案，只是在对二者关联的研究中得出了两种假设：

第一种：牙周的致病菌能够进入血流，侵袭了血管壁并最终引起动脉硬化症，从而导致心脏病的发生。目前关于幽门螺杆菌会否引起心脏病这一假说，科学界还在争议中。

第二种：根据几项研究显示，牙周感染能增加血浆中的纤维蛋白原的水平，而纤维蛋白原的增加会引起血栓，从而导致心脏病的发生。

〖**保持口腔卫生**〗

充分咀嚼：充分咀嚼粗糙而富有纤维的食物，能摩擦牙面，刺激唾液分泌，达到洗刷牙面，按摩牙龈的作用，并可增强牙周组织的血液循环和抗病能力。

漱口：进餐后如不能进行刷牙，应养成饭后及时漱口的习惯。漱口时将漱口水含在口内，上下唇闭合，然后鼓动两颊及唇部，使漱口水在口腔内充分地接触牙齿、牙龈及口腔黏膜，达到反复冲洗、清除易脱落的口腔污物的作用。

牙间隙的洁净：两个牙齿之间的缝隙最易滞留污物，也是较难达到清洁的区域。日常的处理方法，通常是使用牙签或牙线的方法，进行剔除。

刷牙：刷牙是当今人类保持口腔清洁、按摩牙龈的最主要的日常口腔卫生措施。它能清除的口腔污物并能防止部分牙结石的累积。

以上资料表明，对牙周炎不可掉以轻心。应保持良好的口腔卫生，这样不仅有利于牙齿健康，也可以有效地预防心脏疾病的发生。

10 身体各部位的检查

很多心脏病患者在接受医生治疗的时候，总是被医生告知："你错过了最佳的治疗时间！"其实，在日常生活中很多心脏病的早期症状都不受到人们的重视，尤其是年轻人更是如此，当自身出现胸闷、心慌等症状时，总是觉得忍一忍就过去了，殊不知就是在这种心态下延误了自己的病情。

心脏病除常见的心悸、心前区疼痛等人们熟知的症状外，常常还有一些体表征兆。注意观察这些先兆症状，就能及早发现、及早治疗。

呼吸：如果在做一些轻微活动或者处于安静状态时，出现呼吸短促现象，但不伴有咳嗽、咳痰等症状。这种情况很可能是左心功能不全的表现。

脸色：如果脸色灰白而发紫，表情淡漠，这可说是心脏病晚期的病危面容；如果脸色呈暗红色，这是风湿性心脏病、二尖瓣狭窄的特征；如果呈苍白色，则有可能是二尖瓣关闭不全的象征。

鼻子：如果鼻子硬梆梆的，这表明

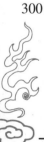

心脏脂肪累积得太多；如果鼻子尖发肿，表明心脏脂肪可能也在肿大或心脏病变正在扩大；此外，红鼻子也常预示心脏有病。

皮肤：当皮肤呈深褐色或暗紫色时，就要注意是不是慢性心力衰竭或晚期肺源性心脏病了。皮肤黏膜和肢端呈青紫色，说明心脏缺氧。

耳朵：心脏病人在早期都有不同程度的耳鸣表现，如果发现耳垂出现一条连贯的皱褶，极有可能是冠状动脉硬化所致。

头颈：如果由锁骨上延伸到耳垂方向凸起一条表筋如小指粗，很可能是右心功能不全。

肩膀：天气明明很好，而且工作并不累。左肩、左手臂内侧却有阵阵酸痛，这有可能是冠心病。

手脚：手指末端或趾端明显粗大，并且甲面凸起如鼓槌状，常见于慢性肺源性心脏病或先天性青紫型心脏病患者。

下肢：中老年人下肢水肿，往往是心脏功能不全导致静脉血回流受阻的表现。如果常心悸、气喘，只有蹲下才能缓解，这是先天性心脏病的特有表现。

11 经常补水

水有止渴、镇静、稀释血液、散热、润滑、利尿、运送营养等功效，而且目前已有研究证明，水与老年人冠心病发作有着密切的关系。

据统计，心绞痛、心肌梗死多在睡眠时或早晨发作。老年人由于生理衰老等各种因素，大都有不同程度的动脉粥样硬化等疾病，血液黏稠度也较高。人在夜间因呼吸和出汗会消耗部分水分，加之老人常有起夜习惯（小便多），水随之消耗也较多。夜间缺水会使血液黏稠度升高，血流量减少，血小板凝聚，粥样硬化的血管更易产生栓塞，当栓子脱落在脑动脉、冠状动脉及其分支内时，就可出现急性供血不足导致坏死。所以，老年人尤其患冠心病的老年人，重视饮水是预防心梗发生的重要保健方法之一。

由于不少老年人神经中枢对缺水反应不太敏感，会因"不渴"而不愿喝水，这样一来身体经常处于一种轻度脱水而不自知的状态。因此，老年人即使口不渴也要常喝点水。可根据自身情况，在临睡前半小时，适当喝些水。早晨起床后，首先饮一杯温水（200毫升左右），可及时稀释过稠的血液，促进血液流动。夜尿多者，起解时可喝些白开水，能补偿体液的消耗。当气候炎热或饮食过咸时，更应多喝些水，这既可补充流失的水分，也可将废物及时排出体外，防止人体血液酸性化而损伤血管。

水分的平衡在夏天尤为重要。夏天血管扩张，出很多汗，水分大量丢失以后，高血压病人的血液黏稠度会更高，这样可能会引起一系列问题。要避免急喝水，尤其是在剧烈运动后猛喝冰水，会导致胃肠血管剧冷而收缩，极易胃疼，对大脑也有刺激，还会增加心脏和血管负担。喝多少水才够呢？这要看尿量，如果排尿不够1000毫升说明水不够，要及时进补。没有什么特殊情况，每天保持尿量在1500～2000毫升是最合适的。

12 用力咳嗽自救

很多心脏病人因为突发的心脏病无法得到及时的救治而身亡。当这样的遗憾频频发生时，人们就在想一种可以在心脏病突发的情况下及时自救的方法。咳嗽自救术是波兰医生彼得兰茨在维也纳召开的2003年欧洲心脏学会上介绍的一项新技术。研究人员发现，在心跳骤停突发时，患者的血液循环会突然停滞，而猛烈的咳嗽能够增加胸廓内部的压力，对暂时缺血的心脏起到间接的按摩作用，会增加血流量，给大脑补充氧气，使患者暂时保持清醒，为等待专业救护赢得宝贵的时间。现在，已经有很多医院在对心脏病患者传授这一简易却意义重大的自救术了。

其实，咳嗽自救的技术要求并不高，但对时机的把握要求却相当高。从一个人感到自己心跳不正常，到开始感到快要昏过去，大概只有10秒钟的时间。所以只要一感到心跳不正常，患者就要立刻开始咳嗽。每一次用力咳嗽前，都要先深吸一大口气。然后，用力地咳一下，好像要把胸腔深处的痰咳出来一般。每隔1～2秒咳嗽1次，5次后可以稍停一下，直到救护车赶到，或者感到心跳恢复正常时才能休息。

有的患者心血管的调节能力较差，在卧床稍久或蹲厕起来后，会因体位性低血压而发生晕厥。这时候中老年人也可以先吸足了气再用力咳嗽几声，以便促进心肺循环，使血液流入心脏，并通过"震颤"使心脏加快收缩。

还有的自救方法就是在心脏病突发征兆出现时，抓紧时间拨打急救电话，或者向旁人求助。中老年心脏病患者应随身携带急救药物，或者可以迅速吞服一片阿司匹林、一片硝酸甘油，也能起到临时急救的作用。

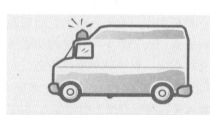

在心脏病突发征兆出现时，抓紧时间拨打急救电话。

13 过冷天气对心脏病患者不利

过冷的天气很容易引起心脏病的发作。因此，夏、冬两季比较起来，心脏病的死亡率，冬季远比夏季来得高。这是因为寒冷容易给予心脏不良的影响。

〖夏天不可掉以轻心〗

心脏病患者在选择工作环境时应以不寒冷为宜，这对心脏病患者是非常重要的条件。另外，湿度高的环境也不是很理想的。

有人会说了，那在夏天，气温比较高，这样是不是对心脏病患者的身体状况有好处呢？其实不然，在炎热的夏季，很多公共场所、办公场所都开了冷气，而且冷气也大多调得过低。待在这样的冷气房里，里面冷、外面热，对于心脏病患者而言，忽冷忽热一样有很大的危险。

【冷气房中的"冷气病"】

在冷气刚开始普及时，因冷气房的温度过低而易生成疾病，所以有了"冷气病"这个新名词，并且时常有所耳闻。

至于"冷气病"的征兆可总结为下列几项：容易疲劳、手脚有倦怠感、头疼、腹部疼痛、开始有神经痛、经期变得不顺、皮肤变得粗糙等等。冷气病一方面与温差变化大有关；另一方面，也与空调房的空气不干净有关。因而在空调房里要注意定期换气。

在了解冷气所带来的负面影响之后，人们开始渐渐地减弱冷气的强度。然而，冷气病并非从此就销声匿迹。根据某项调查，至今仍然有将近40%的工作环境正受着温度过低的冷气的负面影响。

以上的各种症状似乎都发生在室温25℃以下的工作环境中。因此，除了以体力劳动为主的职业以外，一般的工作环境最好将室温控制在25℃较为理想。这样的温度既不会让人感到大汗淋漓，也不会让人感到全身冰凉。

14 久坐会对心脏产生压迫

长时间坐办公桌上班的人，全身的重量都要靠腰部来支撑。因此，加诸在腰部的重量负担可说是超过本来应有的重量。不论怎么年轻、不论如何拥有强力而柔软的肌肉的人，只要每天都处在这样的状态下，柔软性将会消失，肌肉将变得硬直，直到最后老化。

另外，长期坐办公桌的人，总是很容易将上半身往前倾，以致压迫到心脏、肺部，增加血液循环的负担。打字员、总机接线员等工作，则特别频繁地使用腕部、手部及手指，对神经方面的紧张似乎也有很大的影响。

因此，下班后消除疲劳的活动，在预防心脏病方面是很重要的。

15 慎用避孕药

对于心脏病患者而言，避孕也是日常生活中应当引起重视的一件事情。因为不当的避孕方法可能会导致自身病情的加重。因此，认真对待避孕，选择适合自身身体状况的避孕方式是健康生活的基础。

一般情况下，心脏病患者适宜采用避孕套等外用避孕方式，而不宜使用避孕药。这是因为短、长效避孕药中都不同程度地含有雌激素，使用避孕药后体内雌激素的含量过多，会使体内钠离子和水分排出减少，血容量增加，加重心脏负担，甚至引起心力衰竭。而且，避孕药能使血液粘性增加，容易形成血栓，对心脏也不利。

另外，服用避孕药的妇女如果大量吸烟的话也会加重心脏病的发作。早先的研究已发现含有高雌激素水平的节育药能增加妇女心脏病发作的危险，如果

服药的人大量吸烟则更是如此。每日吸烟在25支以上又服用小剂量节育药的妇女，其心脏病发作的可能性是不吸烟或不服药者的32倍以上。服用小剂量节育药并大量吸烟的妇女心脏病发作的危险增加程度与吸烟并服用大剂量节育药物的人相似。因此，建议使用口服避孕药的妇女不要吸烟。

16 女性的鞋高

很多女性为了增高，凸显自己的身材，总是喜欢穿高跟鞋。而生产商正是抓住了女性的这一特点，将鞋跟的高度一提再提，这一做法果然迎合了一些女性。然而，穿着高跟鞋气质上是改变了不少，但对于健康而言，经常穿过高的鞋子对身体的负面影响也是很大的。

〖 高跟鞋压迫脚部肌肉 〗

女用鞋方面较成问题的是鞋跟的高度。一般高度在1厘米左右的称为平底鞋，3厘米以下的称为低跟鞋，5厘米左右的称为中跟鞋，而9厘米以上的称为高跟鞋。相信几乎所有的女性都有穿高跟鞋的经验。

穿高跟鞋时，往往是在脚趾头紧缩的状态下行走。在那么狭小的空间内，脚趾容纳在其间，其实是承受着相当大的压力。

如此的状态如果长时间持续，脚很容易变形。有时候是脚拇指向外弯曲，形成外翻拇指病，骨头时有疼痛现象，有时甚至还有严重的发炎而动手术也无

法医治的情形。除此之外，还会有腰痛、全身疲劳的现象，对身体也会造成很大的影响。

尽量不穿高跟鞋对身体是比较好的。然而，完全不穿有高跟的鞋也未必是件好事。鞋跟原本有平衡足内压力的作用。鞋跟高度在2～3厘米不容易疲劳，但一旦超过这个高度，身体的重心会向前倾，产生许多障碍。

〖 高跟鞋引发的事故 〗

除了因每天穿用的鞋子而引起的障碍之外，因鞋子的大小尺寸不合而引起的事故也不少。尤其是患有心脏病等症的女性，穿高跟鞋时一不留神就有摔倒的危险。对于一般健康的人而言，偶尔的摔一跤不是什么大事，但对于心脏病患者而言就不同了，这一跤很有了能会促发心脏病，千万不可大意。

因此，针对这一点，女性似乎也应该在选购鞋类时，就鞋子的机能以及自身的身体状况而多加考虑。

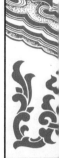

第五章

心脏病的饮食疗法

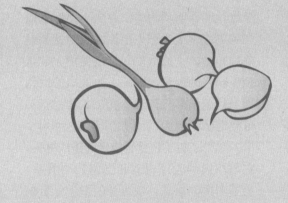

因为心脏病的发生多数与动脉粥样硬化有关，所以对病人的饮食要求应以低胆固醇和低动物性脂肪的膳食为主。病人可多吃些水果及蔬菜，适量进食瘦肉、鱼类和豆制品等，食用油应以植物油为主，避免过量进食蛋黄、动物内脏、肥肉、鱼子、猪皮、动物油等食物。同时，还要求病人少食多餐，进食不宜过饱。总的原则是，每天摄入的脂肪应少于人体每日所需热量的30%，一半以上的热量应从蔬菜、水果和谷物中获取。

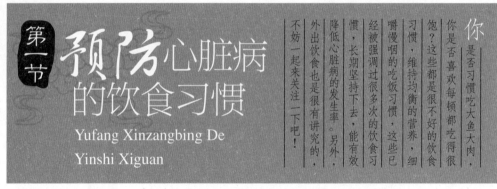

你是否习惯吃大鱼大肉，你是否喜欢每顿都吃得很饱？这些都是很不好的饮食习惯，维持均衡的营养，细嚼慢咽的吃饭习惯，这些已经被强调过很多次的饮食习惯，长期坚持下去，能有效降低心脏病的发生率。另外，外出饮食也是很有讲究的，不妨一起来关注一下吧！

第一节 预防心脏病的饮食习惯

Yufang Xinzangbing De
Yinshi Xiguan

1 维持营养均衡对身体健康的重要性

动物没有食物就不能生存，植物也是一样，植物是把氮、磷、钾、二氧化碳等无机物作原料，通过光合作用，使自身得以生长，但是动物却不能这样。

食物在胃或肠内被消化吸收，经肝脏处理后，通过血液，被送往全身，有的成为身体的材料，有的作为热能被消耗。维生素是使这个过程得以顺利进行的保证。除这类有机物外，所谓矿物质，如钠或钾等无机物，对维持生命也必不可缺，例如，伴随心脏的跳动，会产生电流，睡眠或觉醒能见到脑电波，立刻就知道这是因为脑的活动所表现出来的

缘故，即证明动物的生存会永不停息地产生电流。成为产生电流源泉的是细胞外钾、钠离子的浓度、梯度变化，这就是生物电的源泉。因此，血液中的钠和钾一旦超出某种范围的变化，动物就不可能生存。

另外，钙不仅是骨或牙的组成材料，它与肌肉的收缩也有相当密切的关系。为了形成红血球，铁以外的微量元素铜或钴金属也不可缺少。总而言之，要时常维持各种营养素的均衡，根据年龄或性别、工作的轻重，摄取适当的食物是十分必要的。

2 "三少三多"的原则

当心脏病成为危害中老年人生命健康的疾病之一时，人们对心脏病也是越来越关注。从生活起居到体育锻炼，从衣物配置到饮食疗法……我们一直强调，合理健康的饮食对身体健康有很大的影响。对于心脏病人来说，合理健康的饮食对病情有缓解作用。专家建议，心脏

病患者在日常的饮食中应做到"三少三多"。

〖饮食中的"三少"〗

少食：心脏病人不能等同于一般人，不能想吃什么就吃什么。仔细观察一下我们身边的人，不难发现，心脏病患者大多都属于体重超标型。心脏病患者体

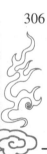

重超标对心脏病的治疗有着很不利的影响。因此，在日常的饮食中应控制每日热量的摄取，每次进食都不宜吃饱，基本上以不饿为原则，以免加重肠胃的负担而引发心脏病。

少脂：平日里过多食用高脂肪、高胆固醇的食物会引起肥胖、高血脂等病状。其中高血脂还有可能引起动脉硬化。因此，控制脂肪和高胆固醇食物的摄入量就势在必行了。在饮食方面，应避免吃动物性食品，少吃肥肉、奶油、黄油等脂肪类食物；少吃动物肝脏、脑、鱼子等含胆固醇高的食物；多食用豆类等对防治冠心病有利的食物。

少盐：不轮是健康人还是心脏病患者，过多的食盐对身体都有很大的影响。盐会增加血容量，加重心脏负担，因此食盐要控制好量。

〖饮食中的"三多"〗

多补充膳食纤维素：胆酸郁积于体内很容易引发心脏疾病。多补充膳食纤维素就可以促进胆酸从粪便中排出体外，从而减少胆固醇在人体内的生成。蔬菜中含有丰富的纤维素，多食蔬菜有利于人体对纤维素的摄取。据专业人士分析人每天要摄取15~30克的纤维素才能满足需求。

多补充微量元素：微量元素数量不多，但作用很大，心脏病人同样离不开。硒能保护心脏，防止病毒感染，被称为心脏的"守护神"。铬能强化胰岛细胞，预防糖尿病，还能抑制胆固醇的吸收，从而减缓或阻止冠心病的发生、发展。此外，钙、镁、钾、碘等矿物元素也对保护心脏有大的帮助。

多补充维生素：维生素对人体健康的帮助之大是众所周知的。丰富的维生素更是心脏病人的必需之物。其中维生素C能改善冠状动脉的血液循环，保护血管内皮细胞的完整性，还能促使胆固醇生成胆酸，从而降低血中有害的胆固醇；维生素E具有很强的抗氧化作用，能阻止不饱和脂肪酸发生过氧化，保护心肌，预防血栓。蔬菜、肉类、豆制品中都含有丰富的维生素，均衡的摄取各种食物营养是健康身体的保证。

③ 合理膳食

有人把心脑血管病比作一种"生活方式病"，日常生活中不良的膳食习惯在其发病过程中起到了非常重要的作用。因此，合理膳食是预防和控制心脑血管疾病的重要手段和措施。

多素少荤：长期大量地摄入高脂类食物，特别是肉类、蛋黄、奶油、动物内脏等，会提高体内胆固醇和甘油三酯的水平，导致高脂血症和动脉粥样硬化。在平日的饮食中应多摄取蔬菜，这有助于增强人体对食物纤维素的吸收。

多水少盐：多饮白开水，可以促进身体内细胞的新陈代谢和机体内毒素的排泄，多饮水可以降低人体血液的黏稠度。而盐则不可多食。食盐即氯化钠，钠摄入过量是导致高血压的主要原因之一，尤其是每天超过8克者危险性更大。研究发现，在每日盐摄入量低于3克的人

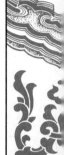

家疗法全书 十大病症居

人人必知的健康常识

群中平均血压低，且无明显随年龄的增长升高的趋势。我国广东人膳食口味淡，其高血压发病率明显比北方高盐地区低。如已习惯于"咸"味，建议在炒菜起锅时再放盐。这样"咸味"足而实际放盐少，因为此时食盐未渗透进食物内。在日常生活中应做到少盐多水。

多粗少精：生活条件越来越好了，人们的饮食也就越来越挑了。菜肴以肉类为主，主食也往往都是精米精面，认为这样才是所谓的"好生活"。其实，这样做不仅不利于人体吸收维生素、纤维素和微量元素，还会加大冠心病发病的危险。而膳食纤维则能有效降低血脂，减少冠心病风险。特别是蔬菜、薯类和其他粗粮，含有丰富的膳食纤维、多种维生素和微量元素及粘蛋白，能阻止胆固醇在血管壁中的沉积，预防动脉硬化。

多茶少酒：饮酒是现代人应酬、交际、沟通的重要方式之一，但大量饮酒可使冠心病死亡率增高。这是因为酒精一是能够直接升高血压；二是可以提供高热量，刺激脂肪组织，导致脂肪堆积；三是能抑制脂蛋白脂肪酶活力，促使肝脏合成前b脂蛋白，升高血甘油三酯。而饮茶则不同，多饮茶特别是新鲜绿茶，对预防心血管病大有裨益，因为茶中的茶多酚有强烈的抗氧化作用，还可促进多余胆固醇自肠道排泄出体外。

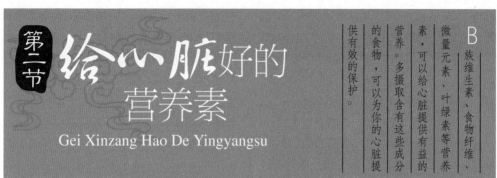

第二节

给心脏好的营养素

Gei Xinzang Hao De Yingyangsu

B 族维生素、食物纤维、微量元素、叶绿素等营养素，可以给心脏提供有益的营养。多摄取含有这些成分的食物，可以为你的心脏提供有效的保护。

1 有益的食物纤维

曾经看到过这样的一个测试：东方人和欧美人比较起来，谁的排便量较多？—答案是东方人的量较多。这是东方和欧美的饮食习惯相异的代表。东方人是以米食、蔬菜这类"不消化物"为主的饮食，欧美则是以"不消化物"较少的肉食为主的饮食习惯。

构成"不消化物"其中之一的物质便是食物纤维，根据最近的研究报告得知，如果食物纤维的摄取不够，将有害人体的健康。

〖含多量食物纤维的食物〗

含多量纤维的食物在我们日常生活周围中四处可见，譬如绿黄色蔬菜、牛蒡等等。另外最近市面上时常可见南美产的鳄梨也含有相当丰富的纤维质。事实上，在这种水果的原产地—南美，动脉硬化的病例是较少的。

东方人的肠子长度和欧美人比较起来较长。因此，过度的崇尚欧美的饮食习惯便容易便秘，会导致动脉硬化，甚至有大肠癌的危险。所以，在美食主义盛行的今天，我们应更加用心于摄取含有纤维的食物。

因此，在摄取纤维质的同时最好也进食一些含无机质的食品。需注意的是，在现今流行的快餐里，是完全不含任何食物纤维的。

2 B族维生素

维生素B有15种以上，它们是维生素B_1（硫胺素）、维生素B_2（核黄素）、维生素B_3（烟酸）、维生素B_4（腺嘌呤）、维生素B_5（泛酸）、维生素B_6（吡哆素）、维生素B_{10}（生长素）、维生素B_{11}（生长素）、维生素B_{12}（钴胺素）、维生素B_{13}、维生素B_{15}（潘氨酸）、维生素B_{17}（杏素）、维生素Bc（叶酸或维生素M）、维生素Bt（肉毒碱）、维生素Bx（对氨基苯甲酸）、胆碱、肌醇（环己六醇）等，这些都是对人体有益的东西。

在现今的食品中，维生素B却少得

309

人人必知的健康常识

十大病症居家疗法全书

可怜，几乎每一个人都摄取不足。而英国科学家最近的研究显示，每天补充一定量的维生素B或者摄入富含维生素B的食物有助于预防心脏病、中风以及血液凝结成块，对高危人群来说，情况尤其如此。维生素B在蔬菜绿叶中非常常见。由此看来，补充身体所需的B族维生素已经是势在必行。

曾有报道指出，对于有心脏病和心脏病危险的人，含B族维生素的强化食品和营养补充剂可挽救生命、节省费用。另外，高半胱氨酸水平高的人也容易心脏病发和死于心脏病。给患者既便宜又安全的B族维生素叶酸和维生素 B_{12}疗法可降低高半胱氨酸的水平。

〖B族维生素对人体的益处〗

我们来测定一下补充富含叶酸的面包、麦片及含叶酸和维生素B_{12}的营养补充剂对预防心脏病的好处。预计在10年中，仅靠用B族维生素加强的谷类（FDA〔美国食品与药物管理局〕从1998年1月起已有此要求）就能使女性心肌梗死和其他心脏病数量减少8%，可使男性减少13%，在心脏病的死亡人数上也有类似的减少。而已知有心脏病的患者每天再补充含1毫克叶酸和0.5毫克维生素B_{12}的营养补充剂，10年中的心脏病死亡人数比单靠B族维生素加强谷类要减少约31万人。此外，B族营养补充剂还有助于无已知心脏病的某些人群。综上所述，不论是心脏病患者，还是健康的人群，B族维生素都是对身体有益的东西。因此，在日常生活中应多食用含有B族维生素的食物，比如肉、鱼、家禽和强化奶、强化麦片等，其中都含有丰富的维生素B_{12}，而许多水果、蔬菜和强化食品中含叶酸盐或叶酸。

③ 微量元素与心脏病的关系

锌：锌的缺乏会导致细胞数量减少，混合性免疫功能减退，发生反复的呼吸道感染。

铜：铜增高，抑制很多酶的系统。铜蓝蛋白增高，会导致蛋白的合成减少，红细胞增多，肺动脉压升高。

硒：刺激抗体的产生，增强机体免疫能力，减少感染。

锰：在抗氧自由基损伤中有重要的作用。

铁：缺铁导致肝细胞损伤和破坏。

④ 鱼类脂肪

最近数年，对于鱼类脂肪的研究有进一步发展，发现鱼类的脂肪有防止动脉硬化的功能。

〖与众不同的鱼类脂肪〗

鱼类脂肪也是动物性脂肪，若因此将前者和牛、猪类脂肪混为一谈的话就大错特错了。鱼类脂肪所含有的ＥＰＡ，属于高度的不饱和脂肪酸，比植物油中所含的亚油酸，在降低胆固醇方面有更杰出的效果。此外，ＥＰＡ可抑制血液的凝集，让血栓现象不易发生。

一般而言，在常吃鱼的渔民体内的ＥＰＡ比农村的村民来得多。因此血小板的凝集能力较低，所伴随而来的血栓症在渔村里的发病危险率也就较低。

在日本，曾被称作是长寿村的地方几乎都集中在海岸地带。相信这种现象和鱼脂肪所含的ＥＰＡ有着密不可分的关系。

〖 **大众鱼含多量EPA** 〗

鱼的脂肪的有效性已如上所述。更值得了解的是，鲔鱼、鲣鱼、秋刀鱼、沙丁鱼这类平日极为普遍而又便宜的鱼类都含有大量的EPA。相对的，鲤鱼、河豚、比目鱼这类高贵鱼类反而不太含有EPA。在意肥胖、成人病的人，或许到目前为止只敢光吃鱼肉，而不吃带脂肪的鱼类料理。从今天起，在了解鱼类脂肪的好处之后，不妨安心地享受美味的鱼类脂肪。

对于EPA这类不饱和脂肪酸的介绍，在前文已有详细的叙述。由这些介绍可以得知，这类不饱和脂肪酸有容易酸化的缺点存在。经过酸化的鱼油，不但失去ＥＰＡ的效果，并且还带有毒性。经过酸化而变成的过酸化脂质，反而容易促进动脉硬化。因此，选购鱼类时一定要以新鲜为主。

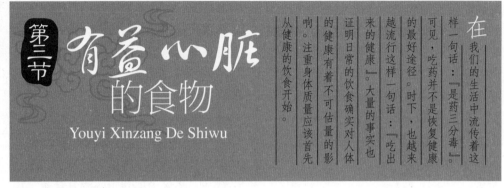

在我们的生活中流传着这样一句话：「是药三分毒」。可见，吃药并不是恢复健康的最好途径。时下，也越来越流行这样一句话：「吃出来的健康」。大量的事实也证明日常的饮食确实对人体的健康有着不可估量的影响。注重身体质量应该首先从健康的饮食开始。

1 橘子的功效

日本研究人员对6000多人进行调查后发现，经常吃橘子的人患冠心病、高血压、糖尿病、痛风的比率比不爱吃橘子的人的比率明显要低。

研究发现，橘子等柑橘类水果的皮中所含的橙皮油素，具有抑制肝脏、食道、大肠及皮肤发生癌症的效果。

日本中医食疗研究会的专家认为，橘子富含维生素C与柠檬酸，其中维生素C具有美容作用，柠檬酸则具有消除疲劳的作用。如果把橘子内侧的薄皮一起吃下去，除维生素C外，还可摄取膳食纤维—果胶，果胶可以促进通便，并且可以降低胆固醇，而胆固醇的高低水平也直接影响到人体心脏的健康状况。

除此之外，橘皮还可以加强毛细血管的韧度、降血压、扩张心脏的冠状动脉。因此可以说，橘子是预防冠心病和动脉硬化的食品，多食有益。

2 大麦有益心脏健康

有人说："吃100克大麦麸，相当于注射一支胰岛素。"

大麦是一种主要的谷物，多用于酿制啤酒。中医认为，大麦"味甘性凉，能止渴除烦、利尿通淋、调中益气"。最近，美国农业部有一项研究显示，大麦能降低人体总胆固醇水平和低密度脂蛋白胆固醇水平。

大麦跟许多水果、蔬菜及燕麦一样，富含可溶性纤维β–葡聚糖，这种物质能降低胆固醇。在大麦粒的果皮糊粉层中，还含有一种天然物质—生育三烯醇，可以控制与胆固醇合成有关的酶的活性。研究表明，如果每天吃100克大麦麸，能有效降低人体血浆中胆固醇和糖的浓度，与注射胰岛素的效果几乎一样。

此外，大麦纤维还可以促进对健康有利的细菌在肠道里生长，提高人体免疫力。科学家们认为，食用大麦不但可

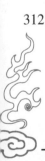

以降低血压，减少患心脏病的风险，还能逆转脂肪肝、糖尿病、肥胖症和心血管病患者应该更多地食用。

我国西藏出产的青稞是世界上β-葡聚糖含量最高的大麦品种之一，用其制作的大麦食品对促进身体健康大有裨益。但是，其他大麦食品在国内还很少见，所以大家不妨尝试自己制作。例如：

南瓜大麦羹：将水800毫升煮沸，放入大麦150克并以大火煮沸，然后加入8颗红枣，改以小火煮至大麦裂开；加入南瓜（去皮切丁）200克，继续煮至大麦熟透后加入白糖120克，继续煮至白糖溶解即可。

③ 鱼可减少心脏病的危险

杨百翰大学的达里乌什·莫扎法里安和他在女子医院以及波士顿的哈佛医学院的同行发现，如果将鱼烘烤或煮着吃（不油炸着吃），可以有效减少心房纤维性颤动的危险。

芬兰库奥皮奥大学曾进行过一项调查，调查结果表明经常吃鱼可以降低心脏病患者的死亡率。在5年的时间里，这所大学的研究人员对400余名曾做过心脏搭桥手术或曾患过心肌梗死等多种心脏病的患者进行跟踪调查。最终发现，在这些心脏病患者中平时吃鱼的人死亡率比从不吃鱼的人低63%。

看来吃鱼对身体又有了另一个好处：可以减少患致命的心律失常的危险。

〖吃鱼的好处〗

上了年纪的男人和女人在日常生活中经常吃一些煮的或烘烤的金枪鱼或其它鱼类，这是一种简单而有效地减少心房纤维性颤动的方法。当患了心房纤维性颤动，这种慢性病如果得不到及时治疗而让病情发展下去，就会导致身体疲乏、气喘，严重时甚至会失去运动能力。

经过一系列的研究后表明，鱼肉中的n-3脂肪酸可以有效地减少心律失常现象的发生，从而降低由于心律失常造成猝死的危险。此外，n-3脂肪酸还可以防止血栓的形成，有降血压、加强血管壁的功能。因此，建议心脏病患者在日常饮食中多摄取鱼类，最好每周吃鱼两次。

有资料显示，与每月吃鱼少于一次的志愿者相比，每周吃四次鱼的人患心房纤维性颤动的可能性减少了28%。科学家指出，鱼类中含有丰富的n-3脂肪酸，它可以有效地保护心脏。另外，在胡桃、亚麻子和一些绿色叶状蔬菜里也含有这种物质。研究人员指出，n-3脂肪酸还能促进大脑发育和活动。

〖不能食用的鱼〗

鱼肉中的所含的n-3脂肪酸虽对心脏病有一定的缓解作用。但是，并不是所有的鱼都对心脏病有帮助，有些鱼甚至还会增加人们心脏病的发病概率。

比方说旗鱼、鲭鱼和鲨鱼等，调查研究表明，这些鱼体内的汞含量很高，食用这些鱼给心脏带来的害处远远超过益处。

另外，除了上述鱼类，一些新鲜的以及冰冻的金枪鱼、青枪鱼和红甲鱼也最好少吃，因为这些鱼的汞含量也能达到"中等水平"。

以上这些也并不是让人们从此不再吃鱼，而是有些鱼显然对某些人群是十分不适合的，而这些人群不仅包括那些怀孕妇女，还包括心脏有问题的病人们。

因此建议人们一周吃两至四份鱼就可以了，而且应该选择那些鱼油含量高，但汞元素含量低的鱼类，比如说鲑鱼等鱼类。

4 三个苹果的功效

西方有句谚语叫做："每日一苹果，医生远离我。"说的是多吃苹果有益健康的道理。

根据加利福尼亚·戴维斯大学医学院最近的研究成果表明，每天吃苹果可以减少患心脏疾病的危险。研究人员说苹果中含有与红葡萄酒中相同的防老化的物质，而这些物质可以阻止动脉血液中血小板的形成。

据悉，每天摄取苹果当中10克的纤维可以让心脏病发病的概率降低14%，而且可以让冠心病的死亡率降低27%，这意味着至少一天要吃3个苹果。

这项研究是由美国哈佛大学进行的，研究对过去医学界所认为的含糖水果会导致糖尿病和心脏病的说法提出了质疑。

事实上，苹果这类水果中含有的纤维能够降低血压，减低患糖尿病的机会，并疏通栓塞的血管。

5 黑巧克力有益心脏健康

回顾最近的研究发现，我们最喜欢的食物巧克力，已受到营养师相当的青睐。因为巧克力或可可中所含的类黄酮成分能降低罹患心脏疾病的危险，尤其是深色巧克力或纯黑巧克力。

巧克力或可可的主要成分可可脂含有不利于人体健康的大量饱和脂肪，但《美国糖尿病协会杂志》表示，可可脂所含的饱和脂肪酸充满了能降低低密度脂蛋白（LDL），也就是坏胆固醇的类黄酮，因此它能减少罹患心脏病的危险。深色巧克力比其他种类的巧克力更利于人体的健康，是因为它含有高浓度的对心脏有益的类黄酮。

其他食物中所发现的可可成分也含有相同的营养素，包括矿物质与某些可协助预防疾病发生的特殊抗氧化物质。

此外，橄榄油中所含的单元不饱和脂肪、油酸，也被证实有益于心脏的健康，而油酸占了巧克力所含脂肪的1/3。

其实巧克力对于改善心脏健康的功能可回溯至17世纪的欧洲。当时的人们相信巧克力有益于肝脏与消化功能，而且可以使人感到心情愉快而变得坚强，同时巧克力也用来刺激肾脏、治疗贫血、肺结核、发烧、痛风，或拿来强健心脏、缓解心脏的疼痛。

所以你可以适当地食用巧克力，也就

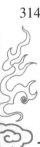

是说，在众多含有植物性化学成分的食物，像蔬菜、茶、以及红酒中，你可以再加入巧克力这一项。

6 绿茶可降低患心脏病的危险

绿茶，在中国人的日常生活中可说是频繁地出现，且很多人将它当作理所当然的饮料之一。然而，它的重要性却常常被人们忽视。其实，"茶"还具有许多的健康作用，对于常见的心脏病而言，绿茶还可以降低罹患这种病的危险。

尽管可能有多种因素可以解释心脏病发病率的不同差异，但还是有许多科学家猜测绿茶能增进心脏的健康。因为绿茶中含有高含量的黄酮类化合物。这种植物类化合物广泛存在于各种水果、蔬菜以及茶和红酒中，它可以通过抗氧化发挥增进健康的作用，细胞受损的过程被称为自由基积聚，氧化损伤也可以由于外界因素造成，比如吸烟或者其他一些影响细胞的因素。氧化作用一直被怀疑能够增加心脏病、中风和其它一些疾病的发病危险。多项研究已证实，摄入黄酮类化合物较多的人死于冠状动脉疾病的可能性较低，另外还有研究显示摄入较多的黄酮类化合物能够降低心脏病的发病危险。

另外，茶叶所含有的叶绿素更可吸收肠内的胆固醇并将其排出。在维生素方面，茶叶含有维生素A、维生素B1、维生素B2、烟碱酸、维生素C、维生素P等多量维生素。维生素C，相信大家都知道，它可降低血液中的胆固醇值。

而维生素P有强化微血管的作用，若是和维生素C一起混合，其功能就更强了，可以预防动脉硬化及心绞痛。通常一杯绿茶含有三十七毫克的钾，可使血液中的PH呈弱碱性。绿茶又属于低热量，对于减肥相当合适。

对微血管有强化作用的维生素P，在日常生活的饮食中，在橘子和面食类中含量相当丰富，尤其在橘子果肉外层的膜中含量十分丰富。而面食类方面，与其说是面本身，倒不如是煮面后的汤汁中含量更多。由此可知，日常生活中毫不起眼的食物往往却是隐形的"健康要素"。不过，除了摄取营养素之外，运动、健康的心态、规律的生活也十分重要。

7 豆腐是健康食品的最高杰作

在我国，大豆的食用方法多种多样。据分析，每500克黄豆的蛋白质含量相当于1千克瘦猪肉或500克牛奶所含的蛋白质量；人体中必需的8种氨基酸，豆制品中包含7种。那么，价廉物

美的豆腐对预防心脏病有什么作用呢？

众所周知，豆腐是植物性的食品，可以减少恶性胆固醇，而且含有丰富的不饱和脂肪酸。除此之外，豆腐还含有

315

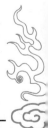

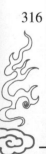

典藏精品版

家家必备的保健全书

同样可减少恶性胆固醇的维生素E。同时，钙质的含量也远比牛奶多。

以半块的豆腐为例，其中包含的蛋白质8～9克，热量约335焦耳（相当于一个蛋）。光是吃块豆腐就可摄取到一日所需蛋白质的六分之一，而且又是低热量，豆腐的好处真的是不胜枚举。

豆腐除了不含胆固醇之外，还可消减因食用其它食物而容易造成动脉硬化的恶性胆固醇。并且，豆腐还可配合其他菜色做出各式各样的美味佳肴。

预防心脏病方面，以豆腐为主的饮食生活来代替以肉食为主的饮食生活是很好的。

不过需要注意的是，豆腐本身因为没有味道，在味觉的添加时，应注意盐分及酱油的添加量；还有豆腐含的嘌呤类物质较多，患高尿酸血症的病人不宜大量食用。

8 适量的红葡萄酒

红葡萄酒有很多好处，但是吃葡萄却达不到喝葡萄酒的保健效果。这是因为红葡萄里抗衰老的成分主要存在于葡萄皮里，而对防治心血管病有效的丹宁酸，主要在葡萄籽中。所以长期适量地正确饮用红葡萄酒，确实可以起到养身保健作用。另外，在红葡萄酒里面泡上红洋葱对保健养身效果更佳。近年来，流传着红葡萄酒可以有效预防癌症的说法，这一说法也是不无道理的。

用葡萄酒来搭配高脂肪的油腻食品可以平衡其中的致病因素，而红葡萄酒的作用则更明显。

红葡萄酒中含有独特的有机化合物一多酚，而在白葡萄酒和玫瑰葡萄酒中则没有这种物质，葡萄汁中也少有。多酚来自葡萄皮，在酿造白葡萄酒和玫瑰葡萄酒时，葡萄皮是要被剥掉的。这样看来，就是葡萄酒中的多酚在起作用。因为白葡萄酒是用纯葡萄汁酿造的，而红葡萄酒是连皮带肉一起酿造的，所以多酚只会存在于红葡萄酒中。多酚含量的多少会影响口感，多的话会有一种涩感。

9 西红柿降低心脏病突发率

美国哈佛大学发表在2006年7月美国营养科学学会杂志上的研究报告指出：如果经常食用西红柿、西红柿酱、西红柿汁或者比萨饼的话，就可以大大降低心脏病的发病概率。芬兰医学专家也认为，经常食用西红柿和西红柿制品有助于降低患心脏病的风险。

自从西红柿被认为是番茄红素的主要来源之后，科学家想知道，西红柿的抗氧化性是否也可以降低患心脏病的风险。

在对4万名女性进行的调查中，每星期食用7次以上西红柿或西红柿制品的人，比食用1次以下的人，患心血管疾病的概率低30%以上。在研究整体食物的摄入时发现，以西红柿为主要成分的食物，对心血管有明显的益处。

另外，西红柿对人体健康有益还因为它含有番茄红素和类胡萝卜素。这两种维生素在西红柿酱中也不会受到破坏或消失。根据对库奥皮奥地区700名中年男子的跟踪观察发现，血液中番茄红素水平低的男子犯心脏病的风险是正常男子的3倍多。与其他国家相比，芬兰人从食物中摄取的番茄红素较少，上了年纪的男性公民中不少人呈"西红柿缺损"。相反，年轻人由于经常吃比萨饼，番茄红素增多。可见，如果在吃其他蔬菜和食物的同时，多吃西红柿和比萨饼对身体是有益无害的。

根据调查，食用西红柿能促进心脏健康是无可争议的事实。西红柿中的番茄红素起着关键作用，这种特殊的色素是类胡萝卜素家族的成员。番茄红素是自然界中最有用的抗氧化剂之一，它能够减少人体器官中癌细胞的生长。

10 大蒜的功效

大蒜是一种最普通的草本植物。几千年来，人们在各个方面依赖大蒜，从增强体质到稀释血液浓度。甚至在古代埃及和罗马的古墓里都能找到大蒜。大蒜除有助于降低血脂外，还具有预防和降低动脉脂肪斑块聚积的作用，这很值得关注，因为当斑块在冠状动脉壁上聚积后就有导致心脏病爆发的可能。

有医学科研人员曾对280名成人进行过长达4年的跟踪调查。研究人员发现，大蒜对男女的影响程度是不同的。在4年的研究期内，通过对男性调查发现，每日食用大蒜的男子，其动脉血管中的斑块聚积量仅下降了1.1%；而妇女受试者，则下降了4.6%。作为阻止动脉中脂类聚积、预防老年血管硬化症的一大措施，饮食产品中允许用大蒜作添加剂。研究人员们还指出，大蒜还能维持血液的稀释状态，减少血栓形成，防止中风发生。大蒜具有抗氧化剂的功能，可以对抗过氧化自由基——是体内新陈代谢的天然副产品，能损伤DNA，导致心脏病等慢性疾病和加快衰老过程。另外，科研人员也指出大蒜在降低高血压方面也能带来良好的作用。据悉，这主要是大蒜能使血液变稀，而且还具有类似于维生素E和维生素C的抗氧化剂特性。因此，大蒜所具有的这些潜在功效，为预防和改善动脉粥样硬化、防止心脏病，开辟了一条崭新的天然护理途径。

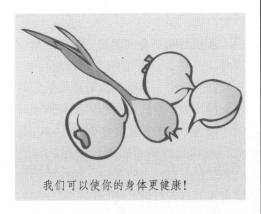

我们可以使你的身体更健康！

家疗法全书 十大病症居

人人必知的健康常识

317

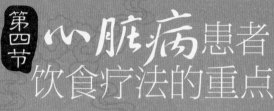

第四节 心脏病患者饮食疗法的重点

Xinzangbing Huanzhe Yinshi Liaofa De Zhongdian

饮食疗法是预防和控制心脏病的一个重要方面，饱食是导致许多心血管疾病的根源，所以控制食量是饮食疗法的一个很重要的方面。另外，胆固醇的摄取和控制、蛋白质和维生素等营养素的摄取和控制，都是很有讲究的。

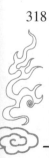

1 饮食应以七分饱为限

饮食过多会导致肥胖，增加心脏的工作量；因暴食而引发心绞痛发作的例子也很多。为预防肥胖、心绞痛发作，应尽量不要暴食，养成七分饱即停止进食的习惯。科学家调查发现，目前长期保持在六七分饱的人，寿命最长。中国有句老话"若要小儿保平安，常带七分饥与寒。"看来，不只是小孩，大人也应如此。

但是，要怎样衡量你的肥胖程度呢？

计算方法有很多种，最简单的是身高减去100单位，再乘以0.9的方法。

标准体重=（身高－100单位）×0.9

标准的 10%是标准体重的范围，超出这个范围的人就被认为是过胖或过瘦。例如，身高160厘米的人，标准体重是54千克，体重增加10%以上，也即是超过59.4千克的人被认为是肥胖者。热衷减肥的人，容易陷入偏食或不规律的饮食习惯。这样做反而无益，正确方法是以淀粉类、蛋白质类、纤维素类为中心，辅以脂肪、维生素、矿物质保持营养均衡。

2 胆固醇摄取太少也有害健康

胆固醇除了合成激素，制造细胞膜以外，还是一种不可缺少的重要物质。在实际生活中，减少胆固醇摄取量，易引起脑出血。血液中的胆固醇有范围限制，即每100毫升血液含有140～200毫克，最理想的是胆固醇保持在70毫克/100毫升左右；一般来说，体内的胆固醇大半储存在肝脏、小肠以及其他细胞中，其他部分的胆固醇，则被认为是从饮食中摄取。

胆固醇的总量一旦增加，在细胞和肝脏的共同努力下，可用抑制其生成、促进排泄的方法来调节。但人到中年，其机体组织就不再强健了，只有靠其它的方法来降低胆固醇的总量。

残存在体内多余的胆固醇，其最终结果是加速动脉硬化的形成。特别是在身体缺乏活动的中年之后，动脉硬化明显增加，这样就打破了摄取和代谢的平衡。

但是，女性因有抑制胆固醇，囤积雌激素的活动，动脉硬化的程度相应较低。所以，对于女性而言，尤其是在还有月经来潮的日子里，动脉硬化不太容易加剧。

总之，体内的胆固醇应该适量，过多或过少都会对健康有害。

③ 摄取优质蛋白质是非常重要的

形成身体的细胞是不断进行新旧交替的。细胞的主要成分是蛋白质，为了维持生存和健康，健康的人每天都必须摄取一定数量的蛋白质。

在体内，人体不能合成的氨基酸、营养价值高的蛋白质是十分必要的。应从鸡蛋、牛奶、乳制品、肉类、鱼虾类中摄取必要的优良蛋白质，同时也要注意这类食物中脂肪或胆固醇多的特点，但也不能因为这类食物中有脂肪或胆固醇而不吃，这种做法是错误的。假如是肉类，应尽可能选择脂肪少的，例如，选择牛或猪的瘦肉，或鸡肉、鸡胸肉；鱼类食品中，因不饱和脂肪酸多，可增加有益胆固醇，但是也应注意脂肪热量过高这一点，由于鱼卵、鱼的内脏胆固醇含量较多，应尽量避免。

植物性蛋白质的来源，以大豆、大豆制品最合适。动物性脂肪或胆固醇的来源很多，每日稍微变化形式吸收为好，鸡蛋一日一个、牛奶一杯、乳制品保持在不过量摄取的程度。

④ 补充维生素要与蔬菜配合食用

维生素可以帮助代谢酶的运动，与蛋白质相同，是维持和调整身体机能不可或缺的营养素。一旦体内维生素不足，身体对疾病的抵抗能力就会下降，会容易引起各种病症。在维生素中，有代表性的是维生素A、维生素B、维生素C，充分摄取对您的健康大有裨益。

最近经常提到的食物纤维，对于降低血液中的胆固醇、抑制血压上升、预防便秘有一定功效。假如食物纤维摄取量少，多数情况下会引发便秘。近来，大肠癌急剧增加的原因之一，就是没有充分的摄取食物纤维。但是，食物纤维不能全部消化，而且容易使消化系统增加过多的负担，心衰的病人过量摄取食物纤维并非益事，除此之外的人们，只要是喜欢吃的，希望都尽可能摄取。

下面，让我们看看，蔬菜中的矿物质—钾，对我们有什么功效。

钾在体内与钠一样，肩负着重要的任务。高血压或心衰病人经常使用降压利尿剂，可从肾脏排泄掉很多钠，从而降低血压、改善心衰。但同时，钾的排泄量也增加，体内的钾往往变得不足，所以，经常服用这类药物的人，应特别注意补给钾(但肾衰病人应注意摄入量)。

食物在煮的过程中，很容易流失钾。所以，应选择色拉、蔬菜、蒸菜较适宜。

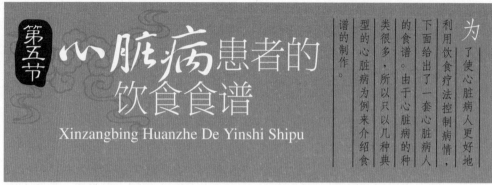

第五节 **心脏病** 患者的
饮食食谱

Xinzangbing Huanzhe De Yinshi Shipu

为了使心脏病人更好地利用饮食疗法控制病情，下面给出了一套心脏病人的食谱。由于心脏病的种类很多，所以只以几种典型的心脏病为例来介绍食谱的制作。

1 心绞痛、心肌梗死病人的食谱

●适合春季的一日食谱及制作方法

蛋炒嫩豌豆夹

原料：原料：米饭200克，蛋50克，色拉油3克，嫩豌豆夹适量。

制作方法：①在盘中打入鸡蛋，搅散；②嫩豌豆夹去筋清洗干净；③在锅中将色拉油烧开倒入搅散的鸡蛋，待半熟时取出，放置于盘中备用；④在锅中加入嫩豌豆夹炒，再加进海味汁煮，用砂糖、盐、酱油调味，煮出颜色后加入鸡蛋，即刻搅拌后盛入盘中。

荞麦面

原料：干荞麦面100克，鸡胸肉60克，面粉5克，萝卜30克，薄荷10克，酱油18克，料酒10克，海味汁60克，盐2.7克。

制作方法：①萝卜切成圆形薄片；②在锅中加入海味汁、酱油、料酒煮成汁后，使其冷却；③鸡胸肉切成3～4小块，将淀粉薄撒其上，用开水氽烫至熟，放在漏网上，去除残留水分；④荞麦面在充足的水中煮后取出，用水洗除黏液，去除水分；⑤盛荞麦面，添上①、②及荞麦水。

奶油煮蔬菜

原料：盐0.2克，柠檬10克，荷兰芹适量，英国辣椒油10克，奶油50克，卷心白菜50克，洋葱20克，萝卜20克，绿豌豆10克，人造奶油3克，小麦粉3克，牛奶100克，盐0.2克。

制作方法：①卷心白菜切成3厘米角状，葱头切成1.5厘米角状，胡萝卜切成1厘米薄片，嫩豌豆煮好后备用；②在锅中融化人造奶油，炒葱头，加进玉米奶油后再炒，用小麦粉混合搅拌；③给②加入卷心白菜，降温后加进牛奶，再用小火炒，不断翻动以免烧焦；④待③中蔬菜变软后，用盐、胡椒调味，最后加进嫩豌豆。

酱炒猪肉卷心白菜

原料：猪腿肉60克（无肥肉），长葱10克，酱油3克，色拉油2克，卷心白菜80克，胡萝卜20克，嫩豌豆夹10克，干香菇3克，大蒜适量，生姜适量，红辣椒适量，色拉油4克，味精8克，砂糖1，酱油、酒各3克，盐0.4克。

制作方法：①将猪腿肉切成3厘米宽

薄片，长葱切成粗颗粒；②混合酱油、酒、葱后腌猪肉；③将卷心白菜切成4厘米长的小块，胡萝卜切成4厘米长的片状小块，嫩豌豆夹去筋分别煮好备用，香菇泡水后取出，切成2～4小块，大蒜、生姜捣碎，红辣椒去籽切成颗粒；④在炒锅中将色拉油烧开炒②的猪肉，取出，再加入色拉油炒大蒜、生姜、红辣椒，随即加入胡萝卜、香菇、卷心菜用强火炒；⑤在盘中，调好味精、砂糖、酱油、酒后，倒进④中搅拌，加进肉和嫩豌豆夹即做好。

芝麻腌胡萝卜

原料：芝麻油1克，酱油3克，白芝麻2克，草莓，盐0.2克。

制作方法：①将胡萝卜切成粗丝；②加入白芝麻，用刀敲碎；③将胡萝卜用芝麻、酱油、芝麻油搅拌。

鱿鱼饭

原料：饭200克，砂糖5克，醋12克，盐1克，紫菜0.5克，鱿鱼70克，酱油4克，盐0.9克。

制作方法：①在盘中混合砂糖、醋、盐，等砂糖溶化后加入做好的饭，用饭勺切入搅拌，冷却一会；②把鱿鱼切碎；③紫菜烘干后揉碎；④将(1)盛入餐具，加进紫菜，将鱿鱼呈放射状的排列其上，在中间添上山榆菜。

●适合夏季的一日食谱及制作方法

选用嫩豌豆夹、西红柿、玉米、茄子、西瓜等夏季的时鲜蔬菜、水果制作菜肴，一定美味可口。

扁豆沙拉

原料：牛奶200克，嫩豌豆夹50克，红萝卜20克，色拉油4克，醋3克，酱油2克，盐0.3克，生姜适量。

制作方法：①将嫩扁豆荚稍煮后捞起切成丝；②将胡萝卜切成薄片、生姜压碎；③在盘中将醋、色拉油、酱油、生姜混合后拌入①；④将③盛到盘中，周围用胡萝卜装饰。

鸡肉咖喱

原料：雏鸡肉（无皮）60克，洋葱70克，西红柿（熟透）50克，大蒜、生姜胡椒、月桂、西红柿酱各适量，色拉油、小麦粉各5克，咖喱粉1.5克，盐0.3克

制作方法：①将雏鸡肉去皮，切成小块；②将洋葱切成3～4毫米的薄片，西红柿水洗后切成颗粒，大蒜、生姜分别切成颗粒；③将色拉油烧开后炒大蒜、生姜和洋葱，用小火炒洋葱至透明为止；④给③加入西红柿、鸡肉搅动翻炒。再加入水煮至沸腾，加进西红柿酱、月桂，小火煮30～40分钟；⑤在长柄煎锅中，放入麦粉和咖喱粉，用微火烹，木竹刀搅动至褐色后倒进④再煮片刻，不要烧焦，最后用盐、胡椒调味。

醋拌茄子和襄荷

原料：茄子(适量)，黄瓜10克，襄荷10克，紫苏叶适量，砂糖50克，醋7克，酱油3克，盐0.3克。

制作方法：①将茄子切成粗丝用水冲洗，去其涩味放到漏网上去其水分。黄瓜、紫苏叶切成细丝，襄荷切成薄片；②在盘中混合砂糖、醋、酱油和①搅拌。

煎豆腐

原料：豆腐80克，鸡碎肉20克，胡萝卜10克，长葱10克，芋头10克，干香菇10克，色拉油5克，砂糖3克，酱油8克。

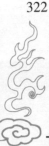

典藏精品版

家家必备的保健全书

制作方法：①将豆腐去除水分切碎，胡萝卜切成丝，长葱切成颗粒，芋头用水泡后切成短片，香菇泡水后取出切成细丝；②在锅中将色拉油烧开，炒雏鸡肉，加进胡萝卜、葱、芋头、香菇再炒，随后加进豆腐，用砂糖、酱油调味，煮到有汁液为止。

中华凉面

原料：中华面90克，鸡胸肉40克，酒3克，蛋25克，色拉油1克，黄瓜30克，生裙带菜10克，芝麻油4克，砂糖3克，酱油20克，醋10克，海味汁60克，盐1.2克。

制作方法：①将中华凉面用充足的开水煮，捞出水洗，放到漏网上；②将雏鸡肉浇上酒蒸热，冷却后撕成丝；③把鸡蛋打入碗中，搅匀，用油煎锅做成薄煎蛋取出，切成细丝；④将黄瓜切成丝，生裙带菜泡水后取出，切好备用；⑤将芝麻油、砂糖、酱油、醋、海味汁混合后煮，冷却；⑥在食器中盛上中华面，并覆盖上②③④，将⑤的汁液加入。

干炸鲽鱼

原料：鲽鱼20克，面粉5克，青椒30克，色拉油10，盐0.5克。

制作方法：①将鲽鱼剖后洗净；②用毛巾拭除其水分，抹上盐和面粉，用170摄氏度的油炸7～8分钟至呈金黄色；③将青椒去籽，切4块油炸；④盛入食器，添上擦碎的萝卜。

●适合秋季的一日食谱及制作方法

糖尿病患者必须遵照医生指示的热量标准进食，热量的大小主要由米饭和油控制。饭一碗(110克)、面包一片(60克)、干面(40克)，各相当于热量700千焦（160千卡），油一大匙(10克)相当于热量335千焦（80千卡），注意，要把本食谱限制在6692千焦（1600千卡）热量内，就必须每份减少米饭一碗。

鸡肉色拉

原料：莴苣20克，鸡胸肉30克，白葡萄酒20克，黄瓜50克，芹菜10克，调味汁6克，盐0.6克。

制作方法：①将鸡胸肉放入白葡萄酒中蒸，待冷却后撕开放置；②将莴苣洗净切好，黄瓜切成薄片，芹菜去筋，切成3厘米长，西红柿切成梳子形状；③在盘中混合鸡胸肉、黄瓜、芹菜，用调味汁搅拌，最后用食盐调味并加入莴苣和西红柿盛入食器中。

柚子烧鲳鱼

原料：鲳鱼70克，柚子50克，味精10克，料酒3克，白酒9克。

制作方法：①剖开鲳鱼，将其洗净，用抹布拭去残留的水分，在盘中混合味精、料酒、白酒腌一晚上；②把烧鱼具加热，并排放置鲳鱼，注意别将鲳鱼烧焦；③柚子切成半月形，用白糖和水使其软化，煮出甜味；④将鲳鱼盛进盘中，添上甜汁。

仿制豆腐

原料：酒5克，鸡蛋50克，海味汁20克，鸡肉末（去皮）30克，豆腐80克，胡萝卜10克，干香菇2克，色拉油3克，砂糖5克，酱油3克，荷兰芹适量。

制作方法：①打开鸡蛋，掺进海味汁；②将豆腐泡水后包到纱布中，轻压使其流出残余水分。胡萝卜、扁豆、香菇分别切成细丝；③在锅里，将色拉油烧至半熟，炒鸡肉末，随后加入胡萝卜、嫩豌豆荚、香菇、豆腐一起炒，用白糖、酱油调味，蔬菜炒后，倒入鸡蛋，直至鸡蛋成半熟状止，在这个阶段炒匀要大幅度搅动；④擦去铁盘中残存色拉油，倒入③，整理成3厘米厚形状时降温，拿到烤箱中烧烤10～15分钟；⑤切成长方形状，盛入盘中。

鸡肉、玉蕈的面食

原料：蛋50克，酱油6克。

制作方法：①将面条用充足的开水煮后捞起用水冲洗，置于漏网上；②将雏鸡肉切成丝、玉蕈切成粗颗粒状；③在炒锅中把色拉油烧开，炒雏鸡肉，加入玉蕈炒一会，然后用食盐、胡椒调味。最后加进面条炒后，在锅中摊开，倒入酱油；④加入奶酪粉。

红薯色拉

原料：红薯50克，胡萝卜20克，黄瓜20克，色拉油5克，醋3克，盐0.7克，橘子汁100克。

制作方法：①将莴苣洗后切细，红薯切成1.5厘米长条蒸熟后冷却，胡萝卜切成1厘米长条煮后冷却，黄瓜切成1厘米长条角状；②在盘中混合色拉油、醋、盐后拌红薯、胡萝卜、黄瓜；③将②加入莴苣，盛入盘中。

醋煮沙丁鱼

原料：沙丁鱼70克，长葱30克，海带3克，生姜适量，砂糖3克，酱油10克，酒10克，料酒、醋各5克，海味汁60克。

制作方法：①将沙丁鱼去除内脏，洗净切好备用。长葱切成3厘米长、生姜切成薄片、海带浸冷水中；②在盘中混合砂糖、酱油、酒、料酒、醋、海味汁；③在锅里先放入海带，并与沙丁鱼一起加进生姜、长葱、及②，煮至沸腾后，再用弱火煮30分钟左右；④将沙丁鱼盛进碗盘，添上海带、长葱。

纳豆豆腐

原料：豆腐80克，纳豆10克，长葱10克，紫菜0.5克，芥末粉适量，酱油6克。

制作方法：①将豆腐切成4小块；②将纳豆切成粗颗粒，混合小颗粒长葱、紫菜，加进太白粉、酱油。

●适合冬季的一日食谱及制作方法

有的人午餐只用面包和咖啡，连芥面那样简单的晚餐也懒得动手。在这里向这类人介绍一种面条食用新法。其实只要菜肴内容丰富，哪怕只有一道菜，也能获得较好的营养平衡；但切记不要吃过多面，那样对身体和饮食都没有好处，最好是将蔬菜搭配肉或大豆制品食用为好。

鸡肉炒芋头

原料：雏鸡肉60克，芋头40克，酱油5克，盐0.4克。

制作方法：①将雏鸡肉去皮切成小块；②将芋头切成小块，浸泡9分钟后煮好备用；③将长葱斜切成5毫米颗粒，生姜切成细丝；④在锅里将色拉油热开，加进生姜、葱先炒一会，再加入鸡肉炒；⑤在④中加进芋头，并在锅里摊开，倒入酱油调味。

胡萝卜色拉

原料：色拉菜适量，荷兰芹适量，胡萝卜50克，长葱10克，色拉油5克，醋3克。

制作方法：①将胡萝卜切成4～5厘米长的细丝，葱头切碎放进水中，再取出拧干。荷兰芹切细，包入纱布，用手拧出汁液；②在盘中混合色拉油、醋、盐，搅拌入①；③在容器中铺上色拉菜，

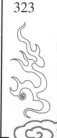

家疗法全书 十大病症居

人人必知的健康常识

323

将②盛入。

小火锅

原料：红酒70克，豆腐100克，粉丝10克，白菜70克，春菊50克，鲜香菇10克，朴树菌20克，海带3克，酱油20克，醋15克，柚子适量。

制作方法：①将红鱼洗净，切成2～3块，豆腐切成2～3小块，白菜切成3厘米宽，茼蒿洗净后放置备用，鲜香菇洗净后切成装饰品，朴草去根，洗净；②将海带用湿纱布拭除水分；③把酱油、醋、擦碎的柚子混合后做成汁，并打入鸡蛋；④在锅里加入充足的水，放入海带煮；⑤把④到①按不易煮熟的顺序依次加入，同时要沾上③，主食以大众喜食的鳕鱼、鲷鱼、河豚贝类为好。

菠菜煮蛋

原料：菠菜80克，鸡蛋2个，盐0.5克。

制作方法：①煮菠菜，浸水后拧除水分，切成3厘米长；②在长柄煎锅中将油烧开，炒①，用盐、胡椒调味；③将油涂在煎锅里，将②的菠菜捏成团放置在中央。打入鸡蛋，盖上锅盖2～3分钟后，烧至鸡蛋呈半熟状止。

干细丝面

原料：面条适量，雏鸡肉（无皮）20克，豆腐100克，芋头20克，萝卜20克，胡萝卜20克，玉草10克，鲜香菇长葱10克，色拉油5克，盐1克，酱油6克，海味汁200克，酒5克，七味辣椒适宜，白菜80克，芝麻油3克，红辣椒适量，砂糖3克，醋7克。

制作方法：①在充足的开水中煮干面，捞出用水冲洗后置于漏网；②将雏鸡肉切成小块。③将豆腐切成角状；④将芋头切成5毫米厚的半月形，大小要均匀；⑤将玉草洗净后撕开，鲜香菇洗净后切成丝；⑥将葱切成小块；⑦在锅中将色拉油烧开炒④，加进海味汁煮至沸腾后，用弱火煮；⑧在⑦中加入②的鸡肉、以及③和⑤，用盐、酱油调味；⑨将面条盛入器皿，加进⑧⑥以及七味辣椒。

生姜烧牛肉

原料：牛腿肉（无肥肉）100克，生姜适量，酱油8克，料酒3克，色拉油5克。

制作方法：①将牛腿肉切成3～4毫米厚；②将生姜擦碎和酱油料酒混合，将①腌20～30分钟；③在长柄煎锅中将色拉油烧开，用大火烧牛肉；④将卷心白菜切成5毫米宽水煮；⑤在器皿中盛上牛肉，添上卷心白菜和水芹。

2 心衰病人的一日食谱

心衰病人每日最多只能吃7克盐。使用少量的盐，制作出精美的菜肴是这份食谱的要求，尽可能按计划使用食盐，1克盐(小匙1/5匙)相当于酱油6克(小匙1匙)或味精8克(大匙1/2匙)。

●适合春季的一日食谱及制作方法
菜饭

原料：牛奶10克，人造软化奶油3克，荷兰芹适量。

制作方法：①将饭煮好；②将鸡肉切成1厘米角状；③将胡萝卜切成小片

状，竹笋煮后切成与胡萝卜相同大小，煮后剥皮，切成5毫米后的小块状，用香菇切成细丝；④在锅里加入③、海味汁煮，再加进鸡肉，用砂糖、酱油、酒调味，不要煮出汁液；⑤在饭中加进④盛进器皿。

油炸冻豆腐

原料：冻豆腐15克，砂糖5克，盐0.5克，海味汁60克，小麦粉5克，色拉油4克，柿子椒10克，酱油3克，芥末粉适量。

制作方法：①将冻豆腐在充足的水中浸20分钟，取出去掉水分切成4小块；②在锅里放入砂糖、盐、海味汁，用弱火煮①；③将色拉油烧开，加进②的汁液，撒上小麦粉，烧至呈金黄色；④用长柄煎锅炒柿子椒；⑤在器皿中盛入③、④，将浅粉色芥末、酱油混合放入小碟备用。

碎竹荚鱼

原料：竹荚鱼适量，萝卜50克，咸菜10克，酱油8克，紫苏适量。

制作方法：①将竹荚鱼剖开，刺上竹签，烧烤表面。在盘中备足同量的醋、水，放入竹荚鱼煮约5分钟冒出热气后，切成1.5厘米厚的小块；②擦碎萝卜放到漏网上，将淡味咸菜切成小块，紫苏洗净切好备用；③将萝卜、淡咸菜、酱油混合一起；④摊开紫苏将竹荚鱼一小块一小块放上，并将③一起包进，盛到器皿。

●适合夏季的一日食谱及制作方法

既要味淡，又要让菜有美味可口，是需要下很多工夫的。本食谱是用大豆和西红柿做成汤，改变西红柿的酸味，使其易于上口；另外是把生姜、紫菜、醋、柠檬等酸味和煮出的混合味合在一处。材料越新鲜，味道越好，而且要习惯于吃清淡味，一旦习惯了，见到味浓的腌菜就会皱眉了。

大豆西红柿汤

原料：大豆20克，西红柿50克，洋葱30克，芹菜10克，嫩豌豆荚10克，色拉油2克，盐1克，胡椒适量，水（汤）100克。

制作方法：①将大豆浸泡一晚上，煮柔软备用；②将西红柿洗后切成1.5厘米厚，洋葱切成1.5厘米长，芹菜也切成同样大小，嫩豌豆夹煮后切成3～4段；③在锅中热色拉油，洋葱不炒变色，加进大豆、西红柿、芹菜炒，加入水煮；④给③加入嫩豌豆荚，用盐、胡椒调味。

鸡肉炒青椒丝

原料：鸡胸肉60克，生姜适量，面粉3克，色拉油5克，青椒50克，胡萝卜20克，香菇3克，色拉油3克，砂糖1克，盐0.5克，酱油4克。

制作方法：①将鸡胸肉切成丝和碎生姜、酱油搅拌放好；②将青椒去籽，胡萝卜切成粗丝、香菇也分别切成细丝；③在炒锅里将色拉油烧开，给①撒上面粉，取出；④在③中加进色拉油，炒青椒、胡萝卜、香菇，用砂糖、盐、酱油调味、加入③炒。

香蒲烧竹荚鱼

原料：竹荚鱼70克，生姜适量，小麦粉5克，色拉油3克，砂糖2克，酱油8克，酒4克，料酒4克，水10克，秋葵20克。

制作方法：①将竹荚鱼切成三片，撒入擦碎的生姜；②在锅中加入砂糖、酱油、酒、料酒，用水煮一会儿；③在长柄煎锅里，加色拉油烧开，把①撒上小麦粉，翻动烧出颜色后，即放入②；④煮秋葵，将其切成2块；⑤给器皿盛上

人人必知的健康常识

竹荚鱼添上秋葵。

●适合秋季的一日食谱及制作方法

不喜欢牛奶或很少喝牛奶的人，一定要一天喝一瓶。对牛奶味不适应的人，可用咖啡或红茶调味，晚餐可以用奶汁烤菜或煮牛奶汤，牛奶的味道也就不会太浓，且易于上口。腹泻者可使牛奶降温，养成一点一点喝的习惯为好。此外，吃优奶酪（可以不加糖）也行。

鸡蛋蔬菜色拉

原料：蛋25克，花椰菜50克，嫩豌豆夹30克，胡萝卜20克，调味汁5克，柠檬10克，荷兰芹适量，盐0.5克。

制作方法：①将鸡蛋煮熟后切成花形；②将花椰菜分小，加入醋、小麦粉少量煮，捞出放到漏网上；③将嫩豌豆荚煮后切成2片，胡萝卜切成3～4厘米的短片状，煮后放置；④将器皿内盛入鸡蛋、花椰菜、嫩豌豆荚、胡萝卜，注意盛入后的形状，用梳形的柠檬、荷兰芹做装饰，添上调味汁。

锅烧马鲛鱼

原料：马鲛鱼70克，酱油5克，料酒3克，色拉油3克。

制作方法：①将马鲛鱼剖后洗净，擦净水分，在酱油、料酒中腌30分钟；②在长柄锅中将色拉油烧开，烧①；③将色拉菜放到餐具上，再盛上马鲛鱼，添上擦碎的萝卜丝。

木桶树寿丝

原料：饭150克，砂糖5克，醋10克，盐1.5克，鸡胸肉60克，长葱、生姜适量，酒3克，蛋25克，色拉油1克，黄瓜30克，盐0.5克，紫菜0.5克。

制作方法：①将砂糖、醋、盐混

合；②倒出在寿司木桶上做好的饭，加进①，用饭勺搅匀，使之冷却；③将鸡胸肉加入酒后蒸，撕碎备用；④将鸡蛋打开搅匀，做成薄的煎鸡蛋切成细丝；⑤将黄瓜切成薄片，用盐揉后放置；⑥将紫菜洗净，切成细丝；⑦在②中混入③⑤，盛到器皿，其上加进④、⑤。

●适合冬季的一日食谱及制作方法

生姜烧豆腐

原料：烧豆腐100克，生裙带菜15克，嫩豌豆夹5克，生姜适量，砂糖1克，酱油6克，海味汁50克。

制作方法：①将一块豆腐切成10小块左右，将生裙带菜水洗后切好备用，嫩豌豆夹去筋煮熟，生姜切成薄片；②在锅里，混合进海味汁、砂糖、酱油煮一会儿，放进豆腐、生姜，用弱火煮；③中途加入生裙带菜；④给器皿盛上②，添上③及嫩豌豆夹

牛肉面

原料：干面80克，牛腿肉60克，蛋50克，长葱30克，胡萝卜20克，茼蒿50克，鲜香菇10克，色拉油4克，砂糖5克，酱油12克，海味汁100克，砂糖2克，醋5克，柚子适量。

制作方法：①将干面条在充足的水中煮，捞出用水冲放到漏网上；②将牛腿肉切成3厘米宽的小块；③将葱斜切、胡萝卜切成3厘米的薄片.茼蒿煮后切成3厘米长，鲜香菇切成装饰品；④将锅中烧色拉油，炒②，加入砂糖、酱油、海味汁1/2量煮好；⑤在④的煮汁中加进③，放进余下的海味汁煮；⑥把①用热水浸泡后放到沙锅，盛上④⑤，打进鸡蛋，煮一会儿后取出。

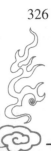

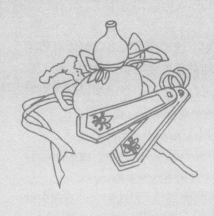

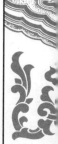
心理支持法、饮食疗法和运动疗法是心脏病居家疗法的三大基石。由于心脏病的种类很多，所以，不同类型的心脏病患者适宜于一些不同的运动方式，这些我们会在『常见心脏病的防治』一节中具体分析。此处，我们主要是分析一些适合于大部分心脏病患者运动的方式。

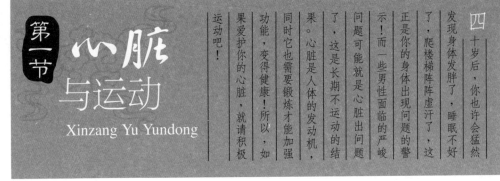

第一节 心脏与运动
Xinzang Yu Yundong

四十岁后，你也许会猛然发现身体发胖了，睡眠不好了，爬楼梯阵阵虚汗了，这正是你的身体出现问题的警示！而一些男性面临的严峻问题可能就是心脏出问题了，这是长期不运动的结果。心脏是人体的发动机，同时它也需要锻炼才能加强功能，变得健康！所以，如果爱护你的心脏，就请积极运动吧！

1 人到四十的运动

不论是生活、工作，还是身体，四十岁都好像是人生的一个转折点。对于机体运动而言，四十岁也是一个关注点。四十岁应该是事业有成、家庭稳定的年龄，但同时也是工作繁忙的时段，很多人因为"没时间"而忽略了运动。长久下去，也等于是忽略了自身的健康。不要忘了在为您的财富增加"0"的同时，前面的"1"才是最重要的。

〖 现代人的运动不足 〗

不久前曾有调查数据显示，日常生活中认为自己运动不足的人高达68.8％，睡眠不足的达36.6％，生活不规律的达29.5％。而就目前的状况而言，这种趋势有大幅增高的倾向。

好在人们已经开始意识到了这一点，随着减肥声浪的高涨，健美操、韵律操、慢跑、登山的运动也越来越受到人们的喜爱。这些运动对人体都是极为有利的，但美中不足的是，人们虽然喜爱这些运动，但总是不能将运动坚持到底。三天打鱼两天晒网，对身体健康的改善也不明显，有的人甚至因为如此而放弃了运动的计划。运动应是持之以恒才有效果的，运动前首先要明确运动的目的，有目的地进行，才可以督促和提高人们对于运动的兴趣和爱好，使人获益良多。

〖 四十岁运动不当的危险 〗

激烈运动：一过中年，激烈运动有时会引来意想不到的事故。

"慢跑膝盖"、"网球肘"、"高尔夫球腰"，这些病症都耳熟能详。人们在高尔夫练习场因为过度地挥杆，引起肋骨骨折的例子也不少。不要认为学生时代运动量非常多就掉以轻心。我们必需清楚，过了中年的身体和年轻时代是完全不可相比的。

突来的运动：运动事故之中最可怕的，要算是运动中的心脏病发作。相信对于在美国引起慢跑潮流、"奇迹的慢跑"的作者——斐克斯，在慢跑中猝死的事故，大家都记忆犹新。斐克斯生前一直提倡，慢跑能提高心脏的机能、长寿。然而斐克斯却在五十二岁死于慢跑，并且值得讽刺的是起因于心肌梗死的发作。

所以，运动前明白自己的状况是最

家家必备的保健全书

典藏精品版

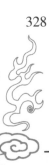

重要的，就像作战一样，知己知彼才能百战百胜。尤其如前面所述，一过四十岁就一定要作心脏的健康检查、好好保养心脏。尤其是男性过了四十岁，就有可能会冠状动脉硬化。若再加上高血压，动脉硬化就如鱼得水，发展得更快。由此可知，在四十岁后的状态之下，突然开始做对心脏有负担的激烈运动是极易招致死亡的。

【运动时出现的危险征兆】

运动中或运动后若是有下列各项征兆，应该立刻接受医生的诊疗。

①脉搏不正常，产生不规则跳动（心律不齐）。胸部及喉咙感到有悸动现象。脉搏突然加快或变慢。（130以上或50以下）

②胸口、腕部、喉咙等处有疼痛及压迫感。

② 中老年人如何运动

在日常生活中，年轻人喜欢选择激烈一点的运动，希望可以达到大汗淋漓的效果。中老年人就不同了，由于身体状况的原因，中老年人在选择运动时是有一定讲究的。

所谓"生命在于运动"。适当的运动对身体有益，日常生活也应朝着健康的方向进行。平常应避免暴饮暴食，养成规律的生活习惯，同时摄取必要的营养。

须注意，从事提高心肺机能的运动中及运动后，血液循环十分活跃，有时候会呈现不安定的状态。因此，在这样的运动结束后要特别小心，尤其是中老年人更须如此。

③出现头晕目眩、失神、发冷汗、脸色苍白、青色症等现象。

④运动后休息了10分钟，脉搏数仍超过100。

⑤经常活动的关节感到疼痛。

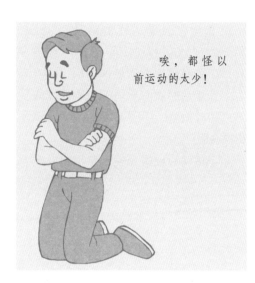

唉，都怪以前运动的太少！

①餐后的运动至少隔两小时：这时因为餐后血液都集中在消化器官里，而并非在全身，即使运动也不会有很好的效果，对心脏也没什么好处。

②运动后禁止饮用含咖啡因的食物：咖啡因含在咖啡、红茶等食物中，有刺激中枢神经的作用。血管在稍微的运动之下便容易扩张，心肌将受到刺激，饮用含咖啡因的东西会使心脏产生负担。

③运动前后禁止饮用冷饮、热饮及酒精类饮料：冷饮可以导致血管收缩，热饮及酒精类则可使血管和食道扩张。而食道又十分的接近心脏，它们的一张一缩很容易对心脏造成影响。

④运动前后严禁吸烟：即使是一根香烟，都可收缩血管、增加脉搏数，夺取全身的持久力。平常开始禁烟是最理想的，若是不可能，至少在运动前后绝对禁止吸烟。

⑤连续性的激烈运动时禁止穿着厚重衣物：只是短暂的运动、流汗，冬天时应该穿多一点。但是汗流量多时，穿着厚重反而消耗体力。

⑥运动时衣着要适宜：不要受寒受热，随时调整，不要运动到大汗淋漓才更换衣服。

⑦运动后应避免使用热毛巾：热毛巾不可否认的是非常舒服的，但过于刺激。所以还是采用干毛巾好。

⑧室内运动后不要突然走到寒冷的室外：心脏对冷热的温差是非常敏感的，不急不缓，给予心脏时间适应是很重要的。

⑨减少在冷风的日子和高湿高温的日子运动：这些日子时，会因脉搏的变化而消耗体力。不妨在此时减少运动的内容及项目。同时也应随时补充水分和盐分。

⑩身体不适时绝不能运动：感冒、中暑、宿醉等情形下，绝不可勉强进行运动。

第二节 什么运动适合心脏病患者

Shenme Yundong Shihe

Xinzangbing Huanzhe

很多心脏病患者认为，心脏病是不适宜做任何运动的。其实事实不尽如此，心脏病的病情有轻重之分，如果不是很严重的话，从事轻微的运动对心脏病也是有一定好处的。选择合适的运动类型加上科学的运动方式，能够为患者的身体注入一支强心剂。

1 垂钓有益身心健康

垂钓是一项有益于身心健康的户外活动。它很适合脾气暴躁的人磨炼性格，而脾气不佳的人多属于高血压、冠心病的常见人群。对于冠心病人而言，还有以下几点好处。

首先，适于钓鱼的地方多在郊外，无论是步行还是乘车或骑车前往，这本身就是一种身体锻炼。而且，钓鱼者一心想尽快赶到目的地，所以，虽在赶路但不知疲倦，使人在兴趣盎然的状态中接受了身体锻炼。

其次，钓鱼可以陶冶人的情趣。垂钓的场所多处于青山相依、绿树环绕、碧波荡漾的环境中。那里空气清新、鸟语花香、环境宜人，有利于人体的新陈代谢，令人心旷神怡、悠然自得。加之垂钓之时，人的眼、脑、心专注于浮标的动静，一切杂念尽抛脑后，从而使垂钓者的身心得到最大的放松。

再次，钓鱼还能磨炼人的性格。俗话说"稳坐钓鱼台"，就突出了钓鱼者应有的素质。垂钓者不可性急，但求达到"姜太公钓鱼"的境界，因而，对于平素性情急躁的人来说，钓鱼不失为一种适宜的娱乐健身活动。钓鱼的乐趣，只有钓鱼者才能体会到，不妨试一试。

由此看来，垂钓是一种调养生息的运动，大有益处，不失为冠心病患者的绝佳选择。

2 有氧代谢运动

绝大多数病都不能单单靠药物来治疗，最佳的方法应该是综合治疗，所谓综合治疗就是将日常生活中的饮食、运动心理调节等结合起来一起治疗。我们现在就要来探讨一下冠心病患者的运动疗法之—有氧代谢运动。

实践证明，很多种类型的运动均可改善冠心病人的病情，但以有氧代谢运动效果为最佳。所谓有氧代谢运动，就是大肌肉群的运动，例如慢跑、游泳、

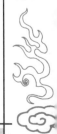

快走、打太极拳、骑自行车等。这些全身性运动主要是锻炼与吸氧有关的器官和组织（如心、肺和血管），运动中有力而加快的呼吸，使肺吸入更多的氧气供心脏及血管利用，从而促进新陈代谢，开通侧支循环。不仅如此，坚持有氧代谢运动，还可使血液中高密度脂蛋白水平升高，而高密度脂蛋白有降低血中胆固醇水平的作用，它能把沉积在血管壁上胆固醇抽离并转送出去，从而减轻动脉硬化的程度。而且，冠心病人坚持有氧代谢运动，还可提高心脏的应变力，减少心源性猝死的机会。

冠心病人参加有氧代谢运动，也要注意方法。科学合理的做法是从小运动量开始，遵循缓慢柔和、循序渐进的原则，逐步增加运动量、延长运动时间和提高运动强度，并要限制在一定范围里。

临床实践表明，40岁以上的心脏病患者，锻炼时最高心率以不超过每分钟120次为宜，有心绞痛史患者锻炼时的最高心率宜在110次以下。过快、过强地提高运动强度，都有可能导致运动时的危险性增加。这样的运动是不可取的。

为了安全地从事有氧代谢运动，在开始运动之前，冠心病人应做常规静息时的心电图。对于平时静坐过多的职业，应做运动试验，即在踏车或在活动平板上行走时进行心电图的监测与记录。在征得医生的同意后，方可实施运动计划。在运动中一旦出现胸闷、胸痛、极度疲乏或其它症状，应立即停止运动，并求助于医生。

在运动时间的选择上，冠心病人最好选择在下午运动，这样比较安全。因为心血管病人每日上午6～12时容易出现缺血损伤和心律失常，若在这段时间从事加重心脏负荷的运动，自然更易发生意外。运动时间一般不超过半小时。当然，这是因人而异的，但可分多次进行。

综上看来，冠心病患者从事运动要同时关注身体状况、运动类型、运动方法、运动时间等几个方面的因素。只有这样才能保证运动的安全进行。

3 健康的高尔夫球

高尔夫球曾被称为"高端人群的运动"。时至今日，高尔夫球已经成为了一种很普遍的休闲运动项目，也越来越受到人们的喜爱。在辽阔的绿地、沐浴着暖暖的阳光、呼吸着新鲜的空气，是一种多么美的享受！而高尔夫球不仅可以满足人们的精神享受，还可以使人们在愉悦的心情下做运动。对于心脏病患者而言，高尔夫球是一个值得推荐的运动项目。但心脏病患者打高尔夫球的先决条件应该是：病情控制稳定且可以毫不费力地爬楼梯上三楼。

〖打出健康的球〗

一般而言，健康的高尔夫球运动注意事项有下列六点。

①气候的考虑。正暑或最寒冷时，应考虑气候、气温及时间，勿须过于勉强。寒冷的日子、下雨天、强风气候都

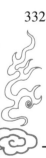

应停止。

②运动的前天晚上勿过度使用体力。严禁过分繁忙、熬夜。

③选择平坦的球场。

④严禁不吃早餐。但是，也不可进食过多。

⑤不必在乎推杆的成绩。过分在乎推杆的成绩只会无端的增加心脏的负担。

⑥不与人竞争球技。以一颗平常心面对这样的运动。

除此之外击球入洞时也应小心。因为那时候特别的紧张，下意识容易停止呼吸，造成一种缺氧状态。

〖**高尔夫对心脏的好处**〗

我们一直在讲适当打高尔夫球对心脏病患者有好处，那么，这些好处又体现在哪里呢？

①强健脚部、腰部及脚力，培养瞬间反应能力。

②强健肩部、腕部、颈部、胸部、背部及腹部的肌肉。

③加强内脏的活动力。

④给予神经系统及内分泌系统良性的影响。

⑤防止肥胖、保持良好体型。

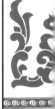

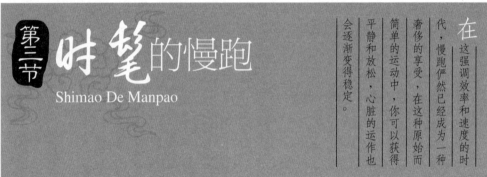

第三节　时髦的慢跑

Shimao De Manpao

在这强调效率和速度的时代，慢跑俨然已经成为一种奢侈的享受，在这种原始而简单的运动中，你可以获得平静和放松，心脏的运作也会逐渐变得稳定。

1 慢跑

慢跑是最简单、最具有效果的健康法，可让渐渐失去运动步调的现代人再度获得自然的韵律。就运动生理学的观点分析列举下列慢跑的效用。

①强化心肺机能，提高全身的耐力。

②促进全身的血液循环，增强冠状动脉内循环，预防心绞痛及心肌梗死。

③没有竞争性的慢跑可以消除心理压力，有益于治疗高血压、糖尿病。

④因为属于全身运动，可以消耗热量、降低血糖。也就是说有预防、治疗糖尿病的效果。

另外还可以预防腰痛、消除肥胖。

这种看似优点颇多的运动，事实上有不可免除的弊端。稍有不慎，慢跑就容易引发事故。

总之，慢慢地增加运动量、慢慢地提高速度才是首要的。很少运动的人刚开始以1～2分钟跑100米的速度慢慢地增加较为理想。

2 慢跑前的准备

不单是慢跑，凡是运动，开始前的准备运动都非常重要。慢跑时常使用的部位有脚踝，因此应上下弯曲膝盖，而后慢慢伸直。伸直时以20～60秒／米，慢慢伸直。即使是五分钟，身体马上就会感到温暖。大约慢跑二十分钟之后，接下来需慢慢停下作冷却的整理运动。在运动的前五分钟及运动后五分钟，作准备运动及整理运动，可增加运动的效果。

3 笑是静止的"慢跑"

"最近的小孩子们都不笑"、"现代社会中发自内心的微笑已经不可多见"，如此的感言时常耳闻。在美国，最近重新对笑的效用做了一番的评价。发现

"笑"对典型的现代病—自律神经失调症(自律神经主控人类的思考、判断。)即所谓的思考性的脑部和主控感情、本能的脑—即所谓的本能性的脑两者之间产生了不平衡的现象—有着积极的治疗控制作用。脑部的活动只一味的偏向知性的部分时,维持生命现象不可或缺的自律神经的控制便会变得迟缓。所以"笑"就好比是"静止的慢跑",好处多、效用大。在家庭中或是和友人相聚时,不妨放轻松,发自内心地微笑,消除心中的压力!

4 忌不分体质的清晨慢跑

人体只要不活动,其人体机能便会渐渐衰退。相同的,心脏也是如此。一旦运动量不足,心脏的机能便会下降,导致冠状动脉硬化。但是,过于激烈的运动也会招致反效果。清晨的慢跑虽然对身体有益,但是如果不顾自己的身体状况,一大清早便不分青红皂白地跑步,是极有可能招来猝死的。

因此,要避免剧烈运动,适当的运动量是很重要的。那么,何谓适当的运动量呢?其实适量及不适量,往往因个人差别而难以明确规定。不过,基本上外行人要自我判断、确定,难度较大,但如果遵循一切从极少量极短时间开始,然后逐渐增加的原则,则一般很少发生意外。心脏一旦步入需加以注意的岁数,就普通人而言,平均每一年需要做一次系列的健康检查。这时候,一般将进行"两阶梯法"的检查。即是在两个楼梯之间做来回、上下的运动,在其间取决其适当运动量的检查方法,这个方法可以说是最简单、最方便的。

另外,如果接受另一种试验的话,将可以得到更明确详细的适当运动量。这个方法是使用心电图,将运动量设定在零,由零渐渐的往上增加。依年龄差异,在最大心跳数所达到的运动量取决为最上限的运动量。也就是说,由运动开始至达到最大运动量为止,参考其间的心跳次数、心电图的变化及有无胸痛、心律不齐这些现象,及运动前后的血压变化等等,然后再决定其适当的运动量。因某种原因而无法和医生共同讨论、决定时,可以使用下列方式来判断。测定运动后脉搏的跳动次数,若次数介于一分钟180次到减扣自己的年龄之后的数字(如60岁的病人就是180-60=120)之内,那么,基本上是不需要担心的。

脉搏跳动的次数的测定一定要在运动后马上进行,若是处在完全正常规则的状态下,只要测得10秒钟的脉搏跳动次数,便可推断出一分钟的跳动次数。若是心律不齐的情况或是脉搏跳动过慢的情况下,一次就以一分钟计算,测定需注意的是,心脏病患者一定要在医生的指示之下进行。

335

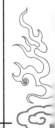

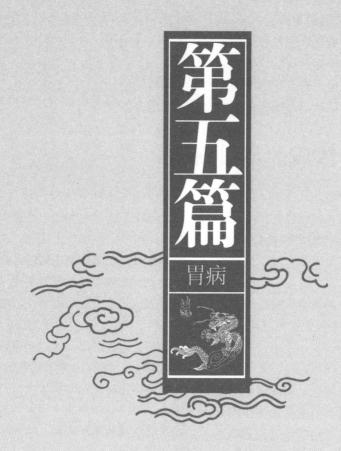

第五篇

胃病

第一章 胃的概述

第二章 常见肠胃疾病的防治措施

第三章 胃病患者的饮食

第四章 胃病患者的日常保健

典藏精品版

家家必备的保健全书

第一章

胃的概述

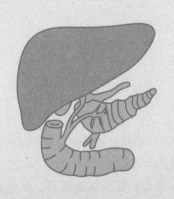

胃，居于膈下，腹腔上部，中医将其分为上、中、下三部。胃的上部称上脘，包括贲门；中部称中脘，即胃体部位；下部称下脘，包括幽门。胃的主要生理功能是受纳与腐熟水谷，胃以降为和，与脾相表里。

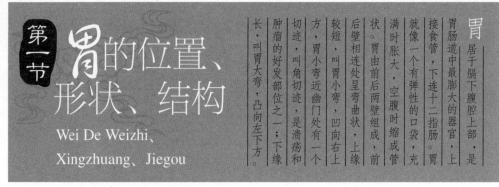

胃 居于膈下腹腔上部，是胃肠道中最膨大的器官，上接食管，下连十二指肠。胃就像一个有弹性的口袋，充满时胀大，空腹时缩成管状。胃由前后两壁组成，前后壁相连处呈弯曲状，上缘较短，叫胃小弯，凹向右上方，胃小弯近幽门处有一个切迹，叫角切迹，是溃疡和肿瘤的好发部位之一；下缘长，叫胃大弯，凸向左下方。

1 胃在人体的位置

　　胃是消化道中最膨大的部分，大部分位于腹腔的左上部，小部分在上腹部。胃与周围脏器的关系是，胃上部与左膈穹窿接触，胃底的左背侧与脾接触，胃后壁膈网膜囊与左肾上腺、左肾、胰腺及横结肠系膜相接触，胃前壁与肝左叶接触。当空腹时，胃可能被这些脏器全部掩盖；当胃充满时，胃前壁很大一部分与膈相接触，胃体前壁的一部分与前腹壁有直接接触。胃的活动度很大，其位置随体位、横膈运动、胸腔内压力和腹腔内压力的改变而变化，如深吸气时胃可下降数厘米，腹部压力增加时，胃的位置可向上移。胃的上口与食管的下口相连接，是食物由食管进入胃的入口；胃的下口与十二指肠球部连接，是食物从胃进入十二指肠的出口。

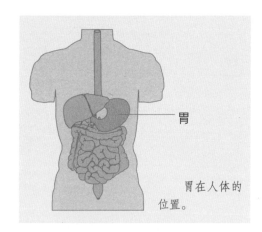

胃在人体的位置。

2 胃的形状

　　正如世界上没有完全相同的两片树叶一样，世界上也没有两个完全相同的胃。胃的形状与每个人的性别、年龄和体质有密切关系，即使是同一个人的胃，在不同的体位、不同的时间，形状也是不一样的。尽管如此，医学上还是把人体位呈X形且未就餐就去检查时所见的胃形概括为四种形状：

　　角形：胃的位置较高，又称高度张力胃。常悬在肋缘之下，横置于上腹部，胃的下缘常在脐上，呈"牛角"形状，胃腔上部特别宽大，愈近幽门部愈窄，

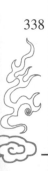

角切迹不明显，幽门偏向脊柱的右侧，是胃的最低部，这种形状的胃多见于小儿及矮胖体质之人。

钩形：钩形胃又称"J"形胃，胃底、胃体、胃窦各部的宽度大致相等，因此，胃内腔上下两部分接近一致，呈"J"字形垂直状，角切迹明显，胃的最低位置与髂脊同高，这种形状的胃一般多见于体质强壮者，是四种形状中最多见的一种类型。

长形：又称无力形胃，胃底较窄，胃体及幽门窦较宽大，胃腔上窄下宽，胃体垂直下降，而幽门左下方斜升，所以角切迹明显地呈锐角，胃大弯可抵达髂脊水平面以下，甚至进入腔内，幽门贴附于脊柱稍右侧，这是属于低紧张度的胃，多见于体型瘦长的人。

瀑布形：胃底向胃体的上后方弯曲，胃泡甚大，胃体窄小并且稍向前倾，在胃底与胃体之间的胃后壁上形成一弯曲，胃的最下界常在脐以上或与脐平齐，此形状的胃是比较少见的。

3 胃的结构

胃上承食道，下接十二指肠，是一个中空的肌肉组成的容器。胃部由上至下可分为六大部分：贲门、胃底、胃体、胃角、胃窦和幽门。胃部与食道连接的部位称为贲门，幽门是胃部与十二指肠连接的部位。

中医对胃的分区与现代医学不大相同，胃的上口贲门处，中医称之为"上脘部"；胃的下口幽门处，叫"下脘部"；下脘部与上脘部之间的部分叫"中脘部"；上、中、下三脘合称"胃脘部"。上、中、下脘部在体表的特征是，位于腹正中的上、中、下脘三个穴位。

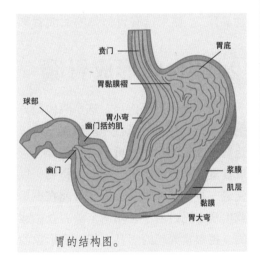

胃的结构图。

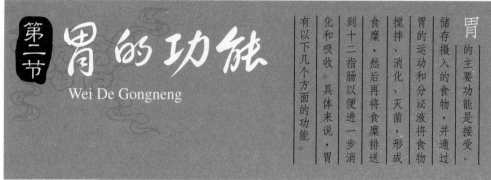

典藏精品版

家家必备的保健全书

第二节 胃的功能
Wei De Gongneng

胃的主要功能是接受、储存摄入的食物，并通过胃的运动和分泌液将食物搅拌、消化、灭菌，形成食糜，然后再将食糜排送到十二指肠以便进一步消化和吸收。具体来说，胃有以下几个方面的功能。

1 储存食物

人的胃像一个口袋，其容量1500～3000毫升，可看作是"人体巨大的食品库"，如果没有胃提供的贮藏食物的条件，那么我们一天就要吃很多餐才能满足人体的需要。

2 让食物形成胃糜

胃有厚厚的肌肉层，这个肌肉层分别由斜行、环行、纵行三层组成，通过这些肌肉层的运动，可将食物搅碎，形成食糜，并将食糜排送到十二指肠，以便进一步消化和吸收。大家可能在电影或电视中见过磨子，用两个圆石盘做成的、把粮食弄碎的工具。作一个形象的比喻，胃就像一台不知疲倦的磨子，源源不断地将食物"磨成"细小的颗粒。

当食物进入胃后，上述三层肌肉就开始有节律地收缩，先是在胃的近端把食物初步混匀、磨细，然后送到远程胃窦部进行更严格的"加工"。在胃窦部，胃的肌肉层更厚，收缩更有力，胃腔也更加狭窄，压力也更高，因此，当食物离开胃窦进入十二指肠时，胃内容物都已变成直径不足1毫米的颗粒了。

3 分泌胃液

胃的主要功能之一就是分泌胃液，在正常情况下，人体每天要分泌1500～3000毫升酸性胃液，不论何种食物，只要进入胃腔，就要经过这"酸雨"的洗礼。

胃液含有多种成分，其中最重要的一种就是胃酸，这是胃液的主要成分之一，它能启动胃蛋白酶原，供给胃蛋白酶所需的酸性环境；还可以促进胰液、肠液、胆汁的分泌；胃酸造成的酸性环境还有助于小肠对铁、钙等物质的吸收。如果胃酸分泌过少，就会产生腹胀、腹泻等消化不良的症状，但若胃酸分泌过多，对人体也不利，过高的胃酸对胃和十二指肠黏膜具有侵蚀作用，是溃疡病的发病原因之一。此外，胃酸还有一个重要的作用，它能杀死随食物进入胃内的细菌。把一碗肉汤放在常温、常压的环境下，过不了多久，细菌就会滋生，但是在正常人的胃中，细菌非但不能繁殖，而且还会被胃酸杀死，所以可以说，胃酸构成了身体抵御外界不利因素侵犯的一道重要防线。

胃液中含有的第二种成分是胃蛋白酶，这是胃液中的另一种主要成分，作为胃液中一种重要的消化酶，它可以消化蛋白质。

胃液中含有的第三种成分是黏液和内因子，它们也是由胃分泌的。胃黏液具有黏附性、黏稠性和中和胃酸的能力。黏液经常覆盖在胃黏膜表面，有润滑作用，使食物易于通过，并保护胃黏膜不受食物中坚硬物质的机械磨损；黏液还可以防止胃酸及胃蛋白酶对胃黏膜的消化作用，防止胃炎及溃疡发生。内因子与维生素B₁₂结合，有利于维生素B₁₂的吸收，从而防止恶性贫血的发生。

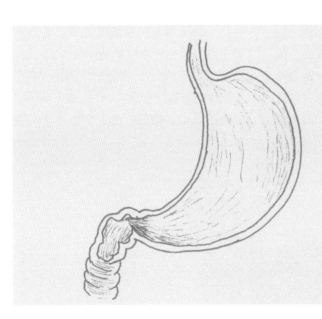

人的胃就像一个口袋，是"人体巨大的食品库。"

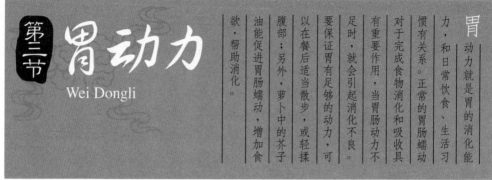

第二节
胃动力
Wei Dongli

胃动力就是胃的消化能力，和日常饮食、生活习惯有关系。正常的胃肠蠕动对于完成食物消化和吸收具有重要作用，当胃肠动力不足时，就会引起消化不良。要保证胃有足够的动力，可以在餐后适当散步，或轻揉腹部；另外，萝卜中的芥子油能促进胃肠蠕动，增加食欲，帮助消化。

1 胃运动

胃运动的起搏点位于胃大弯近胃底处，通过对胃肌电图的观察发现，胃运动波以每分钟3次的速率由胃近端向胃远程推进，多属慢波，但偶见有高峰波。胃近端1/3为运动静止区，其内腔大，微弱的胃壁收缩几乎不引起胃腔内压力的变化，但可因食物进入后而呈现容受性舒张；胃远程2/3属胃电活动区，由于胃腔狭窄呈现管道状，胃蠕动时常可见高峰波。大量X光及胃镜直视观察均证实上述所见，且因蠕动而带来的腔内压力变化，均可用腔内换能器记录下来。胃壁中纵行肌和环行肌都是连续的，因此，整个胃是作为一个功能单位而活动的。胃运动随着推进至幽门前区，幽门开放，食物排入十二指肠。由于食物对十二指

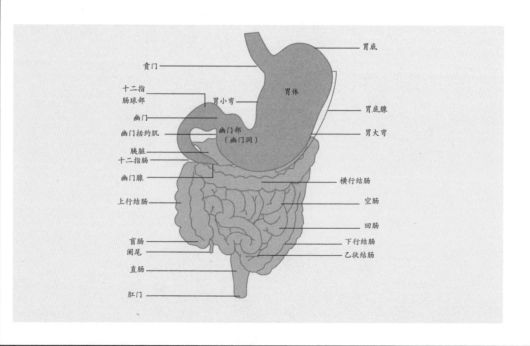

典藏精品版

家家必备的保健全书

肠的刺激及胃肠激素的影响，十二指肠收缩压力与频率都比胃快而且多，但由于幽门括约肌的收缩，不至于发生反流。

幽门括约肌具有防止食物从十二指肠反流回胃，引起胃炎症和溃疡的功能，已引起人们的普遍关注。由于幽门括约肌属扇形肌，其收缩力量比真正的环形收缩肌的力量要低，因此很容易受各种因素的影响而发生功能不全。在胃镜直视下，幽门呈向日葵状收缩，似针孔，但在局部病变时，则幽门畸形失圆，收缩乏力，僵硬静止。轻微的幽门括约肌功能不全，虽可通过胃镜观察到胆汁的反流，但这种指征并不可靠。因此，多年来专家们均致力于幽门括约肌（或高压带）压力的检测，但由于受目前科学发展的限制，或无法测出，或测出的结果偏低。常用的胃动力学检查方法有三种，一是胃腔内压力测定，二是幽门括约肌压力测定，三是胃肌电图测定。

2 胃排空

中国最古老的一部医学书籍《黄帝内经》中曾说"胃主通降"，这在很大程度上说的就是胃的排空功能，此学说直到今天仍能指导临床实践。食物由胃排入十二指肠的过程称为胃的排空。一般在食物入胃后5分钟，即有部分食糜被排入十二指肠。不同的食物排空速度不同，这和食物的物理性状和化学组成都有关系。一般来说，稀的、流体食物比稠的或固体食物排空快；切碎的、颗粒小的食物比大块的食物排空快；等渗溶液比非等渗溶液排空快。在三种主要食物中，糖类的排空时间比蛋白质短，脂肪类食物排空最慢。混合性食物，胃完全排空常需要4~6小时。

胃的排空率受胃和十二指肠两方面因素的控制。胃内促进排空的因素，主要是胃内食物量及胃泌素对胃排空的影响。胃的内容物作为扩张胃的机械刺激，通过壁内神经反射或迷走神经反射引起胃运动的加强。一般来说，食物从胃排空的速度与留在胃内食物量的平方根成正比。胃泌素除了引起胃酸分泌外，对胃的运动也有中等程度的刺激作用，它提高了幽门泵的活动，使幽门舒张，因而对胃排空有重要的促进作用。

十二指肠的因素则抑制胃排空，主要包括肠胃反射以及十二指肠产生的激素。在十二指肠肠壁上，存在多种感受器，酸、脂肪、渗透压及机械扩张都可以刺激这些感受器，反射性地抑制胃运动，使胃排空减慢。当过量的食糜，特别是酸或脂肪由胃进入十二指肠后，可引起小肠黏膜释放出几种不同的激素，抑制胃的运动，延缓胃的排空。

上述在十二指肠内具有抑制胃运动的各项因素并不是经常存在的，随着盐酸在肠内被中和、食物消化产物的被吸收，它们对胃的抑制性影响便渐渐消失，胃运动又逐渐恢复，因而又推送另一部分食糜进入十二指肠。如此循环往复，使胃内容物的排空速度较好地适应了食物在十二指肠内的消化和吸收速度。

胃的排空是一个十分重要的问题，

如果胃排空太快，就会使人感到饿得快，反之，则会感到饿得慢。胃的排空也是一个十分复杂的问题，它受到诸多因素的影响，总的来说，主要受神经反馈调节、胃肠激素调节、大脑中枢调节及食物的理化性质等因素影响。在食物理化性质的影响因素中，食物的摄入量与排空量之间存在着指数函数关系；食物酸性越强，排空越慢；食物的渗透压越高，排空越慢；糖类的排空速度比等量的蛋白质快，脂类食物排空最慢。

所以，如果感到腹部有饱胀感，如能排除器质性病变，应首先减少摄食量，进流质碱性饮食或糖类（包括淀粉、碳水化合物等）饮食，适当减少脂餐及高蛋白饮食。

3 胃的血液供应

和其他的人体脏器一样，胃需要丰富的血液供应。胃部的血液主要来自腹腔动脉的三个分支—脾动脉、胃左动脉、肝总动脉，除此以外，负责供应胃部血液的还有分布在胃小弯的胃左动脉和胃右动脉，分布在胃大弯的胃网膜左动脉和胃网膜右动脉，分布在胃底的胃短动脉，胃底还有左膈下动脉的小分支供应血液。

这些动脉发出分支进入浆膜和肌层，主干进入黏膜下层，形成黏膜下动脉丛；又发出分支进入黏膜层，并形成毛细血管丛，在胃腺开口和胃小凹周围又形成毛细血管网，再由这些毛细血管网逐渐汇集成细小的小静脉，在黏膜层有无数的动静脉吻合。

胃小弯部缺少黏膜下毛细血管丛，

一些学者认为胃溃疡好发于胃小弯和胃大弯，与胃小弯和胃大弯缺少毛细血管丛有关。也有专家认为，胃小弯部缺乏黏膜下毛细血管丛和动静脉交通，当代谢需求过大时，易造成黏膜灌注不足，所以易在此处形成溃疡。

在胃黏膜层上皮下毛细血管网汇集成许多小静脉细支，继而汇合成星状静脉，并分布到固有膜和黏膜下层，和动脉一样两次形成静脉丛，最后穿出胃壁，汇合成数条静脉，分别注入脾静脉、肠系膜上静脉或直接入门静脉。

胃黏膜表面血管网丰富，故当黏膜受到损伤时，可引起较大的出血。因此，在做胃大部切除术时，结扎胃的主要动脉而保留部分胃短动脉和左膈下动脉的分支，使胃不至于发生严重缺血而坏死。

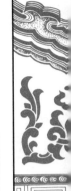

第二章

常见肠胃疾病的防治措施

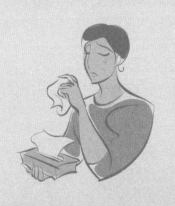

现代人生活节奏快，工作压力大，经常三餐不定，许多人都有或轻或重的肠胃不适症状。引起这些不适症状的原因主要是生活作息时间不正常，吃东西吃得太快，饮食不卫生，吃得太油腻，吃太多药物，生理年龄老化，饮水量太少或纤维素食物进食太少，压力过大等。

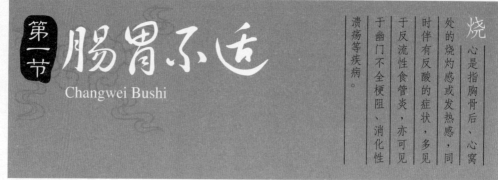

第一节 肠胃不适
Changwei Bushi

典藏精品版

家家必备的保健全书

烧

心是指胸骨后、心窝处的烧灼感或发热感，同时伴有反酸的症状，多见于反流性食管炎，亦可见于幽门不全梗阻、消化性溃疡等疾病。

1 烧心

烧心虽然不像心脏病那样会威胁到您的生命，但是当您吃完晚饭，想舒舒服服地斜卧在沙发上看看自己喜欢的电视节目时，上腹部那烧灼的感觉和那一股股往上涌的酸水，使您不得不挺直着身子端坐起来，这样，即使再有趣的电视节目相信您也会觉得索然无味。

要想避免烧心，首先要注意日常饮食，吃东西不要太快，还要尽量少吃或不吃某些食物，如茶、咖啡、油炸食品、糖果、辣椒、烈性酒等，即使这些食物不会引起烧心，但它们的刺激性太强，也应当尽量少吃。

其次，在饭后不要立刻卧床或弯腰，也不要做剧烈的运动，最好是进行一次30分钟的轻松散步，既可帮助消化，又可减轻烧心的症状。

在绝大多数情况下，烧心都是因胃内容物向食管反流而导致的一种刺激性症状，所以在发生烧心的时候，可采取头高脚低的体位，使上半身抬高10°～15°（一般是两个枕头的高度），借助重力的作用，使返回到食道里的胃内容物再回到胃内，这样有助于缓解烧心的症状。要特别注意，烧心时应该把上半身全部垫高，仅垫高头部是无效的。

如果上面的办法对您还不起作用的话，您还可以选用一些抗酸药物，如碳酸钙片、氢氧化铝凝胶等，这些药物可以中和胃酸，很快就能消除烧心的症状。但是，如果长期服用这些药物，会造成便秘或腹泻。

如果您经常有严重的烧心，或症状严重且持续时间长的话，不要仅仅认为是上了年纪或饮食不当，去接受医生的检查才是您最明智的选择。

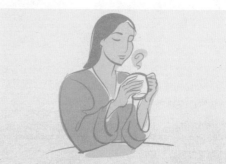

要避免烧心，要尽量少吃刺激性强的食物。

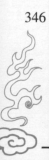

2 食欲不振

所谓"食欲",是人体一种想要进食的生理需求,俗称"胃口"。一旦这种需求低落甚至消失,即称为食欲不振,简单地说,就是没有想吃东西的欲望。

〖睡觉锻炼〗

仰卧,全身放松,两手置于身体两侧,进行深呼吸。吸气时,想象宇宙间的真气通过全身的毛孔被吸进来,呼气时,想象全身的病气、浊气通过毛孔射出去,射透天边。做一阵以后,放弃吸射的意念,一切顺其自然,只要知道自己还在练就可以了。

也可用侧卧方式练习。身体向右侧卧,右手心向上,置于头侧,左手放在左胯上,两腿自然弯曲,进行深呼吸,意念同上。可在练习状态中入睡,睡醒时不要急于起床,可在床上闭目练习深呼吸,待全身有了气感后,再起床。这种在练习状态中睡着,又在练习后起床的功法,等于一宿都在练,此类情况属于好现象,不必惊慌害怕,也不必欣喜,要注意保持平静,一切顺其自然。

功效:对神经衰弱、失眠、多梦等有特殊疗效,长期练习易入定。

〖行走锻炼〗

行走时脚跟先落地,要一步一个脚印地走,呼吸时采用深呼吸,即吸气时,想象宇宙中的真气通过全身的毛孔被吸入体内,呼气时,想象全身的病气、浊气、疲劳之气通过毛孔射出去。呼吸要与走路的速度相结合,不宜快行。

功效:练出自然换气的功能,脚跟先落地,可以调动肾经,故有强肾固本的作用。

〖跑步锻炼〗

慢跑,深呼吸,即吸气时想象宇宙中的真气通过全身的毛孔被吸入体内,呼气时,想象全身的病气、浊气、疲劳之气通过毛孔射出去。呼吸要与跑步的速度相结合,不宜太快。

功效:主治干燥综合征,加强内分泌系统功能,全身性调理。

注意事项:练跑时,舌尖应始终抵住上齿龈,口中出现口水时,表明内分泌系统已经活跃,可将口水分几口咽入肚内。慢跑时,身体上下起伏不要太大,注意平缓。

3 心窝痛

心窝在胸骨剑突(护心骨)下1.5厘米处,任脉巨阙穴部位,以此穴为核心的范围就是心窝部,实际上就是胃的位置所在。心窝是指一个部位而不是指某一点。所谓心窝痛,是指上腹中部剑突以下区域的疼痛,胃病、十二指肠疾病、胆囊疾病、胰腺疾病、心脏病、呼吸系统疾病、脊椎病等都可引起心窝痛。

心窝痛的时候,应尽量把皮带松开,这样可以让腹部舒服一点。平常要尽量穿舒适宽松的衣服,以避免腹部受压。

经常在晚上出现胃酸逆流的人,最

好采用右侧在上、左侧在下的睡姿，同时把头部垫高，这样就可以防止胃酸逆流。

平时被人们当作废物扔掉的鸡蛋皮，其实是一味对很多胃病都有很好疗效的药物，它对胃弱、饮酒过多引起的胃痛以及夜间突发的胃痛等都有一定疗效。

先把蛋皮用水洗净、甩干、掰碎，再放进大勺里用文火炒至全部呈黄色为止，然后取出捣成粉末，包好备用。注意炒时不能炒焦，粉研得越细越好。

每次取半羹匙粉末，温水送服，一日两次，饭前服。如果是连续服用，每次的用量可减至1/3或1/4匙。

心窝痛时，可用拇指按揉患者双腿的足三里穴（足三里穴在膝盖下10厘米左右，胫骨外侧一横指处），有酸麻胀感后再持续3～5分钟即为一遍。按揉一遍后，心窝痛可明显减轻甚至消失。

胃病患者如果因其他疾病而需长期服用药物，最好向医生请教，看看这些正在服用的药物是否会刺激胃部而导致胃不舒服。例如抗生素、铁剂等，都是会刺激胃黏膜的药物，一定要请自己的主治医生针对自己的服药习惯，给予服用药物的建议。

另外，也不要在激烈运动之前或之后立刻进餐，因为这样会让胃部负荷过重，很容易诱发心窝痛。如果是忙着上运动场，那么宁可饿着肚子，也不要吃得太饱。

4 恶心呕吐

呕吐是胃内容物反入食管，经口吐出的一种反射动作，可分为三个阶段，恶心、干呕和呕吐，但有些呕吐无恶心或干呕的先兆。呕吐可将咽入胃内的有害物质吐出，是机体的一种防御反射，有一定的保护作用。但大多数呕吐并非由此引起，而且，频繁而剧烈的呕吐可引起脱水、电解质紊乱等并发症。

先有恶心而继发呕吐，呕吐后感到胃内轻松，多为胃源性呕吐。这种恶心呕吐若伴有胃胀、呃酸腐气，多为进食过量而导致的消化不良，只需控食静养，不必特殊处理；若伴有胃痛，多为急性或慢性胃炎引起，可用调理脾胃的中药和抗生素治疗；若伴有剧烈腹痛及腹泻者，应考虑为食物中毒，应送医院救治。

无恶心而呕吐，呕吐呈喷射状，胃内容物急剧而有力地喷出，且经常发作、呕吐后胃内不觉轻松，多为中枢神经性疾病引起颅内压增高所致，常见于脑炎、脑膜炎、脑肿瘤、脑出血等疾病。持续性高烧也可引起此类呕吐，这种呕吐患者应立即去医院确诊，切勿擅自用止吐药。

恶心频频发作，时见呕吐，呕吐物中混有胆汁，吐后不见轻松，甚至胃中已排空仍干呕不止者，为反射性呕吐。这种呕吐常见于腹腔内脏器急性炎症，如胆囊炎、胰腺炎和病毒性肝炎等，对这种呕吐不可掉以轻心，应及时送医院治疗。

若经常发生恶心呕吐但不严重者，多为慢性炎症所致，可服用藿香正气水暂时止吐，再根据致吐病因治疗。

无恶心表现而反复出现呕吐，呕吐物不酸腐，量不多，吐后不影响进食，这种呕吐与精神因素有关，常见于胃神经官能症。应对这种呕吐，重在心理调节，使患者对呕吐有正确的认识，可采用深呼吸方法止吐。治疗上应以神经营养剂，如谷维素、维生素B_1、维生素B_6为主，辅助以镇静剂，如安定等。用陈皮、苏叶、枇杷叶、生姜各10克，水煎服，对治疗这种呕吐也很有效。

另外，伴有眩晕的恶心呕吐多为运动病或梅尼埃病引起，可服用镇静药及颠茄类药物，待眩晕消除，呕吐即止。

据介绍，用中药天麻、白术、半夏、党参、茯苓各15克，生姜10克，水煎服，治疗起来效果也不错。

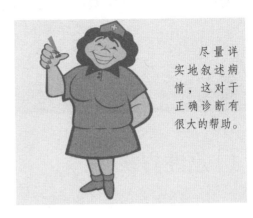

尽量详实地叙述病情，这对于正确诊断有很大的帮助。

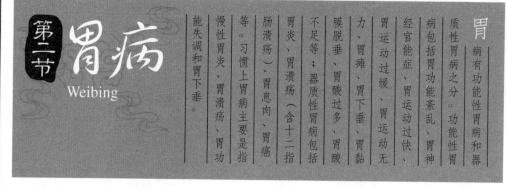

第二节 胃病 Weibing

胃病有功能性胃病和器质性胃病之分。功能性胃病包括胃功能紊乱、胃神经官能症、胃运动过快、胃运动过缓、胃运动无力、胃瘫、胃下垂、胃黏膜脱垂、胃酸过多、胃酸不足等；器质性胃病包括胃炎、胃溃疡（含十二指肠溃疡）、胃息肉、胃癌等。习惯上胃病主要是指慢性胃炎、胃溃疡、胃功能失调和胃下垂。

1 急性胃炎

急性胃炎主要表现为上腹疼痛、不适，食欲下降，恶心呕吐，有时伴有腹泻，严重的急性胃炎还会引起呕血、便血等症状。根据病因的不同，急性胃炎可以分为两种类型：急性外周性胃炎(包括急性单纯性胃炎、急性腐蚀性胃炎、急性糜烂性胃炎)和急性内周性胃炎(包括急性感染性胃炎、急性化脓性胃炎)，在日常生活中，我们经常遇到的是急性单纯性胃炎。

〖治疗〗

急性单纯性胃炎病因简单，治疗起来不复杂，只要按下列措施进行救护，很快就能恢复正常。

消除致病因素，卧床休息。停止一切对胃有刺激的饮食和药物，短期禁食1～2餐，然后给予易消化、清淡、少渣的流质食物，这有利于胃的休息和损伤的愈合。

鼓励饮水。由于呕吐腹泻失水过多，病人在可能情况下要尽量多饮水，以补充丢失的水分。饮用水以糖盐水为佳，但不要喝含糖多的饮料，以免胃酸分泌过多加重腹痛。呕吐频繁的病人可在一次呕吐完毕后少量饮水(50毫升左右)，多次饮入，这样才不至于呕出。

止痛。颠茄片、阿托品等药均可，还可局部热敷。

伴腹泻、发烧者可适当应用黄连素、氟哌酸等抗菌药物，但病情较轻者不能用，以免加重对胃的刺激。

呕吐腹泻严重，脱水明显，应及时送医院静脉输液治疗，一般1～2天内就可恢复。

〖预防〗

节制饮酒，勿暴饮暴食，慎用或不用易损伤胃黏膜的药物。急性单纯性胃炎要及时治疗，愈后要防止复发，以免转为慢性胃炎，久治不愈。

勿进食病死牲畜的肉和内脏，肉类、禽类、蛋类等要煮熟后方可食用。加强食品卫生管理，变质及被沙门氏菌污染的食品不允许出售。搞好食堂卫生，建立卫生管理制度，注意食品制作时的卫生，防止食品被污染。做好水源保护、饮水管理和消毒。

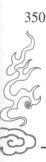

加强锻炼，增强体质，使脾胃不易受伤。心情舒畅，保持胃肠功能平衡。

节饮食，以利脾胃受纳吸收功能。慎起居，避风寒。

2 胃下垂

胃下垂是指胃的位置异常下垂，人在站立时，胃的位置偏低，胃的下缘垂坠于盆腔，胃小弯弧线的最低点降至髂脊连线（约在肚脐水平线上）以下。主要表现为进食后腹胀、嗳气、恶心、呕吐，腹部下垂并有牵引感和压迫感，腹痛或反射性腰痛，稍食则饱，食欲下降，久之身体日趋消瘦。胃下垂多见于体型瘦长、体质虚弱、腹壁松弛、腹肌薄弱者。

〔治疗〕

诊断胃下垂最好的方法是X光钡餐造影，可见胃体呈垂直状，蠕动无力，胃内滞留液较多，胃小弯弧线最低点在髂脊连线以下。超声波检查可见胃的下缘下移入盆腔（小腹部位），胃电图描记检查可见胃电波幅值无论在餐前还是在餐后都比正常低。

西医治疗。腹胀、胃排空缓慢者，可服用吗丁啉，每次19毫克，每日3次，或胃复安每次5～10毫克，每天3次。试用ATP治疗，每日早、午餐前半小时肌注，每次20毫克，每日2次，25日为一疗程，间隔5天后再进行第二个疗程。必要时放置胃托。

中医治疗。选用毫针柄，在耳壳"胃肠区"按压，寻找敏感点，在此点上加压2～3分钟，每日1次。艾灸，取气海、关元、足三里、胃俞等穴施灸。

〔自疗注意事项〕

①胃下垂患者多数体质虚弱，故自

疗时就要"治本"，从改善体质着手，例如，平时要积极参加体育锻炼，运动量可由小到大。

②不要暴饮暴食。食用的食品应富有营养，容易消化，但体积要小，高能量、高蛋白、高脂肪食品适当多于蔬菜水果，以增加腹部脂肪从而托起胃体。减少每次进食量，但要增加餐次，以减轻胃的负担。

③不宜久站和剧烈跳动，饭后宜半平卧半小时。

④卧床宜头低脚高，可以在床脚下垫两块砖头。

⑤性生活对体质衰弱者是较大负担，应尽量减少房事次数。

成药自疗法：

①补中益气丸，每次9克，每日3次。

②十全大补膏，每次1汤匙，每日3次，开水冲服。

验方自疗法：

①蜜根30克，生姜3片，红糖适量，每日1帖，分两次煎服。

②炒黄芪30克，枳壳15克，甘草10克，每日1帖，分两次煎服。

③肉桂10克，五倍子20克，炒何首乌30克，一起研粉，每次6克，每日1～2次，温水吞服。

④枳壳15克，煎汤服，每日2次。

外治自疗法：

①取百会、足三里两穴，用指端及

指甲按掐两次，各3~5分钟，每日多次。（百会穴：两耳尖连线在头顶上的中点处。足三里穴：在外膝眼下四横指、胫骨外侧一横指处。）

②代灸膏贴百会、足三里、中脘三穴，隔天调换。（中脘穴：在剑突与脐连线的中点处。）

其他自疗法：每天做仰卧起坐2~3次，每次10分钟。

【预防】

切勿暴饮暴食，宜少吃多餐；戒烟酒，禁肥甘、辛辣刺激之品，宜易消化、营养丰富的食品；不要参加重体力劳动和剧烈活动，特别是进食后；饭后散步有助本病的康复；保持乐观情绪，勿暴怒，勿郁闷；要坚持治疗、食物调理和康复锻炼，要有战胜疾病的信心；要养成良好的饮食习惯，饮食定时定量，体瘦者应增加营养；应积极参加体育锻炼，如散步、练气功、打太极拳等。

3 便秘

便秘是指由于粪便在肠内停留过久，以致大便次数减少、大便干结、排出困难或不尽，一般两天以上不排便，可表示有便秘存在；如果每天均排大便，但排便困难且排便后仍有残便感，或伴有腹胀，也应纳入便秘的范围。便秘时，常出现下腹膨胀、便意未尽等症状，严重者还会出现食欲不振、头昏、无力等症状，这可能与粪便的局部机械作用引起神经反射有关。

【一般治疗】

多吃蔬菜、水果、玉米、大豆等食物，增加膳食纤维摄入量，养成定时排便的习惯，加强锻炼，并积极治疗原发疾病，如肛周疾病等。

【预防与调养】

因为粪便主要是由食物消化后构成的，所以通过饮食调节来防治便秘是简单易行的方法。首先要注意饮食的量，只有足够的量，才足以刺激肠蠕动，使粪便正常通行和排出体外。首先是早饭要吃饱，其次要注意饮食的质，主食不要太精太细，要多吃些粗粮和杂粮，因为粗粮、杂粮消化后残渣多，可以增加对肠管的刺激量，利于大便运行。还要注意多吃含纤维素多的蔬菜，因为正常人每千克体重需要90~100毫克纤维素来维持正常排便。可多吃青菜、韭菜、芹菜、番芋等。因为纤维素不易被消化吸收，残渣量多，可增加肠管内容物的容积，提高肠管内压力，增加肠蠕动，有利于排便。

还有就是要多喝水，特别是重体力劳动者，因出汗多，呼吸量大，水分消耗多，肠管内水分必然被大量吸收，所以想预防大便干燥就得多喝水。早饭前或起床后喝一杯水有轻度通便的作用。足量饮水，使肠道得到充足的水分有利于肠内容物的通过。

另外，可多吃含脂肪多的食品，如核桃仁、花生米、芝麻、菜籽油、花生油等，它们都有良好的通便作用。

每个人都有各种习惯，大便也不例外，到一定的时间就要排便，如果经常拖延大便时间，破坏良好的排便习惯，可使排便反射减弱，引起便秘，所以不要人为地控制排便感。经常容易发生便秘者一定要注意把大便安排在合理时间，每到时间就去上厕所，养成一个良好的排便习惯。

活动活动，大便自通。散步、跑步、做深呼吸运动、练气功、打太极拳、转腰抬腿、参加文体活动和体力劳动等均可使胃肠活动加强、食欲增加，膈肌、腹肌、肛门肌得到锻炼，提高排便动力，预防便秘。经常劳动的农村老年人很少便秘，而懒于活动、养尊处优的城市老年人便秘者较多，就说明了这个道理。

古代曾用导引术来防治便秘。《杂病源流犀浊》曰："保生秘要曰，以舌顶上腭，守悬壅，静念而液自生，俟满口，赤龙搅动，频漱频吞，听降直下丹田，

又守静咽数回，大肠自润，行后功效。"这种方法对于年高体弱之人最为实用。

有关疾病的治疗对预防便秘亦有一定的作用，如过敏性结肠炎、大肠憩室炎、结肠肿瘤、结肠狭窄、甲状腺功能低下、糖尿病、子宫肌瘤，铅、汞等金属中毒等症。

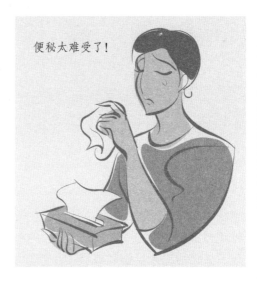

便秘太难受了！

4 腹泻

腹泻是消化系统疾病表现出来的一种常见症状。正常人每日或隔日排成形便一次，少数人习惯每日排便2～3次，亦属正常。腹泻是指原来排便习惯改变，排便次数增多，粪便稀薄或含有脓血。如果单纯是排便次数增加而粪便成形，不应称为腹泻。在直肠便秘时，由于粪便嵌塞于直肠腔内，刺激直肠黏膜，可能出现排便次数增加、里急后重感，这种情况亦不应列为腹泻。

腹泻可分为急性腹泻和慢性腹泻。急性腹泻有较强的季节性，好发于夏秋

二季，慢性腹泻是指反复发作或持续两个月以上的腹泻。

〖治疗〗

一般治疗

①治疗腹泻症就是为了平息肠内不规则的运动，因此基本的方法是安静和进食。在腹泻持续期内，为了不使体力下降，很有必要补充适当的营养和维生素以及含无机盐类的药品，但是一旦腹泻激烈、持续时间长、有脓血黏液等，就得去医院检查，以确定发生病症的具体原因。

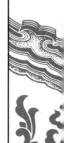

家疗法全书 十大病症居

人人必知的健康常识

353

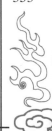

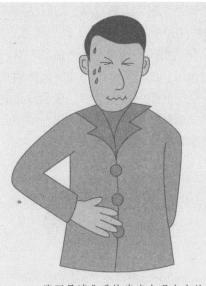

腹泻是消化系统疾病表现出来的一种常见症状。

②腹泻病人必须喝大量的水，如生理盐水、角豆树茶、胡萝卜汁及绿色饮料(含叶绿素)，以补充因腹泻而失去的水分，如果情况未见好转或粪便中带血，则要去医院检查，可以做一次过敏测试，以了解你是否对某种食物过敏。

③腹泻有时可能与您服用的药物有关，比如服用了舒解胃灼热的制酸剂就可能引起腹泻。为了避免与治疗胃灼热药物相关的腹泻，建议使用仅含氢氧化铝的制酸剂。除了制酸剂，抗生素、奎尼丁、秋水仙素(抗痛风药)等药也可能引起腹泻。如果你怀疑这些药物或其他药物使你腹泻，应向医生询问。

食物治疗：腹泻时粪便中的水分增加，排便次数增多，粪便排出量增加，还含有脓血黏液。腹泻可引起严重营养缺乏及水、电解质平衡失调，若饮食安排不当，会延长病期，对健康造成极大

影响，因此合理安排饮食对腹泻病人尤为重要。具有止泻作用的食品有糯米、小米、山药、莲子、芡实、栗子、樱桃、大枣、黑枣、柿饼等。腹泻者饮食不可过多，要保证营养，也要让胃肠休息。饮食应少纤维素、少油脂，刺激性食品、煎炸食品、荤腥厚味均属不宜。有人喝牛奶会加重腹泻，可改饮酸奶或豆浆。

急性腹泻可将肠内的有毒物质排出体外，从而产生保护作用，因此不要急于停止腹泻，要等到将体内的有毒物质排除完后再止泻，以免复发。慢性腹泻很有可能潜藏着其他疾病，因此发生慢性腹泻时最好到医院去请医生作详细诊断。另外，因过敏性症候群而引发的腹泻，有必要进行精神上的治疗。

〖预防〗

把住"病从口入"关，搞好环境卫生及个人卫生是预防腹泻发生的关键，具体应注意以下几点：

①动物性食品或海产品在食用前必须煮熟、煮透，海鱼、海虾、海蟹、海蜇等海产品中常存有副溶血弧菌(又称嗜盐菌)，人们吃了未熟透的上述海产品后，可引起副溶血弧菌感染。又如猪、牛、羊、鸡、鸭等动物内脏、肉、蛋及乳制品常被沙门氏菌污染，因此人们在进食这种酱制品或熟肉制品前应重新加热，以防沙门氏菌感染。

②不吃腐烂、变质的食品。剩饭、粥、乳制品、鱼、肉、蛋等易受葡萄球菌肠毒素的污染，若人们食入可引起葡萄球菌食物中毒，因此剩饭、剩菜等在食用前必须充分加热，从冰箱中取出的食物也应加热后再食用。

③加工生食和熟食的餐具应分开，以避免交叉污染。

④饮用水煮沸后，可杀灭致病微生物。凉拌菜不妨加点醋或蒜。

⑤不在不洁摊位购买食品或进餐，教育儿童从小养成良好的卫生习惯和饮食习惯，饭前、便后要洗手。

⑥要清洁环境、灭蝇、灭蟑。当周围有腹泻患者时，应注意对患者隔离，例如，应隔离痢疾患者至症状消失后一周。患者使用的餐具应同其他家庭成员所使用的分开存放，用后可在沸水中煮沸，以达到消毒的目的。患者使用过的被褥要放到户外让日光照射半小时，这样可起到很好的消毒效果。

⑦适当地服用药物。黄连素片是预防和治疗腹泻的良药，如果在旅途中感到进食后肠胃不适，或进食的食物不太新鲜，或对饮食店的卫生觉得不满意，均可立即服黄连素片2～3片，能起到预防作用。

如果不慎染上急性腹泻，应立刻采取治疗措施，急性腹泻治疗不及时，就会转变成慢性肠炎，慢性肠炎可反复发作，很难彻底治愈。因此急性腹泻一定要急治：

①口服黄连素片3片，一日3～4次。

②口服易蒙停胶囊，首次2粒，以后每次腹泻后服1粒，直到治愈为止，但每天不得超过8粒。

③如无随身携带的药物，可按摩治疗，效果亦十分理想。方法是：病人俯卧，两肘撑在床上，两掌托腮，用枕头或其他软物（约20厘米厚）垫在靠膝盖的大腿下，使腰部弯曲；施治者用拇指按在患者的第二腰椎棘突（棘突即脊梁骨上突起的、能用手触到或可看到的隆起骨）的两侧，以强力向脚方向按压2分钟，重复一次即可止泻。

患者在腹泻期间不宜为家人做饭烧菜，直到症状消除为止。如厕后要记得将手洗干净，以免传染病菌给他人。

食物中毒后，如果病情较重就需立即去医院，病情较轻时可自疗观察，并注意以下事项：在症状未消失前，不要吃固体食物；多饮水，以补偿腹泻所失的水分，水里不要加糖，若水泻次数较多，1升水中可加半茶匙食盐；如伴有呕吐，饮水时应一点一点少量地啜饮；不能喝牛奶；不能吃阿司匹林。

5 胃癌

胃癌是发病率较高的消化系统疾病，发病原因尚未完全查明，但资料表明，胃癌与环境因素、饮食习惯、癌前病变及遗传等因素有密切关系。胃癌初期可有胃痛、腹胀、嗳气、食欲减退、逐渐消瘦、贫血、恶心、呕吐、肢体困倦、易疲劳等症状。

〖胃癌的诊断〗

诊断胃癌除了详细了解病史和进行细致的体格检查外，必须进行有关的辅助检查，这对明确诊断有重要意义。

粪便隐血试验：是早期诊断胃癌的简易方法，90%的胃癌大便隐血试验阳性。多次检查呈持续阳性，超过一个月，

355

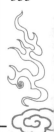

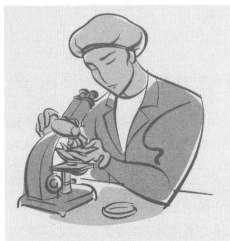

纤维胃镜检查是诊断胃癌的最可靠手段。

经内科治疗也不转阴者，就要考虑是否胃癌了。本法简单易行，可多次、反复检查，应作为首选方法。

胃液分析：胃癌病人的胃酸较低，胃酸低下的程度与肿瘤大小有关，胃癌体积越大，低酸或无酸倾向越大。

X光检查：到目前为止，X光胃肠钡餐仍是诊断胃癌的基本方法和重要方法，诊断正确率可达80％。采用气钡、纸张双重造影法和多角度摄影法，可提高诊断率。

纤维胃镜检查：纤维胃镜检查结合钳取的活组织检查，是诊断胃癌的最可靠手段。早期癌可只在胃黏膜出现一小片黏膜的轻度隆起、凹陷或强直等轻微变化，提示胃癌的可能性，在局部钳取活组织病理检查，就可确定诊断。

胃癌是我国死亡率最高的恶性肿瘤。临床上遇到的胃癌病例多属进展型胃癌，手术切除术的5年生存率超过90％，如果胃癌都能做到早期手术，就能大大延长

胃癌术后的生存时间。因此，力争早期发现胃癌十分重要。为了延长胃癌病人的生存期，提高胃癌的治愈率，必须做到"早期发现、早期诊断、早期治疗"，即所谓的胃癌"三早"。

怎样才能做到"三早"呢？随着近年来的研究进展及诊断技术的进步，早期胃癌的发现率逐渐提高，但并不能完全令人满意，早期癌的诊断仍较进展期癌诊断困难。但如果注意以下几个方面，可能有助于早期癌的发现，便于早期治疗。

①有多年胃病史，近期症状加重或疼痛规律突然改变；②无胃病史，短期内出现上腹疼痛、不适、腹胀、嗳气；③无胃病史，突然出现柏油样便、呕吐、呕血、食欲减退、消化不好、乏力、消瘦、胃内灼热感等少见症状；④胃液分析提示低酸或无酸；⑤大便隐血持续阳性且超过1个月。

〖胃癌分期〗

胃癌的分期决定于肿瘤在胃壁内浸润的深度，胃从里向外可分为黏膜层、黏膜下层、肌层、浆膜下层和浆膜层。胃癌起源于胃的黏膜层，根据肿瘤浸润的深度，可以把胃癌分为三期：

早期胃癌：肿瘤浸润仅限于黏膜层或黏膜下层。

中期胃癌：肿瘤浸润已到达肌层。

晚期胃癌：肿瘤浸润达浆膜下层、浆膜层或浆膜外。

通常将中、晚期胃癌称为进展期胃癌。

在早期胃癌中，黏膜层癌5年生存率为94.8％，黏膜下层癌为86.4％。中期胃癌5年生存率为69.2％。在晚期胃癌中，浆膜下层癌5年生存率为55.3％，浆膜层

癌为33.7%，浆膜外癌为9.4%。

胃癌的愈后除了与癌肿浸润的深度有关外，与癌主体的大小也有关。此外，胃癌对周围血管、淋巴管的侵犯和是否向淋巴结转移，也直接影响其愈后。在早、中、晚期胃癌中，以无血管、淋巴管侵犯或向淋巴结转移者的愈后较好。

〖治疗原则〗

由于不同期的胃癌手术后5年生存率相当悬殊，故早期发现、早期治疗十分重要。胃癌的治疗原则是以外科疗法为主的综合治疗，按病期不同采取不同治疗原则。

早期：以手术根治切除为主，可酌情配合化疗、中药、免疫等综合治疗。

中期：应该争取做根治性手术或者做姑息性切除术，术后可用中药、化疗、免疫等综合性治疗。

晚期：在病人全身情况允许，又无远处转移，应争取做姑息性切除或短路快捷方式手术，手术后实施化疗、中药等综合治疗。

如有手术禁忌不能手术者，可用中药、化疗、免疫治疗等保守治疗。

〖预防〗

胃癌的发生原因和机理很复杂，至今尚未完全清楚，因此还不能从根本上制止它的发生，但目前已经知道一些危险因素与胃癌的产生有密切关系，消除这些因素就能降低胃癌的发生率。

减少致癌物质的摄入：少吃熏制食品、腌制食品及霉变污染的食物，此外，吸烟、饮酒都能增加消化道癌发生的危险性，戒烟酒可减少癌的发生机会。

注意饮食规律：三餐饮食要有规律，避免过饥过饱，吃饭时要细嚼慢咽，勿偏食，勿吃过烫、过硬、煎炸过焦的食物，防止慢性胃炎、溃疡病等癌前疾病发生。要多吃含维生素较多的绿色蔬菜及含蛋白质高的食物。多吃蔬菜可大大减少胃癌的发生，因为绿色蔬菜中含有大量的维生素C，可抑制强致癌物亚硝胺的形成，维生素E、核黄素、维生素A等均有抑癌作用。

及时处理癌前疾病：

①慢性胃炎，特别是萎缩性胃炎要及时治疗和定期复查，伴有重度典型增生者，应及时手术切除。

②消化性溃疡，溃疡面直径大于2.5厘米及多发性溃疡，可考虑手术切除，以防癌变。

③胃息肉，特别是多发性息肉或直径大于2.5厘米的息肉，要进行手术切除。

④残胃炎，胃切除部分后，几乎100%有反烧性胃炎，加上胃酸低，细菌繁殖使胃内亚硝胺的生成增加，可促进癌发生。残胃术后15～25年癌的发生率较高，应积

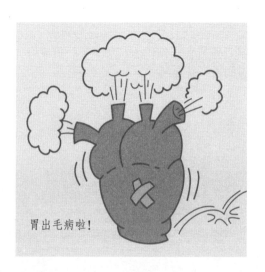

胃出毛病啦！

极治疗残胃炎，减少胆汁反流。

防止精神因素致癌：精神心理因素对癌的发生有重要影响。中医有"噎膈是神思间病，多属忧思郁怒所致"。美国医学家也通过动物实验证明精神刺激对癌的发生有促进作用，所以保持精神愉快、心情舒畅、少发怒等是防癌的重要原则。

〖 中医治疗胃癌 〗

胃癌在中医学中属于噎膈、胃痛、反胃等范畴，中医药疗法是胃癌的三大主要治疗方法之一。对中、晚期胃癌实施手术后必须配合化疗和中药治疗，这是目前治疗中、晚期胃癌的重要手段。对不能手术的晚期胃癌，采用中医药治疗就更有必要。

中医治疗胃癌同治疗其他疾病一样，不仅重视肿瘤本身，而且更重视患者的全身情况，根据辨证施治和辨病施治相结合的原则进行治疗。晚期胃癌患者术后大多体质虚弱，这时中药治疗多采用扶正与抗癌药物相结合的原则，可分为以下几种类型来辨证施治：

肝胃阴虚型：表现为胃脘疼痛，呕吐、呃道，口干口苦，嗳气陈腐，喜冷怕热，饮水较多，大便干结，舌红苔少，脉弦细。方选益胃汤，药用沙参、麦冬、五竹、地黄、当归、川楝子、香附、陈皮、生姜汁，水煎服，每日一剂。

阴阳两虚型：表现为胃脘隐痛，呕吐频繁，口干喜饮，大便干结，全身疲乏，自汗盗汗，气短懒言，舌质淡红，脉象沉细。方选橘皮竹茹汤，药用党参、橘皮、竹茹、沙参、麦冬、生姜、大枣、甘草，水煎服，每日一剂。

脾胃虚寒型：表现为胃脘隐痛、喜暖喜按，朝食暮吐，四肢发凉，神疲懒言，舌淡而润，脉沉迟。方选香砂二陈汤合三父养亲汤，药用广木香、砂红、陈皮、半夏、茯苓、白芥子、莱菔子，水煎服，每日一剂。

以上症候若兼气滞，可入香附、绛香、青皮、川楝子；兼见血淤，可加归尾、桃仁、赤芍、丹参。

患胃癌的人在化疗期间常出现严重的消化道反应和骨髓抑制，这时采用中药可收到良好的辅助治疗效果。如果病人表现为饮食不香、胃脘饱胀，宜以香砂六君子汤治疗；如果病人表现为胃脘饱胀、胸肋串痛，喜冷饮，宜以逍遥散治疗；如果病人表现为恶心、吐酸水、吐苦水，多属胃热证，可用橘皮竹茹汤治疗；如果病人表现以腹泻为主，属脾虚证，可以参苓白术散治疗。许多病人在化疗过程中出现白细胞下降，血小板减少，贫血、头晕、乏力、手足心发热等症状，属毒损伤气血所致，常选用补气养血、滋补肝肾类药物，如党参、太子参、人参、熟地、当归、鸡血藤、黄精、紫河车、枸杞子、女贞子、山萸肉、龙眼肉、红枣等。

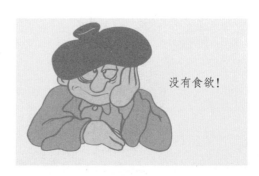

没有食欲！

第三章

胃病患者的饮食

胃病患者的饮食要注意营养平衡和易于消化。因为食物的搭配是比较难控制的，所以很多患者因饮食不当而导致病情加重，胃病患者的饮食必须依其症状，认真地计量食物、用膳时间、食用量等。

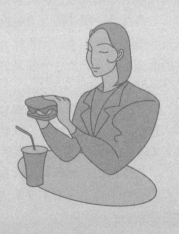

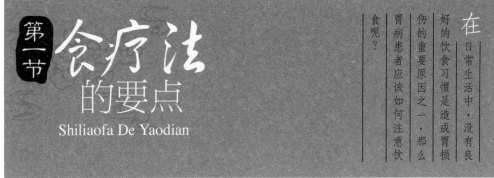

第一节 **食疗法** 的要点

Shiliaofa De Yaodian

在日常生活中，没有良好的饮食习惯是造成胃损伤的重要原因之一，那么胃病患者应该如何注意饮食呢？

典藏精品版

家家必备的保健全书

360

1 营养必须均衡

肠胃病患者的饮食要讲究营养平衡和易于消化。然而，患者在家中煮食时，不知不觉中就会偏向于自己喜爱的食物。还有的人不管营养，什么菜都吃，一点也不加以选择。这些没有按营养平衡的标准来挑选食品的吃法，又怎么能达到营养平衡的效果呢？那么，到底应该怎样做才好呢？

我们知道，按食物所含的营养成分，可以将食品分为四类，每一组食品中都含有人体必不可少的营养成分，因此必须对各种食品进行选择、搭配，这样才能保证我们每天所得到的营养是平衡的。要做到这一点，就得对各种食品的营养价值进行估算，这当然是一件很麻烦的事，但是为了您的健康，尤其是肠胃病患者必须要这样做。

这四类食品分别是：①乳制品、蛋；②肉、豆制品；③蔬菜、水果；④粮食类、油脂、糖。

一个人一天内必须摄取6697千焦（1600卡）的热量，也就是说在①类中取1005千焦（240卡），②类中取1005千

焦（240卡），③类中取1005千焦（240卡），④类中取3684千焦（880卡）就可以了。

下面我们就对这四类食品的特征作简单的介绍。

乳、乳制品及蛋。牛奶、奶酪、蛋都含有丰富的营养元素，尤其是牛奶，含有优良的蛋白质、维生素、钙等能使身体维持平衡的物质，可以说是非常不错的食品。在一杯牛奶中，含有人体一天所需钙质的1/3；牛奶还可以保护胃壁，具有中和胃酸的功效，因此最好每天都喝1～2杯牛奶。蛋中除含有优良的蛋白质外，还含有维生素、无机盐、铁等人体所必需的营养物质，所以最好每天吃一个鸡蛋。

肉、鱼类、豆、豆制品。这类食品能提供人体所需的优良蛋白质，豆制品除含有丰富的蛋白质外，还含有维生素A、维生素B_1、维生素B_2、铁等，因此在每天的饮食安排中，这类含有丰富的优良蛋白质的食物是必不可少的。

蔬菜、水果。这类食品能提供调整人体功能所需的维生素、无机盐和

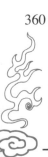

纤维质。蔬菜又可分为黄绿色蔬菜和淡色蔬菜，黄色蔬菜中除主要含有维生素A外，还富含维生素B₁、维生素B₂和维生素C，因此最好能多食用这些蔬菜。能生吃的水果都能成为维生素、钾等营养素的补给来源，但这类水果中含有糖分，如果吃得过多身体易变胖，这一点是要注意的。

粮食、油脂、糖。这类食品能提供人体体力和体温所必需的能源。粮食中主要含有糖分，可提供蛋白质，胚芽中含有维生素B₁、维生素B₂、维生素B₆和维生素E，因此应选择有胚芽精的白米作为主食。即使是少量的油脂，其热量也特别高，如果使用得当的话能替代玉米素的热量，但因为它停留在胃内的时间较长，可能会造成消化不良，因此要注意适量食用，特别是肠胃功能较弱的胃病患者，更是不能食用太多。糖一般都含有特别高的糖分，当用糖做调味品时，虽然可以使食品的味道变得十分可口，但劝您还是要谨慎使用，不能吃得太多。

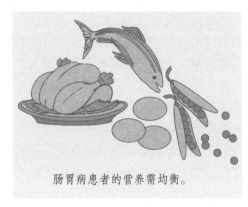

肠胃病患者的营养需均衡。

② 应进食易消化的食品

什么是易消化的食品呢？就是指那些只通过胃黏膜就能消化吸收，并且还不刺激胃黏膜的食品。肠胃状况不好时，应尽量食用一些能减少肠胃负担，即易消化的食品。一说到易消化的食品，很多人自然会想到粥和豆腐之类的食品，可是仅吃粥或豆腐是不能得到身体所需的营养的，所以肠胃病患者还是应该选择食用那些营养高、各种营养平衡且易于消化的食品。

很多人都认为肉难以消化，而且筋多、坚硬，但如果是除去脂肪（肥肉）后的瘦肉，就是易消化的食品。我们知道，加热过度肉便会膨胀起来，就会变得柔软且味道鲜美，因此我们可以想办法，根据不同的食品特点采用不同的加工方法，就可以做出不同的、美味可口的、营养丰富且又易于消化的食品来。

易消化的食品不仅是柔软的，还要在调制时充分考虑到食品的营养，这才适合肠胃病患者的食疗要求。要达到这些要求，在调制时必须注意以下几点：

①原料要切成适合人吞咽的大小块状。只有当原料的大小合适时，才能好好咀嚼。嚼细的食品不仅能促进唾液的分泌，还能缩短食品在胃内的消化时间，从而减轻胃的负担。

②食物的味道要尽量淡。用糖、盐等调味品制成的汤，含香辣料、香精的食品虽然能满足味觉的需要，但它们会刺激胃黏膜从而伤害胃，所以，为了让受伤的胃尽快复原，食物的味道最好还

家家必备的保健全书

是淡一些。

③选择符合食品特点的制作方法。一些不易消化的食物可以通过烹调使其成为易消化的食物，即运用浸泡、打碎、搅拌、蒸煮等方式使食物变得柔软，达到适合肠胃病患者食用的要求。

具体来说，有以下烹调方法：

在制作老年人的饮食时，为了让食物在胃中能很好地消化，可将多纤维的蔬菜切细，这样蔬菜就成了易食且易消化的食品。煮不仅可以使蔬菜中的纤维变柔软，且煮熟后的蔬菜体积减小了，食用起来会更方便。

肉类食物虽然加热后易变硬，但只要再继续煮一段时间，使肉中的纤维受到破坏，肉就会变柔软很多。

一般来说，食物经过慢煮后都可以变柔软，但蛋却是煮得越久越硬，且不易于消化，因此最好是吃半熟的蛋。

由于经过烧烤后，食品的水分就会被蒸发掉，变得坚硬，因此不要将食品烧烤过度。为了防止烧烤过度，可以用铝箔将食品包起来烧，如果是放在平底锅中烧，可以选用优质的黄油和食物油。

相对而言，蒸的食品不仅营养素损失少，而且食物也较柔软，对肠胃病人来说是一种很好的食物烹调方法。

油炸食品由于吸收了油，会给溃疡病人的胃增加负担，而炒菜因为是用强火快炒而成的，所以在食品中还留有残余硬质，因此这两种方式烹调的食物都不适合肠胃功能弱的人食用。但由于这两种方法制作的食物具有色、香、味俱佳的特点，很能吸引人，如果肠胃病患者想要食用这类食物的话，可将其用水煮一下或蒸一蒸。

③ 吃东西时要细嚼慢咽

前面我们说了，胃病患者在选择食物时要考虑营养平衡和易消化，但如果在吃的过程中不是细嚼慢咽，那也是无法达到良好的效果的。因为食物一入口便开始消化，只有用牙齿好好咀嚼食物并让其和唾液混在一起，唾液中的消化酶才会产生作用，分解食物从而减轻胃的负担。因此，对于胃功能弱的人来说，为了不增加胃的负担，吃东西最好细嚼慢咽。特别是煎饼之类的食物，如果不经过咀嚼而囫囵地吞下去的话，很容易刺伤胃黏膜从而诱发炎症。如果有蛀牙或齿槽流脓的现象，而又不能自我检查的，最好是定期去做牙科检查，这样才能做到牙好，胃口好，吃饭香，更有利于胃病患者的复原。

④ 饮食八分饱，空腹吃零食

如果食用的是易消化的食品，就得考虑少量多餐的用餐方法，这更有利于肠胃的消化和对营养的吸收。如果给胃里一次性地送入大量食物，会使本来不好的胃难以消化，不完全消化的食品一旦进入肠内，肠就难以应付了，当然就

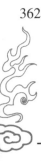

谈不上吸收营养了。因此，一次的饮食量应谨慎地控制，以在八分饱的范围内为最佳。另外，当胃处于空空的状况时进行饮食的话，也会给胃带来过重的负担。为了缓和这种刺激，我们可以在饥饿时吃点零食，但零食的量要以不影响下一餐的饮食为限，也就是说零食要少，否则也是不利于肠胃的复原的。虽然可以吃零食，但是我们还是不赞成吃快餐点心之类的东西，最好吃一些面、荞麦、手制的布丁、牛奶、酸奶酪、水果等，还要尽量少食用甜制品。请注意：以上的方法不适合胃溃疡患者！

5 饮食要有规律

现在，有不少上班族早上都不吃早餐，只喝杯咖啡、牛奶便去上班了，这样的饮食习惯会破坏胃的正常运作。每天在规定的时间内进餐，肠胃便会自然地适应这种节奏，一到了该用餐的时间，自然就会有一种想吃东西的欲望，也就我们所说的食欲。如果打乱了用餐的规律，胃里一会空空如也，一会儿又胀得难以消化，肠胃就很难适应，时间一长，不得肠胃病那才是怪事呢。

现在的上班族因为早晨时间紧迫，时常顾不上吃早餐就匆匆忙忙地去上班。但我们要说，即使再怎么忙，最好还是喝点牛奶吃点烤奶酪面包之类的食物，这样胃里才有东西消化。如果不吃早餐，工作时又在外面粗略地吃午餐，晚上又是宴会、酒宴什么的，这样对身体是有很大损害的。所以三餐应尽量有规律，每餐都要不慌不忙地吃，因为在心平静时，肠胃的功能会变得活跃起来，更易消化吸收食物。要注意的是，在饭后30分钟内应好好地休息一下。

6 适量吃醋

醋作为调味品，可以改变菜的性质和味道。如煮鱼时放点醋可以软化鱼刺，去除鱼腥味；吃凉拌菜时，醋不但能使味道变得鲜美，还可抑制细菌生长；用醋浸渍食品，可以使食品的味道更可口。

吃醋还可去油腻。醋味能刺激鼻子和口腔黏膜的感受器，这种刺激经神经反馈给消化系统和全身，能增加食欲并帮助消化。醋还可以使蛋白质和脂肪的肽链变短、分子变小，让人体更容易吸收。

醋除了有调味、增加食欲、帮助消化的功效外，在医疗上也有很多作用。中医认为，醋有健脾益肾、敛肺的作用，通过健脾治肝炎，通过益肾和敛肺治疗脑贫血。中医还认为，醋有软坚作用，能消痈、消瘰疬，醋的收敛性可消肿治疮癣。醋中含有大量的磷、钙、铁、蛋白质、碳水化合物等营养物质，是人体营养来源之一，所以常吃醋是有益身体健康的。

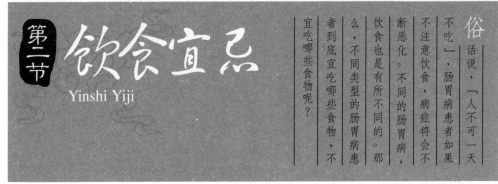

俗话说，"人不可一天不吃"，肠胃病患者如果不注意饮食，病症将会不断恶化。不同的肠胃病，饮食也是有所不同的。那么，不同类型的肠胃病患者到底宜吃哪些食物，不宜吃哪些食物呢？

1 急性胃炎患者的饮食宜忌

胃是食物进入人体后的第一处所，人若吃了毒性强的细菌或毒物，就会引起急性胃炎；食物过于粗糙、过冷过热、过于辛辣等，都会引起急性胃炎。急性胃炎多在饮食后数小时内发病，胃黏膜充血、水肿、黏液增多、黏膜表层细胞糜烂，出现痉挛、上腹痛、恶心、呕吐等急性症状。细菌有时还会波及肠道，引起急性肠炎，出现腹痛、腹泻、发烧等症状，严重的可引起脱水或休克。所以当发生急性胃炎时，患者在饮食上要注意以下几点：

①多饮水，以补充因吐泻损失的水和盐。具体方法是，温的淡盐水、淡红茶水、煮菜水交替饮用，每小时1次，每次饮150～200毫升。多饮水还有利于排除毒物。

②患者呕吐停止、腹泻次数减少后，应喝少量小米汤或稀藕粉，然后逐渐吃些粥、煮软的细面条、薄面片等。还要继续多饮水，不要急于吃肉、蛋等含蛋白质与脂肪多的食物，易引起胀气和食物纤维多的食物也不要急于食用，牛奶也暂时不要饮用。

③病情缓解后，例如腹痛止、便次少、体温接近正常后，可以开始吃鸡蛋汤、蒸鸡蛋羹、酸奶、粥、面汤、苏打饼干、烤面包干、清蒸或清炖鲜鱼、瘦肉泥、嫩菜叶等。每餐食量不宜太多。

④恢复期宜吃易消化、刺激性小和胀气性轻的食物，尽量做得软烂清淡一些。

另外，急性胃炎发作时，宜用清流质饮食，如米汤、杏仁茶、清汤、淡茶水、藕粉、薄面汤、去皮红枣汤等。以咸食为主，尽量少食用产气及含脂肪多的食物，如牛奶、豆奶、蔗糖等。严重呕吐腹泻的患者，宜饮糖盐水，以补充水分和钠盐。若因呕吐导致失水和电解质紊乱，应静脉注射葡萄糖、盐水等溶液。腹痛剧烈时，应禁喝水，禁用生冷、刺激食品，如醋、辣椒、葱、姜、蒜、花椒等，也不要吃能让人兴奋的食品，如浓茶、咖啡、可可等。

急性胃炎患者若伴有肠炎或腹泻，饮食中应少用或不用蔗糖，以免产生或

典藏精品版

家家必备的保健全书

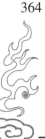

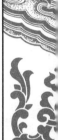

加重肠胀气，同时还应禁食一些生的蔬菜、水果以及粗纤维含量较多的食物。慢性胃炎患者常有食欲不振、饭后上腹部饱胀等消化不良的表现，或伴有贫血，这时应多吃些补血的食品，如动物内脏、有色的新鲜蔬菜等。

② 慢性胃炎患者的饮食宜忌

饮食不当是慢性胃炎发生和发作的重要原因之一，因此，注意饮食是治疗慢性胃炎的重要措施。许多慢性胃炎患者由于不注意饮食的禁忌，妨碍了治疗或加重了病情，所以要想让慢性胃炎痊愈或向好的方向发展，必须注意饮食的宜忌。

慢性胃炎患者要有意识地多吃一些含优良蛋白质和维生素丰富的食品，多食用肉纤维短，柔软的鱼、禽，如鱼、虾、鸡肉、嫩牛肉、瘦猪肉等。胃酸分泌过少或缺乏的患者，应多喝富含氮浸出物的鱼汤、鸡汤、肉汤及蘑菇汤等原汁浓汤，米粥、带酸味的食品、带香味的调味品及适量的糖醋食物，以增强胃液分泌，提高胃酸浓度和食欲。伴有高酸的慢性浅表性胃炎患者则与之相反，应避免食用富含氮浸出物的原汁浓汤，用煮过的鱼、虾、鸡肉、瘦肉类等来烹调菜肴，如蒸鱼块、烩鱼片、溜鸡脯丸子、肉沫羹等，以减少对胃的刺激，让胃酸少分泌。高酸的慢性浅表性胃炎患者还要多喝牛奶、豆浆，多吃烤面包或含碱的馒头，新鲜蔬菜和水果等，以中和胃酸。

啤酒是一种很好的夏季饮料，可清热解暑，又含有多种营养成分，深受人们的喜爱。但大量喝啤酒会引起慢性胃炎，已患胃炎的人大量饮啤酒会使病情加重。慢性胃炎是因为胃酸侵蚀胃黏膜引起的一种疾病，啤酒中含有某种特殊成分，它能减少或阻止胃黏膜合成前列腺素E，从而易使胃酸损害胃黏膜，因此，经常大量喝啤酒就可能诱发慢性胃炎。一些已患了慢性胃炎的人由于胃黏膜本身已被破坏，若再喝啤酒，就会促使胃酸进一步损害胃黏膜，影响身体健康。因而，慢性胃炎的病人应忌喝啤酒。

大枣是一味亦食亦药的滋补良品，含有大量的糖分、蛋白质、有机酸、黏液质、维生素A、B族维生素、维生素C和微量元素钙、磷、铁等。中医认为，大枣有补益脾胃之功，可用来治疗脾胃气虚、食少、泄泻，还能滋养阴血，治疗各种贫血、血小板减少等症。但有胃胀、小儿疳积、胃肠积滞、牙痛的病人，服用大枣后实热证会加重，导致进食更少，不利于康复。

365

③ 消化性溃疡患者的饮食宜忌

对于吐血或大小便带血的消化性溃疡患者，在进行手术后的饮食与患急性胃炎的饮食基本相同。在住院期间，遵循医生的吩咐进行饮食，那是不会有太

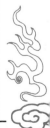

大问题的。但出院后，就应该进行能充分补充营养的饮食，这对于溃疡初期和因慢性溃疡而感身体不适的患者来说尤为重要。

消化性溃疡患者应选吃那些不促进胃液分泌而热量比较多的食品，主食吃软的米饭、燕麦粥之类，并将这些主食加以适当的变化。零食里，饼干、蛋糕等都可以食用。

芋类品应经过充分加热，使里面的纤维变柔软，这样才有利于消化，可以做成土豆泥酱，然后再制成浓汤食用。

若是身体状态较好的，可以吃生水果，但水果里的纤维和酸会刺激胃，所以做成果汁或蜜饯效果会更好一些。

要想尽早治好溃疡和手术后遗症，就必须大量食用含维生素A和维生素C的物质，因此将黄绿色的蔬菜煮熟后食用，对患者来说是非常必要的。还可以把煮、炒过的蔬菜掺到土豆泥和浓汤中，如果和黄油一起服用的话，患者也能很好地吸收维生素A。

有人认为溃疡病人宜饮可乐，其理由是可乐中含有大量的小苏打，其呈碱性，可以对抗胃酸而治疗胃痛。这话听起来有一定的道理，其实不然。因为溶解于可乐中的小苏打可以产生大量的CO_2气体，会增高胃内的压力，对于严重的溃疡病人来说，容易造成胃和十二指肠球部前壁穿孔。另外，过度饮用柠檬酸可增加胃酸浓度，抑制胃黏液的分泌，使其失去对胃黏膜的保护作用，不利于溃疡愈合。

长期以来，牛奶都被人们认为是胃和十二指肠溃疡病人的理想饮品，但最近的研究发现，溃疡病人喝牛奶不但无益，反而有害，并会加重病情。这是因为牛奶和啤酒一样，会让胃酸大量分泌，牛奶开始进入胃内时，能稀释胃酸浓度，缓和胃酸对胃、十二指肠溃疡的刺激，可暂时缓解上腹部的不适，但一会儿后，牛奶又成了胃黏膜的刺激因素，让胃产生更多的胃酸，加强了攻击因子，使病情进一步恶化。因此，溃疡病人应忌饮牛奶。

茶成分复杂，含有多种有机无机成分，对健康人来说，饮茶是一种很好的养生之道，但对溃疡病人来说，饮茶不但无益，反而有害。科学研究表明，茶作用于胃黏膜后，可促使胃酸分泌增加，胃酸分泌过多，不利于十二指肠溃疡的愈合，也抵消了一些抗酸药物的治疗作用。因此，为了加速溃疡面的愈合，溃疡病人应禁止饮茶，尤其是浓茶。

现代医学认为，攻击因子增多和防御因子减少是引起消化性溃疡的两个最重要因素，胃酸是最主要的攻击因子，胃黏膜的屏障作用是最主要的防御因子。一些饮料有增强攻击因子的作用，一些饮料可降低胃黏膜的屏障作用，若饮用不当，则会造成胃黏膜的损伤。咖啡及含咖啡的饮料，可损伤胃黏膜，对溃疡病人不利。若长期饮用浓度过高的咖啡饮料，会对胃黏膜产生严重的刺激，引起胃部疼痛，使溃疡面出血，病情恶化。

有不少溃疡病患者有这样的体会，进食酸性食物后，有烧心的感觉。这主要是因为酸性食物或饮料进入胃内会使胃液的酸浓度上升，增强了攻击因子的作用，对胃黏膜屏障起到一定的破坏作用，所以此类食物或饮料不适宜溃疡病人食用和饮用。

糯米和其他粮食一样，其主要成分是淀粉。淀粉是由许多葡萄糖分子经过缩合、失水而形成，糯米淀粉中的葡萄糖分子缩合时，其连接方式与其他粮食淀粉有所不同，因而无论是糯米饭还是糯米制作的其他食品，其黏性均较大，可刺激胃壁细胞及胃幽门部的细胞，使胃酸分泌增加。溃疡病人食用后，往往会使疼痛加重，甚至诱发胃穿孔、出血，因此溃疡病人不宜吃糯米食品。

溃疡病人吃什么好，目前没有定论。有人认为，溃疡病人吃面食并配以低脂及适量的蛋白质较好，因为面食较软且

含碱，可以中和、稀释胃酸；低脂食物可避免胆囊收缩素的分泌，以及由此引起的排空减慢和胃窦部扩张，从而减少了胃酸的分泌，这样攻击因子的作用就会大大减少。另外，还有人提出饮食中的蛋白质、脂肪成分可中和胃酸、抑制胃酸分泌。总的来说，人们认为不需要针对消化性溃疡专门制定特殊的食谱，但应注意，吃含粗糙植物纤维的食物对胃溃疡病人不利，这主要是因为含粗糙植物纤维的食物在胃内停留的时间过长，容易加重胃的负担，并反射性地增加胃酸的分泌，这样就使得胃痛更容易发作，溃疡面也更不容易愈合。

4 胃下垂患者的饮食宜忌

胃下垂是一种常见和多发的慢性疾病。胃下垂的加重或痊愈，与饮食是否得当有十分密切的关系，因此，饮食调养对胃下垂患者就显得尤为重要。

由于胃下垂患者消化功能减弱，过多的食物入胃，必然会滞留于胃而引起消化不良。所以，胃下垂患者饮食调理的第一要求便是每次用餐量宜少，但次数可以增加，每日4~6餐为宜。主餐宜少，蔬菜宜多，有条件的患者可每日喝一杯牛奶，蒸一碗蛋花，吃几块饼干作为正餐的补充。

胃下垂患者的胃壁张力减低，蠕动缓慢，如果吃饭时狼吞虎咽，那吃下去的食物就会填在胃中；口腔对食物的咀嚼过程会反射性地刺激胃的蠕动，增强胃壁张力，所以胃下垂患者

的用餐速度要慢些，细嚼慢咽以利于消化吸收、增强胃蠕动和促进排空速度，缓解腹胀不适。

食物干硬或质地偏硬，进入胃内不易消化，还可能损伤胃黏膜而使胃炎发生率增高，因此胃下垂患者平时所吃的食物应细软、清淡、易消化。主食以软饭为佳，面条要煮透煮软，少吃又厚又硬的夹生面条；副食要剁碎炒熟，少吃生冷蔬菜。但应注意的是，鱼肉不可过熟，因为鱼肉在半生时最嫩、最易消化，对胃的负担最小。

胃下垂患者体力和肌力都很弱，加上消化吸收不好，容易产生机体营养失衡，故胃下垂患者比正常人更易感到疲劳和精神不振。因此，胃下垂患者要注意在少量多餐的基础上使膳食营养均衡，

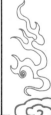

糖、脂肪、蛋白质三大营养物质比例适宜，其中脂肪比例应偏低些，因为脂肪特别是动物脂肪在胃内排空最慢，若食用过多，就会使本已排空不畅的胃承受更大的压力，加重食物潴留；蛋白质食物应略有增加，如鸡肉、鱼肉、瘦猪肉、鸡蛋、牛奶、豆腐、豆奶等，将其做得细软些并不会影响消化吸收，通过增加蛋白质摄入来增加体力和肌力，缓解易疲劳等症状，改善胃壁平滑肌的功能，使胃壁张力提高，蠕动增强。

刺激性强的食物如辣椒、姜、酒精、咖啡、可乐及浓茶等，可使胃下垂患者的反酸、烧心症状加重，影响病情改善，因而这些食物应尽量少吃少喝，有所限制。少量饮些果酒和淡茶是有益的，有利于减缓胃下垂的发生与发展。

胃下垂患者的胃肠蠕动都比较缓慢，若饮食不当或饮水不足则容易发生便秘，而便秘又会加重胃下垂的程度，所以患者应特别注意防止便秘。日常饮食中多调配些水果蔬菜，因为水果蔬菜中含有较多的维生素和纤维素，可促进胃肠蠕动，使粪便变得松软润滑，防止便秘发生。清晨喝杯淡盐水或睡前喝杯蜂蜜芝麻油水，也可缓解和消除便秘。

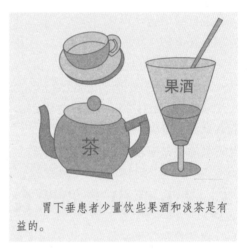

胃下垂患者少量饮些果酒和淡茶是有益的。

5 腹泻患者的饮食宜忌

对于腹泻患者来说，应该多进食一些营养价值高的食品来补充体力，但吃的食品最好是不会刺激肠胃的。

对于腹泻患者，食用营养价值高而易于消化的食品是最能补充营养增加体力的。一旦腹泻，患者是不能吃鱼和肉的，且需要把食品加工成柔软食物后才可食用。

为了不给肠带来刺激，含纤维多的蔬菜以及易在肠内发酵的大豆和栗子应尽量避免给腹泻患者食用。还有，过热或过冷的饮料及水分多的水果、蔬菜也能增加肠的运动量，容易导致再次腹泻，所以这些食物也要尽量避免食用。

因色拉油和芝麻油能充分地帮助食物消化，从而增加腹泻的可能性，我们也应该避免给患者食用，而应让患者食用一些易消化的、含乳脂肪的黄油、奶酪。

下面提供一些适合腹泻患者的食品配方及使用方法：

①粮食类。如果不是激烈的腹泻，可以不吃粥而选用柔软的米饭，米饭经过细细咀嚼后反而容易消化和吸收。在面包类中应选烤面包，面条经过煮熟后，也是可以食用的。

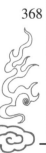

②芋类。可以食用经过煮烤后的土豆和甘薯。

③水果。把蜜饯果品煮熟便可食用，若是完全成熟了的水果，除去其种子和皮，取少量食用。

④鱼、肉、蛋类。鱼的白肉、瘦肉是含脂肪较少的，也是可以食用的；肉类可取鸡肉以及除去少许脂肪的猪肉；蛋类，可选用半熟性的蛋，以及煎鸡蛋、布丁之类的。

⑤豆类。选用豆腐最合适，也可食用调味汁和豆腐汤。

⑥蔬菜类。可以将蔬菜加工柔软些让患者食用。

6 便秘患者的饮食宜忌

饮食量和便秘有很大关系，一旦便秘，进食就难以进行，即使有些便秘并不是因为消化吸收能力下降造成的，便秘时想维持平常的饮食量也还是有困难的。还有，为了使便秘减轻，让身体充分吸收水分也是很重要的。在吃早餐前，喝点冷开水、牛奶、汽水之类，对便秘是很好的。在吃饭前，要尽可能地喝点汤，这是饮食的好方法。

维生素B$_1$具有解除便秘的效果，因此要多食用富含维生素B$_1$的小麦和小麦胚芽做成的食品。

脂肪能改善肠管，要多食用，但每次只能吃少量。可多食用做蔬菜色拉时用的蛋黄酱（内含柠檬、蛋黄、橄榄油）、多纤维的蔬菜。

鱼类、肉类和便秘没有直接的关系，但是为了不破坏营养平衡，也要充分食用。煮豆和豆腐渣中因富含纤维，食用后对便秘也有好处。

蔬菜、芋类中富含纤维，能提供维生素和矿物质，是便秘理想的食品。为使消化吸收更有效，应多食含纤维素的食品，但这类食物必须经过煮、蒸才能食用。

完全熟透的水果与海藻、洋粉（又叫洋菜粉，是种凝固剂，从海藻等植物中萃取而成。）并列使用，可以刺激肠，促进大便的排泄，也应多食。用水果加洋粉制成的点心，对防止便秘也有很好的效果。

冷却的牛奶有促进大便排泄的功能，最好是刚起床便来一杯。酸奶含有乳酸菌，能使食品发酵，调整肠内细菌的平衡，促进维生素B$_1$的吸收，手术后产生便秘的人可以多喝这种牛奶。如果在牛奶中添加适量的酸奶酪，并加少量带香气的酒，也可当作饮料饮用。牛奶和酸奶酪富含钙质，临睡前喝一些能酣然入睡。

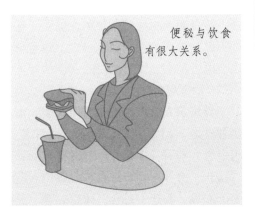

便秘与饮食有很大关系。

家庭疗法大全书

十大病症居家

人人必知的健康常识

7 胃癌病人的饮食宜忌

胃癌患者总的饮食原则是：食用易消化且含蛋白质、脂肪较丰富的食物，烹调较烂的食物，尽量减少食物中粗纤维的含量。必须注意，不易消化的粗糙食物会加重病人的病情，合理的进餐完全可以预防胃癌并发症的发生。

少食多餐。胃大部切除的病人宜少食多餐，每天进餐6~7次，定时定量进餐可以使胃不空，也可以逐步适应残胃的消化功能。少食多餐应是胃切除后病人的重要饮食原则。

干稀分食。为使食物在胃内停留的时间延长，胃癌患者进餐时可只吃较干的食物，不喝水，进餐30分钟以后再喝水，可避免食物被快速冲入小肠，并促进食物的进一步吸收。

限制碳水化合物的摄入，预防倾倒综合征。

逐步增加食量和食物的种类。病人应从术后的流食、半流食逐步转为软食或普通膳食，并根据病人的饮食习惯增加食物的花样，提高病人的食欲，这有助于病人康复。

胃癌病人的饮食，应根据病情的轻重，结合病人的性别、年龄、体质、嗜好等综合辨证，按照寒者热之、热者寒之、虚者补之、实者泻之的基本治疗原则，全面考虑食物的调配。

胃癌病人大多表现为身体虚弱，需要补气血，但要区分是阴虚还是阳虚。阴虚者宜清补（补阴），阳虚者宜温补（补阳）。清补食品有淮山、龙眼肉、莲子、木耳、香菇、百合、冰糖、藕、豆腐、蜂蜜、绿豆、鸭、鳖、蚌肉、牛乳、薏苡仁、红枣、糯米、青蛙等。温补食品有牛肉、羊肉、鸡肉、狗肉、鳝鱼、海参、猪肝、鹅肉、鲤鱼、鲢鱼、草鱼、黄鱼、荔枝、胡桃、栗子、胡萝卜、红糖等。

饮食抗癌为中医辨证施食的特点之一，已证实有明确抗胃癌作用的食物有黄芪、大蒜等；有一定抗胃癌作用的有香蕈、香菇、灵芝、薏苡仁、木耳、人参、蜂蜜、蜂王浆、淮山、海参、蟾蜍、紫草等。蔬菜、水果和豆类含有丰富的维生素A、维生素C和微量元素硒、铜等，也具有一定的抗胃癌作用。

胃癌患者进食时应心情舒畅，以免腻滞难化、壅中困脾。

饮食最好能和四时相吻合。春夏阳气升发之时，不要过多食用油腻食物，以免困脾，也要少食生冷的食物，以免迁阻脾胃阳气。夏季湿热，可食用绿豆汤、荷叶粥等；秋冬阳气收，则需食用温软食物，宜多吃温补食物。

【适宜胃癌病人吃的食物】

胃癌病人宜多吃能增强免疫力、具抗胃癌作用的食物，如山药、扁豆、薏米、菱、金针菜、香菇、蘑菇、葵花籽、猕猴桃、无花果、苹果、沙丁鱼、蜂蜜、鸽蛋、牛奶、猪肝、猴头菌、鲍鱼、针鱼、海参、牡蛎、乌贼、鲨鱼、老虎鱼、黄鱼鳔、海马、甲鱼。

宜多吃高营养食物，以防止病情恶化，如乌骨鸡、鸽子、鹌鹑、牛肉、猪肉、兔肉、蛋、鸭、豆豉、豆腐、鲢鱼、鲩鱼、刀鱼、塘虱鱼、青鱼、黄鱼、乌贼、鲫鱼、鳗、鲮鱼、鲳鱼、泥鳅、虾、淡菜、猪肝、鲟鱼。

恶心、呕吐时宜吃莼菜、柚子、橘子、枇杷、粟米、核桃、玫瑰、杨桃、无花果、姜、藕、梨、冬菜、芒果、乌梅、莲子。

便血时宜吃淡菜、龟、鲨、鱼翅、马兰头、金针菜、猴头菌、蜂蜜、荠菜、香蕉、橄榄、乌梅、木耳、羊血、蚕豆衣、芝麻、柿饼、豆腐渣、螺。

腹泻时宜吃鲨鱼、扁豆、梨、杨梅、芋艿、栗子、石榴、莲子、芡实、青鱼、白槿花。

腹痛时宜吃金橘、卷心菜、比目鱼、鲨鱼、蛤蟆鱼、海参、乌贼、黄芽菜、芋头花。

要防治化疗的副作用可多吃猕猴桃、芦笋、桂圆、核桃、鲫鱼、虾、蟹、山羊血、鹅血、海蜇、鲩鱼、塘虱、香菇、黑木耳、鹌鹑、薏米、泥螺、绿豆、金针菜、苹果、丝瓜、核桃、龟、甲鱼、乌梅、杏饼、无花果。

〖**胃癌病人的食物禁忌**〗

忌烟、酒。

忌辛辣刺激性食物，如葱、姜、花椒、辣椒、桂皮等。

忌霉变、污染、坚硬、粗糙、多纤维、油腻、黏滞不易消化的食物。

忌煎、炸、烟熏、腌制、凉拌食物。

忌暴饮暴食，硬撑硬塞。

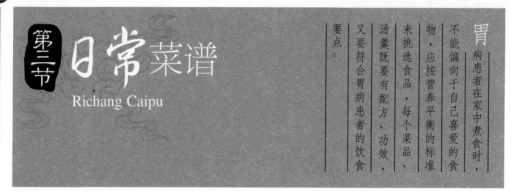

胃病患者在家中煮食时，不能偏向于自己喜爱的食物，应按营养平衡的标准来挑选食品，每个菜品、汤羹既要有配方、功效，又要符合胃病患者的饮食要点。

⒈ 牛奶、蛋

牛奶、鸡蛋中除主要含有优良蛋白质外，还有钙质和维生素等多种营养成分，将牛奶、蛋与其他食品搭配食用，更有利于胃病患者充分吸收营养。

奶汁烤菜

原料：菜花40克，花椰菜30克，胡萝卜30克，洋葱30克，小麦粉10克，黄油10克，牛奶100克，盐2克，胡椒少量，干酪粉3克，面包粉5克。

制作方法：①将所有蔬菜切成适当大小的块状；②将洋葱切成小片，和做成的白色酱汁混和在一起；③取2/3量的白色酱汁和所有蔬菜混和，然后盛入涂有黄油的器皿中，再加上剩下的酱汁调匀，撒上干酪粉和面包粉；④用微波炉将拌好的蔬菜烤成锅巴状，即成奶汁烤菜。

营养成分：热量1059千焦（253千卡），蛋白质9.3克，脂肪13克。

西红柿烤蛋

原料：西红柿50克，花椰菜30克，鸡蛋50克，盐1克，胡椒少许。

制作方法：①先将花椰菜煮熟，切成小块状；②将西红柿煮熟，切成圆片；③将西红柿和花椰菜置于耐强热的器皿中，再在上面加上鸡蛋，放在微波炉中烧烤。

营养成分：热量427千焦（102千卡），蛋白质8.4克，脂肪5.7克。

豆腐煎蛋

原料：鸡蛋50克，豆腐70克，鲑鱼罐头30克，洋葱20克，胡萝卜10克，色拉油3克，花椒芽少许。

制作方法：①用纱布包住豆腐，挤出其中水分；②将切得极细的洋葱、胡萝卜、罐装鲑鱼用色拉油炒熟，再将豆腐、鸡蛋加到其中，重新煎熟；③盛入器皿中，用花椒芽（用酱油、糖拌成的花椒芽）装点好。

营养成分：热量1000千焦（239千卡），蛋白质18克，脂肪14.2克。

奶汁水果

原料：木瓜50克，奇异果40克，草莓30克，牛奶100克，香草精少许，蛋黄、糖、淀粉各适量。

制作方法：①将所有水果切成大块后放入器皿中；②在锅中放入蛋黄、糖、淀粉，使之相互融合，再放入40℃左右的牛奶，将它们做成半凝状的浓汤，然后慢慢加热，待溶解后再放入香草精，拌匀后倒在水果上；③将拌好后的水果放入微波炉中烤熟。

营养成分：热量758千焦（181千卡），蛋白质2.4克，脂肪8克。

水果酸奶酪

原料：木瓜40克，奇异果40克，草莓30克，酸奶酪50克，糖5克，薄荷叶1克，柠檬汁10克。

制作方法：①将所有水果切成易食的大小，放入器皿中；②加入糖、酸奶酪、柠檬汁和薄荷叶；③静腌几分钟即可食用。

营养成分：热量536千焦（128千卡），蛋白质3.1克，脂肪1.9克。

蔬菜扇贝

原料：扇贝50克，白酒5克，牛奶50毫升，土豆50克，胡萝卜20克，洋葱30克，黄油10克，椒盐饼干粉5克，小麦粉适量。

制作方法：①将扇贝切成厚约1厘米的小片，加白酒拌匀；②将所有蔬菜切成约1厘米长的小块，然后放进50毫升的牛奶中煮；③将加入黄油的小麦粉炒熟，用牛奶进行稀释，做成白色酱汁；④将蔬菜和白色酱汁混和，再加进扇贝稍煮一下；⑤盛入器皿后在上面撒上椒盐饼干粉。

营养成分：热量1394千焦（333千卡），蛋白质148克，脂肪87克。

2 肉类

肉类因含较多的脂肪，很多人都认为它对胃肠功能弱的人来说是不好的食物，但是肉类也可因其部位、调制方法的不同而成为易消化的食物，因此，它最适合作肠胃病患者的蛋白质来源。

牛肉蔬菜汤

原料：牛肉50克，胡萝卜30克，土豆60克，洋葱30克，芜菁30克，芹菜30克，盐1克，胡椒1克，汤500克，料酒、月桂各适量。

制作方法：①将牛肉切成易食的小块状，加入盐和胡椒腌一会儿；②将土豆、洋葱去皮洗净，切成适当长度；其他蔬菜也洗净切成适当长度；③将汤、酒、月桂放入锅中，煮1个小时；④放入除土豆以外的所有材料，煮30分钟；⑤最后加入土豆再煮30分钟。

营养成分：热量804千焦（192千卡），蛋白质12.3克，脂肪7.8克。

牛肉炖西红柿

原料：牛肉50克，土豆50克，胡萝卜30克，洋葱30克，芹菜30克，西红柿1个，色拉油5克，盐1.5克，胡椒少许，排骨肉20克，小麦粉8克，白酒10克。

制作方法：①牛肉切成大片，加入盐、胡椒；②将所有蔬菜切成易食的大小；③在锅中倒入色拉油，放入牛肉炒，当炒至有色泽时，撒上小麦粉，再炒；④在锅中加入白酒，用强火使酒精挥发；⑤加入西红柿、排骨，煮20分钟，然后加入其他蔬菜再煮20分钟。

373

营养成分：热量1419千焦（339千卡），蛋白质11.8克，脂肪19.9克。

酱醋拌鸡肉

原料：鸡肉40克，盐少许，酒5克，鸭儿芹20克，青紫苏1克，醋酱（白豆酱8克，糖5克，醋4克）。

制作方法：①往鸡肉上撒上盐和酒，用中火烧煮至熟；②将煮过的鸭儿芹切成约3厘米长的小段，将青紫苏切成细丝；③将所有材料和醋酱混和。

营养成分：热量557千焦（133千卡），蛋白质10.5克，脂肪1.1克。

奶油煮鸡翅

原料：鸡翅膀肉65克，盐1克，胡椒少许，白酒5克，胡萝卜30克，小麦粉5克，黄油5克，汤100克，生奶油10克，鲜蘑菇10克，青豌豆10克。

制作方法：①将鸡肉去皮，撒上盐、胡椒、白酒进行调味；②用黄油将鸡肉炒熟，添加小麦粉和汤后煮20分钟，最后加入奶油；③将胡萝卜和青豌豆事先煮好；④将煮熟的胡萝卜与青豌豆和鲜蘑菇用黄油再煮一会儿；⑤将所有材料搅拌均匀，盛于器皿中即可。

营养成分：热量1394千焦（333千卡），蛋白质12.9克，脂肪18.3克。

红烧里脊肉

原料：猪里脊肉60克，生姜汤少量，酒5克，料酒10克，酱油5克。

制作方法：①将里脊肉切成约7厘米厚的块状，加入生姜汤、酒、料酒、酱油混和搅拌10分钟；②将所有材料放到微波炉中烤熟，盛起来即可食用。

营养成分：热量552千焦（132千卡），蛋白质13.2克，脂肪2.7克。

3 鱼类

在鱼类中，无论是鱼肉还是鱼片，由于其口感极好、味道轻淡，因此很受肠胃病患者的欢迎。另外，鱼肉经加热后会变得更加柔软，且易于消化，对胃的刺激很小。

香料黄花鱼

原料：黄花鱼150克，盐1克，胡椒少许，茴香适量，迷迭香适量，柠檬适量。

制作方法：①用器皿装好鱼，沿腹部剖开，取出其内脏，然后将鱼身用水洗干净，除去水分后加入盐、胡椒，放置10分钟；②在鱼的腹部中放入柠檬薄片和茴香小枝；③用强火煎熟，两面共煎约8分钟；④将做好的鱼放入器皿中，加上茴香、迷迭香即可食用。

营养成分：热量385千焦（92千卡），蛋白质129克，脂肪40克。

浇汁干炸白丁鱼

原料：白丁鱼60克，盐1克，胡椒少许，小麦粉5克，色拉油5克，洋葱20克，柠檬汁10克，醋5克，香菜5克，西红柿1个。

制作方法：①将三条白丁鱼弄碎，放上盐、胡椒放置10分钟，然后涂上小麦粉，用油炸成油炸品；②用热水将西红柿烫过后将皮剥去，切成豆粒大小般的块状；洋葱切细后用干净的布包起来将其水分挤干；③在碗中加入西红柿粒、洋葱粒、色拉油、醋、柠檬汁调和，做成酸味调味汁；④将鱼放入容器中与酸味调味汁相互融合，2~3个小时后盛出容器，将切碎的香菜撒于其上即可。

营养成分：热量946千焦（226千卡），蛋白质12.3克，脂肪15.9克。

酒蒸鱼

原料：鱼肉70克，盐1克，胡椒少许，豆腐40克，鲜蘑菇10克，花椰菜20克，银杏10克，玉蕈10克，海带5克，酒10克，调味料（胡萝卜碎屑50克，胡葱10克，醋5克，酱油5克）。

制作方法：①在鱼肉上撒上盐和胡椒放置6分钟；②将煮好的花椰菜分开放在鱼肉两旁，用水洗干净鲜蘑菇，除去其根部，将玉蕈与豆腐拌在一起，将银杏煮好；③在碟中铺上海带，在海带上放鱼肉，洒上酒，将②中的所有材料撒在其上，用强火蒸10~30分钟，用调味料调味即可。

营养成分：热量569千焦（136千卡），蛋白质238克，脂肪46克。

酱汁牛舌鱼

原料：牛舌鱼80克，盐1克，胡椒少许，小麦粉5克，色拉油5克，土豆50克，洋葱20克，黄油5克，小麦粉3克，香菜5克。

制作方法：①将牛舌鱼鱼鳞剥去，加入盐、胡椒，再撒上小麦粉，用色拉油炸好；②将去皮后的土豆和洋葱切成细丝，加入盐、胡椒，用黄油炒熟，在上面撒上小麦粉；③将土豆、洋葱、鱼倒入锅中，用文火蒸煮约10分钟，盛于碟子上时撒上切细的香菜即成。

营养成分：热量845千焦（202千卡），蛋白质16.6克，脂肪10克。

4 豆、豆制品

黄豆营养丰富，堪称营养食品中的一朵奇葩。每100克黄豆中含蛋白质36.3克，脂肪18.4克，糖类2.5克，钙367克，铁11毫克。此外，黄豆中还含有胡萝卜素、维生素B1、维生素B2和尼克酸等。特别值得一提的是，黄豆中蛋白质含量是精肉的2~3倍，鸡蛋的2.5倍。

白扁豆煮腊肉

原料：白扁豆30克，土豆20克，胡萝卜10克，洋葱10克，腊肉10克，黄油5克，盐1克，胡椒少量，汤120克。

制作方法：①将白扁豆置于三倍于它的水中浸泡一晚，再用火煮；②将胡萝卜、土豆、洋葱切成约1厘米长的小段，

将腊肉也切成约1厘米长的小段；③在②的材料中加入盐和胡椒，用黄油炒熟，与白扁豆一起放入汤中，煮到它们变柔软为止。

营养成分：热量875千焦（209千卡），蛋白质8.1克，脂肪8.6克。

调味汁豆腐皮

原料：豆腐皮15克，淀粉少量，豆腐70克，鸡肉30克，盐少量，胡椒少量，色拉油2克，醋5克，酱油5克，汤50克。

制作方法：①将温水中的豆腐皮展开，在上面撒上薄薄的一层淀粉；②除去豆腐水分后，放入水中；③在豆腐中加入鸡肉，再加入盐、胡椒，制成一整

块，放在豆腐皮上；④用豆腐皮将所有材料卷成长条，在平底锅中倒入色拉油，边搅动边煎；⑤将醋、酱油加入汤中，煮一会儿，用淀粉制成浓汤，再淋到豆腐皮卷上。

营养成分：热量699千焦（167千卡），蛋白质19.7克，脂肪7.8克。

豆腐拌西芹

原料：西芹4根，豆腐1块，盐少许。

制作方法：①将西芹洗干净之后，切成长细条状盛盘；②将豆腐磨成豆腐泥，加入盐拌匀，然后将豆腐泥淋在西芹上即可。

营养成分：热量984千焦（235千卡），蛋白质10.8克，脂肪20克。

胡萝卜炒豆腐

原料：豆腐150克，洋葱20克，色拉油2克，鸡蛋20克，面包粉10克，花生油10克，酸奶酪10克，淀粉2克，盐1克，矢车菊20克，胡萝卜20克。

制作方法：①切开豆腐，再用布绞尽豆腐中的水，使其只有失水前的60%；②将用色拉油炒过的洋葱切片，和鸡蛋、面包粉、花生油、酸奶酪、淀粉、豆腐一起搅拌，做成鸡蛋形状，撒上矢车菊；③放入温度适中的微波炉中烧烤约

10分钟；④加入胡萝卜、盐即可。

营养成分：热量1800千焦（430千卡），蛋白质18.4克，脂肪27.3克。

油豆腐

原料：豆腐120克，胡萝卜10克，鲜蘑菇10克，青豌豆10克，淀粉3克，色拉油10克，榨油100克，糖5克，酱油5克，料酒3克，盐少量，葱10克。

制作方法：①用布包住豆腐绞动，除去其水分，然后放入研钵中；②将胡萝卜、蘑菇切细，煮熟，混入青豌豆、淀粉与豆腐一起搅拌，固定成形；③用色拉油煮熟所有材料，加入调味料后放入锅中再煮10分钟；④撒上已切细的葱即可。

营养成分：热量980千焦（234千卡），蛋白质9克，脂肪16克。

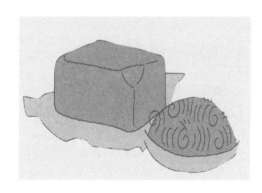

5 蔬菜类

对于我们人类来说，蔬菜是维生素和矿物质最重要的源泉。健康的人对维生素和矿物质都不能缺乏，更何况是肠胃功能不好的病人，所以不论是生食，还是制作成熟食，我们都要积极地从蔬菜里获取身体所需的维生素和矿物质。

蔬菜里脊肉

原料：猪里脊肉40克，胡萝卜30克，花椰菜40克，菜花40克，土豆40克，骨肉清汤150克，小麦粉40克，盐1克，胡椒少量，酒5克，淀粉适量。

制作方法：①将土豆去皮、切碎，加入小麦粉、盐和胡椒进行搅拌；②将猪里脊肉切成2厘米的片状，胡萝卜切成月牙形状；③用热水将花椰菜煮熟，再加入菜花、酒、盐、淀粉搅拌，放入少量的热水中清煮，然后再用水洗干净；④在煮好的骨肉清汤中放入胡萝卜和猪里脊肉，煮大约10分钟，再加入土豆，煮大约8分钟，最后加入③中的材料煮1分钟。

营养成分：热量1314千焦（314千卡），蛋白质16.7克，脂肪2.7克。

炸藕

原料：藕100克，淀粉6克，色拉油5克，糖5克，料酒5克，酱油5克，胡椒5克，花椰菜40克。

制作方法：①藕削去皮后切碎，拌入淀粉，做成3厘米大小的圆饼状，放入170℃的色拉油中去炸；②加入所有调味料做成榨汁，煮炸好的藕；③在煮好的藕上撒上胡椒；④配上煮好的花椰菜。

营养成分：热量770千焦（184千卡），蛋白质4.5克，脂肪10.5克。

蔬菜炒鱼

【原料一】鳕鱼60克，酱油5克，酒5克，花椰菜40克，白菜40克，洋葱40克，胡萝卜20克，色拉油10克，醋4克，淀粉3克。

【原料二】榨汁100克，酱油8克，番茄酱10克，糖8克。

制作方法：①在鳕鱼上浇上酱油和酒进行调味，然后切成易吞食的块状，在其上撒上淀粉；②将所有蔬菜也切成易吞食的块状；③用色拉油炒白菜、洋葱和胡萝卜，再放入原料二中的材料，和鳕鱼、花椰菜一起煮；④在③中加入醋和水溶性的淀粉，煮熟。

营养成分：热量975千焦（233千卡），蛋白质12.9克，脂肪10.9克。

酱烤串茄子

原料：茄子100克，鸡肉40克，酒5克，糖8克，肉汤20克，豆酱10克，白芝麻少量，秦椒芽适量。

制作方法：①将茄子横切开，用水洗净，除去水分，用竹签串起来；②往锅中放入鸡肉、酒、糖、肉汤、豆酱，一直煮到有香味散出为止；③将熬成的酱汁浇在茄子上，并撒上白芝麻，再用秦椒芽装饰即成。

营养成分：热量640千焦（153千卡），蛋白质9.5克，脂肪2.1克。

蔬菜派

原料：派皮40克，土豆30克，胡萝卜20克，花椰菜30克，小西红柿30克，洋葱20克，奶油5克，奶酪10克，面粉8克，白酒5克，牛奶100克，盐1克，胡椒少许。

制作方法：①将派皮铺在耐热容器内，用叉子在派皮底部刺几个洞；②将土豆及胡萝卜对半切开，花椰菜一朵切开，分别烫熟后，再将洋葱切细，加油快炒；③将步骤②中的材料盛入步骤①中准备好的派皮里，上面用小西红柿片点缀；④锅里加入适量的面粉、白酒、牛奶、奶油、奶酪一起煮，煮一会儿后加入盐及胡椒调味，再煮至变浓稠为止；⑤在步骤③的材料上淋上步骤④的浓汁，在烤箱中烤大约13分钟即可。

营养成分：热量1703千焦（407千卡），蛋白质22.3克，脂肪15.2克。

377

第四节 一日食谱举例

Yiri Shipu Juli

饮

食疗法对胃病患者来说是最自然、最安全的治疗法，不同的胃病患者，每一天所摄取的营养总量应该有所不同。

1 急性胃炎

早餐：牛奶（鲜牛奶250克）。

加餐：水果（桃250克）。

午餐：薄面片汤（面粉50克），鸡蛋羹（鸡蛋50克）。

加餐：冲藕粉（藕粉25克）。

晚餐：米粥（大米50克），小菜（酱黄瓜20克）。

2 慢性胃炎

早餐：煮鸡蛋1个（鸡蛋50克），蛋糕50克，白粥1小碗（大米50克），酱豆腐少量（酱豆腐20克）。

加餐：牛奶（鲜牛奶250克）。

午餐：软烂饭1小碗（大米100克），蒸肉饼1小碗（猪瘦肉50克），细软萝卜（白萝卜200克）。

加餐：煮果汁1小碗（鲜橘汁200克），烤馒头干（面粉50克）。

晚餐：肉末碎青菜汤面1碗（肉末50克，菠菜100克，挂面50克），红烧鱼（鲤鱼150克），花卷（面粉50克）。

加餐：豆浆250克。

3 胃下垂

早餐：麦片粥(麦片50克)，馒头(面粉50克)，煮鸡蛋1个，拌萝卜丝(萝卜80克)。

加餐：牛奶（鲜牛奶250克）。

午餐：大米饭(大米150克)，牛肉丝炒葱头(牛肉丝50克，葱头100克)，红烧鱼(鲤鱼75克)，炒油菜150克。

加餐：水果200克。

晚餐：米粥(大米50克)，玉米面饼(玉米面50克，面粉50克)，肉丝炒芹菜(肥瘦肉丝60克，芹菜150克)，香菇扁豆(香菇10克，扁豆100克)。

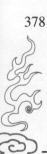

4 消化性溃疡

早餐：稀饭1碗（大米50克），煮鸡蛋1个，肉包子1个（瘦肉20克，面粉40克），黄瓜炒干丝（黄瓜100克，豆腐干20克）。

加餐：水果（桃200克）。

午餐：软大米饭100克，菠菜双丸汤（菠菜80克，鱼丸25克，肉丸25克），红

焖鸡丁（鸡脯肉50克），炒黄芽菜100克。

加餐：水果（桃200克）。

晚餐：肉糜盖浇面100克（肉糜25克，面条100克），烧青鱼块，炒嫩青菜100克。

加餐：牛奶250克，加水100克、方糖1块或白糖10克。

5 腹泻

早餐：大米粥1碗（粳米50克），馒头1个（面粉50克），腐乳10克，鸡蛋1个（鸡蛋50克）。

加餐：大米粥1碗，煮鸡蛋1个。

午餐：白菜肉糜馄饨（白菜150克，肉糜75克，面粉馄饨皮200克）。

加餐：冲藕粉1碗。

晚餐：大米饭1碗（粳米150克），清炒虾仁（虾仁100克，豆油5毫升，盐适量），红烧茄子（茄子150克，豆油5毫升，酱油适量、盐适量），西红柿蛋汤（去皮、籽西红柿75克，鸡蛋20克，麻油2毫升，盐适量）。

6 便秘

〖无力性便秘〗

早餐：小米粥1大碗(小米50克)，窝窝头2个半(黄玉米粉100克、黄豆粉25克、红糖5克)，卤鸡蛋1个，芹菜炒香干(香干50克，芹菜150克，花生油25克，食盐15克)。

午餐：米饭1大碗(籼米150克)，肉丝炒蒜苗(瘦猪肉90克，蒜苗210克，花生油15毫升、盐2克)，小白菜虾皮汤(小白菜75克，干虾皮5克，花生油5毫升，食盐0.5克)。

晚餐：家常烙饼(标准粉150克)，黄瓜肉丝汤(黄瓜50克，瘦猪肉10克，花生油3毫升，食盐0.5克)，醋烹绿豆芽(醋适量，绿豆芽100克，花生油5毫升，食盐1克)。

〖痉挛性便秘〗

早餐：大米粥1大碗(粳米50克)，烤干馒头片4片(面粉50克)，蒸蛋羹1碗(白皮鸡蛋1个、食盐1克)，酱豆腐10克。

午餐：猪肉嫩小白菜馅馄饨(猪肉75克，嫩小白菜50克，花生油5毫升，面粉100克，酱油10毫升)2碗。

加餐：冲藕粉1碗(藕粉30克，白糖10克，开水冲至250毫升)。

晚餐：鸡胸脯肉末、去皮籽西红柿沫煮细挂面(鸡胸脯肉75克，西红柿75克，细挂面100克，花生油10毫升，食盐2克)2碗。

加餐：甜牛奶(鲜牛奶250毫升，白糖15克)1碗，烤干馒头片2片(面粉25克)。

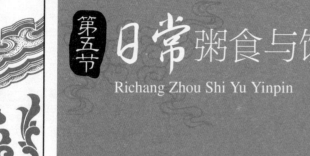

第五节 日常粥食与饮品

Richang Zhou Shi Yu Yinpin

对于胃病患者来说，粥品和饮品都是利胃的好食品，这些流质食品不会增加胃的负担。针对不同的胃病患者，这些流质食品所采用的原料也有所不同。

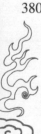

典藏精品版

家家必备的保健全书

380

1 急性胃炎

〖桂花心粥〗

原料：粳米50克，桂花心、茯苓各2克。

制作方法：①粳米淘净；②桂花心、茯苓放入锅内，加清水适量，用武火烧沸后，转用文火煮20分钟，滤渣，留汁；③粳米、汤汁放入锅内，加适量清水，用武火烧沸后，转用文火煮，至米烂成粥即可。

食用方法：每日2次，早、晚餐食用。

山药百合大枣粥

原料：山药90克，百合40克，大枣15枚，薏仁30克，大米适量。

制作方法：①把山药洗净去皮，切成块；②百合、大枣、薏仁洗干净备用；③把准备好的原料一起加清水煮开。

食用方法：每日2次，早、晚餐食用。

鲜藕粥

原料：鲜藕适量，粳米100克，红糖少许。

制作方法：①将鲜藕洗净，切成薄片，粳米淘净；②将粳米、藕片、红糖放入锅内，加清水适量，用武火烧沸后，转用文火煮至米烂成粥。

食用方法：每日2次，早、晚餐食用。

橘皮粥

原料：鲜橘皮25克，粳米50克。

制作方法：①将鲜橘皮洗净，切成块；②与粳米共同熬煮，待粳米熟后食用。

食用方法：每日1次，早餐食用。

早晚养胃粥

原料：粳米50克，大枣10个，莲子20克。

制作方法：①莲子用温水泡软、去心，粳米淘洗干净，大枣洗净；②三者同时放入锅中，加清水适量，旺火煮开后，文火熬煮成粥。

食用方法：每日2次，早、晚餐食用。

枸杞藕粉汤

原料：枸杞25克，藕粉50克。

制作方法：先将藕粉加适量水，小火煮沸后，再加入枸杞，煮沸后即可食用。

食用方法：每日2次，每次100～150克，早、晚餐食用。

2 慢性胃炎

鲫鱼糯米粥

原料：鲫鱼2条，糯米50克。

制作方法：①将鲫鱼去肠去鳞，洗净；②与糯米同煮粥食用。

食用方法：早、晚餐食用，也可常服用。

木瓜米醋汤

原料：木瓜500克，生姜30克，米醋50克。

制作方法：将所有食材共同放入砂锅内，加适量水煮成汤。

食用方法：每2天服1剂，每剂分3次服完，也可常服食。

羊肉萝卜汤

原料：羊肉100克，苹果150克，豌豆100克，萝卜300克，香菜少许，胡椒粉少许，盐少许，姜2片。

制作方法：①羊肉洗净，切成6厘米见方的肉块；香菜洗净切成段待用；②豌豆、苹果、羊肉、姜放入锅内，加清水适量，用大火烧沸后，转用文火煮1小时，再放萝卜块煮熟，放盐、胡椒粉、香菜即成。

食用方法：用醋蘸食，可长期食用。

山楂核桃茶

原料：核桃仁150克，白糖200克，山楂50克。

制作方法：①核桃仁用水浸泡30分钟，洗净后，再加少许清水，磨成茸浆，越细越好，装入盆内，再加适量的清水稀释调匀待用；②山楂用水冲洗干净，拍破放入锅内，加清水适量，用中火煎熬成汁，去渣留汁；③再将山楂汁倒入锅内，加白糖搅匀，待白糖溶化后，再将核桃汁缓缓倒入锅内，边倒边搅匀，烧至微沸，出锅装碗即成。

食用方法：代茶饮。

山楂糖

原料：山楂500克，白糖500克，熟植物油少许。

制作方法：①将山楂洗净，拍破，放入锅内，加清水适量，用大火烧沸后，转用文火煎熬20分钟，取汁，再加清水继续煎熬，这样做三次；②将三次取得的山楂汁一起放入锅内煎熬，至山楂液稠厚时，加白糖搅匀，继续用文火熬煮至山楂糖液呈透明状，停火，即成山楂糖；③将山楂糖倒入涂有植物油的搪瓷盘内，推平，用刀划成小块，装盆即可。

食用方法：每日3次，每次3块。

红枣益脾糕

原料：干姜1克，红枣30克，鸡内金10克，面粉500克，白糖300克，发面酵母适量。

制作方法：①干姜、红枣、鸡内金放入锅内，用大火烧沸后，转用文火煮20分钟，去渣留汁；②面粉、白糖、发面酵母放入盆内，加入①中的药汁，清水适量，揉成面团。待面团发酵后，做成糕坯；③将糕坯上笼用武火蒸15～20分钟即成。

食用方法：每日1次，当作早餐食用。

百合莲子粥

原料：干百合、莲子、冰糖各30克，大米100克。

制作方法：①将莲子清洗干净，置

人人必知的健康常识

于水中泡发；②干百合、大米分别淘洗干净后，与莲子一同放入锅中；③加水适量，先用旺火烧开，再用小火熬煮；④待快熟时加入冰糖，稍煮即成。

食用方法：可长期食用。

紫菜南瓜汤

原料：老南瓜100克，紫菜10克，虾皮20克，鸡蛋1个，酱油、猪油、黄酒、醋、味精、香油各适量。

制作方法：①先将紫菜泡水，洗净；②鸡蛋打入碗内搅匀；③虾皮用黄酒浸泡；④南瓜去皮、瓤，洗净切块；⑤将锅放火上，倒入猪油，烧热后，放入酱油炝锅；⑥加适量的清水，投入虾皮、南瓜块，煮约30分钟，再将紫菜投入；⑦10分钟后，将搅好的蛋液倒入锅中，加入作料调匀即成。

食用方法：可以长期食用。

桂枣山药汤

原料：红枣12粒，山药约300克，桂圆肉2大匙，砂糖1/2杯。

制作方法：①红枣泡软，山药去皮、切丁后，一同放入清水中烧开；②煮至熟软，放入桂圆肉及砂糖调味；③待桂圆肉已煮至散开，即可关火盛出食用。

食用方法：每周2次。

萝卜羊腩汤

原料：羊腩肉750克，白萝卜500克，香菜、盐、鸡精、料酒、葱、姜片、胡椒粉各适量。

制作方法：①将羊腩洗净，切成粗丝，白萝卜洗净切成丝；②坐锅点火并倒入底油，放入姜片煸炒出香味后倒入开水，加盐、鸡精、料酒、胡椒粉调味；③水烧开后先放入羊腩煮熟，再放入白萝卜；④转小火煮至萝卜断生后，撒上葱丝和香菜叶即可出锅。

食用方法：每周2次。

③ 消化性溃疡

包心菜粥

原料：包心菜500克，粳米50克。

制作方法：先将包心菜水煮半小时，捞出菜后，放入粳米煮粥。

食用方法：温热服，每日服2次。

橘皮粥

原料：橘皮20克，粳米50克。

制作方法：①先将橘皮煎煮去渣取汁；②粳米煮粥，待粥将成时，加入橘皮汁，同煮为稀粥。

食用方法：每日早晚服食，痛愈则停服。

麦冬粥

原料：麦冬20克，粳米50克，冰糖适量。

制作方法：①将麦冬煎取液汁；②与粳米同煮成粥，加入冰糖，待糖溶后即可食用。

食用方法：每日早晚各服食一次。此粥久服无副作用。

鸭血鲫鱼粥

原料：鸭血、鲫鱼、白米各100克。

制作方法：①把凝固的鸭血洗好备用；②鲫鱼去掉内脏，洗净；③将鸭血、

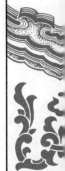

鲫鱼、白米同煮。

食用方法：可长期服用。

猪肝绿豆粥

原料：新鲜猪肝100克，绿豆60克，大米100克，食盐、味精各适量。

制作方法：①先将绿豆、大米洗净同煮；②大火煮沸后再改用小火慢熬；③煮至八成熟后，再将切成片或条状的猪肝放入锅中同煮。

④熟后再加调味品。

食用方法：每周3次。

胡椒猪肚汤

原料：白胡椒30～50粒，猪肚1个，食盐、料酒、味精各适量。

制作方法：①先将猪肚洗净（可加盐、醋并用开水烫洗），锅内注水；②猪肚块或丝下锅，加入白胡椒，煲2个小时左右；③汤稠肚烂时，加入食盐、料酒、味精即可食用。

食用方法：此汤在饭前饮用，可长期饮用。

生姜木瓜汤

原料：生姜30克，木瓜500克，红枣30枚，醋50毫升。

制作方法：将四种材料一起放入砂锅内，用文火炖熟。

食用方法：每日1剂，分三次食用，连服3～4剂。

白芨粥

原料：白芨粉15克，大枣5枚，蜂蜜10克，糯米50克。

制作方法：①先将糯米、大枣、蜂蜜同煮，待粥将成时调入白芨粉；②用文火煮至粥汤黏稠即可。

食用方法：每日早晚温热服食。

刀豆粥

原料：刀豆20克，粳米50克。

制作方法：①刀豆研成细末；②与粳米共煮成稀粥。

食用方法：每天早晚各服食1次，温热服食。

〖鲜姜煨猪肚〗

原料：鲜姜250克，猪肚1个，酱油适量。

制作方法：

①将猪肚洗净，在里面装入切成片的鲜姜，扎好；②放砂锅内文火煨熟，去姜，猪肚切丝；③猪肚丝拌酱油及调料吃，并可饮汤。

食用方法：一周吃2～3次。

鲜姜煨猪肚

原料：鲜姜250克，猪肚1个，酱油适量。

制作方法：①将猪肚洗净，在里面装入切成片的鲜姜，扎好；②放砂锅内文火煨熟，去姜，猪肚切丝；③猪肚丝拌酱油及调料吃，并可饮汤。

食用方法：一周吃2～3次。

紫苏生姜红枣汤

原料：鲜紫苏叶10克，生姜3块，红枣15克。

制作方法：①将红枣放在清水中洗净，然后去掉枣核，再把姜切成片；②将鲜紫苏叶切成丝，与姜片、红枣一起放入盛有温水的砂锅里用大火煮；③煮沸以后改用文火炖30分钟；④然后将紫苏叶、姜片捞出来，继续用文火煮15分钟。

食用方法：每周3次，早晚温服。

383

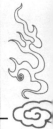

4 胃下垂

桃仁猪肚粥

原料：桃仁（去皮尖）10克，熟猪肚片50克，大米50克。

制作方法：①将桃仁切细，取两倍于桃仁的水煎煮取汁；②加猪肚、大米煮为稀粥，待熟时调味服食。

食用方法：每日1剂。

佛手扁豆粥

原料：佛手10克，白扁豆30克，薏米30克，山药30克，猪肚汤、食盐各适量。

制作方法：①将佛手水煎，去渣取汁；②加入白扁豆、薏米、山药及猪肚汤，煮为稀粥，略放食盐调味服食。

食用方法：每日1剂。

藕粥

原料：新鲜藕适量，糯米50克，砂糖少许。

制作方法：①将藕洗净，切成薄片；②与糯米、砂糖共煮成粥。

食用方法：每日早晚温服。

砂仁鳝鱼丝

原料：鳝鱼500克，砂仁5克，鹌鹑蛋12个，鸡汤、葱、姜、蒜、料酒、味精、白胡椒粉、水淀粉、盐各适量。

制作方法：①将鹌鹑蛋煮熟去壳，再把蒜剁成末状；②然后把砂仁用纱布包好，放在锅里煮开取汁备用；③将鳝鱼切成丝放入碗中，再加入葱丝、姜丝、料酒、味精、盐搅拌均匀；④放入蒸锅里用大火蒸15分钟，然后将里面的葱丝、姜丝拣出，再把鳝鱼丝盛入盘中。

⑤将少量的油放入锅中，爆炒蒜末，等炒出蒜香味以后加入备好的砂仁汁、鸡汤、白胡椒粉、水淀粉，待汤浓缩后浇在鳝鱼丝上；⑥将鹌鹑蛋码放在盘子周围即可食用。

食用方法：每周2次。

蒲公英粥

原料：鲜蒲公英50克，粳米50克，冰糖适量。

制作方法：①将蒲公英洗净切细，煎取药汁；②与粳米、冰糖共煮成粥。

食用方法：每日早晚服食，五天一疗程。

莲子山药粥

原料：猪肚1个，莲子50克，山药50克，糯米100克。

制作方法：①将猪肚去除脂膜，洗净切碎；②莲子、山药捣碎，和糯米同放锅内，加水文火煮粥。

食用方法：早晚两次食完，隔日1剂，10天为一疗程。

猪脾枣米粥

原料：猪脾2个，大枣10枚，粳米100克。

制作方法：①将猪脾洗净切片，在锅中微炒；②加入大枣、粳米，添水煮粥，可酌加白糖调味。

食用方法：空腹服食，每日1次，10天为一疗程。

5 腹泻

荔枝莲子粥

原料：干荔枝10个，干莲子10粒，大米100克。

制作方法：把三种材料一起放入砂锅里，加适量水煮粥，煮熟即可食用。

食用方法：当晚餐食用，连吃半个月，见效后再坚持服食数日，以巩固疗效。

芡实百合粥

原料：芡实50克，百合50克，粳米50克，食盐少许。

制作方法：①把芡实、百合、粳米一起放入锅里，加适量水煮粥；②食用时加少许食盐调味。

食用方法：每晚配餐食用。

三果粥

原料：荔枝肉50克，山药10克，莲子10克，大米50克。

制作方法：①把荔枝肉、山药、莲子三者混和捣碎，加水煎至烂熟；②再加入大米，加适量水煮成稀粥。

食用方法：每晚配餐食用。

七实汤

原料：芡实30克，山药60克，藿香叶4克，山萸肉15克，谷芽（或麦芽）15克，乌梅10克，枳壳9克。

制作方法：①将所有原料焙焦研细为末，瓶装密封备用；②每次10克，先用开水冲，再放少许白糖，稍煮沸，待微温服之。

食用方法：每天早晚服用，坚持一个月。

猪肚黄芪汤

原料：猪肚1个，黄芪200克，陈皮30克。

制作方法：①将猪肚去脂膜，洗净；②黄芪、陈皮用纱布包好，放入猪肚中，麻线扎紧；③加水，文火炖至猪肚熟，再加适量调味品调味即可。

食用方法：趁热食猪肚饮汤，两天4次食完，5个猪肚为一疗程。

银耳雪梨炖瘦肉

原料：银耳3克，雪梨50克，瘦肉100克，蜜枣1枚。

制作方法：①将瘦肉洗净，沸水略煮后切块；②再与洗净的银耳、切块的雪梨、蜜枣一起放入炖盅内，加水300毫升，隔水炖1小时即可。

食用方法：长期服用。

花旗参炖水鸭

原料：花旗参5克，水鸭120克，生姜1片。

制作方法：①将水鸭去毛，剖好切块略煮；②花旗参洗净切片，加生姜1片，放入炖盅内加水250毫升，隔水炖2小时即可。

食用方法：每周食用1天，早、晚适量食用。

沙参玉竹炖山斑鱼

原料：沙参10克，玉竹10克，山斑鱼100克。

制作方法：①将山斑鱼去鳞、内脏并洗净，切段；②再与洗净的沙参、玉竹放入炖盅内加水300毫升，隔水炖2小时即可。

食用方法：每周服食1次。

6 便秘

两仁粥

原料：桑葚30克，火麻仁30克，粳米100克，冰糖适量。

制作方法：①桑葚浸泡10分钟，火麻仁浸泡3分钟，洗净；②然后与洗净的粳米同入砂锅中煮粥；③快熟时加入适量冰糖搅匀，稍煮片刻即可。

食用方法：隔天服食一次，坚持服用半个月。

红薯粥

原料：新鲜红薯150克，粳米100克，白砂糖适量。

制作方法：①将新鲜红薯洗净，切成小块；②加入洗净粳米及适量清水同煮为粥；③快熟时加适量白砂糖搅匀调味，再煮片刻即可。

食用方法：每天服食一次，可长期服用。

苏子杏仁粥

原料：苏子10克，杏仁10克，粳米60克，红糖适量。

制作方法：①苏子、杏仁捣成泥状；②与洗净粳米同入砂锅内，加适量水煮粥；③粥稠后加适量红糖搅匀调味。

食用方法：可长期食用。

五仁粥

原料：桃仁8克，芝麻仁8克，松子仁8克，胡桃仁8克，甜杏仁8克，粳米

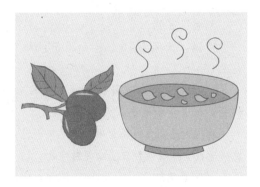

100克，白糖适量。

制作方法：①桃仁去皮尖，炒熟；②将桃仁、芝麻仁、松子仁、胡桃仁、甜杏仁混合加到洗净的粳米中共煮为粥；③粥熟后加适量白糖搅匀调味。

食用方法：一天一次，可以常服。

海带鲤鱼汤

原料：海带10克，新鲜鲤鱼1条，萝卜块30克，青芋20克，乌梅2枚。

制作方法：①海带泡发洗净，切成条状；②新鲜鲤鱼去鳞、腮、内脏并洗净；③用海带、鲤鱼煮汤，在汤中加入萝卜块、青芋、乌梅，煮沸即可。

食用方法：隔天服用，一天一次。

香蕉汤

原料：香蕉250克，冰糖40克。

制作方法：香蕉去皮，加入冰糖，再加入适量清水煮汤。

食用方法：早晚服用。

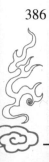

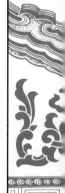

第四章

胃病患者的日常保健

胃病是一种常见的疾病，是一种很普遍的疾病，要预防胃病和防止胃病的程度加深，就要注意日常的生活习惯，做好日常生活保健。

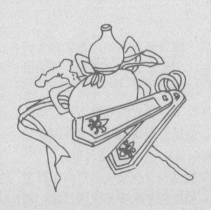

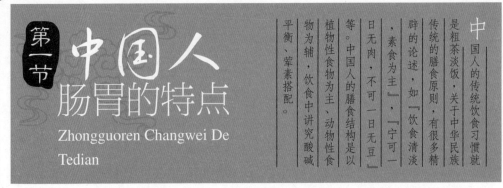

第一节 中国人肠胃的特点
Zhongguoren Changwei De Tedian

中国人的传统饮食习惯就是粗茶淡饭，关于中华民族传统的膳食原则，有很多精辟的论述，如「饮食清淡，素食为主」，「宁可一日无肉，不可一日无豆」等。中国人的膳食结构是以植物性食物为主、动物性食物为辅，饮食中讲究酸碱平衡、荤素搭配。

1 肠胃功能弱

胃病是我国发病率最高的一种疾病，特别是在40岁以上的人群中，每4个人中就有一个患有胃病。有人到外国旅游时，看到外国人那么旺盛的食欲，既感到惊讶又充满了羡慕。可惜的是，中国人永远不可能有那样旺盛的食欲，因为中国人的肠胃功能普遍偏弱。利用透视进行胃的诊察，便会明白究竟是怎么回事。欧美人的胃最大容量可吸进3升空气，且空气一旦放出，他们的胃就迅速缩小；

而中国人的胃虽然可以吸入同样多的空气，吸入空气后胃也会膨胀，但放出空气后，胃的收缩速度相对来说就慢很多。从这个实验我们就不难看出中国人的胃和西方人的胃的差别。这种差别主要是因为饮食习惯的不同而造成的，中国人以淀粉、植物蛋白为主要饮食，这虽然可以帮助肠胃消化，保护胃肠道功能，但长期如此也就削弱了肠胃的功能。

2 肠胃与季节变化关系密切

秋冬昼短夜长，阳气收敛，阴气渐长。中医认为，阳气主升，阴气主降，因此秋冬季节更容易出现腹泻等肠胃疾病。

很多人在夏天的时候因为天气炎热会出现食欲不佳，到了天气凉爽的时候，胃口就大开，通常吃得比较肥腻，肠胃一下子调整不过来，便出现味觉迟钝、食欲减退等症状。

还有，秋冬季节早晚温差较大，很容易感冒，感冒容易伤肺，肺又和大肠互为表里，因此感冒、着凉也会带来很多肠胃问题。

秋冬季节，肠胃的抵抗力为何如此薄弱？影响肠胃健康的两个关键因素是健康的胃黏膜和平衡的肠道菌群。

胃黏膜是与食物接触最直接、最多的部位，如果秋冬季节不注意饮食，再加上压力、受寒等因素，胃黏膜自身的保护功能减弱，就容易导致胃黏膜受损。

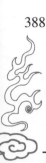

滚烫的食物、大量的酒精、吸烟都很容易造成胃黏膜损伤。

　　肠道内的菌群主要分为有益菌、中性菌和有害菌三种，健康的肠道环境中，有益菌在肠道中占据优势。如果不注意保暖，肠道受到太多冷刺激或者是食物不洁引起有害菌过量繁殖，肠道菌群的动态平衡就会被打破，人体就会出现腹痛等不适症状。加上寒冷季节，人们往往吃得比较油腻，肠胃面临的外界刺激增强，抵抗力变得薄弱也就在所难免了。

　　合理、科学地安排膳食，过于冰冷、滚烫的食物会刺激胃黏膜，不利于肠胃健康，因此要少吃，应当吃些温的、容易消化的食物，以保护胃黏膜和胃肠道健康。

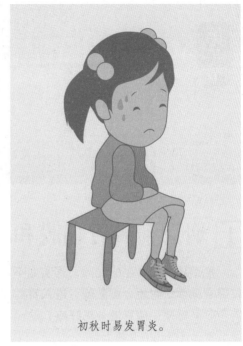

初秋时易发胃炎。

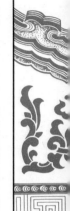

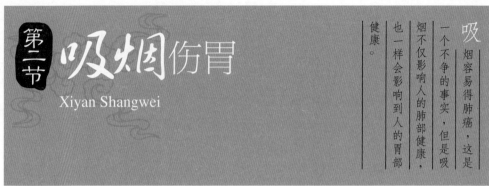

第二节 吸烟伤胃

Xiyan Shangwei

吸烟容易得肺癌，这是一个不争的事实，但是吸烟不仅会影响人的肺部健康，也一样会影响到人的胃部健康。

1 烟会刺激胃黏膜和自律神经

抽烟被视为肺癌的元凶，其实烟不仅影响肺部，它还会刺激脑，进入胃后就会刺激胃壁，使胃液分泌旺盛，这无疑是导致胃溃疡的罪魁祸首。

尼古丁也可对支配胃运动的自律神经产生很大影响，尼古丁作用于自律神经从而使血管收缩、胃内血液流动状况恶化、减弱胃的运动，以致胃液分泌不均衡。

抽烟如果再加上情绪紧张，得胃癌的机会就会增加。吸烟会导致胃、十二指肠溃疡的发生，因为吸烟会削弱胃黏膜的保护因素，香烟中的尼古丁能引起胃黏膜血管收缩，使黏膜缺血、坏死，溃疡形成。吸烟还可导致胆汁和十二指肠中其他内容物通过幽门反流入胃，即所谓"十二指肠胃反流"，反流的物质刺激胃黏膜，引起胃黏膜损害及碱性反流性胃炎，增加溃疡病的发病率。

2 吸烟容易导致胃溃疡

吸烟与胃溃疡的发生极为密切，吸烟的人比不吸烟的人更容易得胃溃疡。烟中所含的尼古丁能直接使神经兴奋，使胃酸分泌增加；另外，吸烟能抑制胰液的分泌，引起幽门括约肌关闭不全，从而导致十二指肠液反流入胃的现象，对消化系统的正常功能产生不利影响。

反流的十二指肠液，尤其是胆汁酸，可引起胃黏膜损伤和炎症，易发生溃疡，其原因可能是胆汁对胃黏膜的破坏，从而使得氢离子穿透并损害胃黏膜。胆汁还可以改变胃内黏液的性质，使其表面黏膜剥脱，并使上皮细胞耗空黏液的含量。此外，胆汁还能破坏黏膜的屏障，使它不能再阻止氢离子渗入黏膜，氢离子的反向弥散引起黏膜的进一步损伤；胆汁还能破坏表面上皮细胞并弥散进入黏膜，刺激肥大细胞释放组织胺，胃细胞液的组织胺浓度增加会引起血管扩张，使黏膜血流及毛细血管通透性增加，进而发生黏膜水肿、出血、发炎直至形成溃疡。

第三节 四季养胃原则
Siji Yangwei Yuanze

胃病和天气、季节变化有着很大的关系，不同的季节，我们养护胃部的侧重点也有所不同，只有做好不同的养胃措施，我们的胃才能更健康。

1 春季养胃五原则

中医认为，春季属"木"，相对应于人体则属"肝"。春季的"木"应欣欣向荣，如肝气不舒、郁而不达、气机不畅，可发生胃痛诸症。春天是胃病（包括胃、十二指肠溃疡）、肝硬化等疾病伴消化道出血的高发季节。

有胃病的人在这个季节一定要格外注意以下事项，以预防胃病的发作：

①保持愉快心情、乐观，避免抑郁、焦虑、生气等情绪及心理状态。《内经》里"怒则肝气乘矣，悲则肺气乘矣，恐则脾气乘矣，忧则心气乘矣"，"怒则气逆，甚则呕血及飧泄"等，讲的就是因情志失调而引发胃病。

②戒烟酒，忌食生冷肥甘及粗糙、过硬、过酸、辛辣等刺激性食物，避免暴饮暴食或饥饱失调、饮食不规律等不良习惯。

③慎用对胃有刺激的药物，如激素、阿司匹林、保泰松和一些抗凝药等，过于苦寒的药物如龙胆草、苦参、黄连等，也要慎用。

④劳逸结合，适当锻炼身体，增强体质。

⑤食疗，经常用薏仁、山药、大枣、茯苓、芡实等煮粥饮用，可以健脾补气、强身健体。

2 夏季养胃要点

到了夏季，人体的免疫机能就处于一种比较衰弱的状态，这与气温升高、食欲下降、营养物质摄取不足等有关。而夏季高温高湿，食物容易腐烂、变质，是细菌、真菌等微生物大量繁殖的黄金季节，饮食起居稍有不慎，便会引发消化道、呼吸道的感染，所以要注意以下事项：

①避免过度劳累，保持充足的睡眠。劳累会破坏机体免疫平衡，加重胃的负担，容易引发胃炎。

②不宜在空调环境中久呆，空调房中

不是自然风，而且空气污浊，易使胃受凉，引发胃炎。

③胃病患者的饮食应以清淡、营养丰富的食物为主，多吃新鲜易消化的食物，少吃油腻、油炸、辛辣食物，除蔬菜水果外，可多吃山楂、食醋等

酸的东西。

④切忌饮酒，因为酒是胃病复发最主要原因之一。

⑤防止病从口入，生吃蔬菜、鱼或海鲜都会让胃承受不住，因此夏季要少吃生食。

3 秋季养胃要点

秋季凉爽干燥，胃病易复发。胃肠道对寒冷的刺激非常敏感，如果防护不当，就会引发胃肠道疾病或使原有的胃病加重。那么，秋季该如何养胃呢？

〖保暖〗

秋凉之后，要特别注意胃部保暖，及时添加衣服，夜晚睡觉应盖好被子，以防腹部着凉而引发胃痛或加重旧患。

〖饮食〗

"人食五谷杂粮，孰能无疾？"饮食入口，首先影响的就是胃。胃黏膜血管丰富，具有对食品的储存、消化和运送功能，所以饮食不调是引起胃病的重要因素。专家们指出，在胃病的诸多发病因素中，饮食占有极为重要的地位，这也是胃病与其他疾病不同的地方。

进食时应做到以下几点：

①以温、软、淡、素、鲜为宜，做到定时定量、少食多餐，使胃中经常有食物和胃酸进行中和，从而防止胃酸侵蚀黏膜和溃疡面而加重病情。

②不吃过冷、过烫、过硬、过辣、过黏的食物。

③细嚼慢咽可以减少粗糙食物对胃黏膜的刺激。

④注意饮食卫生，杜绝外界微生物对胃黏膜的侵害。

⑤尽量吃较精细、易消化、富有营养的食物。

〖静养〗

专家认为，人的情绪、心态与胃炎、消化性溃疡的发生与发展密切相关，因此预防胃病要讲究心理卫生，保持精神愉快和情绪稳定，避免紧张、焦虑、恼怒等不良情绪对胃的刺激。同时应注意劳逸结合，防止过度疲劳而影响胃病的痊愈。

〖加强体育锻炼〗

加强体育锻炼有利于改善胃肠道血液循环，增强体质，提高对气候变化的适应能力，减少发病的机会。

〖避免药物刺激〗

临床实践证明，某些中西药物的刺激可使溃疡面扩大，病情加重。因此，应禁服强的松、地塞米松、阿司匹林、保泰松、消炎痛、防风、威灵仙等对胃黏膜有强烈刺激性的药物，如因病需要服用这些药物，应饭后服用。

4 冬季养胃要点

冬季天气寒冷，胃病患者要特别注意，因为严寒的天气容易诱发胃炎。

〖保暖〗

要注意做好保暖工作，晚上睡觉要盖厚重的被子，防止腹部受凉。出门时，要做好御寒的措施，多加衣服，戴上手套和帽子。骑摩托车及自行车的胃病患者忌衣着单薄，最好用一个护兜保护腹部。

〖饮食〗

冬季天气很冷，很多人都喜欢摄取热量高的食物来提升身体的温度，但大量的高热量食物会增加肠胃的负担，而且冬季胃部的消化功能会减低。冬季气温骤然变冷，人体受到冷空气刺激后，胃酸分泌会大量增加，抵抗力亦会随之降低，滥饮滥食最容易引发胃病，嗜辣者和好吃冷饮者应特别注意。

〖讲究心理卫生〗

要经常保持精神愉快、乐观、心理健康，避免焦虑、恐惧、紧张、忧伤等不良情绪对胃的刺激。

〖运动〗

体育锻炼要适当，不要进行过于剧烈的运动。晨练切勿过早，锻炼后要及时穿衣。

家疗法全书 十大病症居

人人必知的健康常识

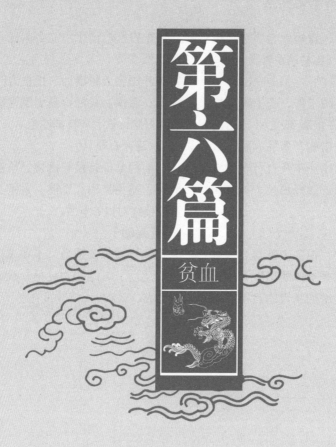

第六篇

贫血

第一章　贫血的基本知识

第二章　贫血的分类

第三章　预防贫血必须关注的饮食问题

第四章　贫血患者营养治疗方案

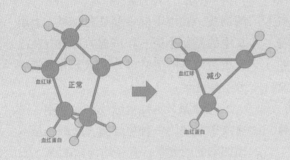

血红球　正常　→　血红球　减少

血红蛋白　血红蛋白

第一章

贫血的基本知识

所谓贫血是指循环血液单位容积内的血红蛋白、红细胞计数或红细胞比容（压积）低于正常值的下限。这个正常值可因不同的性别、年龄、生活地区的海拔高度以及生理性血浆容量的变化而有差异。一般来说，婴儿和青春期前的儿童血红蛋白比成人低，女性在青春期后与男性的差异明显，妊娠期的妇女由于血容量的增加，血红蛋白相对减少，久居海拔较高地区的居民的血红蛋白比海平面地区居民的正常值高。因此，诊断贫血应综合各种因素全面考虑。

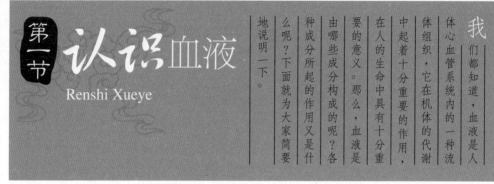

我们都知道，血液是人体心血管系统内的一种流体组织，它在机体的代谢中起着十分重要的作用，在人的生命中具有十分重要的意义。那么，血液是由哪些成分构成的呢？各种成分所起的作用又是什么呢？下面就为大家简要地说明一下。

1 血液的组成及作用

血液是流体性状的结缔组织，由血浆和血细胞组成，存在于心血管系统（循环系统）中，在心脏的推动下不断循环流动。如果流经体内任何器官的血流量不足，均可能造成严重的组织损伤。人体大量失血或血液循环严重障碍，将危及生命。

血浆相当于结缔组织的细胞间质，为浅黄色液体，其中除含有大量水分以外，还有无机盐、纤维蛋白原、白蛋白、球蛋白、酶、激素、各种营养物质、代谢产物等。这些物质无一定的形态，但具有重要的生理功能。

血细胞是由红血球、白血球和血小板等血球成分所构成的。

让我们做个实验来看看：从人体血管中抽取少量血液于试管内，通常情况下由于凝固作用血液会呈凝固状态。但是，如果添加一种抗凝固剂，此时，血液就不会凝固，血液成分中每个层次的沉淀物就能明显观察到了。

在试管的最下方，集聚而呈红色的是红血球，红血球之上有两层淡灰白色的物质，其中下层主要是白血球，上层集中的是血小板。在试管的最上方会出现黄色液体的清澈部分，这部分液状成分就是血浆。

红细胞又称红血球或红血细胞，是血液中最多的一种血细胞。红细胞呈双面凹陷的圆盘状，直径约为7.5微米，没有细胞核，细胞质内没有细胞器而只有大量血红蛋白。血液的颜色就是由血红蛋白决定的，血红蛋白具有与氧和二氧化碳结合的能力，红细胞能通过血红蛋白将吸入肺泡中的氧运送给身体的各组织，同时，躯体各组织中新陈代谢产生的二氧化碳也通过红细胞运到肺部并被排出体外。

白细胞在血液中呈球形，能以变形运动穿过毛细血管壁进入周围组织中。白血球又分为颗粒球、单核球、淋巴球等。白血球会抵抗对身体有害的细菌或异物，加强人体对疾病的抵抗力，并能杀死侵入身体的细菌和病毒，具有提高免疫力，保护身体的作用。

血小板也称血栓细胞，在流动的血

典藏精品版

家家必备的保健全书

液中呈双面凸的圆盘状，侧面看呈梭形，直径为2～4微米。血小板能在身体受伤而流血时，修补血管壁而使血液凝固，具有止血的功能。

正是由于具有这些成分的血液在全身血管中不断循环，才保持了身体的细胞和组织处于正常状态。所有这些，无论是哪一个成分，对于我们的生命都起着重要的作用。

2 血液的产生

既然血液对于我们的生命如此重要，那么血液是怎么产生的呢？现在就让我们来说明一下血液产生的原理吧。

在健康的成年人的血液中，红血球、白血球和血小板都是在骨髓中产生的。胎儿期在4～5个月内则是通过脾脏造血；过了这个时期，造血是在骨髓中进行。此后，仍继续在脾脏中产生淋巴球。淋巴球除在脾脏中产生以外，也在淋巴结中产生。

对于新生儿来说，虽然也是在全身骨块的骨髓中造血，但是，随着新生儿的进一步成长，骨髓中造血的部分就会减少，且被限定，这是由于在成长期和成年期后，血球的需求量减少。在人的幼年和少年成长时期，伴随着身体的发育，血液明显增加，必须获取大量的血球。与此相应，成人之后血液的数量并不会伴随着身体的发育而有所增加，因此在一定时期内，血液必须不断加强自身的新陈代谢，才能满足人体的生长需要。

成年人的造血器官主要是骨髓，血细胞主要在骨髓中产生。一般健康成年人每天大约有30毫升/50千克的年轻血细胞生成，同时也有相应数量的血细胞衰老死亡，并分解代谢排出体外。人体骨髓有强大的代偿功能，在强烈刺激下，骨髓造血功能可增至正常情况的6～8倍。根据造血细胞动力学估算，每个健康成人每天血细胞生成量是：红细胞约20×10^{16}/升，粒细胞11.5×10^{11}/升，血小板12×10^{10}/升。因此，可以说人体血液成分的吐故纳新活动是十分活跃的。

另外，由于新鲜血液超过了必要的量而出现病态的时候，大都是由于在骨髓中造血成分被扩大，使得血球的产量增加，从而导致多余的补给量。

3 血红蛋白是氧气的投递者

红血球，是血液中最多的一种血细胞。其中央部分凹陷呈圆盘状，直径约为7.5微米（一微米等于一百万分之一米），厚度约2微米。这种红血球，如果在人体的每1立方毫米的血液中，含有450万～500万个，都属于正常值。在红血球表面的薄膜中，含有血红蛋白的红色色素，正是由于有了这种色素，才使整个血液都呈红色。

红血球的任务是在身体中"搬运"

氧气。当红血球中的血红蛋白与氧气结合后，就会变成氧合血红蛋白，在组织中氧气被分解后又变成开始时的血红蛋白。

血红蛋白和氧气的分离与结合，能控制人体主要组织中的氧气浓度，以及氧分压的高低。通过呼吸，空气中的氧被吸入肺部，因此肺部是人体内氧气浓度与氧分压最高的地方。在这里，血红蛋白与氧气结合后就成为我们所说的氧合血红蛋白。

此外，在身体的组织系统里，由于氧气被消耗，造成氧气的浓度以及氧分压的降低，因此氧合血红蛋白就将氧气分解，从而又成为还原血红蛋白。

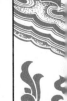

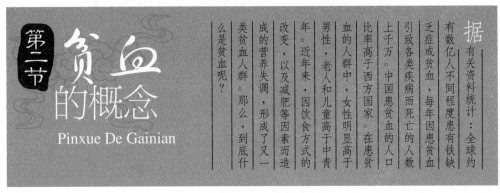

第二节　贫血的概念

Pinxue De Gainian

据有关资料统计：全球约有数亿人不同程度患有铁缺乏症或贫血，每年因患贫血引致各类疾病而死亡的人数上千万。中国患贫血的人口比率高于西方国家。在患贫血的人群中，女性明显高于男性，老人和儿童高于中青年。近年来，因饮食方式的改变，以及减肥等因素而造成的营养失调，形成了又一类贫血人群。那么，到底什么是贫血呢？

1 什么是贫血

现代医学解释：贫血指的是循环血液单位容积内血红蛋白浓度、红血球计数以及红血球比积均低于正常值的现象。因此所谓贫血是指循环血液单位容积内血红蛋白量低于正常值的下限，是血液中所含的血红蛋白数量减少的症状。

通常情况下，血液中的血红蛋白一旦减少，红血球的数量也会随之减少。有时也会出现血红蛋白数量减少，而红血球数量不发生变化的情况。

在实际的诊断过程中，主要测试以下指标：

(1)血液中的红血球数。

(2)血红蛋白的浓度。

(3)血细胞比容（红血球容量在血液中所占的比例）。

如若各种测试值均低于正常范围，即可判断为贫血。

血液中红血球的数量，在前面已有过概要叙述。正常成年人的红血球男女是有差别的。男性红血球的平均值约为4.83×10^{12}/升，即每毫升血中有483万个红血球；女性平均值约为4.33×10^{12}/升，

即每毫升血中有433万个红血球。此外，红血球还随年龄、居住地海拔高度而存在差异。如果排除正常生理变异因素，成年男性红血球低于4×10^{12}/升，女性低于3×10^{12}/升，就可认为是贫血。

而血红蛋白的浓度是用一升血液的血红蛋白含量来表示的。男性在120克/升以下，女性、中学生在110克/升以下，孕妇、幼儿、小学生在100克/升以下，这些都属于血红蛋白含量偏低的情况。血细胞比容的正常值成年男性平均为46%（41%～51%），成年女性平均为42%（37%～46%）。

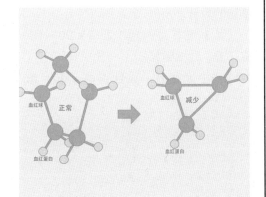

人人必知的健康常识

399

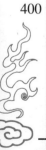

2 哪些人易患贫血

在我国贫血是一种常见的综合征，处于以下情况中的人们易患贫血。

①患有慢性出血性疾病，如溃疡病出血、痔疮出血等。

②月经过多的妇女、经产妇、妊娠期或哺乳期妇女。

③婴儿、早产儿、孪生儿或母亲原有贫血症状，原来铁储量已不足，如果仅以含铁较少的人乳或牛乳喂养，婴幼儿容易患贫血。

④青少年因成长迅速，需求较多，也易患贫血。

⑤饮食习惯不良，如偏食、挑食、忌口、嗜浓茶等容易造成因营养缺乏而贫血。

⑥患有寄生虫病，尤其是钩虫病；某些胃全切除或部分切除者。

⑦工作和生活环境中有与化学毒物或放射性物质接触者。

⑧起病前曾服用能引起贫血的药物，如氯霉素、抗肿瘤药、保泰松等。

⑨患有慢性炎症、肾病、肝病、恶性肿瘤、内分泌功能紊乱等疾病。

⑩家族中有类似的贫血病人。

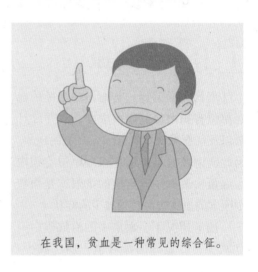

在我国，贫血是一种常见的综合征。

3 如何判断贫血的程度

根据贫血的轻重可将贫血分为轻、中、重和极重4度。我国划分贫血严重度以血红蛋白的浓度为标准，有时结合血细胞的数量来分：

①轻度贫血：血红蛋白 $< 90 \sim 120$ 克／升，红细胞数 $< (3 \sim 4.5) \times 10^{12}$／升。

②中度贫血：血红蛋白 $< 60 \sim 90$ 克／升，红细胞数 $< (2 \sim 3) \times 10^{12}$／升。

③重度贫血：血红蛋白 $< 30 \sim 60$ 克／升，红细胞数 $< (1 \sim 2) \times 10^{12}$／升。

④极重度贫血：血红蛋白 < 30 克／升，红细胞数 $< 1 \times 10^{12}$／升。

贫血程度的分类方法，虽不能明确贫血的性质，但能指导治疗措施的安排。

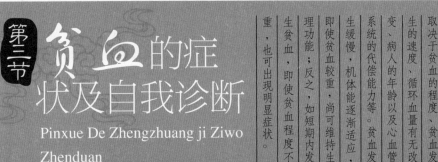

第二节 **贫血的症状及自我诊断**
Pinxue De Zhengzhuang ji Ziwo Zhenduan

贫血症状的有无或轻重，取决于贫血的程度、贫血发生的速度、循环血量有无改变、病人的年龄以及心血管系统的代偿能力等。贫血发生缓慢，机体能逐渐适应，即使贫血较重，尚可维持生理功能；反之，如短期内发生贫血，即使贫血程度不重，也可出现明显症状。

1 贫血的主要症状

贫血的一般症状、体征如下：

①心跳加速，全身软弱无力，疲乏，困倦，是贫血患者最为常见和最早出现的症状。

这有可能是因为氧气供给减少所引起的。前面已经说过，红血球（血红蛋白）肩负着将氧气输送到身体各个部位的任务，但是，如果患贫血的话，其中的血红蛋白不足，于是身体的各部位、各内脏器官从血红蛋白那里得到的氧气就会减少，从而导致缺氧现象，并表现出易疲劳、目眩、心跳加速、喘息、头晕等各种贫血的症状。

此外，如果血液中的血红蛋白数量减少，供给细胞和组织的氧气数量就减少，身体一旦察觉，就会通过固有的"安全装置"进行补充和调节。这种情况下的代偿作用，即使供给氧气的数量极少，也起着一种维持生命的作用，也就是说起着补偿氧气不足的作用。

例如，一旦患上贫血，会常常感到心脏的跳动和呼吸加快，这就是由贫血的代偿作用而产生的症状。

②面色苍白是贫血者常见的症状，贫血的人必定脸色不好。

一旦患上了贫血，血液中的血红蛋白就会减少，身体的各部位就会表现出缺氧的症状。氧气对于大脑来说必不可少，一旦大脑缺氧，就会引起目眩，严重的时候会失去知觉。即使在人体的肌肉里，氧气也具有十分重要的作用。如果肌肉中缺氧，常常会引起身体酸痛以及倦怠等症状。

由于心脏也是由肌肉组织构成的，因此，如果心脏的肌肉缺氧，就会引起胸闷、胸痛。

血红蛋白也可称为血色素，它是一种保持血液呈红色的物质。由于贫血时血色素减少，因此会使皮肤的红色素丧失，进而使脸色难看。

但是，脸色不好的人也并非都是患了贫血症。血管在皮肤较深处的人，看上去脸色也不好，此外，人在紧张时，因血管收缩，人脸色也不会好看。

③头晕、头痛、耳鸣、眼花、注意力不集中、嗜睡等均为常见症状。

贫血严重或突然贫血者甚至会出现晕厥、神志模糊等症状，特别是老年患者出现这种症状的情况更多。

贫血患者不约而同的话题是"早晨要从床上爬起来最难"。由于贫血时产生缺氧时的代偿作用，所以会引起各种各样的症状。像早晨起床困难的这类患者，因为有些像低血压患者（实际上却是贫血）的症状，因而他们很多人都是按低血压的治疗方法进行医治。其实因贫血而隐藏的疾病有很多，这一点我们在后面还将会谈到。

"早晨难起床"虽然是大部分女性的通病，但是与今天经济上渐渐独立的女性却不相符合。若早晨倦于起床，还是应去接受诊治，确认有无贫血，并进行必要的治疗。

同样，如果呼吸加快，就会吸入大量的氧气，以产生补偿作用，但是也会导致呼吸困难。所以，一旦患上贫血，常会出现上述那样的心跳加速、呼吸困难、目眩、脸色不好等症状。但是贫血中的缺铁性贫血如果长期持续下去，除了会出现缺氧的症状外，还会出现舌头、乳头萎缩。

贫血程度较轻的时候，作为隐性的病状还很多。根据日本某女子大学的调查表明，有一些轻微缺铁性贫血患者，早晨起床困难，肩、头疼痛，到了夏天常常感到倦怠，但是，此外并无其他特别明显的症状。

2 诊断贫血需要做的医疗检查

贫血的诊断应按以下几个步骤进行:

首先要确定有无贫血存在。对于怀疑患有贫血的病人，先作外周血的血常规检查，包括血红蛋白浓度、红细胞计数、白细胞计数、血小板计数和红细胞压积，还有平均红细胞体积、红细胞平均血红蛋白含量及红细胞血红蛋白平均浓度。如果成人的血红蛋白浓度，男性小于120克／升，女性小于110克／升，孕妇小于100克／升，可以诊断为患有贫血。最基本的血液学检查应包括:

①网积红血球计数＝患者的红血球比积0.45升×网织红血球（％）。

②MCV及MCHC的测定。

③进行外周血涂片检查时，观察有无异形红血球，如球形红血球、靶形红血球、裂殖细胞，有无红血球大小不均、低色素和多染性红血球、嗜碱性点彩、卡伯特氏球、豪一周氏小体等，以及白细胞和血小板数量和形态学方面的改变，有无异常细胞。

④骨髓穿刺作骨髓涂片检查。骨髓检查必须包括铁染色，以确诊或排除缺铁性贫血和铁粒幼细胞性贫血。

此外，还有尿常规、大便隐血及寄生虫卵、血液尿素氮、血肌酐以及肺部X光检查等均不容忽视。

其次要明确患有何种类型的贫血，需要做以下化验:

①小细胞低色素性贫血首先考虑缺铁性贫血，需要作铁代谢检查。检查可以发现血清铁及铁蛋白降低，总铁结合

力及原卟啉增高。

②大细胞性贫血要作叶酸及维生素B₁₂测定。如为营养性大细胞性贫血则叶酸或维生素B₁₂会减低。

③病人除贫血外还有黄疸、脾脏肿大等症状者，要考虑有溶血性贫血存在，可能出现网织红细胞增加，间接胆红素及血清游离血红蛋白升高，结合珠蛋白减少。骨髓检查对确诊贫血、寻找贫血原因十分重要，尤其对白血病、巨幼红细胞性贫血、再生障碍性贫血、骨髓增生异常综合征及多发性骨髓瘤的诊断有决定性意义。

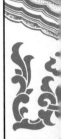

3 造成贫血的主要原因

贫血是临床最常见的症状之一，一般人会认为是营养不足引起，殊不知贫血致病因有多种，它不是一种独立疾病，可能是比较复杂疾病的重要临床表现，一旦发现贫血，必须查明其发生的原因。

红血球、白血球、血小板都是由骨髓制造的，制造需要的原料是氨基酸和铁。体质原本虚弱的人，或刚断奶的婴孩以及孕妇，由于营养不平衡，所以容易引起贫血。女性的贫血率最高，这是由于生产或生理上的关系所致。在贫血患者中，缺铁性贫血占80%，但原因并不一定是铁质不足，还可能是由于营养不均衡，消化吸收不完全，利用铁质来造血的条件不完整，致使血液的质量降低。贫血的人不都是因为铁质的摄取量少，影响铁吸收的胃酸浓度低，维生素以及优质的动物性蛋白质摄取不足或没食欲，也都可能造成贫血。

以下是造成贫血的四种常见因素：

〖制造红血球的养分失调〗

骨髓制造红血球，需要有充足、均衡的养分。如果营养不均衡，导致骨髓无法生产出成熟的红血球，就会发生贫血。如缺乏铁质，会导致缺铁性贫血；缺乏维生素B₁₂、叶酸，会导致营养不良性巨细胞贫血。

〖大量出血〗

大量出血后，身体的组织液会流入血管，使单位容积的红血球或血红素的数量减少，从而导致失血性贫血。体内若失去半数的血液时，有可能导致人的死亡；若失去10%~20%时，则会出现虚脱。

〖红血球破坏过多〗

红血球在血液中担负输送氧气的重任，直到120天后才会在脾脏内遭到破坏，此时骨髓也将释出新的红血球，进入血液继续执行任务。当红血球因先天缺陷（如地中海型贫血、蚕豆症等）或后天遭外因破坏（如血型不合的输血反应等），使得红血球遭急速破坏，而骨髓又来不及造出新的红血球来补充，就会导致贫血。因为红血球遭破坏后，血球中的血红素会溶解在血球外，所以这种贫血就称为溶血性贫血。

〖骨髓造血功能降低〗

骨髓内的血球母细胞不健全或造血组织有缺陷，会导致血球再生不良而引起贫血。患上此种类型的贫血时，除了

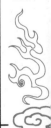

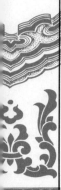
红血球减少外，白血球和血小板的数量也都会减少。白血球减少，抵抗力会减弱；血小板减少，会引起出血。

此外，有些化学药品（包括药物）也会影响骨髓的造血功能；感染一些不明原因的疾病或照射放射线过多，也会产生副作用，引起贫血。

4 贫血检查的相关知识

正常人血液的比重为1.050~1.060，此数值根据红细胞的多少和血浆蛋白的含量而变动。血浆相对密度(比重)为1.025~1.030，主要由血浆蛋白含量决定。正常人血浆渗透压为300mosm／L左右，临床上使用的等渗、高渗、低渗的概念是以血浆(或红细胞)的渗透量(压)为标准；生理盐水的渗透压为308mosm／L，与血浆大致相等，故称为等渗溶液。渗透压高于300mosm／L称为高渗溶液，低于此值为低渗溶液。血浆具有比较恒定的酸碱度，pH为7.35~7.45。在安静时，动脉血pH约为7.40，静脉血pH约为7.35。这些差别是由于静脉血中含较高浓度的二氧化碳和酸性代谢产物。

红细胞平均值包括红细胞平均体积(MCV)、红细胞平均血红蛋白含量(MCH)、红细胞平均血红蛋白浓度(MCHC)。依据这些数据可对贫血进行形态学分类。

①红细胞平均体积正常值为80~90fL，男性83~93fL，女性82~92fL。数值增高见于巨幼细胞性贫血，数值减低见于缺铁性贫血、海洋性贫血、地中海贫血和铁粒幼细胞性贫血。

②红细胞平均血红蛋白量，正常值为27~31pg。数值增高见于巨幼细胞性贫血，数值减低见于缺铁性贫血、地中海贫血、铁粒幼细胞性贫血。

③红细胞平均血红蛋白浓度(MCHC)，正常值为0.32~0.36克/升。数值减低见于缺铁性贫血、地中海贫血等。

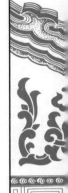

第二章

贫血的分类

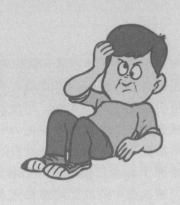

根据红细胞的形态特点，贫血可以分成四大类：①正细胞性贫血：病人外周血中血红蛋白含量和红细胞数量均减低，但平均红细胞体积和血红蛋白平均浓度正常。正细胞性贫血见于急性失血性贫血、再生障碍性贫血和慢性病贫血；②大细胞性贫血：红细胞体积增大，而血红蛋白平均浓度正常。此类贫血应考虑为叶酸或维生素 B_{12} 缺乏引起的巨幼细胞性贫血；③小细胞低色素性贫血：红细胞体积减小，血红蛋白浓度减低；④单纯小细胞性贫血：红细胞体积减小，血红蛋白减低，但平均血红蛋白浓度正常。

405

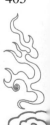

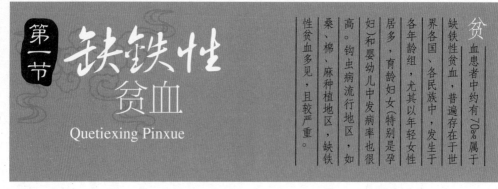

第一节 缺铁性贫血

Quetiexing Pinxue

贫血患者中约有70%属于缺铁性贫血，普遍存在于世界各国、各民族中，发生于各年龄组，尤其以年轻女性居多，育龄妇女（特别是孕妇）和婴幼儿中发病率也很高。钩虫病流行地区，如桑、棉、麻种植地区，缺铁性贫血多见，且较严重。

1 什么叫缺铁性贫血

缺铁性贫血是体内可用来制造血红蛋白的铁已被用尽，红细胞生成受到障碍时引起的贫血。在红细胞的产生减少之前，体内铁的储存已耗尽，因此发生贫血是铁缺乏的晚期阶段。这种贫血的特点是骨髓、肝、脾及其他组织中均缺乏可染色铁，血清铁蛋白、血清铁浓度和血清转铁蛋白饱和度均降低，属于小细胞低色素性贫血。

铁是血红素分子的核心部分，与氧和电子的输送有密切关系。正常成年男子体内铁的总量约为每千克体重46毫克，女子约为每千克体重35毫克。体内的铁大致可分成两大部分，一部分是正在执行生理功能的铁，主要存在于血红蛋白中，占全身铁的67%，在正常成年男子体内约为2000毫克；小部分与肌红蛋白结合，占全身铁的3.5%，约为130毫克。血浆中与转铁蛋白结合的运输铁仅约3毫克，细胞内酶所含铁仅占全身铁的0.2%。另一部分是暂时不执行功能而是备不时之需的储存铁，主要以铁蛋白和含铁血黄素的形式存在，储存于单核巨噬细胞系统

中。正常男子体内储存铁约为1000毫克，女子为100~400毫克。缺乏铁质可引起低色素性贫血，即血红蛋白的减少比红细胞数的减少更为明显。正常情况下人体制造血红蛋白的铁主要来源于衰老红细胞破坏后释放的铁。一般饮食中的铁已足够补充人体的需要，因此人体一般不易发生缺铁现象。

缺铁主要见于铁的需要量增加而供给相对不足的情况，如妇女的妊娠期和哺乳期，婴幼儿的生长发育期。其次是铁的吸收减少，如胃酸缺乏、胃大部切除术后会出现这种情况。再者是铁的丢失过多。体内2/3的铁存在于血红蛋白内，因此失血也就是失铁。慢性反复的失血，如月经过多、溃疡病出血、痔出血和钩虫感染等会引起体内铁的储存耗竭，从而发生缺铁性贫血。血液检查除可见红细胞数和血红蛋白量减少外，还可以看到红细胞较正常体积小，红细胞内血红蛋白含量低，血清铁、血清铁蛋白降低和骨髓铁、储存铁减少。

2 缺铁性贫血的症状

轻微的贫血患者，大都会感到早晨起床困难，肩或头部疼痛，夏天感到身体倦怠等。而有的人，乍看之下并无贫血症状，自己也一直没有感觉到有贫血症状，然而当贫血慢慢地加深时，在经过仔细检查后，却发现其血红蛋白的浓度相当低。

缺铁性贫血症状的发生常因贫血的程度而有所不同，当铁质缺乏尚未导致贫血之际，通常不会有临床上的异常。若是缺铁情形持续恶化影响红血球制造而导致贫血与血氧供应不足，会使人体细胞中的能量供应出现障碍，患者会出现疲倦、虚弱、晕眩、呼吸急促、心跳加快、脸色苍白等症状，并且缺乏体力，运动耐力降低，免疫力亦会下降。缺铁性贫血很少对身体构成危害，但若贫血情况愈来愈严重，又长期不治疗，则会

引起心脏扩大，最后导致心脏衰竭。因此贫血应引起我们的高度重视，要做到定期进行健康检查，若有不适请及时进行诊治。

还有一些临床表现是缺铁的特殊表现。有些缺铁性贫血病人表现出特殊的神经症状，如容易兴奋、激动、烦躁、头痛等，这在儿童中尤其多见，这与细胞内含铁的酶缺乏有关。有些病人出现上皮细胞组织异常所产生的症状，如口角炎、舌和乳头萎缩、舌炎、皮肤干燥皱缩、毛发干燥易脱落、指甲薄平，重者发展为匙状甲(反甲)、吞咽困难等。部分病人(大多为儿童)有异食癖，嗜食泥土、石屑、冰块等，这些病人控制不住地进食此类食物，奇怪的是这种非自然食物常含铁极少。

3 哪些人易患缺铁性贫血

生长快速的婴儿和青少年，由于铁的需要量高，如果饮食中缺少铁则易引起缺铁性贫血。青年女性月经来潮后由于月经失血，若食物长期含铁不足，也易患缺铁性贫血。妇女妊娠时，要供应胎儿、胎盘和母体的血红蛋白量增加，需铁较多；哺乳期间每日从乳汁中丧失的铁0.5~1.0毫克，也容易出现铁缺乏。故月经过多、多次妊娠和哺乳是妇女中最多见的缺铁原因。曾经做过胃全切除或部分切除手术的病人，术后由于食物

迅速进入空肠，部分食物没有经过十二指肠，以致食物中的铁没有很好地被吸收，数年后可出现缺铁性贫血。长期严重腹泻也可以引起缺铁性贫血。

失血，尤其是慢性失血，是缺铁性贫血最多见、最重要的原因。患有溃疡病出血、钩虫病、食管静脉曲张出血及痔疮出血的病人均易患缺铁性贫血。另外，长期素食、偏食的人，患有慢性疾病的人均易导致缺铁性贫血。

十大病症
家居疗法全书

人人必知的健康常识

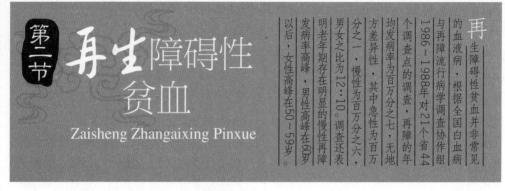

再生障碍性贫血并非常见的血液病，根据全国白血病与再障流行病学调查协作组1986～1988年对21个省44个调查点的调查，再障的年均发病率为百万分之七，无地方差异性，其中急性为百万分之一，慢性为百万分之六。调查还表明老年期存在明显的慢性再障发病率高峰，男性高峰在60多岁，女性高峰在50～59岁。男女之比为12:10。

典藏精品版

家家必备的保健全书

1 什么是再生障碍性贫血

再生障碍性贫血简称再障(aplastic anemia,AA)，是由于生物、化学、物理等因素导致造血组织功能减退或衰竭而引起全身血细胞减少，骨髓造血功能衰竭，危害青、少、壮年身心健康的一种综合征。临床表现为贫血、出血、感染等症状，在血液病中（包括溶血性贫血、缺铁性贫血、骨髓纤维贫血、粒细胞白血病、地中海贫血、淋巴白血病等），既往再生障碍性贫血和白血病死亡率占80%，所以再生障碍性贫血素有"软癌"之称。虽然在各年龄组均可出现再生障碍性贫血，但以青壮年多见，且男性多于女性。

2 再生障碍性贫血的症状

本病的临床表现为出血和感染，因病情进展的快慢、严重性以及病变广泛程度的不同，临床表现也各异。急性再障多见于儿童和青壮年，男性多于女性，起病多急骤，常以贫血显著或出血严重为主要特征，少数以高热并发感染为主要临床表现。出血不仅表现在皮肤黏膜出血，还常有内脏出血，如呕血、便血、尿血、子宫出血、眼底出血及颅内出血，后者常为本病的死亡原因。其次慢性再障成人多于儿童，起病多缓慢，常以贫血发病，出血程度较轻，常见的出血部位有皮下、鼻黏膜及牙龈，女性会有月经过多的现象，很少有内脏出血，感染少见且较轻。

以上两型共有体征，均有贫血面容，眼睑结膜及甲床苍白，皮肤可见出血点及紫癜，贫血重者，心率增快，心尖区常有收缩期吹风样杂音，一般无肝脾肿大。

长期中、重度贫血会引发贫血性心脏病；反复多次输血易感染并发病毒性肝炎等病毒性疾病，而大量输血可诱发血色病；感染不能及时控制者，可并发败血症甚至发生感染中毒性休克。

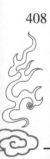

3 再生障碍性贫血的治疗

慢性型再生障碍性贫血一般以雄激素治疗为主，以其他综合治疗为辅，需要经过长期不懈的努力，才能取得满意的疗效。不少病例血红蛋白恢复正常，但血小板长期处于较低水平，临床无出血表现，可恢复工作。急性型预后差，上述治疗常无效，诊断一旦确立宜及早选用骨髓移植或抗淋巴细胞球蛋白等治疗。

〖骨髓移植〗

这是治疗干细胞缺陷引起再生障碍性贫血的最佳方法，且能达到根治的目的。一旦确诊为严重型或极严重型再生障碍性贫血，年龄小于20岁的患者，有HLA(人类白细胞抗原)配型相符者，在有条件的医院应首选异基因骨髓移植，移植后长期无病存活率可达60%～80%。但移植需尽早进行，因初诊者常输红细胞和血小板，这样易使受者对献血员次要组织兼容性抗原过敏，导致移植排斥发生率升高。对确诊后未输过血或输血次数很少者，预处理方案可用环磷酰胺，每天50毫克/千克，连续静滴4天。

〖免疫抑制剂〗

适用于年龄大于40岁或无合适供髓者的严重型再生障碍性贫血。最常用的是抗胸腺球蛋白（ATG）和抗淋巴细胞球蛋白（ALG），其机理可能主要通过去除抑制性T淋巴细胞对骨髓造血的抑制，也有认为尚有免疫刺激作用，通过产生较多造血调节因子促进干细胞增殖，此外可能对造血干细胞本身还有直接刺激作用。免疫抑制剂对严重再生障碍性贫血有效率也可达50%～60%，出现疗效时间也需要一到两个月以上。不良反应有肝肾毒性作用、多毛、牙龈肿胀、肌肉震颤，为安全用药宜进行血药浓度监测，安全有效血浓度范围为300～500毫克/毫升。现代免疫抑制剂治疗严重型再生障碍性贫血疗效已与骨髓移植相近，但前者不能根治，且有远期并发症，如出现克隆性疾病，包括骨髓增生异常综合征、血红蛋白尿和白血病等。

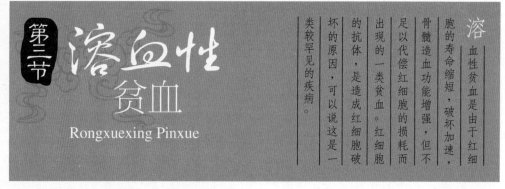

第三节 **溶血性贫血**

Rongxuexing Pinxue

溶血性贫血是由于红细胞的寿命缩短，破坏加速，骨髓造血功能增强，但不足以代偿红细胞的损耗而出现的一类贫血。红细胞破坏的原因，是造成红细胞破坏的抗体，可以说这是一类较罕见的疾病。

1 什么是溶血性贫血

正常情况下，每天约有1％的红细胞衰老或被破坏而从血液中被清除，并由骨髓释放相同数量的新生红细胞进入血液作为补充，以保持红细胞数量的恒定。因此，只有当红细胞的被破坏速度超过骨髓细胞的代偿造血速度时，才引起贫血。

血循环中正常红血球的寿命约120天，衰老的红细胞被不断地清除，新生的红血球不断由骨髓生成与释放，维持着动态平衡。当身体产生了一种破坏自身红细胞的抗体时，就会造成红血球的不足，因而出现溶血性贫血。出现溶血性贫血时，红细胞的生存时间有不同程度的缩短，最短只有几天。当各种原因引起红血球寿命缩短、破坏过多、溶血增多时，如果原来骨髓的造血功能正常，那么骨髓的代偿性造血功能可比平时增加六至八倍，可以不出现贫血，这种情况叫"代偿性溶血病"。如果骨髓的代偿造血速度达不到溶血的速度，就会出现贫血的表现。

2 溶血性贫血的症状

溶血性贫血的少数病例可见红血球内在缺陷与外来溶血因素两类原因同时存在，这时贫血将特别严重，如红血球内葡萄糖磷酸脱氢酶（G6PD）缺乏或地中海贫血的患者，平时无贫血症状，但在服用对正常人无影响的氧化剂药物后会突然发生急性溶血。

溶血性贫血除具有一般的贫血症状外，黄疸是其明显的特征。

由于溶血性贫血的临床表现，与溶血的缓急、程度和部位有关，因此急性溶血和慢性溶血的症状与体征是不尽相同的。

急性溶血：起病急骤，突然出现寒战、高热、腰背酸痛、气促、乏力、烦躁症状，亦可见恶心、呕吐、腹痛等胃肠道症状。如是大量血管内溶血，可见血红蛋白尿，浓红茶或酱油样尿，亦可

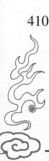

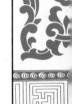

有轻度黄疸。如由输血不当引起溶血性反应，则可见少尿、无尿和急性肾功能衰竭。由于急性贫血引起严重缺氧，可见神志淡漠或昏迷、休克和心功能不全。

慢性溶血：起病缓慢，临床上可见乏力、苍白、气促、头晕等慢性贫血症状和体征，同时还有不同程度的黄疸和肝脾肿大。较常见的并发症是含胆色素的胆结石，并可继发总胆管阻塞和阻塞性黄疸，如为镰形细胞贫血，常见下肢踝部皮肤溃疡，而且不易愈合。遗传性贫血的症状可因病情的变化而改变。

3 溶血性贫血的治疗

溶血性贫血是一类性质不同的疾病，其治疗方法不能一概而论。总的治疗原则如下：

〖病因治疗〗

去除病因和找出诱因极为重要。如冷型抗体自体免疫性溶血性贫血应注意防寒保暖；蚕豆病患者应避免食用蚕豆和具氧化性质的药物；药物引起的溶血，应立即停药；感染引起的溶血，应予积极抗感染治疗；继发于其他疾病者，要积极治疗原发病。

〖糖皮质激素和其他免疫抑制剂〗

如自体免疫溶血性贫血、新生儿同种免疫溶血病、阵发性睡眠性血红蛋白尿等，每日需分次口服强的松40～60毫克，或静滴氢化考的松，每日200～300毫克。同时自体免疫溶血性贫血可用环磷酰胺、硫唑嘌呤或达那唑等药。

〖脾切除术〗

脾切除适应症：遗传性球形红细胞增多症脾切除有良好疗效；自体免疫溶血性贫血应用糖皮质激素治疗无效时，可考虑脾切除术；地中海贫血伴脾功能亢进者可作脾切除术；其他溶血性贫血，如丙酮酸激酶缺乏，不稳定血红蛋白病等，亦可考虑作脾切除术，但效果不肯定。

〖输血〗

贫血明显时，输血是主要疗法之一。但在某些溶血情况下，也具有一定的危险性，例如给自体免疫性溶血性贫血患者输血可发生溶血反应，给血红蛋白尿病人输血也可诱发溶血，大量输血还可抑制骨髓自身的造血机能。所以应尽量少输血。有输血必要者，最好输红细胞或用生理盐水洗涤三次后的红细胞。一般情况下，若能控制溶血，可借自身造血机能改善贫血。

〖其他〗

并发叶酸缺乏者，口服叶酸制剂，若长期有血红蛋白尿而缺铁者应补铁。但对血红蛋白尿病人补充铁剂时应谨慎，因铁剂可诱使血红蛋白尿病人发生急性溶血。

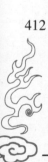

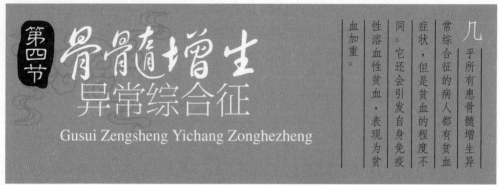

几乎所有患骨髓增生异常综合征的病人都有贫血症状,但是贫血的程度不同。它还会引发自身免疫性溶血性贫血,表现为贫血加重。

第四节 骨髓增生异常综合征

Gusui Zengsheng Yichang Zonghezheng

1 什么是骨髓增生异常综合征

骨髓增生异常综合征(myelodysplastic syndrome,简称MDS)现认为是一种造血干细胞的克隆性疾病,引起造血功能异常。

主要的表现为外周血中血细胞减少,骨髓细胞增生明显,成熟和幼稚细胞都有形态异常,这种增生异常既不同于正常细胞增生,又不同于白血病增生,是一种介于两者之间的病态增生,这种病常常发展为白血病,故通常认为是白血病的前期。临床表现为造血细胞在质和量上出现不同程度的异常变化。其具体临床表现为贫血,可伴有感染或出血,部分病人可无症状。本病可分为原发性和继发性。骨髓增生异常综合征发病率约十万分之十到十万分之十二,其中中老年人占多数,50岁以上的病例占50%~70%,男女之比为2:1。骨髓增生异常综合征30%~60%转化为白血病。其死亡原因除白血病之外,多数是由于感染、出血,尤其是颅内出血。

骨髓增生异常综合征属中医虚热、血症、内伤发热、淤症范畴。

2 骨髓增生异常综合征的病因

MDS的病因尚不明确,据推测是由于生物、化学,或物理等因素引起基因突变,染色体异常使某个恶变的细胞克隆性增生所致。目前已公认的事实是,诱变剂如病毒、某些药物(如化疗药),辐射(放疗),工业反应剂(如苯,聚乙烯)以及环境污染等可引起染色体的重排或基因重排,也可能只引起基因表达的改变从而导致MDS。

MDS和急性白血病一样,是由一个异常的造血干细胞衍生的恶性克隆发展起来的"克隆性疾病",主要累及髓系细胞。MDS虽引起全血细胞减少,但骨髓三系细胞增生,巨核细胞也增多,三系中均可见发生的病态造血,其凋亡细胞数量明显增加。

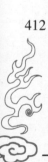

典藏精品版

家家必备的保健全书

3 骨髓增生异常综合征常规治疗及原则

目前临床上一般是在西医明确诊断的基础上进行辨证治疗。MDS中RA、RAS两型多见气血两虚、气阴两虚、脾肾阳虚，RAEB则多见肝肾阴虚，RAEB-T型则多见于痰淤互阻淤血征候。所以治疗应按不同的临床表现和不同的阶段进行。

MDS由于分期不同，治疗上应随患者的病情采用相应的不同的治疗对策。RA、RAS以贫血为主症，此时采用药物刺激骨髓造血为主，兼以诱导分化剂治疗；RAEB患者以小剂量化疗或加诱导分化剂治疗；而容易转化为急性白血病的RAEB-T应采用类似急性白血病的常规联合化疗为主的治疗。此外还需注意一些问题。

治疗原则：

①贫血者可用雄性激素；

②皮肤黏膜出血明显者可用肾上腺皮质激素；

③维甲酸可诱导白血病细胞分化；

④生物效应调节剂的使用；

⑤干扰素（能）；

⑥支持疗法；

⑦造血干细胞或骨髓移植。

用药原则：

不用强化治疗，故准确分出阶段是十分必要的；各型可互相转化，故定期做血象及骨髓检查是必要的；积极防治感染，加强护理，补充营养及多种维生素；必要时可输血，有条件可作骨髓或外周血干细胞移植。

4 骨髓增生异常综合征疗效评价

①基本缓解：贫血、出血症状消失，血红蛋白达100克/升白细胞达4×10^9/升，血小板达80×10^9/升。骨髓病态造血现象显著减轻，骨髓中原始幼稚细胞小于50%，维持至少半年。

②明显进步：贫血及出血症状消失，血红蛋白达100克/升，白细胞达3.5×10^9/升，血小板有一定程度的恢复。骨髓病态造血现象减轻，血中原始幼稚细胞小于5%，维持至少三个月。

③进步：贫血及出血症状好转，不输血，血红蛋白较治疗前一个月内的常见值增加30克/升，原始幼稚细胞数减少。

④无效：经充分治疗不能达到进步者。

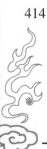

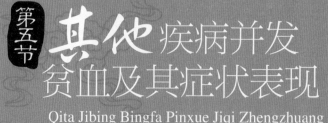

有些慢性疾病的可以继发贫血，如果只有将它们当作普通的贫血来治疗是不彻底的，因为治病须治根，只有治疗诱发病症的根源，才会拥有健康。

典藏精品版

家家必备的保健全书

414

1 急性失血性贫血的常见病因

急性失血性贫血是在短时间内大量血液流至血管外面引起的贫血，血液可流到体外，也可流到内脏、体腔、腹膜后间隙或肌肉内。

常见病因有：

①严重创伤、心血管疾病及其他大手术出血；②消化道出血常见于食管静脉曲张破裂，胃、十二指肠溃疡，胃癌，食管贲门黏膜撕裂综合征；③妇产科疾病。见于异位妊娠破裂、子宫破裂、前置胎盘、分娩大出血等症；④内脏破裂。如肝、脾破裂和动脉瘤破裂后出血；⑤出血性疾病。如血友病、血小板减少导致自发的出血或轻微外伤后出血不止。

2 未婚女性贫血的原因

造成未婚女性贫血的原因有多种，如缺铁、出血、溶血、造血功能障碍等。因缺铁而影响血红蛋白合成所引起的贫血称"缺铁性贫血"，见于营养不良、大量成长期小量出血和钩虫病；急性大量出血(如胃和十二指肠溃疡病、食管静脉曲张破裂或外伤等)所引起的贫血叫"出血性贫血"；红细胞被过度破坏所引起的贫血称"溶血性贫血"，但较少见；溶血性贫血常伴有黄疸，称为"溶血性黄疸"；缺乏叶酸或维生素B$_{12}$引起的贫血称为"巨幼红细胞性贫血"，多见于长期营养不良的婴儿和孕妇；缺乏内因子的巨幼红细胞性贫血称为"恶性贫血"，伴有胃酸缺乏和脊髓侧柱、后柱萎缩，病程缓慢；造血功能障碍引起的贫血称"再生障碍性贫血"。

食物调理的方法：

①缺铁性贫血患者可多吃动物的内脏，如心、肝、肾以及牛肉、鸡蛋黄、大豆、菠菜、红枣、黑木耳等。给病人提供高热量、高蛋白、多维生素、含丰富无机盐的饮食，有助于恢复造血功能。

②再生障碍性贫血患者要注意防止交叉感染，尽量不要去公共场所；住房要通风；避免过度劳累，保证睡眠时间。

3 慢性心力衰竭会引发贫血

慢性心力衰竭又称慢性充血性心力衰竭，是临床常见的综合征，其发病率较高，死亡率亦高。

慢性心力衰竭的基本病因是原发性心肌损害和心室负荷过重。在我国引起慢性心力衰竭的病因以瓣膜疾病为主，其次为高血压和冠状动脉粥样硬化性心脏病(冠心病)。其诱因主要是：感染、心律失常、水电解质紊乱、过度疲劳、精神压力过重、环境气候急剧变化及妊娠、分娩并发的其他疾病等。

临床上，慢性心力衰竭以左心衰竭最常见，它主要影响患者的肺循环。可表现为呼吸困难、咳嗽、咳痰、咯血、疲乏无力、尿少、血压降低等，咯血严重者，可出现贫血。此外，治疗慢性心力衰竭的心脏瓣膜手术，也可引起患者出现贫血。

4 骨髓病变会导致贫血

骨髓是仅次于肺和肝的转移癌好发部位。大量癌细胞转移至骨髓，干扰造血功能，使肿瘤病人出现贫血。当有癌细胞转移至骨髓时，病人常出现相当程度的贫血，血片上出现幼粒和幼红细胞，因此称为幼粒-幼红细胞贫血。此时白细胞大多正常，偶尔增多，血小板增多，网织红细胞轻度增多。如同时有骨髓纤维化，血片上可见泪滴状细胞，骨髓片上可能发现成堆癌细胞。最容易发生骨髓转移的恶性肿瘤有乳腺癌、前列腺癌，其次为肺癌、肾癌、甲状腺癌、胃癌及恶性黑色素瘤等。骨髓病性贫血的治疗主要是治疗原发恶性肿瘤。这类疾病较为突出的症状为骨骼疼痛，可有病理性骨折，常见肝、脾、淋巴结肿大。贫血程度不一，也可以有出血倾向，血常规检查可见多染色性、嗜碱性、异形或泪滴状红细胞，最突出的表现是周围血液出现幼红细胞、幼粒细胞甚至巨核细胞颗粒。白细胞和血小板高低不一。发病机制主要是由于肿瘤或炎症组织浸润骨髓，破坏了血液骨髓屏障，使幼稚细胞进入血液。其次，由于肝、脾和淋巴结进行髓外造血，因髓外造血缺乏屏障，这也是血液中幼粒、幼红细胞的来源。

骨髓病变导致贫血的病因是：

①肿瘤组织浸润骨髓，见于造血系统肿瘤，如白血病、淋巴瘤、骨髓瘤及毛细胞白血病，也见于造血系统外肿瘤，如乳房癌、前列腺癌、肺癌、胃癌及神经母细胞瘤。

②骨髓纤维化。

③肉芽肿性炎症，如结核和真菌感染。

④代谢异常，如肠性消积症及骨硬化症。

怀疑为本病时，应做骨髓穿刺，X光拍片，放射性核素骨扫描及血清碱性磷酸酶检查等帮助诊断。

415

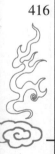

5 感染所致的溶血性贫血

感染时，由于病原体的直接影响或者病原体所分泌的毒素或其他产物的间接作用，使红细胞被迅速破坏而发生的贫血。能引起溶血性贫血的是细菌感染，感染的细菌有脑膜炎球菌、嗜缸杆菌等，也可以是病毒感染如病毒肝炎、麻疹、水痘、单纯性庖疹、巨细胞病毒、柯萨奇病毒等，也可以是原虫感染，如疟疾。症状和体征与一般贫血性感染相同，溶血可以突然发作，有时呈暴发性。特别严重的贫血，常有明显的腰背及肢体酸痛、头痛、寒战、高热等症状。

6 哪些慢性感染可引起毒性贫血

轻微和短暂的感染或炎症很少引起贫血，慢性感染和慢性炎症可并发轻、中度贫血，严重感染和病程长者也能引起显著的贫血。贫血多发生在病变持续1～2个月后，也有5个月后才出现者。慢性感染引起的贫血称为毒性贫血，常见于结核病、肺脓疡、脓胸、慢支扩张、急性细菌内膜炎、慢性骨髓炎、伤寒、溃疡性结肠炎、慢性肝脓疡、慢性肾盂肾炎、慢性盆腔炎以及某些慢性霉菌感染等。毒性贫血除有感染或化脓症状外，还可以有面色苍白、食欲不振、乏力、心跳、气短等现象。

毒性贫血给予补铁治疗不仅无效，有时因用量过大，疗程过长，使肝脾含铁量增加，还会引起含铁血黄素沉着症；叶酸、维生素B$_{12}$和雄激素对本症的治疗也无效。毒性贫血主要治疗方法是消除病原，控制感染，同时应加强营养，增强身体抵抗力。

7 类风湿关节炎也可引起贫血

大约有25％的类风湿关节炎的病人可见轻度或中等度正细胞低色素性贫血，贫血的程度与疾病的活动相关。血清铁低于正常，但铁的运输正常，总铁结合力也不高，铁的肠道吸收一般并无障碍。贫血发生的原因主要是由于骨髓造血功能受到抑制，铁的代谢发生障碍，即单核-巨噬细胞系统中铁的释放受阻所致，与红细胞利用铁的能力减低也有关系。如果在治疗中应用消炎镇痛药及肾上腺皮质激素，引起消化道出血时，也会加重贫血。治疗上以控制原发病为主，口服铁剂无效，对于并发溶血性贫血的病人，应用肾上腺皮质激素不仅有控制溶血的作用，而且还能起到控制类风湿性关节炎的作用。

许多贫血患者，血红蛋白低下是由于身体内某一造血原料不足引起的。只要根据不同类型的贫血，补充相应的造血原料，贫血症状就能得到改善。而补充原料最简单的方法是摄取营养均衡的食物。

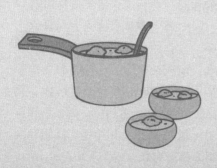

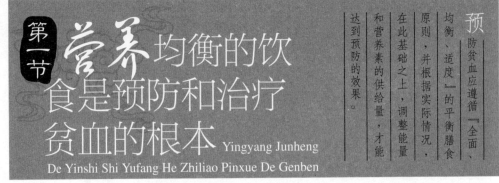

预

预防贫血应遵循「全面、均衡、适度」的平衡膳食原则，并根据实际情况，在此基础之上，调整能量和营养素的供给量，才能达到预防的效果。

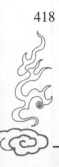

① 什么是营养饮食

营养吸收是指人体不断从外界摄取食物，经体内消化、吸收来满足自身生理需要，维持身体生长发育和各种生理功能的全过程。营养主要来自于自然饮食，因食物中含有多种能供给人体从事劳动，维持生命，保持体温，使细胞生长发育与修缮，调节生理功能的物质，即营养素。在特殊情况下，还需通过特殊的途径供给，如肠外营养和肠内营养支持等。

其实，营养饮食应从三方面来认识。

第一，食物的品种、成分、质量。包括所含热量、蛋白质、脂类、糖类、维生素类等的含量，相互间的比例，及每种成分本身的质量、性质，各种亚成分的含量及相互间的比例。

第二，饮食营养。指一个人通常每天、每周、每月等饮食内容的营养结构。这里不是指单一品种的食品，而是全部饮食内容。这比单一品种的成分结构要复杂得多，但仍然是指饮食的各类成分的质量、性质、比例等。一句话，仍是营养结构、成分结构，这是研究饮食营养的主要内容。

第三，什么才是营养饮食。从前面所述的两个方面中，我们明确了单一食品、综合饮食的营养结构、成分结构，但还不是营养饮食。营养饮食是根据各个人体的需求及状况，上述营养结构、成分结构做出的最优化选择。

为了保持人体的正常生长和发育，人们每天都需要摄入一定量的蛋白质、碳水化合物、脂肪、维生素、矿物质、纤维素和水，那么怎么搭配食物最有营养呢？国内外营养学家认为，为吸取上述营养，食物的最适宜搭配为：每餐食入的米、面或杂粮应占食量的50％，各类蔬菜、果品占20％(其中蔬菜为3/4，果品为1/4)，豆类制品占15％，肉、蛋和鱼占10％，剩下5％以食用牛奶、油脂和未经精制的蔗糖为好。

② 合理膳食的基本要求

　　合理膳食是指膳食中热能和各种营养素含量充足，种类齐全，比例适当，膳食中供给的营养素与机体的需要两者之间保持平衡，其核心内容可概括为六个字：全面、均衡、适度。

　　合理的膳食应符合以下条件：

　　①满足机体所需要的热能和营养素。热能和营养素不仅要维持机体新陈代谢、生长发育等基本生命活动，还要满足机体有效地完成工作、生活的消耗需要。因此要求食物所提供的各种营养素和热能必须满足上述需要，不能出现不足或过量，以防止引起人体营养缺乏症或过剩。

　　②摄取的食物应该保证营养素之间的平衡。人类的合理膳食，应包括谷类、动物类及豆类、蔬菜类和油脂等食物，并且这几种食物在膳食中要有适当的比例。膳食中所含的各种营养素比例要适当。热能来源比例中蛋白质、脂肪、碳水化合物的产热量占总热量的比例分别为12%～14%、20%～25%、60%～70%；优质蛋白（动物蛋白和大豆蛋白）占总蛋白量的20%～30%；各种营养素之间为平衡的关系，如B族维生素与尼克酸对热能消耗的平衡，必需氨基酸之间的平衡，

饱和与不饱和脂肪酸之间的平衡等等。

　　③建立科学的膳食制度：膳食制度是把每天的食物定质、定量、定时地分配给人们食用的一种制度。膳食制度要根据生理需要、生活劳动特点来适当安排，才能发挥较好的营养效能。按我国人民的生活习惯，正常情况下，一日三餐，两餐之间相隔4～6小时为宜。各餐食物数量分配最好是早餐占全天总热能的25%～30%，午餐占40%，晚餐占30%～35%。早餐食品可选体积小又富含热量的食物；午餐食品应含热能最高，可选富含蛋白质、脂肪的食物；晚餐宜选热能稍低，且易消化的食物。

　　④合理的加工烹调。食物经烹调加工后具有良好的色、香、味、形等感官性状，能增进食欲，并易于消化吸收，同时可杀灭有害的微生物，预防食物源性疾病。在加工烹调过程中应尽量减少营养素的损失。

　　⑤食物必须对人体无毒无害。食物要保持清洁，并且要注意避免农药残留、食物添加剂过量和食品污染，以保证食用的安全性。

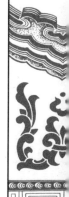

家疗法全书
十大病症居

人人必知的健康常识

③ 不同年龄阶段的营养标准

　　为改善贫血，养成健康的日常生活习惯，使其与自己的年龄、体格及日常活动量等相适应，必须从摄取必需营养量的饮食生活开始。不同年龄阶段的人，每天应该吸收的营养素是各有不同的。

【儿童期的营养】

　　儿童时期生长发育迅速，体内代谢旺盛，所需能量和各种营养素相对比成年人多。儿童时期往往最易患营养不良，与成年人相比，儿童每千克体重对能量

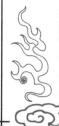

和营养素的需要量很高，需要适当地加强营养来维持他们的正常生长、发育和活动。

孩子能吃许多其父母吃的食物，应多鼓励他们进食足量的多样化的富含能量和蛋白质的食物及水果、蔬菜，以维持生长发育的需要。

孩子需要消耗许多能量，但不能像成年人那样一餐食用大量的食物，因此需少吃多餐和增加点心来满足一天的能量需要。

儿童处于生长期，应给他们提供富含能量和构筑机体所需营养素的膳食，直到他们成年。应鼓励他们多锻炼，以免过高能量摄入导致肥胖；患病的孩子即使食欲不好，也应鼓励他们进食，应供给他们质地松软和他们最喜爱的食物。对腹泻的孩子应供给大量液体食物，如牛奶、水果汁、汤和清洁水，这是特别重要的。发热和患病后的孩子在恢复时也应给予富含能量和营养素的食物。饮食习惯是从小养成的，所以在早期就应教育孩子如何从食物中获得最好的营养。

儿童每日每千克体重需能量377千焦（90千卡），需蛋白质2.5克，蛋白质供热能占12%～14%。应注意蛋白质的质量。儿童钙、磷、铁的摄入应丰富，以保证骨骼与肌肉的发育。维生素对儿童也很重要，尤其是维生素A、维生素D、B族维生素，可促进儿童正常生长，故儿童应多食用肉类、动物内脏及发酵豆制品、花生、新鲜绿叶蔬菜等。

〖青少年期的营养〗

青少年随即将进入青春期，生长发育在这时进入第二个高峰，所以对营养供给的要求更高。营养的供给必须与青春发育过程的变化相适应，不同性别的青少年发育过程不完全相同，营养需要也有所区别。

青春期是第二次生长发育高峰期，此期的青少年活动量也较大，学习负担重，对热量和营养素的需求超过了成年人。在饮食调配上要多吃谷类，以保证充足的能量；蛋白质是组成器官的物质，也是调节生长发育、促进性成熟的各种激素的重要组成物质，因此膳食中应有充足的动物性食物。骨骼的发育需要摄入充足的钙质。营养调查表明，青少年期钙的摄入量普遍不足，应倡导每日食用鲜奶来保证钙的摄入。另外缺铁性贫血也较普遍，因此在饮食中注意将含维生素C丰富的瓜果、蔬菜与含铁的动物性食品搭配，因为维生素C能促进机体对铁的吸收、利用。

青少年时期营养失衡还表现在出现了逐年增加的肥胖儿。他们主要是由于饮食习惯不良，偏食、挑食，喜吃高热能的食品，如冰淇凌、巧克力、奶油蛋糕等，致使体内的过剩转化成脂肪而致肥胖。正确的饮食方式是合理搭配饮食，少吃高热能的糖果和油炸食品，三餐热比要分配合理，早餐要有足够的蛋白质，有条件的可进行课间加餐，多食豆制品、牛奶、瘦肉及新鲜蔬菜和水果。

青少年热能需要量一般不低于从事轻体力劳动的成人，有时还高于成人。男孩每日约需热量10046～11720千焦（2400～2800千卡），女孩每日约需热量9627～10006（2300～2400千卡）；男

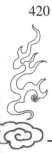

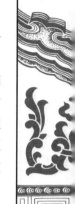

孩每日约需蛋白质90克，女孩约需80克。青少年无机盐的需要量与儿童相近似，除钙、磷、铁、碘外，还应补充锌，以适应生长与性器官发育的需要。青少年对维生素的需求也有所增加，B族维生素需要量的增加更为显著。男孩更要注意多食含蛋白质、钙等营养素的食品如乳类、海产品、蔬菜、豆类等。

〔**成年人的营养**〕

目前认为成年人三大营养素的合理热比应为：碳水化合物产生的热量占总热量的60%～70%，蛋白质为10%～15%，脂肪为20%～25%。这样才能保证三大营养素热量的均衡。

要保证优质蛋白占总蛋白质摄入量的30%以上，合理搭配动物蛋白与植物蛋白，植物蛋白以选择豆制品为主。脂肪来源要以植物油为主，最好达到总脂肪的2/3。成年人最大的特点是开始发胖，因此要合理安排一日三餐的热比量，并改变我国成年人群的不良饮食习惯，即早餐不吃或简单地吃，晚餐吃得过多过饱，养成早餐吃好、午餐吃饱、晚餐吃少的习惯；成年男子要尽量控制饮酒量、食糖量，不暴饮暴食。膳食中的钙与磷的比要以1：1为宜，这样有助于身体对钙的吸收。此外，妇女还应在每日的膳食中摄入20毫克的铁。

〔**孕妇的营养**〕

怀孕妇女的营养状况与胎儿的生长发育密切相关，若母体的营养状况好，则有益于胎儿的生长发育，因为乳母的乳汁是乳儿生长、发育的首要基础。如果营养供给量不充足，除孕妇自身会出现缺铁性贫血、骨质软化症等营养缺乏

病，还会造成胎儿发育不良，低体重儿出生，智力发育迟缓等疾患。

孕妇的怀孕期可分为三个时期，各期的营养需要略有不同。

①孕早期(0～3个月)。这时期孕妇多有妊娠反应，食饮较差，应本着少食多餐，以清淡易消化的食物为主，保证每日蛋白质的摄入量达到70克，严重呕吐者应多食蔬菜、水果，对肉类不适应的应以豆制品、蛋、奶为好。

②孕中期(4～7个月)。此期孕妇的食欲已恢复，胎儿发育迅速，母体此时需储备大量的蛋白质、脂肪、维生素、矿物质等营养。蛋白质每日摄入量要达到80克，多吃粗、杂粮，补充B族维生素，多食牛奶、虾皮以补充钙质。

③孕后期(8～9个月)。这时期是胎儿生长最快的时期，孕妇应在孕中期的基础上再增加蛋白质的摄入，最好可达到90克。孕后期补铁非常重要，每周要食用两次动物肝脏或动物血。注意饮食不可过咸。此期胎儿已较大，使孕妇胃部有饱腹感，可将每餐量减少，餐次增加到4次或5次，以少食多餐为原则，保证营养素的供给量。

〔**哺乳期营养**〕

目前大力提倡母乳喂养，因此母亲的营养状况直接影响乳汁的质与量，关系到婴儿的健康成长，所以应重视乳母的营养供给。乳母的蛋白质摄入量对乳汁的分泌量有很大影响，每日蛋白质供给量应达到95克，脂肪摄入量为80～100克，对泌乳有利。乳母的膳食构成是在合理膳食基础上多加含蛋白质、脂肪以及钙、铁和维生素丰富的食物，还要保

十大病症居家疗法全书

人人必知的健康常识

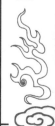

证每天有500克蔬菜。我国产妇的习惯是吃蛋、小米粥、红糖、芝麻。小米能供给较多的蛋氨酸和胡萝卜素、维生素B_2、红糖及芝麻中钙、铁含量较多。北方用鸡汁、肉汤、鱼汤来催奶，这些汤中含有丰富的脂肪、蛋白质，也利于乳母的乳汁分泌，增加乳汁量。但乳母要忌吃辛辣、刺激性食物，以免其通过乳汁影响婴儿。

〖老年期的营养〗

由于老年人生理、心理以及免疫机能的改变，老年期的营养有其特殊性。大多数人到了老年阶段对能量的需要减少，但老年人仍需要适量的蛋白质、碳水化合物、脂肪、维生素、矿物质和膳食纤维。而女性一生之中都需适当地补钙以减少骨质流失。老年人的食物应包括多样化的谷类、水果、蔬菜、豆类、肉类和乳制品，当食欲和食量下降时，摄取高能量的食物可能特别重要，同时摄入充足的液体也是重要的。对于进食和消化有困难的老人需要用特殊的方法制作食物，使这些食物更吸引人和容易消化。

老年人的营养应从以下几方面引起注意：

①老年时期的活动量比青壮年时期减少，对能量的需要也相应降低，如果还保持青壮年时期的饮食量，易导致体内热量储存，引起肥胖，而肥胖会诱发老年人一系列疾病，因此老年人的饭量要适当减少。老年人的饮食量减少，而蛋白质供给量应与青壮年期基本相同，蛋白质应占食物总热能的12％～14％，其中50％为优质蛋白，日常饮食应选择乳、鱼、豆制品等。

②老年人摄入的脂肪应以不超过总热量的20％为宜，烹调以植物油为佳。老年人的胃肠消化能力减弱，应少吃油煎食物；另外要少吃动物脏器，这类食物胆固醇含量高，与老年人心血管疾病的发生有密切关系。人体约70％的热能来自碳水化合物，老年人应选择杂粮和干豆类制作的主食，尤其要选择经发酵的面包、馒头等主食，这比较适合老年人日益衰弱的胃肠消化机能；还要注意摄入足够的食物纤维，牙齿和消化能力减弱的老年人，可将蔬菜切细些煮软些。但是老年人不可贪食糯米食品。

③老年人的胃肠功能已趋于衰弱，胃酸分泌减少，造成铁的吸收减少，容易引起贫血，因此饮食中要注意摄入含铁丰富的食品，如动物血、瘦肉，并且要与含维生素C丰富的蔬菜、水果搭配食用，维生素C可促进机体对铁的吸收。老年人常感觉吃东西不香，这和体内缺锌有关，动物性食品是锌的较好来源，如牛、羊肉等；老年人尤其是女性应注意多食用含钙量高的食品，食物中含钙较高的有奶类、豆类、虾皮等。

维生素C具有提高免疫力、延缓衰老的作用。丰富的维生素C主要来源于新鲜蔬菜、水果，老年人可饮用自制的菜汁、果汁补充维生素C。维生素E具有抗衰老作用，可降低血浆胆固醇浓度，对动脉粥样硬化有抑制作用。膳食中维生素E主要来源于植物油，豆类等。老年性骨质疏松症有可能是由维生素D摄入不足引起。老年人每天维生素D摄入量应达到10毫克。含维生素D的食物有奶类、豆类、鱼类及坚果类，老年人除通过饮食补充维生素D外，还应注意多晒太阳，增加户外活动。

④老年人基础代谢率下降，体力活动明显减少，每日所需热能低于中年人。蛋白质合成量减少，往往出现老年性贫血等症状，故摄入蛋白质的总量不能低于成年人。应供应生理价值高的蛋白质，一般认为优良蛋白质应占蛋白质总量的50％左右。老年人脂肪摄入以占总热能的20％～25％为宜。老人所需的碳水化合物应尽可能来自淀粉。老年人骨质疏松症及贫血多见，故应多吃钙、铁含量较高而且易吸收的食品。

4 如何改善不同类型的贫血

不同年龄的人群由于身体状况的不同，引起人体缺铁而发生贫血的原因也各有不同，尽管缺铁性贫血的发病率较高，且人群中容易发生，但只要根据不同年龄阶段的特点进行贫血的预防也较为有效，并且比较简便。

〖青春发育期女子贫血的预防〗

据统计，女中学生的贫血患者占成人患者的20％。

为了预防、改善贫血，应当养成良好的生活习惯，而改善饮食生活的关键就是充分摄取人体所需的蛋白质、维生素和矿物质。并且在日常生活中，一定要注意搭配与日常活动能量需求相适应的营养。为达到这一要求，首先应按照常规实行一日三餐制。

应该严禁因工作忙或要参加考试而晚睡，第二天又由于赶时间而不吃早餐或只喝一杯咖啡，午餐也只是吃面包和牛奶。如果出现这种情况，最好能带上自制的盒饭，若公司有午餐供应，就应做到不挑食，只要有营养的食物就应充分食用，这也是很重要的。

此外，晚餐也不能忽视。在晚餐前后，不要食用过多的零食，特别是含脂肪较多的小吃及糕点。对于爱吃零食的人来说，摄取适量富含维生素、矿物质的水果及乳制品为最佳。对于那些正处于考试期间的朋友，建议食用一些易于消化、营养搭配均衡的夜间饮食。

青春期贫血该怎么办呢？

①要引起高度重视。青春期贫血虽然不会直接威胁生命，但对身体健康和发育都非常不利。尤其是少女期缺铁未能改善，在结婚后的妊娠、分娩和哺乳期，就很容易发生严重贫血，不仅自身痛苦，还会影响到下一代。因此，对少女的贫血应予以重视。

②应明确诊断，查明原因。对于可能患贫血或有面色苍白、全身乏力、头晕、心慌、耳鸣、眼花、记忆力减退、头发干燥少光泽、反甲、皮肤干燥等症状的少女，应及时到医院做血液检查，以便确诊。医生认为，一般情况下，通过化验检查，女性的血红蛋白指标不应低于100克/升，红细胞数不能少于（3.5～5）×10^{12}/升（350～500万/立方毫米），如果低于这个指标就有可能患贫血。

③应积极预防和治疗。预防缺铁性贫血的发生，首先应从饮食中摄入足够

量的铁，选择含铁丰富又易于吸收的食物，如牛肉、动物血、猪肝、鱼、海带、发菜、紫菜、木耳、香菇以及芹菜、豆类、蛋类等。在酸性环境中，铁能还原为低价，吸收更容易一些，所以膳食中加醋或口服维生素C等，可使铁吸收增加。另外，要注意日常食物多样化，不偏食，不挑食，尽可能做到粗粮和细粮，动物性食品和植物性食品搭配食用，并多吃绿、黄、橙色蔬菜。一旦确诊为贫血，要在医生指导下及时补充铁剂和维生素C。如果是身体其他系统疾病引起的贫血，则应积极治疗原发疾病。必要的药物和营养固然重要，但还要注意增强体质，坚持体育锻炼，经常参加各种文体活动，保持体格健壮、精神愉快和情绪乐观，这对于防治贫血是大有好处的。

〖 成年女性贫血的预防 〗

据调查，在成年女性中，有10％的人患有贫血，有近半数的人具有潜在性贫血，这是一个惊人的比例。

对单身女性来说，有些人为拥有苗条的身材而一味地减肥，这是造成她们贫血的一个原因。也有这样一些女性，她们视糖和脂肪为"敌人"而进行极端的节食、减肥。这样一来，将好不容易摄取来的蛋白质，作为能量而消耗掉，从而导致贫血。所以请大家记住，适量适度地摄取糖分和脂肪，才是我们拥有健康和美丽的必要条件。

对单身生活的女性而言，还有一种现象，就是一旦是自己喜欢的菜肴，就很容易偏食，而不顾忌营养是否平衡。由于过单身生活的人感觉到做饭很麻烦，所以有些人依赖快餐食品、快餐或到饭馆去食用，这种现象很多。这是一种不良的饮食习惯，一定要改，因为要做到营养平衡搭配，一天需要摄取20种以上的食品。

在全职家庭主妇当中，她们在早晚为丈夫和孩子们制作早餐和晚餐，而中午自己一个人则以面类或果酱来应付的人很多。事实上，只需要把剩余的饭菜进行精心的调制，那么有利于自己营养均衡的午餐就能很快做好，所以请家庭主妇们也应为自己的健康着想，对午餐不要太随便。

有工作的家庭主妇们，许多人每日三餐也是应付着吃。其实只要安排得当，也是能够做到均衡地搭配营养。在工作繁忙的时候，如果能有效地利用烹制好的食物或是冷冻食品，对营养不足的那一部分适量地增加一些蔬菜即能办到。此外，如果在时间充裕的时候，就可以把具有造血功能的数种菜肴进行混合烹制，这样效果也会相当不错。

〖 孕妇贫血的预防 〗

育龄妇女由于月经、妊娠、分娩、哺乳、避孕等多种原因，成为贫血高发的特殊人群。缺铁性贫血是导致孕产妇死亡的一个主要原因，孕妇贫血易发生早产及产儿出生体重低，婴儿出生后也容易发生贫血，因为胎儿肝脏贮存的铁量少。根据世界卫生组织的标准，孕妇血红蛋白<110克/升为贫血，未孕妇女血红蛋白<120克/升为贫血。

孕妇贫血患病率与孕周关系密切。一旦怀有身孕，为了给母体及胎儿提供必要的营养，就必须增加血液量，加速造血机能的运转。如果造血必备的蛋白质、铁、维生素等营养素不足，体内的铁质被逐渐消耗，就会引起贫血。到了怀孕的中期之后，由于胎儿迅速发育和胎儿的造血功能加强，铁的需求量也会进一步增加，从而出现怀孕后十人中有一位贫血的现象，这应当引起怀孕女性的高度重视。

孕妇贫血有可能会导致许多严重的后果，比如孕妇贫血是导致流产、早产的重要原因，同时也可能会诱发妊娠中毒症，此外还会导致分娩时剧烈阵痛和大量出血。如果母体的贫血现象严重，这时贮存在体内的铁就显得相对不足，也有可能会将贫血症状传给新生婴儿。

〖孕妇如何预防缺铁性贫血〗

对于铁缺乏造成的贫血，许多国家长期以来采用食物强化铁剂的方法，并取得了很好的效果。常用强化铁剂的食物有面粉、玉米粉、酱油、糖、盐等。其实更重要的是改善饮食，吃富含铁的食物。动物的肝脏、血豆腐及肉类中铁的含量高、易吸收；蛋黄中也含有铁。蔬菜中铁的含量虽然较低、不易吸收，但新鲜绿色蔬菜中含有丰富的叶酸，叶酸参与红血球的生成，叶酸缺乏会造成大细胞贫血，也可引起混合性贫血。因此饮食中既要有一定量的肉类、肝脏、血豆腐，也要有新鲜蔬菜。肝脏中既含有丰富的铁、维生素A，也有较丰富的叶酸，维生素A对铁的吸收及利用也有帮助，每周吃一次肝对预防贫血是十分有好处的。

如果是患中度以上的贫血，口服铁剂治疗是十分必要的。孕期贫血除服铁剂以外，还应服用小剂量的叶酸（每日

400毫克）。孕妇服用小剂量叶酸不仅有利于预防贫血，还有利于预防先天性神经管畸形和先天性心脏病，但叶酸剂量不要大。

妇女贫血除缺铁外，还与月经过多、功能性子宫内膜出血、子宫内置节育器、多次妊娠、多次流产等因素有关；慢性肠炎及消化吸收不良、疟疾、肠寄生虫感染（蛔虫、钩虫、绦虫）及包括艾滋病在内的慢性感染性疾病也是造成贫血的原因，以上情况除须补充营养外，还必须要到医院诊治疾病。

妊娠期的贫血现象也会导致妊娠反应。无论是哪个孕妇，在这一时期都会存在缺乏蛋白质、铁、叶酸的症状。因此，妊娠期的妇女应在营养的搭配上多下工夫，在家中的冰箱内贮放一些快餐食品、自己喜好的菜肴或者多食一些带酸味的清淡食物，另外还应注意每天要少食多餐。

一旦怀孕，胃液酸度就会下降，与此同时，对铁的吸收能力也会减退，从而导致贫血。为了避免因此而造成的贫血，怀孕期的妇女应当积极地摄取维生素C，以及富含氨基酸的食品。比如说采用柠檬、梅干、醋等酸味调料品，就是一个不错的方案。

从妊娠后期到生产后的哺乳期间，一天需要摄取20毫克的铁质，因此若不在铁含量上多下工夫，是很难摄取到数量如此之多的铁质的。所以，要多食用造血营养效果高的肝脏类以及牡蛎等动物性食品。

〖高龄者贫血的预防〗

高龄者的贫血是由于癌及肾脏疾病

等慢性病二次诱发引起的。有人认为只要治疗好了原来的疾病，那么相关的贫血病就能得到改善了，这种想法是对的。但与疾病关系不大的缺铁性贫血，却没有引起人的注意。由于人的年龄过高，胃部黏膜萎缩后，胃液分泌减少，虽能从食物中摄取到铁质，却因吸收功能衰竭而出现铁吸收障碍。存在这种现象的贫血患者，一般是属于偏食而不喜欢食用动物性食品的人，或者是不会做饭而且又偏食的单身老人。

出现了贫血症状而又长期不进行治疗，这样继续下去，就会增大心脏的负荷，这也是引起心脏功能不全的原因之一，此外还会降低免疫能力，稍不注意就会感染上其他疾病，有时还会诱发一些其他慢性疾病的发作。

进入老年期之后，虽然要改变其几十年的饮食生活习惯是十分困难的，但可采取不挑食、平衡营养的饮食疗法以达到预防贫血的目的。

若你是单身的话，不妨购买市场上销售的现成的副食品，像那些半成品，如鸡肝脏、姜汁鸡及串烧食品之类，这些食品既比较便宜，又可省去烹饪时的麻烦，还能直接起到补充铁、平衡营养的作用。同样，像鳗鱼的肝、蛤仔烧姜末等佳肴，也属于对预防贫血有好处的食物，这些不也正是高龄人可口的佳肴吗？而且还可根据自己的喜好在各种菜肴中加上萝卜泥，起到补充维生素C的作用。

第二节 适宜预防贫血的五类食物

Shiyi Yufang Pinxue De Wulei Shiwu

为了改善贫血的症状，保证自己有健康的身体，首要的当然就是恢复每日三餐的饮食生活习惯了。

不过，也有的人会说，即使是遵守每日三餐的饮食生活习惯，贫血还是会因为蛋白质的缺乏而引起。

1 以肝脏类为主的食物

肝脏是动物体内储存养料和解毒的重要器官，含有丰富的营养物质，如猪肝就含有丰富的维生素A、维生素D及B族维生素，铁的含量也很高，具有营养保健功能，是最理想的补血品之一。

肝中铁的含量丰富，是补血食品中最常用的食物，尤其是猪肝，其营养含量是猪肉的十多倍。食用猪肝可调节和改善贫血病人造血系统的生理功能。

动物肝中维生素A的含量远远超过奶类、蛋类、肉类、鱼类等食品，具有维持正常生长和生殖机能的作用，还能保护眼睛，维持正常视力，防止眼睛干涩、疲劳，维持健康的肤色，对皮肤的健美具有重要意义。

经常食用动物肝还能补充维生素B_2，这对补充机体重要的辅酶、完成机体对一些有毒成分的解毒有重要作用。肝中还具有一般肉类食品不含有的维生素C和微量元素硒，可抗氧化、防衰老，并能抑制肿瘤细胞产生。

2 猪肝的处理方法

有人说猪肝是预防和治疗贫血的特效药，这句话确实有道理，事实上与其他的食品相比较，用猪肝补铁的确具有其不同凡响的作用。不过令人感到意外的是，有许多人是不吃猪肝的，因为接受不了猪肝本身的腥味。对此，我们想出办法来有效地除去猪肝的腥味，并将猪肝制作成美味可口的佳肴，使大家乐于接受。下面就为大家介绍除去猪肝腥味的方法。

第一，将猪肝切成适当大小的块条，然后将其浸泡在盐水之中，这样大约泡30分钟之后，用手揉捏一下，除去猪肝的血水。这个步骤要反复多做几次，就可达到除去猪肝腥味的目的了。

第二，可将辛香料或带香味的蔬菜一起放入猪肝之中，混合在一起腌一下来除去猪肝的腥味。辛香料可以是胡椒、咖哩粉、八角、肉桂、山椒等；带香味的蔬菜则有洋葱、蒜头、芹菜、月桂等。将它们切薄之后，覆盖在猪肝上面即可。

第三，根据料理的不同，也可加入白酒、白兰地等来除去腥味。还有在猪肝中加入牛奶也可以除去血水。

第四，在水煮或炖煮猪肝时，也可以加入葱、生姜或是醋等等，这样也能除去猪肝的腥味。

第五，有些料理在处理过之后，还可以再一次利用。像炒腊肉时，不妨利用腊肉所榨出的油脂来烹调猪肝，用这种方法烹调出的猪肝不仅没有腥味，而且非常美味可口。

照上面介绍的方法来处理猪肝，猪肝的腥味就一定能被有效地除去，你可以在有效地除去猪肝的腥味后，尽情地享用这美味食物。

买好一块新鲜的猪肝之后，要立即放到冰箱里保鲜。另外，在调理好猪肝之后更是要尽早吃完，因为新鲜的猪肝吃起来才比较可口，同时也较安全。

另外猪肝在食用前，一定要认真反复冲洗，再于水中浸泡1～2小时，去掉散存于肝血窦和肝管内的有毒物质，然后再进行烹调。也可将猪肝切成片，在盆中轻轻抓洗，然后冲洗干净，再烹调。烹调的时间应尽量长一点，以确保食用安全，切忌为追求鲜嫩而落锅即起。猪肝中含有的维生素A性质比较稳定，一般的烹调和加工是不易破坏的。因此，长时间地烹调猪肝，并不会损失其中的营养。

以下介绍几款肝脏类菜肴的制作方法:

粉蒸肝

原料：猪肝100克，绞好的猪肉50克，色拉油1小匙，洋葱40克，红酒1/3大匙，盐半小匙，脱脂奶粉2/3大匙，太白粉2小匙，甜胡椒、胡椒各少许，芥末少许。

制作步骤：①先将猪肝放在盐水中浸泡，去掉血水后将它切细备用；②在平底锅中倒入油，先将绞好的猪肉炒熟；③把洋葱切成碎末；④将猪肝、绞肉、洋葱、红酒、盐、脱脂奶粉、太白粉、辛香料一起放入食物调理机中拌匀。如果没有食物调理机，在切好各种调料后，可以用研钵捣碎，或用果汁机也可；⑤将拌好的食物放入平盘中，并将表面抹平，然后放入蒸笼中大约蒸30分钟，等冷却之后再从容器中取出切割即成。

香烤猪肝

原料：猪肝150克，葱10克，大蒜、生姜、七味辣椒各少许，酱油1大匙，味精1小匙，色拉油2小匙，菠菜100克。

制作方法：①将猪肝先放在盐水中浸泡，去掉血水后，切成5毫米厚的片；②把葱、生姜、大蒜先剁成碎末，混合七味辣椒、酱油、味精，搅匀做成酱汁，淋在猪肝上，腌渍约30分钟；③在平底锅中倒入油之后加热，拭干猪肝上的酱汁，煎到两面熟透。约煎到八分熟时，再加入酱汁，然后一直煎到酱汁都渗入猪肝为止；④菠菜要先用滚水烫煮，然后沥干水分，并将其绞干，然后切成3厘米长的段，盛到盘子里，再将猪肝摆在上面即成。

爆炒猪肝片

原料：猪肝250克，笋1根，芹菜3棵，胡萝卜半根，酒1大匙，蚝油2大匙，糖1

茶匙，胡椒粉少许，芡汁半大匙。

制作步骤：①猪肝切厚片，放入加有1大匙酒的开水中氽一下，待猪肝变白时捞出，浸入冷水；②笋先煮熟再切片；芹菜洗净，切小段；胡萝卜去皮，煮熟后再切片；将所有调味料调匀成综合调味料；③用2大匙油炒笋片、胡萝卜片和芹菜段，接着放入猪肝同炒，然后淋入综合调味料，炒匀即可盛出。

提示：①猪肝切厚片，这样比较有弹性，切得太薄一煮就缩，反而会变硬；②氽烫猪肝时，要多翻动，用手按猪肝片中间，若没有软软的感觉就表示好了。立刻冲冷水可快速降温，保持嫩度。

麻辣猪肝

原料：猪肝、炸花生米、混合油、花椒、干辣椒、盐、料酒、味精、酱油、湿淀粉、葱、姜、蒜、糖各适量，高汤和醋少许。

制作方法：①肝、葱、姜切成片，干辣椒切节，葱切段。将肝用盐和料酒拌匀，用湿淀粉浆好再拌些油；②用料酒、湿淀粉、葱、姜、蒜、糖、酱油、味精和汤对成汁；③烧热油，油热后先下辣椒、花椒，炸至黑紫色，再下猪肝片，待肝熟透放入两勺鸡汤，汁开后再炒一会儿，滴醋，并加入炸花生米即成。

甜辣鸡肝

原料：鸡肝150克，葱40克，生姜少许（也可以用山椒子来代替生姜丝），酱油1大匙，砂糖1大匙，酒2小匙，高汤适量。

制作方法：①把鸡肝先用冷水洗净，切除其脂肪的部位及血块，在水中浸泡一会儿以除去血水，较大块者则先切成小块；②将鸡肝放入沸腾的滚水之中，待其再沸腾后即可捞出用筛子将水沥干；③葱切成段，生姜则先切成薄片再切成丝，而后再浸泡在水中；④在锅中放入鸡肝、葱、生姜的薄片、酒、温热的高汤，然后一起用猛火加热，等到煮滚之后，就转成弱火，约煮5分钟之后，再加入酱油、砂糖，然后煮到酱汁收干为止，接着盛盘，再饰以沥干水分的生姜丝即成。

3 以鱼贝类为主的食物

鱼贝类是营养素含量非常均衡的一种食物，它主要的优点不仅在于蛋白质的含量甚高，而且它所含蛋白质质量良好，易于为人体消化吸收。鱼类的血和肉含有较高量的铁，而贝类动物，则比鱼类含有更多的铁、铜、锌、碘、钙及钠。体积小的经济鱼类，如香鱼和沙丁鱼，若整鱼进食可很好地补充钙。此外，牡蛎含有极为丰富的锌，而鱼贝类就整体而言，都是碘的良好来源。另一方面，这些食物的脂肪含量甚低，并且胆固醇、钠及热能含量也不高，最符合现代人的健康需要。

在捕捞鱼贝类的时候，由于它们相互挤压和挣扎，其体内或体外都极易受伤，水中的细菌会侵入肌肉使水产品的质量变坏；再加上这些食物本身的肌肉组织、成分、特性都比陆上动物脆弱，容易受伤，鱼鳞易脱落，细菌极易从受伤部位入侵；另外还由于它们的体表普遍都带有黏液，更加容易助长细菌的繁殖，所以在进行烹调之前要进行妥善处理。

将贝类，如蛤蜊、田螺及蚌之类泡在水中，同时再放入一把菜刀或其他铁器，贝类动物就会把泥沙吐出来，一般泡2～3小时即可；将活泥鳅放入清水中，滴入几滴菜油，一分钟后，泥鳅即可将体内的泥土排除干净；洗黄鱼的时候，不一定非要剖腹，只要用两根筷子从鱼嘴插入鱼腹，夹住肠子后搅数下，便可以往外拉出肠肚，然后洗净即可。

下面为大家介绍几种鱼贝类的食品制作方法。

烤秋刀鱼

原料：秋刀鱼150克，红辣椒少许，酱油1大汤匙，砂糖1小匙，酒1大匙，高汤1大匙，醋2小匙。

制作方法：①红辣椒除去籽并切成圆筒状，配合酱油、砂糖、酒、高汤一起煮，等到煮沸腾之后，再加入醋；②把秋刀鱼先用清水洗净，再沥干水分，放入烤箱内加热，然后一面烤，一面翻转秋刀鱼，直烤到两面都呈金黄色；③在将秋刀鱼烤到差不多的时候，再蘸上酱汁，将秋刀鱼腌渍30分钟到1个小时，继续放入烤箱内烘烤。注意中途要将秋刀鱼正反两面翻动一下，并均匀地涂上酱汁。

一品鲜贝

原料：鲜贝500克，面粉5克，鸡汤100克，生姜水10克，料酒15克，盐5克，味精3克，湿淀粉10克，6个鸡蛋的蛋清，火腿50克，生菜25克。

制作方法：①鲜贝洗净，控水，剁成泥，加生姜水，调成稠糊状，搅上劲，加入盐、味精、料酒、3个鸡蛋的蛋清调匀，再加入白鸡油及淀粉搅拌均匀，待用；②将调制好的鲜贝泥放入大盘内摊平，盘四周用一张油纸抹上少许油，上蒸锅，蒸10分钟左右，取出；③制出鸡蛋糊：1个鸡蛋清打入盘内，用筷子抽打起泡，加干面粉调匀；④再将蒸好的鲜贝换盘，抹蛋泡糊，用火腿、生菜叶组织成图案由蒸锅蒸一分钟后，取出；⑤炒勺内倒入鸡汤，加入生姜水、盐、烧开，放湿淀粉，勾芡，浇在一品鲜贝上即可。

红烧干贝

原料：干贝肉250克，罐头竹笋15克，蘑菇15克，青豆25克，花生油35克，料酒15克，酱油15克，淀粉25克，味精2克，鸡汤50毫升，大葱15克，生姜10克，大蒜10克，白糖10克。

制作方法：①罐头竹笋和蘑菇切成小方丁。大葱、大蒜、生姜去皮，洗净，均切成碎末；②炒锅烧热，放入花生油15克，烧至八成热时，把干贝肉放入油中，滑动一下，立即倒出；③再将余下的20克花生油倒入锅内，烧热后，放入葱、姜、蒜末炒出香味，加味精，翻炒均匀，倒入鸡汤，放入贝肉，汤烧开后，放入竹笋、蘑菇和青豆，炒匀，加入料酒、酱油、白糖，加入精盐，用淀粉勾芡，即可。

白拌黄螺

原料：黄螺肉500克，葱段6克，黄酒8克，白糖少许，白酱油40克，麻油

12克。

制作方法：①先将黄螺的肉取出，方法有两种：一种是先将黄螺外壳敲开，将肉取出；另一种是先将带壳的黄螺用水煮约10分钟，然后将黄螺的盖子一只一只地揭开，顺着壳的螺旋纹将肉慢慢转出。为了保持螺肉的完整，用后一种方法为好；②将整只黄螺肉洗清，去污质（不要剪去尾部），再放入开水里汆一下，以除去腥味和黏液，然后取出，沥干水分；③将酒、白酱油、糖、葱放在碗里调和，放黄螺肉放进汁里浸约20分钟，再与作料一起倒入盘中，浇上麻油即可。

4 以大豆及豆类制品为主的食物

豆类主要包括大豆、蚕豆、豌豆、绿豆和赤豆等。豆类制品主要包括豆腐、豆浆和豆芽等。豆类含有丰富的蛋白质，含量高达35%～40%，豆类还含有氨基酸，其组成接近人体的需要成分，且富含粮食中较为缺乏的赖氨酸。此外，豆类还含有丰富的钙、磷、铁，以及维生素B_1、维生素B_2等。

其中大豆含有丰富的蛋白质和卵磷脂，大豆蛋白是最好的植物优质蛋白质。大豆中还含有维生素B_1、维生素B_2和钙、磷、铁等矿物质。豆腐中含有丰富的蛋白质；豆浆所含的蛋白质与鲜奶相当，还含有丰富的铁；豆芽含有丰富的维生素C。

豆类的消化率为65%，加工制成豆腐，消化率可大大提高。豆浆中蛋白质的消化率可达85%。由于大豆及其制品有如此多的优点，故赢得了"植物肉"之美称。经常吃豆类食品，既可改善膳食的营养素供给，又可避免吃肉类过多带来的影响。因为豆类食品在蛋白质含量丰富的同时，胆固醇含量却远远低于鱼、肉、蛋、奶。豆类食品不仅含优质蛋白质、不饱和

脂肪酸、异黄酮和钙，还含有许多人体必需的其他营养素，是一种营养全面而丰富的优质食物。

以下是为大家推荐的几种豆类或豆制品的菜肴制作。

竹荚鱼纳豆

原料：生食用的竹荚鱼60克，纳豆泥60克，秋葵20克，蛋黄取半个的分量，芥末酱少许，酱油2小匙。

制作方法：①挑三条新鲜的竹荚鱼，剔除鱼身上的小骨，剥皮后将其斜向细切；②秋葵则要放入滚水中煮熟，然后将其切成薄圆片；③在钵中放入纳豆泥，仔细地混合到其出现黏性为止，然后再加入蛋黄、芥末酱、酱油搅拌混匀；④把竹荚鱼和秋葵一起加入到混合均匀的纳豆泥中，然后将它们混匀即可。

豆腐泥

原料：豆腐160克，鳕鱼子20克，色拉酱2小匙，荷兰芹少许，薄片饼干20克。

制作方法：①将豆腐轻轻地放入沸水中煮1～2分钟；②把豆腐从水中捞取出来，待冷却后，包在纱布里，绞干水分后捏碎；③把鳕鱼子用菜刀柄刮去

薄膜，然后混合入色拉酱和捏碎的豆腐中，再盛入碗中。为搭配色彩，可将荷兰芹的碎末撒在上面，旁边再添饰些饼干；④用饼干挖豆腐泥来食用即可。

注意：饼干要选择味道清淡些的比较好一些，另外豆腐可以用微波炉加热，因为这样可以快速去掉水分。还有就是应当豆腐泥冷却后才可以拌入色拉酱，这点要切记。

大豆煮羊栖菜

原料：干大豆60克，羊栖菜干10克，胡萝卜40克，四季豆40克，高汤2杯，砂糖1大匙，酱油1大匙，味精1大匙。

制作方法：①先把大豆用足量的水泡6～7个小时，然后直接用猛火加热，待其煮沸后，再转为用中火煮1个小时左右，而后捞出用筛子沥干水分；②将羊栖菜泡水还原，并沥干水分；③把胡萝卜切成1厘米的方块，四季豆去筋后，放入滚水中烫煮，捞出待其冷却后，再切成1厘米的长段；④在锅中放入大豆、羊栖菜、胡萝卜，并加入高汤一起煮。将锅盖上盖子，直到把大豆焖煮变软后，以砂糖、酱油、味精调味，之后再继续煮10分钟，然后加入四季豆一起煮熟即成。

5 以蔬菜类为主的食物

蔬菜，是指我们日常用来做菜吃的植物，此外，也可包括少数可作副食品的木本植物和菌类。人们有"一肉二菜三水果"之说，可见蔬菜在我们日常饮食中占了相当重要的位置。

蔬菜不但富含维生素A、维生素C、维生素B、维生素D等，还含有大量的铁、钙等矿物质，而且脂肪含量极低。此外，蔬菜多含有粗纤维，或称食物纤维，它由纤维素、半纤维素、木质素和果胶等组成，可促进肠道蠕动，加速某些有害物质从体内排出。近年还发现蔬菜具有防癌作用，对预防高血压等都市常见病也有疗效，所以成为现代人所追求的健康植物。

蔬菜种类很多，从营养角度而言，可将蔬菜分为绿黄蔬菜、淡色蔬菜和芋薯类。现代人每天应吃300～400克新鲜蔬菜，其比例为绿黄蔬菜100克、淡色蔬菜200克、芋薯类100克。

黄绿色蔬菜含有大量的铁，对改善贫血具有很大的好处。由于这类蔬菜不管是煮，或是炒，都会缩小体积，所以是极容易增加摄食量的，最好能够每天吃一次。

下面就为大家推荐几款以蔬菜为主的菜谱。

凉拌菠菜

原料：菠菜150克，高汤两小匙，火腿10克，水煮竹笋10克，干香菇2克（即两朵），砂糖少许，酱油1小匙，麻油1小匙。

制作方法：①将菠菜先放入滚水中烫煮，煮至沸腾之后再煮大约30秒钟，然后用冷水冲凉，接着将菠菜的水分绞干，并切成3厘米的长段，淋上高汤；②把火腿、竹笋切成5毫米的条状，干香菇则用水泡还原，再切成5毫米的条状。把竹笋、干香菇和高汤一起煮熟；③混合高汤和调味料，拌入绞干水分后的菠菜里面，再加入火腿、香菇、竹笋一起拌好即可。

茼蒿拌豆腐

原料：茼蒿100克，酱油1小匙，高汤1小匙，豆腐160克，白芝麻1大匙，砂糖2小匙，盐少许。

制作方法：①将茼蒿除去根部，放在滚水中煮熟，然后沥干水分，再把它切成3厘米的长段。将高汤和酱油混合在一起，然后淋在茼蒿上面；②把豆腐放入滚水中烫煮一下，然后取出，待其冷却后，再把它包在纱布中捏碎；③在研钵中放入白芝麻进行研磨，然后再放入豆腐磨碎；④在磨好的豆腐中加入砂糖、

盐一起混合，然后加入高汤，待其变得浓稠些之后，再加入已绞干水分的茼蒿即成。

油菜花色拉

原料：油菜花100克，芹菜20克，萝卜60克，色拉酱2小匙，番茄酱1小匙。

制作方法：①油菜花100克切除茎部较坚硬的部分之后，放入滚水中将其煮软，然后倒掉水并把油菜花绞干水分，切成3厘米的长段；②将20克芹菜在去掉筋之后，纵向薄切。萝卜60克切成短片，再撒上少许的盐，等其变软后再进行揉捏；③把这些油菜花、芹菜、萝卜加入2小匙色拉酱、1小匙番茄酱凉拌好之后即成。

⑥ 以干料类为主的食物

干料是每个家庭中都常备的重要食物，比如说萝卜干或高野豆腐、羊栖菜等等，而这些干料类的食物又在补充铁质方面担当着重要的角色，所以在贫血的时候就不妨多食用一些。

红辣椒炒大豆

原料：大豆60克，无脂肪的牛肉100克，洋葱50克，奶油2小匙，面粉1小匙，番茄酱1大匙，汤1大杯，番茄汁半杯，红辣椒粉少许，盐适量，芹菜少许。

制作方法：①把大豆事先泡在水中6～7个小时，然后直接加热煮到大豆变软，再用筛子沥干；②把洋葱剁成碎末，把牛肉用绞肉机绞碎；③在锅中放入奶油加热，然后放入洋葱炒，等炒至颜色变透明之后，再加入牛肉。等到牛肉炒变

了色之后，倒入面粉混合。再加入番茄酱、汤、番茄汁一起煮，并捞除汤中的泡沫渣，然后加入大豆，再转成弱火继续煮，一直煮到汁液收干为止。最后以盐与红辣椒粉调味，盛入盘中撒上芹菜末即成。

炒豆腐

原料：豆腐干20克，小白鱼干10克，胡萝卜20克，干香菇2克（即2朵），豌豆荚20克，小鸡蛋1个，色拉油2小匙，砂糖2小匙，盐少量，酱油1小匙，酒2小匙，高汤4大匙。

制作方法：①把豆腐干先用菜刀切细，然后放到温水中泡软，再绞干水分，最后用清水再冲洗一次并将水分绞干；②把小白鱼干用热水泡软，切成3厘米长

的细丝，干香菇则用水浸泡，之后则去掉香菇的蒂并把它切细。豌豆荚则先把筋去掉，然后用滚水烫煮，冷却后把它切细；③在锅中倒入油，烧热，然后把胡萝卜、香菇放入锅中一起炒。接着再加入豆腐干、小白鱼干再炒一次。等到全部菜都沾上油之后，就可以加入调味料与高汤一起煮，直煮到收干汁液为止。最后再加入豌豆荚和打匀的鸡蛋，一边混合翻炒，一边煮到凝结成块就成。

大豆煮蘑菇

原料：干大豆40克，花枝50克，玉蕈40克，洋菇40克，洋葱60克，番茄100克，四季豆20克，色拉油2小匙，大蒜少许，红酒1大匙，汤1杯，盐半小匙，胡椒少许。

制作方法：①把大豆先泡入水中6～7个小时，然后将其放入锅中煮，直到把大豆煮到变软。花枝则把它切成短条，玉蕈切细，洋菇对半纵切，四季豆事先用水煮熟，并切成1厘米的长段；②在锅中倒入油后加热，油烧热后按顺序把切好的大蒜、洋葱放下去炒，然后加入大豆、粗切的番茄、红酒、汤，接着再煮10分钟左右之后，放入花枝、香菇干、调味料，一直熬煮到酱汁变少为止，最后撒上四季豆即成。

第四章

贫血患者营养治疗方案

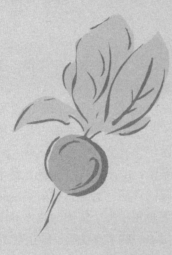

人们往往认为，贫血就是体内「血少」。其实，这样理解是不正确的。贫血是一种症状，各种疾病都可能伴有贫血症状，称为继发性贫血。血液系统疾病以贫血为主要表现的有：再生障碍性贫血、缺铁性贫血、巨幼细胞性贫血、溶血或失血性贫血等。贫血的原因很复杂，由于感染、肾脏或肝脏疾病、肿瘤或慢性疾病等引起的继发性贫血较为多见。贫血患者不宜盲目服用补血药物，应当针对病因有的放矢地施治，同时注意饮食调养。

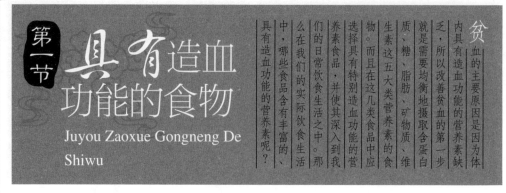

第一节 具有造血功能的食物

Juyou Zaoxue Gongneng De Shiwu

贫血的主要原因是因为体内具有造血功能的营养素缺乏，所以改善贫血的第一步就是需要均衡地摄取含蛋白质、糖、脂肪、矿物质、维生素这五大类营养素的食物。而且在这几类食品中应选择具有特别造血功能的营养素食品，并使其深入到我们的日常饮食生活之中。那么在我们的实际饮食生活中，哪些食品含有丰富的、具有造血功能的营养素呢？

1 富含蛋白质的食物

蛋白质是组成人体的重要成分之一，蛋白质约占人体重的16.3%，一个体重60千克的成年人约有10千克的蛋白质。人体每天必须从食物中摄取一定量的蛋白质，以满足组织生长的需要，及补偿组织更新和修复所消耗的养分。

完全合乎理想的蛋白质是不存在的，各种蛋白质在不同程度上都存在着这样或那样的缺陷，因此营养价值不同的蛋白质食物，可以通过互相混合、取长补短的办法来提高营养价值，满足人体需要。每天食用的蛋白质最好有三分之一来自动物蛋白质，三分之二来源于植物蛋白质。把几种营养价值较低的蛋白质混合食用，其中的氨基酸相互补充，可以显著提高营养价值。

富含蛋白质的食物有：

(1)动物性食物。如瘦肉类，像猪、牛、羊的肉、肝、腰子及鸡、鸭、鱼、虾、蟹等；蛋类像鸡蛋、鸭蛋等；乳类，像牛奶、羊奶等。

(2)植物性食物。如豆类，像黄豆、青豆、黑豆、豆腐、豆浆等；谷类，像米、面、玉米等；干果类，像花生、核桃、榛子、瓜子等。

在这些富含蛋白质的食品中，我们首先要向大家推荐的食品是鸡蛋。鸡蛋除了含有大量的蛋白质外，还富含维生素B_6、B_{12}、叶酸，因此，是十分受人青睐的食品。另外，在肉类食品中，不仅要食用牛肉、猪肉、鸡肉等肉类，还应摄取一些富含铁质、维生素B_{12}、维生素B_6及叶酸的肝脏类。只是这些肝脏类食物，并不是人人都喜欢食用的，有的人喜欢，而有的人却厌恶，差别很大。但是，只要我们在饮食搭配上多下工夫，将肝脏做成大家都喜爱的或容易接受的菜肴，就能做到两全其美了。

在鱼贝类食物中，选择食用沙丁鱼、秋刀鱼或半干的松木鱼，可摄取到大量的铁质。另外，由于鱼的鱼刺部分、内脏及鱼皮也含有铁质，因此，制作鱼时，可在剖开后，尽量整条烹制食用。此外，也希望大家多食用含铁质、维生素B_{12}以及叶酸极多的牡蛎食品。

在豆类及豆类制品的食物中，大

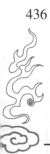

豆类的制品如冻豆腐、纳豆、黄豆面和油豆腐也是含铁质丰富的食物。特别是在炒热的黄豆面里，还含有丰富的叶酸，因此，可以将其制成糕点作为零食来食用。

在牛奶、乳制品这些食品中，也含有大量的铁质和叶酸，甚至干酪中也含有叶酸。此外强化铁质和维生素C的乳制品饮料也大量上市，经常食用，不仅能使我们摄取到所需的维生素B_{12}，还能让我们保持健美的身材。

2 富含铁质的食品

铁是人体必需的微量元素，是合成血红蛋白和肌红蛋白的原料。它参与氧和二氧化碳的运输，是人体血液中最重要的元素之一。当膳食中摄入的铁不足以补偿铁的生理性流失及需求时，就会发生铁缺乏，进而发生缺铁性贫血。

均衡摄取肝脏、蛋黄、谷类等富含铁质的食物，可以预防贫血。维生素C有利于铁质的吸收，也能帮助制造血红素，所以维生素C的摄取量也要充足。其次要多吃各种新鲜的蔬菜。许多蔬菜含铁质很丰富，如黑木耳、紫菜、发菜、荠菜等。含铁较多的食物还有猪肝、蛤蜊、海带、鱼肉、鸡肉、牛肉、蛋、菠菜、芝麻、红枣、山药、豆类等。此外，在吃含铁食物的同时，也要多吃富含维生素C的水果及蔬菜，这样更有助于铁质的吸收和利用。

3 富含糖的食品

糖质是提供我们身体能源的重要营养素，并且是就餐中必不可少的主食。能够提供人体糖质能源的食物有：砂糖、油炸食品、水果糖等，但仅有这些还不够，假使人体将它们充分吸收的话，那也只能充当糖质营养素的配角。在此向大家推荐含淀粉多的米饭和面包食品，因为面食类是富含糖质的最佳食物。谷类淀粉与砂糖相比，消化吸收的功能要缓慢一些。我们鼓励多吃谷类食物，因为其含有砂糖所不具备的特殊蛋白质。此外，多食含糖量高的食物会导致缺铜，因为糖质在代谢过程中需消耗一定量的铜，对于贫血患者来说，应避免进食过量的糖果、饼干等高糖食物。

4 富含维生素的食品

维生素与矿物质均为我们生命中不可缺少的物质，是维护人体生命机能的要素，是保证机体生长发育、身体健康及日常活动不可缺少的营养物质。

蔬菜中含有丰富的维生素及矿物质，为了保存这些营养，在烹煮这些食物时要尽量少放水，而且烹煮的时间要短，最好是生吃。富含维生素与矿物质的食品有胡萝卜、黄绿蔬菜、蛋类、黄色水果、菠菜、豌豆苗、红心甜薯、青椒、鱼肝油、动物肝脏、牛奶、乳制品、奶油。

其实，一般天然食物就含有丰富的维生素和矿物质，所以最好的方法就是维持均衡的饮食，养成饮食多样化及不偏食的良好饮食习惯。如果你吃了适量的营养食物，应该可以摄取到适量的维生素及矿物质。

菠菜、油菜、花椰菜等绿黄色蔬菜里，不但富含维生素，还含有大量的铁质及叶酸。为了充分食用这些蔬菜，可用煮（用白开水稍烫）、炒等加热的烹饪方法，这也是减少这些蔬菜涩味的一个技巧。

对于铁质吸收不可缺少的维生素C，可以生食淡色蔬菜或水果来加以补充。

此外，水果中的梅干、葡萄干、杏干等干果含有比新鲜水果多出3.5～10倍以上的铁质，即使不加工也可以食用，非常方便。

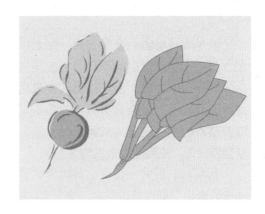

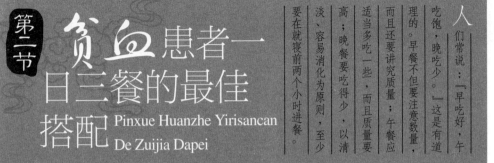

人们常说：『早吃好，午吃饱，晚吃少。』这是有道理的。早餐不但要注意数量，而且还要讲究质量；午餐应适当多吃一些，而且质量要高；晚餐要吃得少，以清淡、容易消化为原则，至少要在就寝前两个小时进餐。

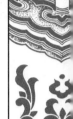

人人必知的健康常识

十大病症居家疗法全书

1 一天的活力来自于早餐

营养专家认为，早餐是一天中最重要的一顿饭，每天吃一顿好的早餐，可使人长寿。早餐要吃好，是指早餐应吃一些营养价值高、少而精的食物。因为人经过一夜的睡眠，头一天晚上进食的营养已基本耗完，早上只有及时地补充营养，才能满足上午工作和学习的需要。专家经过长期观察发现，一个人早晨起床后不吃早餐，血液黏度就会增高，流动缓慢，并且血液不能保证足够的葡萄糖供应，时间长了就会使人变得疲倦乏力，甚至出现恶心、呕吐、头晕等现象，无法精力充沛地投入到工作和学习中。因此，早餐丰盛不但使人在一天的工作中都精力充沛，而且有益于健康。

一般情况下，理想的早餐要掌握三个要素：就餐时间、营养量和主副食平衡搭配。一般来说，起床后活动30分钟再吃早餐最为适宜，因为这时人的食欲最旺盛。

早餐不但要注意数量，而且还要讲究质量。早餐在设计上应选择易消化、易吸收，纤维含量高的食物为主。早餐一定

要吃饱吃好，可由4～5种食物组成，包括120～150克的粮食，或用多种粮食做成的"八宝饭"，再有一瓶牛奶或酸奶、一个水煮鸡蛋或茶叶蛋，再加黄瓜、苹果等更佳。早餐食谱中可选择的食品有：谷物面包、牛奶、酸奶、豆浆、煮鸡蛋、瘦火腿肉或牛肉、鸡肉、鲜榨蔬菜或水果汁，这些食物能保证蛋白质及维生素的摄入。

下面为大家介绍几种方便快捷而又富有营养的早餐制作方法。

糖醋半月蛋

原料：蛋2个，色拉油2小匙，茼蒿60克，高汤4大匙，醋1小匙，砂糖1小匙，太白粉适量。

制作方法：①将炒菜锅加热，并把1小匙的油倒入锅内加热，打入1个蛋，将锅稍微倾斜一下，让蛋黄可以流向单边。等到蛋白煎熟时，再把另一侧的蛋白对折，轻压蛋白的结合处后再翻面，等到稍微呈金黄色时即可。再以同样的方法煎另一个荷包蛋；②把茼蒿去掉根部，以滚水煮熟后，再捞起冷却，并切成3厘米的长段；③在小锅中放入高汤、醋、

439

酱油和砂糖一直煮到沸腾时，再将太白粉以半大匙的水溶解后加入勾芡。等煮到浓稠之后，在碗中装入蛋和茼蒿，即可上桌。

马铃薯蛋色拉菜

原料：蛋1个，马铃薯150克，胡萝卜60克，色拉酱1大匙，色拉菜40克，盐少许。

制作方法：①将蛋煮熟，捞起剥去外壳并切成圆片状；②把马铃薯切成适当的大小，煮到变软后，将煮汁倒掉，然后直接对马铃薯进行加热，蒸发掉水分，然后趁热将马铃薯捣碎并冷却；③把胡萝卜切成银杏状，煮到变软为止，然后待冷却；④把马铃薯、胡萝卜、色拉酱和盐混合在一起，然后盛上色拉菜、蛋，一起拌一拌即成。

鲜鱼燕麦粥

原料：鲜鱼肉150克，燕麦片150克，芹菜30克，姜1小块，水4碗。

制作方法：①将鱼肉洗净，切成小块。将芹菜洗干净，然后去叶，切成碎沫。将姜洗干净，切丝备用；②在煲内放入4碗水，水滚后，先放入燕麦片；③放入燕麦片2分钟后，可加入鱼肉、姜及芹菜；④最后，当鱼肉煮熟后，加入适量的盐调味便可。

五谷皮蛋瘦肉粥

原料：五谷米100克，瘦肉100克，冬菇50克，皮蛋1只，蔬菜100克，蒜蓉，虾米少许，水3碗。

制作方法：①将冬菇浸软切粒。皮蛋切粒备用；②将五谷米洗净，浸40分钟，再用电饭煲煮熟备用；③将蒜头、虾米切碎，蔬菜洗净切细条；④在锅内烧热1茶匙油，将冬菇、蒜蓉、虾米炒香，加入3碗水一起煮。然后放入五谷米及其他材料，再煮5分钟之后以少许盐及胡椒粉调味。

牛肉什锦粥

原料：冷冻什锦蔬菜50克，大米1碗，牛肉150克，葱末1小匙，盐10克，香油10克，干淀粉少许，酱油1小匙。

制作方法：①牛肉逆纹与肉纹成直角方向切丝，加入1小匙酱油和淀粉拌匀；②大米洗净，煮成粥后加入玉米粒，冷冻什锦蔬菜略煮，加入牛肉丝烫熟，最后加入除淀粉外的调味料，撒入葱末即可盛盘端出。

紫菜麦片粥

原料：燕麦片3大匙，紫菜料1包，鸡蛋1个，水1碗，葱花少许。

制作方法：①在锅中倒1碗水，加入燕麦片，煮约3分钟；②加入紫菜搅拌均匀。③燕麦粥再度煮沸时，打入鸡蛋并拌匀即可熄火，最后撒少许葱花略拌即可。

② 简单、营养而又均衡的午餐

俗话说："中午饱，一天饱。"这说明午餐是一日中主要的一餐。由于上午体内热能消耗较大，午后还要继续工作和学习，因此，不同年龄、不同体力的人午餐摄取的热量应占他们每天所需总热量的40%。

午餐要求食物品种多样，能够提供各种营养素。主食可在米饭、面制品中间任意选择。副食种类的选择很广泛，如：肉、蛋、奶、禽类、豆制品类、海产品、蔬菜类等。按照科学配餐的原则，一般宜选择50~100克的肉禽蛋类，50克豆制品，再配上200~250克的蔬菜，也可以选择简单一些的茎类蔬菜、少许白豆腐、部分海产植物作为午餐的搭配。

下面就为大家推荐几种富有营养的午餐食品的制作方法。

番茄鲑鱼色拉

原料：番茄160克，鲑鱼罐头80克，洋葱20克，色拉酱2大匙，生菜40克，盐少许。

制作方法：①番茄去皮，去籽，切成不规则的块状；②把鲑鱼从罐头中拿出来后，沥干汁液，去皮并切细；③把洋葱切薄后，在水中浸泡一下，再用纱布包住，把水分绞干；④轻轻地混合番茄、鲑鱼、洋葱，并撒上盐，用色拉酱凉拌。可在色拉碗中再配上一些生菜，搅拌均匀后即可食用。

炒乌龙面

原料：干乌龙面120克，蛤蜊肉60克，花枝60克，虾40克，洋葱60克，冷冻玉米20克，冷冻青豌豆20克，色拉油1大匙，酱油1大匙，味精1小匙。

制作方法：①把乌龙面按照袋上标示的时间用水煮，再用筛子沥干水分，淋上冷水冲洗之后，再沥干一次；②把蛤蜊放到筛子中用水洗净，并沥干水分。③花枝先去皮，然后切成直径0.7~1.0厘米的圆轮形。虾则要先除去沙肠，并剥去壳；④洋葱切薄。玉米、青豌豆先以自然解冻的方式处理好；⑤在平底锅中倒入油加热，先炒洋葱，等到炒到已略呈透明的时候，再放进蛤蜊、花枝、虾仁一起炒。等到颜色改变而且呈半熟的状态时，再加入玉米、青豌豆一起炒，最后加入乌龙面一起炒匀。等到全部材料都过油之后，淋上酱油与味精，煮到酱汁收干即成。

冬菇豆腐

原料：豆腐200克，水发冬菇75克，青豆100克，酱油、料酒、白糖、味精、鲜汤等各适量。

制作方法：①豆腐切方形，青豆煮熟，冬菇洗净；②将豆腐下至六成热的油锅中，煎至两面金黄，加入酱油、料酒、白糖、味精、鲜汤，用小火烧入味后勾芡装盘；③锅内留底油，下香菇、青豆煸炒，加料酒、味精、盐、鲜汤，入味后勾芡淋少许香油，放到豆腐中央即成。

三鲜猴头菇

材料：猴头菇250克，冬笋150克，鲜蘑菇、鸡汤、料酒、精盐、白糖、味精、鸡油等各适量。

制作方法：①将猴头菇切成片，放入开水锅中氽透后捞出，沥去水，放入蛋清糊中拌匀，然后再放入七成开的水锅中氽透捞出，放入碗内；②加料酒、精盐、白糖、味精、鸡油，上笼蒸40分钟左右取出，把汤倒出后，扣在盘中即成。

糖醋莲藕

原料：莲藕500克，花生油30克，香油、料酒各5克，白糖30克，米醋10克，精盐1克，花椒10粒，葱花少许。

441

制作方法：①将莲藕去节、削皮，粗节一剖两半，切成薄片，用清水漂洗干净；②炒锅置火上，放入花生油，烧至七成热，投入花椒，炸香后捞出，再下葱花略炒，倒入藕片翻炒，加入料酒、精盐、白糖、米醋，继续翻炒，待藕片炒熟后，淋入香油即成。

注意：要选择鲜嫩的莲藕做原料。

咸鱼蒸豆腐

原料：嫩豆腐1盒，咸鱼1条，五花肉40克，辣椒1个，生姜2片，酱油2大匙，米酒1大匙。

制作方法：①咸鱼去头尾；切下鱼身上两面的鱼肉，共切成8块备用；②豆腐切成1厘米左右的厚片；③把五花肉切成细丝；④辣椒及姜切成细丝；⑤将豆腐先摆放于盘底，然后放上咸鱼，于中段分别撒上五花肉丝、辣椒丝与姜丝，在调味料内加上2大匙油调匀，淋在鱼上，置蒸笼内以中火蒸15分钟即可。

腰果鸡丁

原料：鸡肉300克，胡萝卜50克，西芹50克，炸腰果50克，海鲜酱2汤匙，蚝油1汤匙。

制作方法：①鸡肉切成丝，西芹、胡萝卜切成粒；②将胡萝卜粒及西芹粒放在沸水中稍煮一下后捞起沥干水分；③锅内放入2汤匙油，烧热之后加入鸡丝炒熟；④加入胡萝卜、西芹、芡汁及腰果，炒匀后即成。

血糯红枣粥

原料：血糯米50克，红枣10枚，冰糖少许。

制作方法：将血糯米、红枣与适量的冰糖一起熬煮成粥即可。

3 富含铁质的晚餐

晚餐比较接近睡眠时间，故不宜吃得太饱，尤其不可吃夜宵。晚餐应选择含铁质、纤维和碳水化合物多的食物。如果晚餐营养过剩，消耗不掉的营养就会转变成脂肪在体内堆积，造成肥胖，影响健康。最好选择面条、米粥、鲜玉米、豆类、素馅包子、小菜、水果拼盘作晚餐，偶尔在进餐的同时饮用一小杯加饭酒或红酒也很好。但在一般家庭中，晚餐是全家三餐中唯一的大家相聚共享天伦的一餐，所以对多数家庭来说，这一餐都煮得非常丰富。这种做法是不正确的。晚餐时主食与副食的量都可适量减少，以便到睡觉时正好是空腹状态。

一般而言，晚上多数人血液循环较差，所以可以选些天然的热性食物来调理，例如辣椒、咖喱、肉桂等皆可。寒性蔬菜(如小黄瓜、菜瓜、冬瓜等)晚上用量少些。应尽量在晚上8点以前吃晚餐，若是8点以后，任何食物对我们都是不良的食物。晚餐肉类最好只有一种，不可食多种肉类，以免增加身体负担。晚餐后请勿再吃任何甜食，这是很容易伤肝的。

下面为大家推荐几款晚餐的营养菜谱。

菠菜浓汤

原料：菠菜120克，洋葱20克，奶油

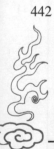

2小匙，汤1小杯，面粉1大匙，牛奶1杯，盐适量。

制作方法：①将菠菜先以滚水烫煮，然后将菠菜的叶子与茎分开，叶子剁细；②在锅中倒入奶油并加热，然后先炒洋葱薄片，再加入汤和菠菜的茎，煮面时需捞出锅中的泡沫渣，煮约10分钟；③在另一个锅中加热牛奶，然后再把炒过的面粉加入温牛奶，并以打蛋器打散面粉，锅内煮到熟透且变得浓稠为止；④将面粉牛奶酱汁与煮好的菠菜汤混合在一起，煮至沸腾之后，再加入已切碎的菠菜叶，并以盐调味即成。

包心菜四季豆色拉

原料：包心菜120克，四季豆40克，小番茄60克，色拉酱20克。

制作方法：①包心菜放入滚水中氽烫后，切成短片；②四季豆去筋后用水煮熟，再斜向薄切；③将每个小番茄切成四块；④将食材搅拌均匀，淋上色拉酱即可。

猪肝排

原料：猪肝160克，盐适量，胡椒少许，腊肉20克，奶油1小匙，洋葱100克，白兰地1大匙，面粉2小匙，色拉油2小匙，胡萝卜60克，蚕豆60克。

制作方法：①猪肝切成薄片，用水洗净，然后泡在4大匙的牛奶中去掉血水，沥干水分后，撒上盐及胡椒；②把腊肉和洋葱切成碎末；③在平底锅中放入奶油加热，再放进腊肉炒一炒，等腊肉的油脂全煎出来后，再加入洋葱一起炒。注意不可以炒焦。然后淋上白兰地，撒上盐、胡椒，煮成酱汁；④将沥干水分

的猪肝裹上面粉，并把多余的粉拍掉；⑤在平底锅中放入油加热，并放入猪肝，等到煎到略熟时再换面，以同样的方法一直煎到中间熟透，再盛到盘子中，淋上已煮好的酱汁；⑥把胡萝卜切成直径为5厘米的圆片，放入锅中煮软后备用。将蚕豆先剥去豆荚，用水煮熟后再剥去皮；⑦在平底锅中放入牛奶并加热，再放入胡萝卜与蚕豆一起炒，接着撒上盐和胡椒再混炒一下，摆在猪肝排上即成。

油菜拌芥子

原料：油菜120克，芥子少许，酱油1小匙，高汤2小匙。

制作方法：①将油菜放入滚水中，等到水再次沸腾后，再煮1分钟左右，即可从水中捞出。绞干水分后，将油菜切成3厘米的长段；②将芥子、酱油、高汤混合，拌入油菜即可。

注意：也可以用新鲜的芜菁叶来代替油菜。只是使用芜菁叶时要把外侧的硬叶去掉。对芥子的辣味不习惯的人，可以加入少许的砂糖，或者也可以用辣油来代替芥子。

鸳鸯菜

原料：西兰花半个，椰菜花半个，罐头粟米汤半罐，牛奶少许，蒜蓉少许，适量盐及胡椒粉。

制作方法：①首先将西兰花及椰菜花洗干净，切成小颗粒；②用热水煮熟西兰花及椰菜花，盛起备用；③把锅烧红放入一茶匙油，将蒜蓉爆香，然后加入牛奶及粟米汤，用慢火把汤汁煮至浓稠，淋在蔬菜上面即可。

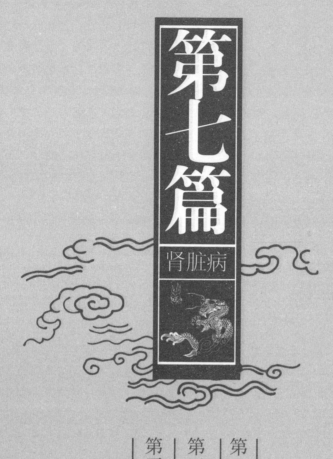

第七篇

肾脏病

第一章　了解肾脏

第二章　肾脏病的临床表现和种类

第三章　肾脏病患者的食疗与家庭保健法

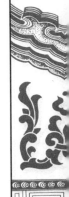

第一章

了解肾脏

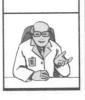

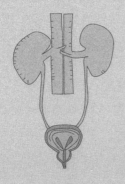

想要远离肾脏病的折磨，就得知道引发肾脏病的因素有哪些，以便做好防护措施。除了这些，还要注意加强对肾脏的结构、功能等知识系统化的掌握，这样才能彻底远离肾脏病的威胁。

本章将着重介绍肾的生理位置及形态、肾的结构、肾的八大生理功能。相信阅读完本章后，您对肾的基本情况将会有一个清晰的了解。

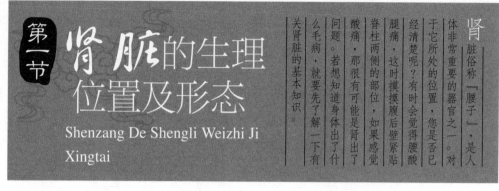

第一节 肾脏的生理位置及形态

Shenzang De Shengli Weizhi Ji Xingtai

肾

肾脏俗称"腰子"，是人体非常重要的器官之一。对于它所处的位置，您是否已经清楚呢？有时会觉得腰酸腿痛，这时摸摸腹后壁紧贴脊柱两侧的部位，如果感觉酸痛，那很有可能是肾出了问题。若想知道身体出了什么毛病，就要先了解一下有关肾脏的基本知识。

1 肾脏的位置

人的肾脏位于人体腰部脊柱两侧，左右各一，紧贴腹后壁，位于腹膜后面。左肾上缘与第11胸椎持平，其后方有第11、12肋斜行跨过，下端与第2腰椎齐平；右肾上方与肝相邻，上缘与第12胸椎持平，下缘与第3腰椎齐平，第12肋斜行跨过其后方，位置比左肾低半个到一个椎体。女性肾脏较男性稍小。

肾脏的毗邻关系：左、右肾不相同，两肾的后方均贴近腰方肌、腰大肌。右肾上2/3毗邻肝右叶，下1/3邻接结肠，内缘邻十二指肠；左肾上1/3毗邻胃，中1/3贴靠胰，下1/3邻接空肠，外缘上可接脾，下邻结肠。

2 肾脏的形态

肾脏形似蚕豆。正常肾脏每个重125～150克，长10～12厘米，宽5～6厘米，厚3～4厘米。肾脏的内侧中部凹陷，称为肾门，肾脏的血管、神经、输尿管都从这里经过。肾实质从表面往里呈现分层结构：外层为皮质，内层为髓质。人体肾脏的皮质厚约1厘米，内有许多细小的红色点状颗粒，即肾小球。髓质约占肾实质厚度的2/3，可分成多个圆锥形小体，称为肾锥体。部分皮质伸入各锥体之间，形成肾柱。锥体的尖端称为肾乳头，突出在肾小盏内。每个肾乳头有许多乳头孔，为乳头管的开口，形成筛区，肾内形成的尿液由此进入肾小盏。

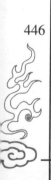

了解肾脏要先从了解肾脏的结构开始。我们可以从宏观和微观两个角度来认识肾脏的结构。

第二节 肾脏的结构

Shenzang De Jiegou

1 宏观结构

　　肾脏的宏观结构也就是肉眼可以识别的结构，可分为肾实质和肾盂两部分。从肾脏的纵切面可以看到，肾实质分内外两层：外层为皮质，内层为髓质。肾皮质新鲜时呈红褐色，由肾小球和肾小管构成，部分皮质伸展至髓质锥体间，成为肾柱。肾髓质新鲜时呈淡红色，由10～20个锥体构成。肾锥体在切面上呈三角形。锥体底部向着肾凸面，尖端向

着肾门，锥体主要组织为集合管，锥体尖端称肾乳头，每一个乳头有10～20个乳头管，向肾小盏漏斗部开口。

　　在肾窦内有肾小盏，为漏斗形的膜状小管围绕着肾乳头。肾椎体与肾小盏相连接。每个肾有7～8个肾小盏，相邻2～3个肾小盏合成一个肾大盏。每个肾有2～3个肾大盏,肾大盏汇合成扁漏斗状的肾盂。

2 微观结构

　　从微观上看，肾脏的基本结构和功能单位，统称为肾单位。每个肾有100万个以上的肾单位，每个肾单位由肾小体和肾小管组成。肾小体内有一个毛细血管团，称为肾小球(血管球)，它由肾动脉分支形成。肾小球外有肾小囊包绕。肾小囊分两层，两层之间有囊腔与肾小管的管腔相通。肾小管汇成集合管，若干集合管汇合成乳头管，尿液由此流入肾小盏。

　　肾小体由肾小球(血管球)和肾小囊组成，起着过滤血浆、形成原尿的作用。

肾小体的中央部分是由毛细血管组成的肾小球，其两端分别与入球小动脉和出球小动脉相连。在肾小球的外面有肾小囊，肾小囊腔与肾小管腔相通。

　　肾小管是细长迂回的上皮性管道，分为近端小管、细段和远端小管三段，具有重吸收和分泌的功能。近端和远端依其形态曲直，分别有曲部和直部之分。近端小管的直部、细段与远端小管的直部连成"U"字形，称为髓袢。

十大病症居家疗法全书

人人必知的健康常识

447

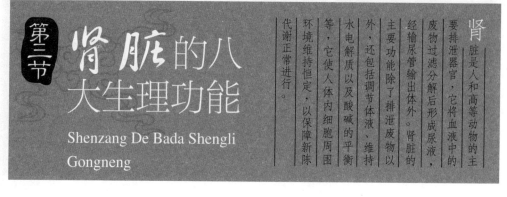

第三节 肾脏的八大生理功能

Shenzang De Bada Shengli Gongneng

肾脏是人和高等动物的主要排泄器官，它将血液中的废物过滤分解后形成尿液，经输尿管输出体外。肾脏的主要功能除了排泄废物以外，还包括调节体液、维持水电解质以及酸碱的平衡等，它使人体内细胞周围环境维持恒定，以保障新陈代谢正常进行。

1 生成尿液，维持水的平衡

这是肾脏的主要功能。当血液流过肾小球时，由于压力关系，会滤出一种和血浆一样但不含蛋白质的液体，叫"原尿"。原尿通过肾小管时，肾小管将其中绝大部分水、全部的糖和一部分盐重新吸收，送回血液中，大部分氮则不再吸回。剩下的含有残余物质的浓缩液体就是尿，约占原尿的1％。正常人1天尿量为1000～2000毫升，一般呈淡黄色，比重在1.003～1.030之间。比重过高、过低或固定不变，尿量过多或过少均表示有肾脏功能不全的可能。以下是尿液生成的三个步骤。

◎滤过：正常人每分钟流经肾脏的血量约1200毫升。当人体血液流经肾小球时，血浆中的某些成分可从肾小球滤过，进入肾小囊中。

◎重吸收：滤过的液体经肾小囊进入肾小管和集合管，许多可被身体利用的物质被重吸收回血液中。

◎分泌：肾小管和集合管上皮细胞可将周围毛细血管中的一些成分，以及这些细胞本身产生的一切物质，分泌至肾小管和集合管腔内。

当血液流经肾小球毛细血管时，除血细胞和大分子蛋白质不能滤出外，血浆中的水、电解质和小分子有机物都可通过肾小球滤过膜，进入肾小球囊内，这种液体称为"滤液"。肾小球滤液进入小管后，称为小管液。小管液流经肾小管和集合管时，其中的水分和各种溶质将全部或部分地被重吸收回血液中。

2 排泄尿液，代谢废物、毒物和药物

人体每时每刻都在进行着新陈代谢，肾脏将新陈代谢产生的有害物质，如肌酐、尿素、尿酸等含氮物质及磷酸盐、无机硫酸盐等通过尿液代谢排出体外，使这些废物不会在体内蓄积。通过相同的途径，肾脏还能将进入人体内的有毒物质和药物排出体外。

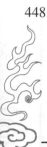

③ 维持人体体液平衡和酸碱平衡

肾脏对水的重吸收率很大，如果肾小管和集合管对水的重吸收率稍有改变，尿量的变化就会很大。例如，水的重吸收率减少1％，尿量可增加1倍。所以，尿量的多少主要取决于肾小管和集合管对水的重吸收率。这种重吸收的水可分为两部分，一部分在近端小管重吸收，是伴随血浆滤过液中的溶质成分的吸收而被吸收的，与体内是否缺水无关；另一部分在远端小管和集合管重吸收，可根据体内是否缺水来调节变化，这对维持人体体液平衡有着至关重要的作用。

此外，正常人每天需从尿中排出3～5克钠盐，这对人体维持细胞外液的钠浓度和渗透压的相对稳定起着很重要的作用。

酸碱平衡是维持人体内环境稳定的另一个重要因素。肾脏具有很强的维持体内酸碱平衡的功能。肾脏排酸由三个部分组成，即铵的排泄、可滴定酸的排泄及碳酸根的重吸收，三者之和称之为"净排酸"。此外，许多因素包括全身因素（如身体酸碱平衡改变、体液容量变化等）、局部因素（如小管血流、小管液成分改变、pH的变化等），以及某些体液因子、多肽激素等都对肾脏的酸化功能有一定的影响。

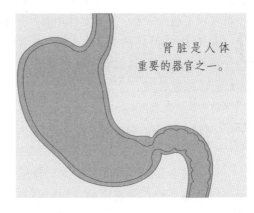

肾脏是人体重要的器官之一。

④ 调节血压

由肾脏分泌的肾素可使血压升高。当钠被限制摄入或缺乏时，会导致血浆容量减少，肾脏血液灌注压力降低；当直立体位时，肾素从细胞中分泌出来，可使血浆中的血管紧张素原脱肽而成为血管紧张素Ⅰ，再经转换酶的作用成为血管紧张素Ⅱ，通过血管紧张素Ⅱ和醛固酮的作用，可使血压升高。

同时，肾脏分泌的前列腺素又具有使血压下降的功能。前列腺素主要是通过增加肾皮质血流量来利尿排钠，减少外周血管的阻力，最后扩张血管而达到降压的目的。

⑤ 分泌肾素

肾素是一种分子量为40000的蛋白水解酶，其主要是由肾小球旁器的球旁细胞进行合成、储存和分泌。肾素的作用为：

◎收缩血管，使血管平滑肌细胞分裂。

◎增强心肌收缩，促使心肌肥厚。

◎参与肾脏动力学调节，增加肾小管对钠的重吸收能力。

◎促使肾上腺醛固酮分泌增加。

◎促使其他血管活性物质如多肽的产生。

◎作用中枢产生口渴感，促使儿茶酚胺等释放。

6 分泌前列腺素

前列腺素因其最早在前列腺中发现而得名，后来在人体的精囊、肺、肾、脑、胃、肠等几乎全身各部位组织细胞里都发现了前列腺素。其主要作用有：

◎对肾血循环的影响：前列腺素E_2、前列环素可使肾血管扩张，血栓素A则使肾血管收缩。

◎对氯化钠的排泄的影响：前列腺素E_2、前列环素都可使尿钠排泄。

◎对水排泄的影响：前列腺素可引起水排泄增加。当肾脏功能出现问题时，前列腺素分泌减少，这是导致肾脏高滤过及高灌注的重要因素，也是导致肾性高血压的重要原因之一。

7 促进红细胞生成

肾脏可分泌促红细胞生成素，作用于骨髓造血系统，促进原始红细胞的分化和成熟；促进骨髓对铁的摄取，加速血红蛋白、红细胞生成；促进骨髓网织红细胞释放到血液中。在一定时期内，贫血的程度与肾衰程度成正比，其血液、尿液中的促红细胞生成素均降低，此时如果补充外源性促红细胞生成素，可以纠正肾性贫血。

8 促进维生素D的活化

维生素D在体内必须经肾脏转变为1，25－二羟维生素D_3，才能发挥其生理作用。肾脏的皮质细胞含有1位羟化酶，维生素D先在肝脏25位羟化酶的作用下，转化为25－羟维生素D_3，再在肾脏1位羟化酶的作用下，转化为1，25－二羟维生素D_3，即活化的维生素D_3。它能促进胃肠道对钙、磷的吸收；促使骨钙转移；促进骨骼生长及软骨钙化；促进肾小管对磷的重吸收，使尿磷排出减少；抑制甲状旁腺素(PTH)的分泌。

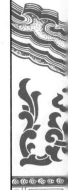
第二章

肾脏病的临床表现和种类

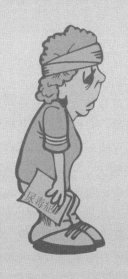

肾脏病并不是突然来袭的。人们在患病初始都会有一些特别的症状表现出来，了解这些异常症状对于肾脏病的预防和诊断具有极其重要的意义。

451

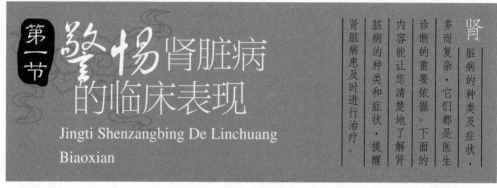

肾脏病的种类及症状，多而复杂，它们都是医生诊断的重要依据。下面的内容能让您清楚地了解肾脏病的种类和症状，提醒肾脏病患及时进行治疗。

1 水肿

肾脏疾病最常见的症状是水肿。根据患者患病的实际情况，水肿的严重程度不一，轻者眼睑和面部出现水肿，重者可引发全身水肿。

一旦发现身体有水肿现象，就应找医生确诊是否得了肾脏病。因为水肿还可见于肝脏病、心脏病、营养不良、肿瘤等疾病，并不单纯见于肾脏病；另外，水肿也可见于贫血和内分泌失调等疾病。

怎样才能知道目前身体出现的水肿现象是否由肾脏病变引起的呢？以下几点为您自测提供参考。

◎水肿首先发生在身体组织松软的部位，如眼睑或面部等，继之发展至足踝、下肢，甚至全身。

◎早晨肿胀的现象较为严重，且发展迅速。

◎水肿性质较软而且极易移动。

◎伴有其他肾脏病的临床表现，如高血压、蛋白尿、血尿以及管型尿等。

2 高血压

肾脏疾病常常引起肾性高血压。肾性高血压由肾实质病变或肾动脉病变所引起，其机理有两个：

一是容量依赖型高血压。容量依赖型高血压是由大部分肾实质性病变所引起的高血压，这与水钠潴溜和血容量扩张有关，其次与血中肾素及血管紧张素Ⅱ水平升高有关。

二是肾素依赖型高血压。肾素—血管紧张素—醛固酮系统的升高导致肾素依赖型高血压的产生。

高血压可分为原发性高血压和继发性高血压两类。肾性高血压是继发性高血压中最常见的一种。此类高血压患者多有肾脏病病史，可见血尿、蛋白尿、管型尿，然后出现血压升高的现象，常伴有贫血、肾脏功能不同程度的损害，以舒张压升高为最明显的表现。若为肾血管性高血压，可见突发性的恶性高血压，并伴有腰背部或胁腹部剧痛。

原发性高血压发病年龄较大，可有高血压家族史。原发性高血压是先有高血压，之后才有肾损害，可伴有

心、脑血管和眼底等病变，以收缩压升高为特征。

3 尿异常

排尿异常的表现有很多种，以下介绍一些常见表现，以供大家参考。

〖尿量异常〗

◎少尿与无尿：少尿指24小时尿量少于400毫升或每小时少于17毫升，无尿指24小时尿量少于0～100毫升。少尿和无尿多数与肾脏功能衰竭有关。

◎多尿：指24小时尿量大于3000毫升或每分钟大于2毫升。多尿的原因有水摄入过多、肾小管及肾间质病变、肾脏排水增加和体内某些物质（如葡萄糖等）从尿中排泄过多等。

◎夜尿：指夜间（晚上6点～次日早晨6点）尿量超过全天尿量的一半，大多与肾脏功能不全有关。心功能不全的患者也有夜尿增多的现象，某些精神因素

也会引起夜尿增多。

〖排尿异常〗

◎尿频、尿急、尿痛：尿频指排尿次数增加(正常人白天平均排尿4～6次，夜间0～2次)；尿急指一有尿意即要排尿或刚排完尿又急着要排，常常尿急而不能自控；尿痛指排尿时尿道产生疼痛或烧灼感。这三种症状并存是患有泌尿系统炎症的表现。

◎尿潴留：指排尿障碍导致尿液停留于膀胱内无法完全排出。多与尿道局部性和完全性梗阻有关，某些药物和神经系统疾病也会引起尿潴留。

◎尿失禁：指尿液不自主地从尿道溢出。可见于下尿路解剖术后或功能异常性膀胱炎、神经性膀胱炎等。

4 血尿

血尿是比较严重的排尿异常现象，有必要了解相关的知识并提高警惕。

〖什么是血尿〗

血尿是指尿液中含有较多的红细胞。尿液于高倍显微镜下红细胞数超过3个，称为"镜下血尿"；肉眼即可辨认的称为"肉眼血尿"。

有时我们看见尿呈红色，就认为是血尿，这是不正确的。下列情况与血尿的特征很接近，但并不是血尿，应注意

鉴别区分。

◎月经或痔疮出血污染尿液，不是血尿。

◎口服或注射某些药物或试剂后，尿呈红色。例如，服用痢特灵或注射酚红试剂后尿呈红色，但镜检看不到红细胞，就不是血尿。

◎各种原因引起的血红蛋白尿，并不属真性血尿。

453

【引起血尿的常见疾病】

◎泌尿系统疾病：常见于泌尿系统结石和各种炎症，如肾盂肾炎、膀胱炎、前列腺炎、肾结核、肾小球肾炎、肿瘤、外伤、药物或化学药物损害；先天性畸形，如多囊肾、肾下垂等。

◎全身性疾病：常见于传染病，如钩端螺旋体病、丝虫病；结缔组织病，如红斑狼疮、皮肌炎等。

【引起血尿的常见病因】

◎感染，如肾盂肾炎、膀胱炎、尿道炎、前列腺炎、肾结核、膀胱结核等。

◎先天畸形，如多囊肾、海绵肾、马蹄肾、血管瘤等。

◎服用某些药物，如磺胺、消炎痛、环磷酰胺、庆大霉素或卡那霉素等，还有重金属中毒，如汞、砷等中毒。

◎功能性血尿，健康人于重体力劳动或剧烈运动后，虽无外伤，但由于肾移位或腹压增加，影响了肾血流，使肾小球滤过膜通透性改变，从而出现镜下血尿。此外，肾下垂、游走肾所致的血尿亦属于肾脏功能性血尿。

【血尿患者如何挂号就诊】

血尿患者前往医院就诊应该去哪一科？这应根据血尿的伴随症状来决定。

◎肾内科：血尿伴发尿频、尿急、尿痛的女性患者，血尿伴面部及下肢水肿者，以及与用药(如用磺胺嘧啶、庆大霉素、卡那霉素、环磷酰胺、喜树碱或放疗后)有关的血尿者，均应挂肾内科。

◎泌尿外科：血尿伴有排尿困难的男性患者，或血尿伴有剧烈腰、腹部疼痛者，均应挂泌尿外科；老年人的无痛性血尿亦应挂泌尿外科做进一步检查。

◎血液科：血尿伴有全身出血倾向的患者，应挂血液科。

◎内科(普通内科)：血尿伴发其他脏器损害，如关节炎、心肌炎等，应挂内科做进一步检查。

◎传染科：血尿伴有发热并有疫区生活史的患者，应挂传染科做进一步检查。

5 蛋白尿

蛋白尿指尿蛋白定性检查呈阳性。蛋白尿有两种，一种是生理性蛋白尿，另一种是病理性蛋白尿。所谓生理性蛋白尿也称良性蛋白尿或暂时性蛋白尿，是健康人在遇到某些刺激如运动、发热、寒冷等时出现的暂时性蛋白尿，刺激去除后，蛋白尿亦随之消失。而病理性蛋白尿(又称持续性蛋白尿)，是由于肾小球疾病或全身性疾病影响到肾脏而引起的蛋白尿，在病变痊愈前将持续存在一段时间。

【病理性蛋白尿的4种类型】

◎肾小球性蛋白尿：各种原发性和继发性的肾小球疾病，导致肾小球滤过屏障损失或缺陷后出现的蛋白尿。

◎肾小管性蛋白尿：肾小管回吸收功能受损或小管分泌增多时出现。

◎溢出性蛋白尿：由于血浆中某种蛋白产生过多而被滤出，滤液中蛋白含量增多并超过了肾小管的吸收能力，因而产生蛋白尿。

◎肾血液动力学的改变引起的蛋白

尿：肾血流量的增加，引起肾小球毛细血管跨膜静水压的改变，最终影响肾小球的滤过，从而引起暂时性蛋白尿。另外，充血性心力衰竭、心包积液及药物也会引起蛋白尿。

〖蛋白尿的辨识法〗

身体健康的人的尿呈淡黄色或麦色。根据尿液外观可初步辨识以下情形：

◎出现透明、红色的尿，叫做血色素尿。

◎出现深黄色、多泡沫的尿，叫做黄疸尿。

◎出现混浊的乳白色的尿，叫做乳糜尿。

以试纸判断蛋白尿的量也可以。另外，尿的次数、尿量和混浊度等指标也需要注意。

〖中医对蛋白尿成因的认识〗

蛋白尿是肾炎、肾脏病的主要临床表现之一。中医认为蛋白尿的产生有实虚两方面原因：实则为外感湿热、热毒之邪、蕴结下焦、清浊不分、迫精外泄等，如反复感冒、咽痛、猩红热以及各种皮肤感染等均可产生蛋白尿；虚则为脾肾亏损，脾虚而不能统摄机体精微物质，故而产生蛋白尿。从临床上观察到，大量的蛋白尿患者常常与脾虚气陷有关，另外，与肾气虚损也有关。肾有敛藏固摄之功能，肾虚则封藏失职，固摄精微无力，从而使精微物质流失体外而致蛋白尿。

6 管型尿

尿中出现的管型是由蛋白质、细胞或其碎片在肾小管内凝聚而成，可由肾小球或肾小管病变引起。由于正常尿也含微量蛋白，故亦可偶见透明颗粒管型。但正常人12小时尿内管型不超过5000个，如管型数量增加或尿中出现其他管型则称为"管型尿"。

不同管型的临床表现亦不同。红细胞管型的红细胞多来源于肾小球，亦可来自肾小管，常见于急性肾小球肾炎。

白细胞管型是肾盂肾炎、间质性肾炎的重要诊断依据，如同时伴发细菌尿，提示为活动性肾盂肾炎，且可以排除下尿路感染。

大量透明管型见于各种肾脏疾患。肾衰管型是一种宽而短的管型，见于慢性肾脏功能尿毒症。急性肾脏功能衰竭可见较大的上皮细胞管型。慢性肾疾病，尿量减少时可出现蜡样管型。

7 腰痛

腰痛又分肾绞痛及肾区（脊肋角处）钝痛。肾绞痛为间歇性发作的肾区痛，疼痛时沿侧腹部向下腹部、大腿内侧及外阴部发散，呈间歇性剧烈绞痛，常由输尿管内结石、血块或坏死组织阻塞所致。肾区钝痛多为慢性过程，是肾盂肾

455

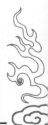

炎、肾下垂、多囊肾及肾炎的突出表现。

〖肾绞痛的病理改变情况〗

◎梗阻：结石、血块、坏死组织梗阻尿路，从而引起积水，牵动肾包膜，导致疼痛。

◎局部损伤：活动度大的结石损伤上皮细胞，从而出现溃疡、组织增生，引起疼痛。

◎感染：肾结石合并感染时，可发生肾盂肾炎、肾积脓、肾周围炎，炎症组织与腹膜壁层粘连后可引起疼痛。

◎钙质沉淀症：钙质主要沉淀在髓质内，可出现慢性间质性肾炎，随后肾小球和肾小管纤维化，肾包膜受到牵制而发生绞痛。

〖肾区钝痛及胀痛〗

泌尿系统疾病所致的肾区疼痛包括以下几种。

◎肾脏肿大牵扯肾被膜引起的疼痛，如急性肾炎、急性肾盂肾炎、肾盂积水、多囊肾、肾癌、肾下垂等。

◎肾周疾病所致腰痛，如肾周围脓肿、肾梗塞并发肾周围炎、肾囊肿破裂及肾周血肿等。但是，许多腰痛是由脊柱及脊柱旁软组织疾病所引起的；胰、胆、胃部疼痛也常放射到腰部。

〖腰痛不一定表示肾脏有病〗

腰部包括许多组织，自外向内包括皮肤、皮下组织、肌肉、韧带、脊椎、肋骨、脊髓和脊髓膜等，上述任何一种组织有病变均可引起腰痛。较为常见的病变包括脊柱系统的病变，如类风湿性脊柱炎、肥大性脊柱炎、腰椎间盘突出、结核或化脓性脊柱炎等；脊柱旁软组织方面的病变，如腰肌劳损、肌纤维组织炎等；造成脊神经根受刺激的病变，如脊髓压迫症、急性脊髓炎等；内脏范围内的病变，如肾脏疾病(肾盂肾炎、肾炎、肾结石、肾结核、肾下垂、肾积水、肾积脓等)、胰腺病、十二指肠球后溃疡、妇科疾病(严重的子宫后倾后屈、慢性附件炎、痛经、宫颈癌和子宫癌等)等。

因此，腰痛不一定都是肾脏患有疾病。但有肾脏疾病的患者，腰部肾区常有疼痛感，这是因为肾脏发生炎症后，肾体积增大，使包在肾脏外面的被膜扩张，从而产生牵引痛。

8 贫血

肾脏功能损害或不全，必有的临床表现就是贫血，主要原因是肾产生的红细胞生成素(EPO)减少。另外，铁的摄入减少、血透过程失血或频繁的抽血化验，都会使不少肾衰患者出现缺铁性贫血；红细胞生存时间缩短也会加重贫血的症状等。

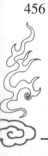

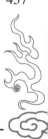

第二节 常见肾脏病的种类、症状及治疗手段

Chanjian Shenzangbing De Zhonglei、Zhengzhuang Ji Zhiliao Shouduan

一旦得了肾脏病，到完全康复需要花较长的时间，所以要好好地接受定期检查，早期发现、早期治疗很重要。

肾脏病的种类及症状一览表

病　名	症　状	治疗
肾炎（急性→慢性）	水肿、蛋白尿、血尿、尿毒症、高血压	安静、饮食
肾脏病综合征	水肿、蛋白尿、腹水、贫血、高脂血症	低盐饮食、药物
肾盂肾炎（急性→慢性）	发热、腰痛、尿毒症，慢性也可无知觉、无症状	抗炎治疗
肾硬化症	头疼、腹痛、恶心	高血压对策、透析
肾脏结核	微热、倦怠感、膀胱炎	化学疗法、手术
肾脏功能衰竭（急性→慢性）	食欲不振、蛋白尿、头痛、下痢、尿毒症	安静、禁止摄取钾、透析、肾脏移植
肾结石	剧痛、血尿	摄取水分、限制饮食
肾脏肿瘤	肾区痛、血尿、腹部肿瘤、疼痛	手术、放射线疗法
肾囊肿	肾区痛、血尿、肿瘤	炎症治疗
游走肾	下痢、便秘、腹痛、恶心、蛋白尿	运动、呼吸、饮食

肾脏病依年龄和性别的不同，有不同的患病种类，以下数据可供参考。

◎1～10岁的男女：易患微小病变型肾脏病综合征、急性肾炎。

◎10～30岁的男女：易患急性肾炎、IgA肾症。

◎20～50岁的女性：易患游走肾、肾盂肾炎、红斑性狼疮。

◎30～50岁的男女：易患肾结石。

◎30～50岁的男性：易患特发性肾出血、糖尿病性肾症、痛风肾、肾肿瘤。

◎50岁以上的男女：易患肾血管性高血压症、肾硬化症。

457

1 慢性肾炎

慢性肾炎是一组多病因的、以慢性肾小球病变为主的肾脏疾病，多数病因不明。大部分患者都是在不知不觉中慢慢发病，什么时候、怎样发的病，连自己也说不清楚；有的甚至到了尿毒症晚期才知道自己患了病。

很多人误认为急性肾炎和慢性肾炎是同一种疾病的两个阶段，即慢性肾炎是由急性肾炎发展而来的，其实这是一种误解。慢性肾炎和急性肾炎是两种不同的病，它们在病理、治疗等方面都有不同的特点。慢性肾炎中的绝大部分不是由急性肾炎发展而来的，往往开始发病时即是慢性肾炎。

中医把慢性肾炎分为三型论治。脾肾阳虚者，除有慢性肾炎的表现外，还表现为背冷、肢冷、便溏、舌淡伴有齿印、脉沉细等；肝肾阴虚者，伴有咽干口燥、小便赤黄、舌偏红、苔少、脉细数等；气血不足者，则有贫血、头晕耳鸣或多汗、失眠、舌淡脉沉等，可辨症治疗。

治疗慢性肾炎没有特别有效的方法，只能对症施治，一般主张采取综合性防治措施，以防止或延缓肾脏功能的进行性恶化。改善或缓解临床症状，应以防治严重合并症为主要目标，而不以消除尿中蛋白、红细胞为主要目标。

2 急性肾炎

急性肾小球肾炎，简称"急性肾炎"，是一组临床常见的肾小球疾病。

急性肾小球肾炎起病急、病程短，以血尿、蛋白尿，伴有肾小球滤过功能下降及水钠潴留为其主要表现。

3 急进性肾炎

急进性肾炎是一种在起病初期临床表现与急性肾炎相似的疾病，也被称为"恶性肾炎"。急进性肾炎的症状比急性肾炎要重得多，可持续发展，肾脏功能进行性减退，经数周或数月即进入尿毒症期，预后差。

4 尿路感染

尿路感染是细菌侵入泌尿道而发生的炎症，简称"尿感"。尿感是最常见的泌尿系统疾病，是仅次于上呼吸道感染的感染性疾病。尿感分为上尿路感染(肾盂肾炎)及下尿路感染(膀胱炎、尿道炎)。下尿路感染可单独存在，上尿路感染则常伴发下尿路感染。由于临床上两者不易分开，故常将其统称为尿路感染，但

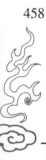

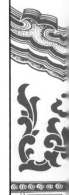

两者的治疗方法不同，预后也有差异，必须加以区分。

引发尿路感染的因素大致有以下8类：

尿路梗阻：如结石、肿瘤、尿路狭窄或畸形、神经性膀胱功能阻碍等均易引起尿感。

尿路器械的使用：尿路器械易将细菌带入尿路，且常使尿路黏膜损伤而致发病。膀胱镜检查、逆行肾盂造影，均易引起尿感。

孕产期：尿感在妊娠者中的发生率明显高于非妊娠者，高龄孕妇的发生率更高。

尿路畸形：如肾发育不全、多囊肾、马蹄肾及肾盂、输尿管畸形等，特别是膀胱输尿管返流易受细菌侵袭，引起尿感。

糖尿病引发尿感：糖尿病患者因尿糖、阴唇炎、机体抵抗力低而使细菌易侵入，上行感染易发生肾盂肾炎，甚至发生急性坏死性乳头炎。

慢性肾脏病易发生尿感：特别是低钾、止痛药所致的肾损害；血压高者致肾血流量减少亦可引起尿感。

尿道口周围与尿道内炎症：如尿道旁腺炎、尿道憩室炎、妇科炎症、包皮炎、前列腺炎等均易引起尿感。年轻男性所患的慢性细菌性前列腺炎是尿感最常见的诱因。

全身性疾病：如重症肝病、晚期肿瘤及长期使用激素的患者，因机体抵抗力下降，易发生尿感。

5 肾盂肾炎

肾盂肾炎是由各种致病微生物感染直接引起的肾小管、间质炎症。引起肾盂肾炎的致病菌以大肠杆菌为最多，其次为副大肠杆菌、变形杆菌、葡萄球菌、烘链球菌、产碱杆菌，少数为绿脓杆菌，偶尔也有真菌、原虫和病毒感染。肾盂肾炎在临床上分为急性和慢性两期。

〖急性肾盂肾炎的症状〗

全身表现：起病大多急骤，常有寒战或畏寒、高热（体温可达39℃以上）、全身不适、头痛、乏力、食欲减退，有时伴恶心、呕吐，如果兼有上呼吸道炎症时，则症状颇似感冒。轻症患者的全身表现不是很明显。

泌尿系统症状：在出现全身症状的同时或稍后，大部分患者有腰痛或向阴部下传的腹痛。输尿管点（腹直肌外缘平脐处）或肋腰点（腰大肌外缘与第十二肋骨交叉处）有压痛，患者常有尿频、尿急、尿痛，膀胱区压痛等刺激症。

尿变化：尿变化是肾盂肾炎必有的表现。急性肾盂肾炎一般经数天至1周后可自行缓解，但菌类常持续存在，以后症状又会复发。如及时治疗，用药恰当，1～3天内症状即可消失，身体逐渐痊愈；仅少数患者会因机体抵抗力差或体内存在不利因素，且致病菌为耐药菌株时，病情才会严重恶化或迁延不愈。

〖慢性肾盂肾炎的症状〗

慢性肾盂肾炎是指尿路感染病史超过1年并有肾盂、肾盏黏膜和间质纤维化瘢痕变形，或经治疗仍有肾小管功能

459

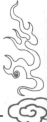

减退者。

以往的医学理论认为，急性肾盂肾炎反复发作或迁延不愈，超过半年或一年后，即可称为慢性。随着现代生活环境的改变，目前临床上已经发现一些病例，即使肾盂肾炎反复发作，迁延不愈超过一年，但肾盂肾盏黏膜和肾间质中仍可无纤维化及瘢痕变形等改变，因此不能将其归入慢性期。

换句话说，现在对慢性肾盂肾炎的定义有了一定的改变，一般认为有如下表现时，方能确诊为慢性肾盂肾炎：病史超过半年以上；在静脉肾盂造影中见到肾盂肾盏变形、缩窄；肾外形凹凸不平，两肾大小不等；肾小管功能有持续性损害。

慢性肾盂肾炎的临床表现与急性相似，同样有全身表现、泌尿系统症状和尿改变三个方面。当慢性肾盂肾炎急性发作时，全身症状亦可与急性一样剧烈，但通常慢性期的全身表现要轻得多，甚至无全身症状，泌尿系统症状和尿改变也可不典型。当炎症损害肾实质时，可因肾缺血而出现高血压，也可发生轻度水肿（若肾实质被严重破坏，则会引起尿毒症）。

〖 小儿肾盂肾炎的治疗 〗

小儿肾盂肾炎的治疗原则及方法同成人，对慢性肾盂肾炎或反复复发者须口服抗菌药（维持量） 4 ~ 6 个月，在停止治疗后7日内定期做尿培养，持续时间为1年。非复杂性急性尿感患者，宜口服14天抗生素（12岁以上女孩，可给予3天疗程的药量）；感染反复发作者，尤其是有肾瘢痕形成或返流的患者，宜长期服药预防，长期预防性治疗至少要1年；复杂性尿感者，经手术纠正后，应有目的地继续预防性服抗菌药物数个月。

6 什么是肾硬化症

肾硬化症是指原发性高血压持续不断，导致肾脏的小动脉硬化，整个肾脏萎缩、机能衰退而产生肾硬化的一种病。

〖 肾硬化的症状 〗

肾硬化症和高血压具有相同的症状。病情发展缓慢时，患者几乎没有自觉症状，但发展快时，会有剧烈的头痛、恶心、腹痛和视力障碍等自觉症状产生。

〖 肾硬化的治疗 〗

对肾硬化症的治疗常常采用和原发性高血压相同的治疗法，但恶性的肾硬化症要住院，随时接受医生的观察和治疗，必要时需接受透析疗法。

7 急、慢性肾脏功能衰竭

急性肾脏功能衰竭是肾脏功能显著降低，位于肾脏内部的肾小管大范围地产生故障的疾病。慢性肾脏功能衰竭是指各种慢性肾脏病晚期，肾实质已严重毁损，致使氮质代谢产物潴留，水、电解质及酸碱平衡失调，内分泌紊乱等所表现的一种临

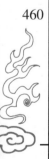

床症候群，发病人群约占0.5％。

〖**急性肾脏功能衰竭的病因**〗

肾前性：因大量出血和休克，血液渐渐流不到肾脏。

肾性：因毒物、急性肾炎和错误的输血而引起肾机能障碍。

肾后性：因结石等使尿道阻塞。

〖**急性肾脏功能衰竭的症状**〗

其症状为尿量急剧减少，乏尿（一天的尿量在500毫升以下）或无尿的情形持续好几天。此外，还会伴有恶心、全身性疲劳、食欲不振、呕吐、贫血、下痢和头痛等症状。深层次检查可以发现尿蛋白以及血液内的尿素、肌酐、钾等急剧增加。

急性肾脏功能衰竭会有一个乏尿期。乏尿期之后，接着尿量会急速增加，一天可增加至5升以上，有可能引起脱水症，这个时期就叫多尿期。

〖**慢性肾脏功能衰竭的病因**〗

肾脏功能衰竭一变成慢性，多半有引发尿毒症的危险。随着慢性肾脏功能衰竭的全身性疲劳、食欲不振、贫血、恶心等症状和病情的发展，尿毒症的各种症状也会增加。

〖**慢性肾脏功能衰竭的症状**〗

慢性肾脏功能衰竭的症状有如下几种。

消化系统症状：口腔炎症，会发出像氨气般特有的口臭。

循环系统症状：有心脏肥大、心肌障碍、网膜出血及其他的变化。

呼吸系统症状：易引起感冒、支气管炎、肺炎等。

神经系统症状：会出现不安、焦躁、困倦、意识障碍等症状。

8 肾结石

肾结石是在肾盂中产生结石的病症，常因尿液中的晶体物质（如钙、草酸、尿酸等）或有机基质（如酸性黏多糖等）浓度升高或溶解度降低，呈过饱和状态析出晶体聚集而成结石，结石可逐渐长大。此外，肾结石形成时如位于肾盂或肾盏，可排入输尿管和膀胱。输尿管的结石从肾脏而来，同理，原发于膀胱的结石也从肾脏而来。

肾结石患者以青年多见，男性比女性多，其症状表现为剧烈疼痛、血尿、排出结石等。当结石下降到输尿管时，如果卡在输尿管就会引起剧烈的腹痛，剧痛产生时会使患者出现流冷汗、脸色青紫、无法开口等症状。

利用跳绳等方法使身体上下运动，可诱使结石排出。此外，还可用饮食疗法治疗结石。依结石的种类，限制摄取含有易形成结石的食品，例如，患者为草酸盐结石，就要避免吃菠菜、豆类、咖啡和茶等；如果为磷酸盐结石和尿酸结石，其需限制的食品就不一样了，所以应遵照医生的指示限制饮食的摄入。

十大病症
家居疗法全书

人人必知的健康常识

9 肾囊肿

肾囊肿属于良性肿瘤，有人将其归入肾囊性疾病。在肾囊性疾病中，单纯性肾囊肿最为常见。一般为单侧单发，也有多发或多极性者，双侧发生少见。单侧和单个肾囊肿相对无害，临床上常被忽视。任何年龄均可发生，但2/3以上见于60岁以上的人，因此被认为是老年病。囊肿自肾实质产生，突出肾皮质表面，外观呈蓝色，但也可位于肾皮质深层或髓质。囊壁薄，为单层扁平上皮，囊内含清亮浆液性液体；囊内壁厚而不光滑，液体为血性者，提示有恶变的可能，恶变率为3%～7%。位于下极的巨大肾囊肿，可压迫输尿管引起梗阻、积液和感染。本病的发生原因尚不完全清楚，可能与先天性肾小球、肾小管结构异常和后天性损伤或感染有关。

肾囊肿的检查方法比较可靠的方法有X线造影、肾脏B型超声检查、放射性核素扫描及CT检查。在发生肾囊肿时，泌尿系X线造影可能见到肾盂、肾盏受压变形，但边缘光滑，无破损。肾囊肿不是肿瘤，但极易与肿瘤相混淆，因此肾囊肿与肾恶性肿瘤的鉴别十分重要。二者的鉴别方法可用肾实质性断层造影或肾动脉造影。肾实质断层造影时，囊肿部位影像浅，肿瘤部位影像深。肾动脉造影时，囊肿部位血管稀疏，无造影剂浓聚，肾恶性肿瘤则因血管丰富，有造影剂浓聚。怀疑囊肿恶性病变时，可进行囊肿穿刺，抽出囊液进行常规检查及脱落细胞检查；也可向囊肿内注入造影剂，检查囊壁有无肿瘤。B超和CT很容易将肾囊肿和肾实质性肿瘤区别开来，因此，两者均为十分理想的检查方法。

10 肾结核

肾结核是泌尿系统疾病中的常见病。它是全身结核病的一部分，约占结核病的8%～20%。肾结核大多继发于肺结核，结核杆菌经血行进入肾脏，形成结核病灶。肾结核多在肺结核发生或恢复相当长时期后才出现症状，若在早期及时用药物进行治疗，有望治愈；如不及时治疗，细菌随尿液下行，向输尿管、膀胱、尿道散播，可延及生殖器，甚至产生晚期并发症，严重影响预后效果。

〖肾结核的病因〗

结核菌从肺或骨关节及肠道等原发病灶处，经血行侵入双肾，在皮质层肾小球血管中形成多发粟粒状结节。在机体抵抗力强时，大都能自愈，临床上常无症状出现，称为"病理型肾结核"。如果抵抗力降低，结核菌便侵入肾小球毛细血管壁，然后在髓质层的肾小管祥停留，形成结核病灶，继而病变经肾小管、淋巴管或直接蔓延到肾乳头，穿破肾乳头到达肾盏、肾盂，发生结核性肾盂肾炎，引起症状，称为"临床型肾结核"。从病理型肾结核发展至临床型肾结核，一般需经相当长的时间。

〖肾结核的治疗〗

治疗结核病的药物很多，最常见的为链霉素、异烟肼和氨水杨酸钠三种，这些被称为第一线抗结核药；如治疗效果不明显，可考虑用利福平、乙胺丁醇、环丝胺酸等，这些则被称为第二线抗结核药物。其次，肾脏结核的治疗和肺结核一样，可施行强烈的化学疗法。严重肾结核需要做肾切除手术，依症状可做部分的切除，如空洞的切除。手术后，要继续使用化学疗法，患者需静养约一年。

11 游走肾

游走肾因肾脏不能固定在既定位置而引起，主要是体形消瘦的人易得。一般来说，当我们深深地吸气或吐气时，肾脏也会改变位置；睡觉时突然由床上起来，肾脏多少也会移动。而超出这种正常的生理移动范围的肾脏移动即叫游走肾。患者肾脏移动时可见肾脏下垂（肾的活动度超过一个腰椎体者），有时两边都可看到，但一般来说右边比较常见。

〖游走肾的症状〗

腰痛，可表现为钝痛或绞痛，常与体位有关，行走、劳累、久立、久坐后疼痛发生或加重，而平卧后则可减轻或消失；亦可伴有肠胃症状（如腹胀、消化不良、恶心、呕吐）、血尿、高血压以及神经衰弱等临床表现。

〖游走肾的治疗〗

无症状、无并发症者不需治疗；如果症状较重而影响工作，应增加营养、锻炼腹肌，用肾托或腰带托起肾脏；症状严重或有并发症者，可行肾悬吊固定手术，即把完全游离的肾固定于正常位置，术后应平卧休息2周。

12 尿毒症

尿毒症是肾脏功能衰竭晚期所发生的一系列症状的总称。早期最常见的是恶心、呕吐、食欲减退等消化道症状。进入尿毒症晚期阶段后，全身系统都会受累，出现心力衰竭、精神异常、昏迷等严重情况，可危及生命。

尿毒症分为急性肾脏功能衰竭所导致的尿毒症和慢性肾脏功能衰竭所导致的尿毒症。前者主要以尿少为特征，后者主要表现为肾脏功能不全而引起全身各脏器的异常。

〖尿毒症的症状〗

消化系统可表现为食欲不振、恶心、呕吐；心血管系统可表现为高血压、心包炎、心功能衰竭；呼吸系统表现为呼吸急促，甚至出现肺水肿或者胸腔积液；神经系统早期多有乏力、头昏、头痛、记忆力衰退和失眠等表现，病情加重时可能会有幻觉、神志恍惚、昏迷或抽搐等症状。

尿毒症患者口气不清新，常有尿味。由于血中尿素不能正常排出，随着血中尿

463

素的增加，通过胃液分泌到消化道的尿素也增加，这时肠道中的细菌将尿素分解为氨，氨再从口中散发出来，这种氨臭味就是尿味。正因为如此，口中尿味的浓烈程度与血尿素氮值的高低密切相关。

尿毒症早期，患者白天常常嗜睡，夜晚则失眠，并出现忧郁、不安、暴躁等精神症状。

〖尿毒症的治疗〗

尿毒症是一种危症，但不一定是绝症。很多患者及其亲友误认为它是一种绝症，一旦不幸患有此病，就只能靠透析进行治疗，这是一种偏颇的看法。固然，不是每一个尿毒症患者都能通过透析治疗最终恢复正常生活，但是，一些有可逆病因的尿毒症病患经过及时、正确的治疗，是能够彻底摆脱此病的。比如，急性尿路梗阻所引发的尿毒症、发展很快的狼疮性肾炎尿毒症等，在消除了可逆病因后，是可以治愈的。

对于尿毒症患者，最关键的是到一家在肾脏病治疗方面比较权威的医院进行诊治，尽最大努力找准导致尿毒症发生的可逆疾病，力争彻底消除，以彻底摆脱尿毒症。如果患者及其亲友没有这样的意识，或是医生疏忽大意，错过了治疗可逆转尿毒症的最佳时机，让其演变为不可逆转的尿毒症，则会痛悔终身！比如，尿路结石梗阻引发的尿毒症，如果3个月内没有进行消除可逆病因的有效治疗，就可能过渡到不可逆转的尿毒症；狼疮性肾炎引发的尿毒症，如果不给予有效治疗，消除可逆病因，只是依靠透析维持生命，超过半年，也会变成不可逆转的尿毒症。

◎一般性治疗：保持乐观情绪，做适量运动；注意清洁卫生，预防皮肤、尿路、呼吸道等的感染；控制食盐的摄入量（每天在2～3克为宜）；控制蛋白质的摄入量（每天30克），且以动物优质蛋白为主；严格限制牛奶、水果等含镉食物的摄入量，慎用可能损害肾脏的药物。

◎对症治疗：头痛、精神不安者可使用镇静剂；有消化道症状者可使用氢氧化铝等黏膜保护剂。请注意，过多的氢氧化铝容易在肠内凝结，所以要注意通便。治疗严重的便秘现象，可采用洗肠的方法；如果酸中毒严重，可用乳酸苏打来中和。

◎透析疗法：透析疗法分为血液透析和腹膜透析两种。它代替肾脏把蓄积在体内的毒素和多余水分排泄到体外。通过透析治疗，患者能提高生活质量，可继续工作、学习和生活。

◎肾脏移植手术：目前世界上肾移植手术成功的病例很多。从理论上讲，同种异体肾移植是当前治疗尿毒症患者最有效的治疗方法，但是还存在着取肾和植肾上的技术问题，以及组织配型和手术后防止感染等问题，有待进一步解决。

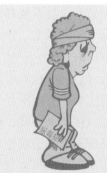

得了尿毒症，
我应该怎么办啊？

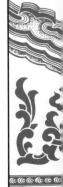

第三章

肾脏病患者的食疗与家庭保健法

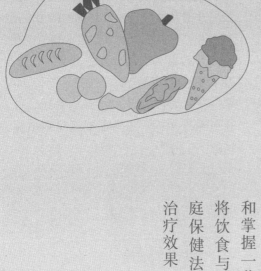

肾脏病患者如何才能早日康复？除了必要的科学治疗外，掌握一些膳食疗养法和简单的家庭保健法也是十分重要的。

由于肾脏病的发病机理十分复杂，发病类型、患病程度也多种多样，因此，患者本人和家属都要了解和掌握一些营养知识和饮食宜忌，将饮食与治疗配合起来并结合家庭保健法，这样才能获得更好的治疗效果。

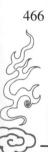

典藏精品版

家家必备的保健全书

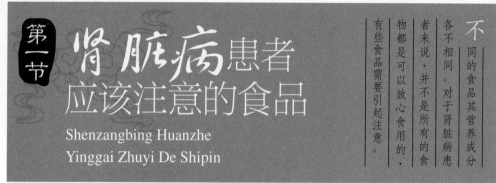

不同的食品其营养成分各不相同。对于肾脏病患者来说，并不是所有的食物都是可以放心食用的，有些食品需要引起注意。

1 不宜吃哈密瓜

慢性肾脏病到了肾脏功能衰竭期时，因肾脏排泄和调节功能失常，临床上常出现少尿或无尿现象，从而造成身体内部的某些代谢紊乱，如钾代谢紊乱。由于患者尿少，不能把体内的钾及时排泄出去，致使过多的钾在体内潴留而引起高钾血症。

钾离子是人体不可缺少的重要物质。然而，体内钾离子含量过高，也会对心脏产生很大影响，如出现心动过缓，导致传导阻滞、心室纤颤，甚至引起心脏突然停搏而危及生命。

哈密瓜中的钾离子含量相当高，每100克瓜肉中含有250毫克左右的钾。由

于肾脏功能衰竭者肾小球滤过效率下降及肾小管功能降低，处理钾的能力减退，如食用高钾食品，更易促发心血管疾患，甚至导致意外的情况发生。所以，肾衰患者不宜食用哈密瓜。

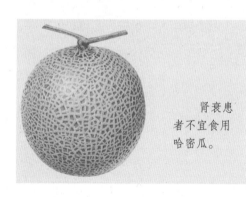

肾衰患者不宜食用哈密瓜。

2 不宜食甲鱼

现代营养学研究发现，甲鱼营养丰富，不仅有利于肺结核、贫血等多种病患的恢复，还能降低血胆固醇，对高血压症、冠心病患者有益。此外，甲鱼肉及其提取物能有效地预防和抑制肝癌、胃癌、急性淋巴性白血病，并可用于防

治因放疗、化疗引起的虚弱、贫血、白细胞减少，还能预防慢性肝炎患者的肝纤维化。

尽管如此，食用甲鱼并不是对所有人都有益。对于慢性肾衰患者来说，甲鱼中的蛋白质能使患者的血尿素氮水平

进一步升高，从而加重尿毒症症状。甲鱼中的钙、磷和无机酸又会加剧钙磷失调，不利于酸中毒的消除。所以，慢性肾衰患者食用甲鱼等于雪上加霜。

3 不宜服用鹿茸

鹿茸有补肾阳、益精血、健筋骨、调冲任之功，但对肾衰竭患者来说，则非所宜。

药理分析表明，鹿茸含25种氨基酸，其中以脯氨酸、赖氨酸、丙氨酸为最，又含雌雄激素，前列腺素及铁、铜、锌、锰、钼、镍、钴等26种微量元素。肾衰患者由于肾脏功能受损，所以造成体内代谢产物潴留，水盐失衡和酸碱失调，如要延缓病程进展，在非透析治疗时，主张低蛋白饮食，限磷摄入，而鹿茸所含的非必需氨基酸成分和无机盐，在人体分解代谢过程中，会增加氨代谢产物的生成，加重肾衰患者的水盐失衡和酸碱失调。

中医认为，肾衰患者多为肾虚邪实，晚期患者虚象逐渐明显，为湿热之邪潴留，而服用鹿茸甘温助热，往往使火热内生，病情进一步恶化，因此肾衰竭患者不宜服用鹿茸。

4 不宜食杨桃

对于健康人来说杨桃是可口的水果，对于尿毒症患者却可能是一种毒品！

近年来屡见报道尿毒症患者因食用杨桃中毒，甚至引起死亡。尽管杨桃中毒的机理尚未明确，但国内外学者均劝告尿毒症患者避免食用杨桃。

正常人食用杨桃无不良反应，但尿毒症患者食用则可出现中毒现象，且其毒性之强，让人难以置信。有报道说患者仅食杨桃两枚（约60克），半小时后即出现中毒症状。杨桃中毒的表现为顽固性呃逆、肢体麻木、肌力下降、皮肤感觉异常、失眠、兴奋、思维紊乱、癫痫、嗜睡、昏迷等症状。

杨桃的成分与其他水果无太大区别，只是可能还含有未知的生物碱和甙类。有些学者推测，杨桃可能含有某种毒素或某种成分。此种毒素或成分在体内代谢后具有毒性作用，它能通过肾脏清除。正常人进食杨桃不会中毒，而肾衰患者因肾脏功能障碍，则会引起相应的症状。

杨桃中毒的治疗关键是早期血透、加强血透（每天透析）。如不及时采取血透治疗可能会造成死亡，加强血透开始的时间较晚也可能会导致脑细胞不可逆的损害，对患者预后不利；如早期加强血透治疗，多数可以好转。

在此，劝告尿毒症患者远离杨桃及其加工产品（如鲜杨桃汁），避免因进食杨桃而引起中毒的现象发生。

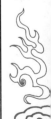

5 忌清凉饮料

夏天经常会感觉口渴，当口渴严重时，就会想喝些清凉的饮料，因为冷饮流经喉咙的那种感觉实在很舒服。但是，还是请忍耐一下，因为冷饮会影响正常的血液循环，令血压上升。

要知道当你罹患了肾脏病后，保温是第一要素，而冷饮会使身体发冷，因此要尽量避免。另外，还应注意清凉饮料的添加物，乐观地认为喝1～2次冷饮无所谓的观点，是绝对不行的。清凉饮料掺有多种添加物，有些添加物是不适于人们摄取的，虽然一次仅有很少的分量，喝了也无大碍，但原则上还是不要喝较好。

将饮料一口气喝完的方式要尽量避免，因为这样会使你的血液循环加快，心脏和肾脏的负担都会加重。

6 要少吃或不吃西瓜

吃西瓜，会使尿量增加，这是大多数人都有的经验。一般人只是单纯地知道西瓜对肾脏有益，实际上却不完全是这样。

吃西瓜对肾脏有益，那只是限于肾机能正常时。由于西瓜91％是水分，患者有水肿时，吃西瓜反而会使水肿情况更为严重。当罹患了急性肾炎，尿量减少，全身出现水肿时，必须要限制水分。处于这样的状态，如果还过量地吃西瓜就会产生以下的情况：

◎多余的水分进入血液，增加血管的负担，使高血压病情恶化；

◎增加心脏的负担，会有心力衰竭的危险；

◎肺积水而出现水肿，造成呼吸困难，很难入睡。

所以，当肾机能显著衰退，有严重水肿时，要少吃或不吃西瓜。

7 不宜吃香蕉

一般人认为，香蕉营养丰富、香甜可口，人人都可以吃，没有什么禁忌。但是，患有急性肾炎、慢性肾炎和肾脏功能不佳的人却不宜吃香蕉，因为香蕉含有比较多的钠盐，而肾炎患者伴有水肿、高血压等症状，均不宜摄入钠盐。如果肾炎患者经常吃香蕉，就等于摄入了大量的钠盐，致使肾负担加重，水肿、高血压等症状也会随之加重。此外，消化不良者和腹泻患者吃后亦会使病情加重。

8 不宜过度摄食辣椒酱

辣椒酱含有辣椒素，适量摄取有维持胃黏膜健康的功效，中医认为它有促进发汗、通络筋骨的效果。不过，摄取辣椒素过量则会伤及黏膜，导致胃部、喉咙慢性发炎，甚至癌变。

辣椒酱是加工品，含盐量高，但因为辣味遮盖了咸味，人们常忽略辣椒酱含钠量高的事实。有关专家建议，每天钠的摄取量不得超过2.5克。人们吃辣椒酱时，应注意包装上的含盐量标示，如果换算下来，吃下去的辣椒酱含盐量超过每日建议摄取量的1/5，即0.5克，就有过量摄取的问题。

9 远离香烟，不沾酒

吸烟和酗酒，都对人体有极大的伤害，这已是公认的事实。它们对肾脏疾病患者的伤害，比健康人更为严重。香烟点燃后产生的烟雾中含有几十种有害物质，包括一氧化碳、尼古丁等生物碱。尼古丁具有多种生物学作用，被人体吸入后，对呼吸道、心血管、胃、肠、神经系统和肝、肾等器官都有不同程度的损害。一氧化碳也是一种有毒的气体，它会影响血液中红血球带氧的功能。

吸烟还会刺激肾上腺素分泌过量，使血液中的脂肪酸增多；会造成肺中氧气交换减少，使机体得不到足够的氧气；会导致心跳加速、心肌紧张；会出现头痛头昏、食欲不振、视力衰退、体能下降等症状。从长远来看，吸烟还可能导致肺、肾、心脏等器官的恶性病变。

酗酒是指饮酒过量。少量饮酒对身体或许无害，但酗酒却会危害身体健康。酒精是一种兴奋剂，对中枢神经可产生抑制作用。长期酗酒会造成大脑功能衰退，出现健忘、思维障碍、反应迟钝，甚至一些精神症状。而且，酒精中含有过高的热量，会使饮酒者食欲下降，长此以往就会造成营养失衡。

肾脏患者有高血压、心脏病、中风、狭心症等并发症时，要严禁饮酒；如果病症已康复或稳定时，则允许喝少量的酒。事实上，喝少量的酒能够消除工作疲劳，对心情的转换也有帮助。然而，酒也不可每天喝，每周最多只能喝一两次。

此外，严禁饮用冷酒，譬如过冷的啤酒。因为饮用冷酒会使身体内部变冷，血流不畅，血压上升。

10 其他不宜吃的食物

◎鸡肉：慢性肾炎尿毒症者忌食鸡肉。《中药大辞典》中指出：凡实证、邪毒未清者不宜食鸡肉。由于鸡肉中含有丰富的蛋白质，多食会增加氮质血症和加重尿毒症的病情，故不宜多食。

◎鸡蛋：慢性肾炎，尤其是肾脏功能和新陈代谢减退、尿量减少、体内代谢产物不能全部由肾脏排出体外的患者，忌吃鸡蛋。若过多地食用鸡蛋，容易导致体内尿素氮增多，使肾脏病加重，进一步则会出现尿毒症。

◎鹅肉：民间及古代医家均视鹅肉为大发之物。如唐代孟诜曾说："鹅肉多食令人发痼疾。"明代李时珍也说："鹅，气味俱厚，发风发疮，莫此为甚。"慢性肾炎是为顽症，切勿食之。鹅蛋性同鹅肉，亦属发物，如《饮食须知》中记载，"鹅卵性温，多食鹅卵发痼疾。"所以慢性肾炎之人也应忌食。

◎螃蟹：螃蟹性大凉，又是一种诱发病气之发物。《本草衍义》中早就指出："此物极易动风，体有风疾人，不可食。"民间也视之为大发食品，无论是急性或是慢性肾炎患者，皆当忌食螃蟹。

◎黄鱼：黄鱼又称"石首鱼"、"黄花鱼"。性平，味甘，民众及古代医家均视之为发物。《本草汇言》中记载："石首鱼，动风发气，起痰助毒。"《随息居饮食谱》亦云："多食发疮助热，病人忌之。"黄鱼动风发气，容易诱发或加重病情，肾炎患者切忌多食。

典藏精品版 家家必备的保健全书

第二节 肾脏病的中医饮食疗法

Shenzangbing De
Zhongyi Yinshi Liaofa

所谓饮食疗法，是将药物与食物、调料进行合理搭配，取药物之性，食物之味，食借药力，药助食威，二者相辅相成，从而提高临床疗效的一种治疗方法。在药食相互配合治疗疾病方面，古代医学家积累了许多宝贵的经验，今择其要，按不同的病症特点，介绍如下：

1 急性肾小球肾炎的饮食疗法

鲤鱼粥

原料：新鲜鲤鱼1条，糯米(浸泡)50克，赤小豆50克。

制作步骤：①先将鲤鱼去内脏，刮鳞，摆入盘中，再加葱、姜末少许及料酒、盐少量，将鱼煮熟后去肉留汤；②然后加入浸透的糯米、赤小豆，熬煮成粥，即可食用。

功效：有助于消除水肿。

西瓜粥

原料：去籽西瓜瓢1千克，橘饼20克，水500毫升，西米100克。

制作步骤：①将西瓜瓢切成寸许小方块，橘饼切碎，加入水，煎煮10余分钟；②再将西米洗净、泡发，沥干水后加入锅内，煮3～5分钟后服食。

功效：有助于消除水肿。

荠菜粥

原料：新鲜荠菜250克（干荠菜90克），粳米100～150克。

制作步骤：荠菜洗净、切碎，加入粳米，煮粥食用。

功效：有助于消除血尿。

荠菜鸡蛋汤

原料：新鲜荠菜200克(或干荠菜60克)，水400毫升，鸡蛋1个。

制作步骤：荠菜洗净、加水，熬煮20分钟，将搅匀的鸡蛋汁倒入锅内，加盐少许。

功效：有助于消除水肿和血尿。

玉米须冬瓜赤豆饮

原料：玉米须30克，冬瓜皮20克，赤小豆30克，水500毫升。

制作步骤：将玉米须、冬瓜、赤小豆加水煮沸，再用文火煎煮20分钟，取汁代茶饮。

功效：有助于消除水肿。

2 慢性肾小球肾炎的饮食疗法

豆汁饮

原料：黑大豆、绿豆、赤小豆、生薏仁各30克，蒜头10枚，麦麸60克(用纱布包紧)，水500克。

471

制作步骤：将上述所有材料，熬煮至烂熟，喝浓汁。

功效：有开胃、消水肿之功效。

黄芪粥

原料：黄芪30克(用纱布包)，薏仁、赤小豆各30克，粳米50克，红枣7枚，水适量。

制作步骤：将上述所有材料熬煮成粥后食用。

功效：有助于补肾消肿。

芡实粥

原料：芡实30克，白果10枚，糯米30克。

制作步骤：将上述材料熬煮成粥后食用，每日1次，10天为1个疗程。

功效：有助于消除蛋白尿。

甲鱼猪肚汤

原料：甲鱼1只(500克左右)，猪肚500克。

制作步骤：将甲鱼、猪肚洗净，切成小块，置入砂锅内，加水，文火炖成糊状。早、晚各食1次，分2日食完，隔日再食1次，3剂为1个疗程。

功效：有助于消除蛋白尿。

鲜羊奶

原料：鲜羊奶500～1000毫升。

制作步骤：取鲜羊奶加热煮沸后饮用。

功效：有助于退水肿、消除蛋白尿。

3 慢性肾衰的饮食疗法

葱白粥

原料：粳米50克，葱白7根

制作步骤：先将粳米熬煮成粥，临熟时放入葱白。食后盖被避风，使之发微汗。

功效：可以消退水肿。

紫苏粥

原料：粳米50克，紫苏叶10克

制作步骤：将粳米熬煮成粥，熟时放入紫苏叶，趁热食用。

功效：可以消退水肿。

黄芪粥

原料：粳米50克，黄芪20克

制作步骤：将两种材料洗净、加水，煮粥食用。

功效：可以消退水肿，补益气血。

鲫鱼蒜椒汤

原料：鲫鱼1条(约150克)，大蒜6瓣，甜椒10克

制作步骤：鲫鱼去鳞，开肚除内脏，洗净，再将甜椒纳入鱼肚内，加入大蒜共煮，不放盐。食肉喝汤。

功效：可以消退水肿，补益气血。(注意限制蛋白质的摄入量)

桂枝茯苓粥

原料：粳米60克，茯苓粉15克，桂枝12克

制作步骤：先将粳米煮粥，后放入茯苓粉、桂枝片，熟后弃桂枝食用。

功效：可以消退水肿，补益气血。

④ 肾炎食疗18妙方

说到肾炎，许多人也许不以为然，殊不知一旦演变成肾脏功能衰竭、尿毒症，它对人类的危害程度就不亚于某些癌症了。肾损害可以发生于任何年龄段，常见的有急性肾炎、慢性肾炎、尿路感染等。下面我们介绍几种药方供大家参考。

〖单味药方〗

鲤鱼：取重1～1.5千克的乌鲤鱼1条，剖腹、洗净肠杂，用黄泥封固，放在炭火中焖烤，待冒白烟取出，待冷，研末为散。1日3次，每次温开水送服2羹匙，服完为1剂，忌盐。本方消水肿效果较好，适用于急性肾炎之风寒犯肺、三焦气滞型，以及肾炎之脾肾阳虚、水湿泛滥型。

玉米须：玉米须100克，加水1000毫升，煎煮20～30分钟，熬成300～400毫升的液体，过滤后，每日2次分服。本方适宜于水肿明显兼高血压患者服食，可用于急性肾炎之风热郁肺、湿毒蕴结型，或慢性肾炎之肝肾阴虚、肝阳上亢型。

乌梅：乌梅炭，每日3克，分2次服，服至七八周。本方对消除尿蛋白疗效较好，可用于肾炎之脾肾两虚、精血亏虚型。

茅根：茅根为最佳的利尿药。用鲜茅根60克（干品30克）煎汤频服。适宜于水肿、血尿患者，可用于急性肾炎风热郁肺、湿毒蕴结型，热毒内攻、灼伤阴血型，以及慢性肾炎之脾肾阳虚、水湿泛滥型。

黑芝麻：黑芝麻炒后研末，加糖，开水冲服。可用于慢性肾炎久治虚寒之人。

冬瓜：冬瓜500克，煮汤3大碗，分3次服。适用于急性肾炎之风热郁肺、湿毒蕴结型和热毒内攻、灼伤阴血型。

其他：如果水肿明显，尿量逐渐减少者，宜多食萝卜、冬瓜、丝瓜、赤小豆、黑豆、鲫鱼、竹笋、西瓜等利尿作用较强之品；尿检有红细胞者，宜食荠菜、茄子、白茅根、连节藕等有止血作用之物；肾炎伴有高血压患者，宜常食海蜇、芹菜、菠菜、西红柿、木耳、鲜玉米、荸荠等有降压作用的食品。

〖复方药方〗

鲤鱼赤豆饮：大鲤鱼1条，赤小豆60克，煮食饮汁。注意不宜加盐。本方适用于急、慢性肾炎伴水肿明显且小便赤涩的患者。

胡椒鸡蛋：白胡椒7粒，鲜鸡蛋1枚。先将鸡蛋钻一小孔，然后把白胡椒装入鸡蛋内，用面粉封孔，外以湿纸包裹，放入蒸笼内蒸熟。服时剥去蛋壳，将鸡蛋、胡椒一起吃下。成人每日2个，小儿每日1个。10天为一疗程，休息3天后，再服第二疗程。适用于慢性肾炎脾肾两虚、精血亏虚型。

鱼腥草车前草汤：鱼腥草60克，车前草60克，加水煎汤服。适用于肾炎水肿明显兼舌苔黄腻者。

赤小豆桑白皮汤：赤小豆60克，桑白皮15克。加水煎煮，去桑白皮，饮汤食豆。对慢性肾炎体表略有水肿、尿检又常有少许白细胞者，用此汤做辅助治疗甚为适宜。

茅根煮赤小豆：白茅根250克，赤小豆120克，加水煮至水干，除去茅根，将豆分数次嚼食。急、慢性肾炎各型均可服食。

蛙蝼葫芦散：青蛙（干品）2只，蝼蛄7个，陈葫芦15克，微炒，研成细末或做丸剂，以温酒送服，每次服6克，日服3次。适用于急性肾炎患者。

鲫鱼羹：大鲫鱼500克，大蒜1粒，胡椒3克，川椒3克，陈皮3克，砂仁3克，荜茇3克。将葱、酱、盐、花椒、蒜等放入鱼肚，煮熟作羹。肾炎各型均可服用。

水红子猪肉汤：水红花子30克，瘦猪肉120克，加水煎，喝汤吃肉，每日1剂，分2次服。治疗慢性肾炎水肿、蛋白尿较多者，脾肾阳虚、水湿泛滥型及脾肾两虚、精血亏虚型均宜服食。

冬瓜鲤鱼羹：鲤鱼500克，冬瓜（切块）200克，一同煮熟，服用前放葱白（小段）10克，食盐少许。适合于慢性肾炎患者服食。

熟地山药蜜：熟地60克，山药60克，蜂蜜500克。将熟地、山药快速洗净，倒入瓦罐内，加冷水3大碗，小火约煎40分钟，滤出头汁半碗；再加冷水1大碗，煎30分钟，至药液半碗时，滤出、弃渣。将头汁、二汁、蜂蜜调匀，倒入瓷盘内，加盖，不让水蒸气进入。用旺火隔水蒸2小时，离火冷却后，装瓶并盖紧，每日2次，每次1匙，饭后温开水送服。本方对于慢性肾炎久病体弱者有调养作用。

5 治疗糖尿病肾脏病的中医调养方法

糖尿病性肾小球硬化症又称"糖尿病肾脏病"，是糖尿病特有的严重的微血管并发症，也是糖尿病人死亡的主要原因。糖尿病人一旦发生肾脏损害，出现持续性蛋白尿，肾脏功能将持续减退直至肾脏功能衰竭。西药至今尚无有效的措施阻止其发生与发展。

中药治疗糖尿病肾脏病，尤其是对早期肾脏病及临床肾脏病疗效较为显著。在基础治疗的同时，配合中医辨证论治法治疗糖尿病肾脏病，对减少尿蛋白，改善肾脏功能，控制疾病的进展有积极作用，可使早期糖尿病肾脏病患者体内80％的尿蛋白恢复正常，使临床肾脏病肾衰进展速度下降60％。

〖肝肾气阴两虚型〗

主证：神疲乏力、少气懒言、口咽干燥、大便偏干、眩晕耳鸣、视物模糊、腰膝酸软、舌暗胖、脉弦细。

治则：滋补肝肾、益气活血。

基本方：生地30克，元参30克，山萸肉、太子参、葛根、麦冬各15克，丹参30克，花粉30克，牛膝12克。

〖脾肾气阴两虚型〗

主证：神疲乏力、腰膝酸痛、面足水肿、畏寒肢冷、纳呆便溏、舌胖有齿印、脉细无力。

治则：补益脾肾、益气活血。

基本方：黄芪、党参、猪苓、茯苓、丹参、木瓜各30克，细生地20克，葛根、仙灵脾、泽泻、泽兰各15克，麦冬、当归各12克。

【心肾气阴两虚型】

主证：神疲乏力、心悸气短、腰膝酸痛、尿少水肿、畏寒肢冷，甚则喘不能平卧，舌胖暗有齿痕或舌质紫暗，脉沉细无力。

治则：益气养心、通阳、活血、利水。

基本方：人参10克，麦冬15克，五味子10克，猪苓、茯苓、丹参、葶苈子各30克，桂枝6克，泽泻、泽兰各15克，桑白皮12克，车前子15克。

兼挟症候有肝郁气滞，加柴胡、枳壳各10克，赤芍12克；兼有肺胃燥热、口渴明显，加生石膏30克，知母10克；兼下焦湿热尿频、尿急、尿热、尿痛，加土茯苓、石韦、生地榆各30克；兼血虚、面色苍白、口唇淡白无华，加生黄芪30克，当归、枸杞、熟地各10克；兼

湿热中阻、恶心呕吐、苔厚腻，加陈皮、半夏、茯苓、竹茹等各10克。

在中医药辨证论治的同时，还应加强基础治疗，如下：

◎选择优质低蛋白饮食。合并水肿、高血压患者应限钠，予以低盐饮食。

◎控制高血压。高血压不仅加速糖尿病肾小球损害的进展，而且加重糖尿病性视网膜病变。控制高血压可使尿蛋白排出减少，可使肾脏功能降低的速度减慢，延长患者寿命。

◎严格控制血糖。临床和实验研究表明，慢性高血糖代谢紊乱，是引起糖尿病微血管病变的主要原因。相关研究人员已证实：通过严格控制血糖，可有效控制糖尿病性肾脏病的进展。

6 肾脏病中草药治疗方法

在药材的选购上，质量很重要，但更重要的是选择适合患者症状和体质的中药。

【肾炎、肾脏病（实证慢性）】

大柴胡汤

药效功能：适用于胃不舒服、便秘、口臭、肩酸等症状，从剑突下沿肋骨下侧按压觉得疼痛者也适用。

成分：柴胡、半夏、生姜、黄芩、芍药、大枣、枳实、大黄。

提示：在口干、发汗作用强烈时，加上五苓散的处方。

小柴胡汤

药效功能：适用于往来寒热、胸胁苦满、目眩脉弦、耳聋、口苦、不欲饮

食、心烦喜呕、肩酸、口渴、口臭等症状者。

成分：柴胡、半夏、生姜、黄芩、大枣、人参、甘草。

提示：如没有便秘，可加上黄连、茯苓。

柴胡桂枝汤

药效功能：适用于口中有苦味、发黏、口臭等症状。对上半身发汗非常多、容易上火等症状也有效。

成分：柴胡、半夏、桂枝、黄芩、人参、芍药、生姜、大枣、甘草。

分消汤

药效功能：较常用于肾脏病伴有严重的水肿、腹水时。

475

人人必知的健康常识

成分：苍术、白术、陈皮、厚木、猪苓、泽泻、香附子、枳实、缩砂仁、木香、大腹皮、生姜、灯芯草。

〖肾炎、肾脏病（实证急性）〗

在中医里，并没有将肾炎和肾脏病明显地分开考虑。肾炎主要表现为血压高、水肿少（急性发作时虽水肿，但转为慢性就不常见水肿）。肾脏病主要表现为尿中多蛋白质。

适应症

越婢加术汤：用于口渴、多汗、尿量减少、水肿的症状逐渐变明显时。

小青龙汤：用于连续打喷嚏、流涕不止、哮喘发作不能抑制时。

药效功能

越婢加白术汤：对排尿不顺、全身微出汗、发热恶寒、可见水肿有效。越婢加白术汤的成分含有麻黄、石膏、生姜、大枣、甘草和白术。

小青龙汤：在排尿不顺、咳嗽、喉咙难受、头痛、有寒气等时使用。在排尿不畅而引起水肿，且伴有咳嗽，有像泡沫般的薄痰出现时也有效。当喉咙干渴难当时，加上10克的石膏，做成小青龙汤，也很有效。小青龙汤的成分有麻黄、芍药、干姜、甘草、桂枝、细辛、五味子和半夏。

〖肾炎、肾脏病（虚实间证）〗

适应症

五苓散：有无水肿时均可使用。此外，喉咙干渴、饮水、排尿不畅的情况下使用，特别是小孩患急性肾炎时，若对水分的摄入量有限制，可服用五苓散代之。五苓散对脱水症状十分有效。

猪苓汤：用于有和五苓散相同的症状，但不出汗，排尿后疼痛，尿往下直滴或没有尿时；还用于被断定为血尿时。

药效功能

五苓散：肾炎和肾脏病均有排尿不畅的症状，所以服用有利尿作用的五苓散很有效。五苓散原本作为散药使用，煎药效果更佳，成分有猪苓、茯苓、白术、桂枝和泽泻等。

猪苓汤：适用于患有血尿症者，但是只限于用肉眼可辨明的情况。因为用显微镜检查血尿，微量的血尿大半被认为是肾炎。猪苓汤的成分有猪苓、茯苓、滑石、泽泻等，按指定量水煎，去渣兑入阿胶，熬化后服用。

〖肾炎、肾脏病（虚证）〗

如果有气色不好，肌肤没有光泽，目光呆滞，声音小不响亮，头发没有光泽，脉搏弱，没有活力等虚证情况，可用当归芍药散、真武汤、八味丸。对少尿、频尿、慢性肾炎症状有效。

适应症

当归芍药散：对体力衰退的男性、缺乏体力的女性的低血压症有效。

真武汤：适用于畏寒、手脚冰冷、脸色不好、面有土色、没精神或感冒很难痊愈的人。

八味丸：在喉咙干渴、补充水分时伴有尿频的情况下使用。

药效功能

当归芍药散：对头晕、心悸、手脚发冷、排尿不顺等症状有效。成分有当归、川芎、芍药、茯苓、白术、泽泻。

真武汤：在食欲减退、便溏和身体发倦时有效。成分有茯苓、芍药、生姜、白术、附子。

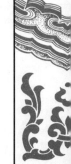

八味丸：对乏尿、频尿、腰膝发倦、肩颈酸痛等症状有效。成分有地黄、山茱萸、山药、泽泻、茯苓、牡丹皮、桂枝、制附子。

〖肾盂肾炎（虚实间证）〗

肾盂肾炎急性发作的情况虽容易治疗，痊愈较快，但如果变成慢性，治疗就很困难。肾盂肾炎是由细菌感染引起的，更多的例子是由尿道逆行的大肠菌感染引起。因此，在虚实间证的情况下，可用桂枝茯苓白术汤或桂枝二越婢一加白术附汤，对剧烈的高热、寒战有效。

适应症

桂枝茯苓白术汤：对剧烈的发热、发汗、尿异常有效。

桂枝二越婢一加白术附汤：对发热、恶寒等有效。侧腹和背隐隐作痛时，该汤对这些部位的止痛也有效。

药效功能

桂枝茯苓白术汤：对夜间突然发高烧、起寒战，头脑昏昏沉沉，手脚发倦，出大汗后热度下降，尿看起来混浊，排尿不畅等症状有效。成分有芍药、大枣、生姜、甘草、茯苓、白术。

桂枝二越婢一加白术附汤：体内有恶寒，出现寒战的症状之后，接着全身微微出汗，因喉咙干渴，尿中发现细菌和白细胞等，该药对以上这些肾盂肾炎特有的症状均有效。成分有桂枝、芍药、甘草、麻黄、生姜、大枣、石膏、白术、制附子。

〖肾结石、输尿管结石〗

发生在肾盂、肾盏中的结石叫肾脏结石，生成于输尿管中的结石叫输尿管结石，这是根据结石产生的部位来命名的。

治疗结石一般采取大量摄取水分，利用排尿令其排出的方法。在不能以简单的自然排石治愈的情况下，西医多采用手术来解决。在肾脏、输尿管结石的实证情况下，用龙胆泻肝汤、桃核承气汤治疗；在虚实间证的情况下，用猪苓汤治疗；在虚证的情况下则用八味丸治疗。

适应症

龙胆泻肝汤：对伴有输尿管流通障碍者有效。

桃核承气汤：对伴有体实便秘者有效。

猪苓汤：抑制局部的炎症，促进利尿作用。

八味丸：对口和喉咙干渴、多尿、肾虚、阳痿者有效。

药效功能

龙胆泻肝汤：对患有输尿管结石者有效。输尿管中有结石，会妨碍排尿，所以会很痛，此汤对这种症状有显著的治疗效果。成分有车前子、黄芩、泽泻、木通、地黄、当归、栀子、甘草和龙胆草。

桃核承气汤：该处方对体格健壮但尿中带血，因结石而引起腹绞痛发作者有效。成分有桃仁、桂枝、芒硝、大黄、甘草。

猪苓汤：常用于输尿管有结石、中等体格、排尿极端不畅患者，对排尿时引发严重的腹绞痛和血尿者有效。煎猪苓、茯苓、滑石、泽泻等用指定量，去渣兑入阿胶服用。

八味丸：对腰膝酸软、颈肩酸痛、喉咙干渴、排尿不畅、乏力者有效。成分有地黄、山药、山茱萸、泽泻、茯苓、牡丹皮、桂枝、附子等，按指定量煎服。

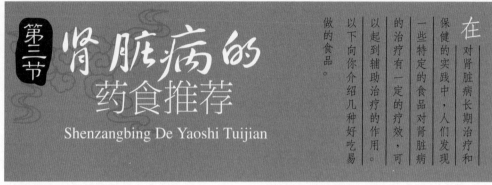

第二节 **肾脏病的药食推荐**
Shenzangbing De Yaoshi Tuijian

1 红豆煮汁

红豆自古就有，原产地为中国。红豆是豆科植物红豆树的种子，一年生草本植物，其茎和叶的边缘长有纤毛，生药叫"赤小豆"。

药效功能：具有利尿、止呕吐等功效。因为有利尿作用，所以对肾脏病和脚气病等伴有水肿的病症有效。

使用参考：将红豆与水混合一起放在锅中熬煮，煮至红豆较烂即可。

2 蜜橘

蜜橘是生于温暖地方的植物的果实，高约3米，叶子稍微革质。5～6月，在叶侧会开五瓣的白色小花。从初秋到初冬，会结黄色的果实。橘子富含维生素C，是冬天水果之王，生药叫"陈皮"。

药效功能：作为发汗、芳香性健胃药很有效。

使用参考：将整粒橘子放在炭火上烤（用铝箔包起来），加热到铝箔快要烧焦时，取出，趁热挤汁来喝，然后早点睡觉，出汗后，体内热度就会下降。此法适合于感冒初期使用。

3 西瓜糖

西瓜内含91%的水分，仅含有少量的糖分。西瓜可以直接吃，也可以做成西瓜糖来吃。将西瓜瓤熬煮之后加工而成的食品叫"西瓜糖"。适量地进食西瓜糖，对肾脏病有效。

药效功能：以利尿为主，对热病也

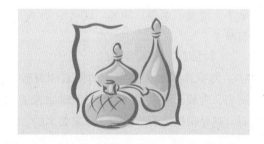

有效。

使用参考：去掉西瓜子，将红色果肉切成小块状或捣碎，放进锅中，以文火熬2~3小时（因西瓜水分多，所以不需加水）。煮完后，放进布袋中慢慢拧出汁，用纱布将拧汁过滤，再放在火上煮，不久之后就会变成糖水。然后将糖水放进瓶中，加盖密封，可保存1~2年。

4 玉米须

玉米是人们常见的食物。食用的玉米，是雌穗中一个一个小穗的膨胀子房。7~8月，在1.5~3.5米的长杆前端结雄穗，而在每个节眼的叶侧开雌穗。

药效功能：有利尿功效，且对因急、慢性肾炎所产生的水肿有效。

使用参考：将玉米须放在阳光下晒4~5天，晒干后，放在纸袋中保存，以防止湿气进入。取玉米须5~100克，以1玻璃杯水煎至水剩一半，分3次于每餐后热饮。可加入柠檬汁和蜂蜜，口感更好。

5 醋蛋

醋对身体有很多有益的作用，如促进唾液和胃液的分泌，增进食欲，可代替食盐等。因为不会破坏菜肴的味道，所以有减盐的效果；维生素C具有容易被破坏的性质，醋可防止维生素被破坏，因维生素C在醋中很稳定。

药效功能：醋的杀菌力强，而且其柠檬酸可分解、排除体内的老旧废物，可防止疲劳并恢复精力。

使用参考：将一颗生鸡蛋洗干净，放进180毫升的酿造醋中，置于暗处三昼夜，待蛋壳溶解后取出，再冰冻，将其中的1/6作为1次量，用水冲淡喝。可适当加些蜂蜜以增加口感。

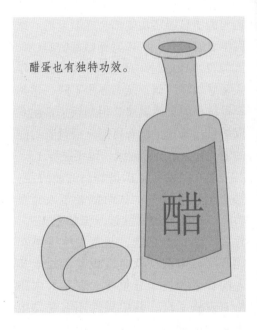

醋蛋也有独特功效。

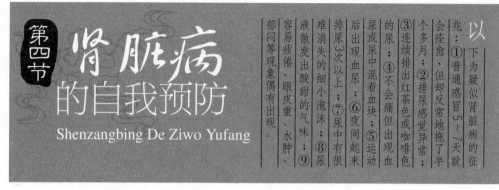

第四节 肾脏病的自我预防

Shenzangbing De Ziwo Yufang

以下为疑似肾脏病的征兆：①普通感冒5～7天就会痊愈，但却反常地拖了半个多月；②排尿感觉异常；③连续排出红茶色或咖啡色的尿；④不会痛但出现血尿或尿中混着血块；⑤运动后出现血尿；⑥夜间起来排尿次以上；⑦尿中有很难消失的细小泡沫，液散发出酸甜的气味；⑧尿容易疲倦、眼皮重、水肿、都闷等现象偶有出现。

典藏精品版

家家必备的保健全书

1 重视肾脏保健

　　肾脏作为排泄体内代谢废物，调节水、电解质和某些内分泌的重要脏器，如果它的功能发生障碍，就会引发令人痛苦的尿毒症。而人到老年，包括肾脏在内的所有器官功能都会逐渐衰退。据医学专家研究，从40岁开始每增添1岁，人的肾小球滤过率就会减少1％。老年人肾脏功能的储备能力逐步下降，这是不可抗拒的自然规律，但如果平常注意保护自己的肾，就有可能延缓肾脏功能的老化，保持身心健康，延年益寿。

　　老年人的肾脏抵御病菌的能力差，易患上肾盂肾炎，从而使老年人储备功能本已降低的肾脏进一步加重损害，导致肾脏功能不全，甚至发生肾脏功能衰竭。因此，及时发现并治疗老年人的肾盂肾炎十分重要。老年人尿路结石发病率高，其中男性还容易发生老年性前列腺肿大，这都可能引发尿路阻塞，不但容易导致肾盂肾炎，而且尿路阻塞本身就可引起肾损害。

　　适量的运动有利于老年人的肾保健。如果老年人长期不活动，容易产生骨质脱钙，引发高钙血症。高钙血症可引起肾损害，还会诱发尿路结石。

　　老年人应均衡地饮水。这是因为老年人的肾脏对体内水分的调节功能差。如果一口气饮水过多，肾脏不能迅速排出过多的水分，会导致水肿和水中毒；如果水分摄入量太少，又会产生身体缺水，不利于肾脏功能的运转。建议老年人每天晚上喝一杯白开水，这样可以避免睡觉时长时间不饮水所形成的体内缺水，有助于排泄代谢废物。

　　老年人如果有经常憋尿的不良习惯，会使膀胱颈部和后尿道部常常处于充血、水肿状态，如果男性老年人有前列腺增生、老年妇女有膀胱颈部增生等疾病时，容易诱发尿潴留，这种情况下往往想排尿也排不出来。

　　一些药物会造成肾损害，并且对老年人的肾脏损害尤其严重，因此老年人在选择药物时应十分慎重，对一些有肾毒性的药，即使要用也要酌情减量。比如庆大霉素、链霉素等抗生素，常用的止痛药等，都有肾毒性。

此外，除非不得已，不要做肾盂、胆、主动脉等造影检查，因为含碘的 X 线造影剂也有肾毒性。

② 易腰痛也有可能是肾脏病

腰痛常令人怀疑是否有肾脏病，但实际上腰痛也分几种情况，如有腹绞痛发作，令人产生不舒服的感觉，这可能是因肾脏和输尿管结石而引起侧腹痛和腰痛的结果。

过度疲倦、熬夜、吃得太多、饮酒过度、水分摄取过多等无节制行为是产生腰痛的常见原因。而太胖、太瘦都会使腹肌、背肌变弱，进而使腰部变得不稳定而易引起腰痛。另外，要注意腰痛和内脏的关系，内脏不好时，有时会出现腰痛。例如急性肾盂肾炎发作时，会发抖并伴随高热而使腰背部隐隐作痛，但急性肾盂肾炎如果接受及时治疗的话会痊愈，所以不用担心。

引起腰痛的原因还有肾盂积水。该症是在输尿管、膀胱、尿道等处引起障碍，阻碍了由肾脏输送的尿流，使尿积存在肾盂，所以在腰部引起剧痛，有时会有突发性的疼痛来袭。治疗上，只要使尿流顺畅就能痊愈。由该原理引发的病症还有肾脏肿瘤、胶原性疾患和痛风。

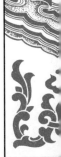

③ 憋尿也是肾脏病的起因之一

绝对不可以憋尿，有尿意时应及时排出，否则会影响肾脏功能的正常运作，造成排尿障碍。其具体原因有以下两点：

损伤排尿肌：储尿的障碍表现为排尿次数频繁和尿失禁。排尿次数非常多的人，一天会有10次以上的排尿。这里的排尿频繁与摄入体内的水分多少无关，甚至明明没有摄取水分，排尿次数却很多但尿量不多的情况即为排尿频繁。尿失禁是明明没有尿意却有漏尿的状态，一般认为是因控制排尿的中枢神经的抑制失效的缘故，而憋尿是造成排尿肌功能失常的主要原因。

引起肾脏障碍：储存在膀胱内的尿会流经尿道排出体外，但如果勉强地抑制这种自然现象，就会引起肾脏障碍。憋尿会使膀胱的肌肉因过度扩张而失去弹力，无法恢复原状（过扩张膀胱）。而且，残留在膀胱内的尿还会逆流到肾脏而妨碍肾脏的健康。长期憋尿是一种非自然的生理现象。憋尿会对肾脏产生严重的后果，故而有尿意应立即上厕所。如有类似结婚典礼、演讲等不方便上厕所的场合，应事先做好充分准备。

481

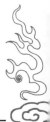

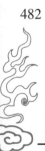

4 要注意水肿时的皮肤损伤

肾脏病患者的特征是会产生水肿，一旦产生水肿，皮肤会失去弹性，变得极容易受伤。因此，注意不要有褥疮、割伤和擦伤等。湿疹和被虫蛰伤造成的皮肤病也是肾炎的大敌，要小心。特别是在有水肿时，要注意不要受伤。肉刺、脚被鞋磨破、嘴唇干裂等情形，不会立刻变成急性肾炎，不用过度担心。

如果是普通的伤口，入浴时不要把患部泡在热水中就可以了，但当肾机能极端衰退时，会有入浴限制。入浴时，水不要太热（40℃~42℃），洗澡的时间以15~20分钟为宜。有入浴限制时，可以用热水擦拭身体或洗手、漱口来保持身体的清洁。

5 清晨注意检查脸和手脚是否水肿

水肿是肾炎和肾脏病最明显的症状，特别是在眼睑处。如果水肿愈来愈严重，眼皮会睁不开，遮住视线。因此，当脸和眼皮有水肿时，可能就是肾脏病的发作征兆。其他疾病也会引起水肿，例如心脏病、肝硬变、营养失调、贫血症、甲状腺功能过低、脚气病等疾病。

肾脏病的水肿症状全身都有发生。肚子会突然剧痛水肿，愈来愈不舒服，食欲也会减退。水肿出现时的先兆为：首先排尿会变得比平常少很多，浑身发倦、无力。其中水肿也会出现在身体位置较低的地方，例如下肢、腰侧部和手脚等。水肿严重时，会扩及男性的阴囊和女性的会阴部。严重的患者，腹部不仅会积水，水分还会由皮肤渗透出来，就好像在酷热的夏天皮肤冒汗一样。

辨别肾脏病的水肿方法可以用手指按压水肿的地方。按下去时，被按的地方会凹下去，不会立刻还原，这是典型的水肿症状。严重的情况下，腹部和胸部还会积水，更甚者会有呼吸困难。

6 注意早晨排尿与排便异常

肾脏担任着"制尿工厂"的任务，所以如果肾脏出了毛病，尿就会出现异常。尿的异常因病因的不同而有各式各样的性状。一般人认为，身体健康的人的尿应是干净、清澈的，其实未必如此。当出现无色、透明得像水一样的尿时，反而是代表肾脏不正常，所以一定要注意。

尿液呈现淡黄色，是身体健康的象征。而尿的异常可分为以下四种：排尿次数异常；排尿的方式异常；尿量异常；尿的成分异常。这些异常现象，大部分是以混合的状态出现，当然也有只以一种症状出现的情况。

一天的平均排尿量因人而异，一般是1200~1500毫升。如摄取过多的水分，尿量会增加。如果较平均排尿量多，例如3000毫升以上，或相反地在500毫升以下的话，就是排尿异常的一种表现。比平均的排尿次数多，叫做频尿，会在患膀胱炎、肾盂肾炎等尿路感染症和前列腺肥大等症时发生。相反地，尿量极端减少，一天在500毫升以下的话，叫做乏尿，而乏尿时的尿色淡，是因肾脏机能停止正常运作，所以必须立刻接受人工透析，这是因体内会滞留毒物的缘故。另外，尿量陡增，一天出现2000～3000毫升，叫做多尿，常发生在慢性肾脏功能衰竭的多尿期和急性肾脏功能衰竭的利尿期。

其他的排尿异常，如尿排到一半就没了，尿线又弱又细，完全尿不出来的尿闭等，这些症状不能断定是由肾脏病直接引起的，它跟脑神经系统的疾病和前列腺肥大等症也有关联。

排尿时如果看见有稍浓的尿，可以喝一杯水看看，之后尿色变淡的话，就暂时不用担心了，但如果残留咖啡色和巧克力色时，就可能是血尿。但即使出现血尿，也不能肯定就是肾脏病，要接受专科医生的进一步检查才知道。会出现血尿的肾脏病，有肾结石、肾脏肿瘤、肾脏结核和肾炎等。

7 有效维护个人卫生的方法

患肾脏病的女性，要特别注意排尿、排便时擦拭屁股的方式。上完厕所后，不要简单、随便地处理。卧床患者在上完厕所后，如果有黏膜的分泌物附着，或尿、便没有完全擦干净，恐怕会引起感染。

排泄后擦拭屁股时，如果没有擦干净，大肠菌等会进入尿道，有引起尿道炎的危险。尿道炎发生不久很可能会引起肾盂肾炎，所以要注意。肾盂肾炎是由尿路感染而引起的化脓性的炎症，其特征多见于女性，发生的原因是由于女性的尿道比男性短，较难预防外来的感染。因此，有必要保持排泄器官（局部）的清洁。因患了肾盂肾炎而变成慢性肾脏功能衰竭的例子很多，所以要小心保持局部的清洁。

简便的预防方法如下：大便要正常；摄取充足的水分，使排尿顺畅；勤洗澡，条件不具备时则擦澡；特别是排便后要仔细擦干净，这时要由前向后擦。这是为了预防大肠菌等由尿道口侵入，所以要引起注意。

所谓尿路感染，不是只有肾盂肾炎，也包括膀胱炎、尿道炎等下部尿路感染症。但是，由大肠菌所引起的肾盂肾炎可以用正确擦拭屁股的方式预防，所以要多加留意。

擦拭屁股可利用酒精棉、湿餐巾等能随身携带的卫生用品，用水保持清洁也是方法之一。

8 颜面水肿，警惕小儿肾脏病

如果发现小儿的眼睛、面部或身体的其他部分有水肿的情况，而且食欲有所下降，那么就需要引起警惕了，因为这很可能是肾脏病引起的。

这种肾脏病一般起病缓慢，患儿表现出倦怠乏力、精神委靡、食欲减退等现象。单纯性肾脏病发病年龄一般偏小，多在2～7岁，肾炎性肾脏病发病年龄偏大，多在7岁以上。性别比例为男多于女，数据显示为4:1。水肿通常最早出现，始于颜面、眼睑，然后遍及全身。单纯性肾脏病多高度水肿，指压皮肤呈凹陷性，重者累及浆膜腔，出现胸水、腹水、鞘膜积液和阴囊水肿，可导致呼吸困难、腹泻或呕吐。水肿反复发生，偶尔可自行消退。肾炎性肾脏病水肿不如单纯性肾脏病显著，表症极轻，甚至不易察觉。低白蛋白血症造成营养不良和发育迟缓，表现为毛发稀少、皮肤干燥，易生间擦疹和溃疡，指、趾苍白，面色不华，唇淡苔白，患儿疲乏少动、反应淡漠，易发生感染。

那么，怀疑孩子患有肾脏病时应该做哪些检查呢？一般情况下，应做血常规、尿常规、双肾B超、肾脏功能血生化（包括白蛋白血脂）等检查，结合临床症状即可初步诊断。确诊为肾脏病后，应尽快到医院的专科门诊请医生诊治。

调养的要点为：限制食盐的摄入量，一般2～3克为宜。对尿中丢失蛋白质较多、肾脏功能尚正常者，宜补充优质的动物蛋白，如鸡蛋、牛奶、鱼类和瘦肉等；已有肾脏功能减退者，应适量限制蛋白质在30克左右，必要时加适量必需氨基酸。

患病后的护理重点是预防感冒，患儿不宜多吃盐和高蛋白食物。对水肿或高血压患儿应适当限制孩子的活动量。小孩衣服不宜久穿不换，不宜随便减量或停药。另外，平时应注意观察孩子的小便情况，如发现孩子的小便颜色或者尿量有改变，应及时抽取小便样到医院化验。

与

药物相比，采用保健运
动来养肾纠虚是值得提倡
的，因为药物的治疗毕竟是
有负面影响的，不宜长期采
用。本节将向您介绍几种不
同类型的保健方案。如穴位
按摩、针灸疗法、吐气呼吸
法等。这些都是十分轻松、
有效的家庭疗法。希望能给
您带来直接有效的治疗效果。

第五节 轻松、有效的家庭保健法

Qingsong Youxiao De Jiating Baojianfa

1 养肾纠虚"小动作"

一个人身体是否健壮，与肾的强弱有关。当寒冬到来时，人体需要有足够的能量和热量防御，倘若肾脏功能虚弱，就会因"火力不足"，出现头晕、心慌、气短、腰膝酸软、乏力、小便失禁或尿闭等症状，这是肾阳虚；还有的人由于体内津液亏少，滋润、濡养等作用减退，临床表现为形体消瘦、腰膝酸软、眩晕耳鸣、口燥咽干、潮热颧红、盗汗、小便短黄等，此为肾阴虚。

养肾纠虚的方法很多，如多晒太阳，多吃高热量和温补肾阳的食品，选服补肾的药品，等等。但从"生命在于运动"这一养生的基本理论出发，通过运动养肾纠虚，是值得提倡的措施。在这里向读者介绍几种有助于养肾纠虚又简单易学的运动方法。

【腰部按摩操】

腰为肾之府，常做腰眼按摩，可防治中老年人因肾亏所致的腰肌劳损、腰酸背痛等症。腰部按摩操有两种做法：

一是两手掌对搓至手心热后，分别放至腰部，手掌向内，上下按摩腰部，至有热感为止。可早、晚各1次，每次约200下。此运动可补肾纳气。

二是两手握拳，双手放于腰间，用两手拇指的掌关节突出部位，自然按摩腰眼，向内做环形旋转按摩，逐渐用力，以至感酸胀为好，持续按摩10分钟左右，早、中、晚各1次。

【强肾健身操】

◎端坐，两腿自然分开，与肩同宽，双手屈肘侧举，手指向上伸，与两耳平。然后双手上举，以两肋部感觉有所牵动为宜，随后复原。3～5次为一遍，每日可酌情做3～5遍。做动作前，全身宜放松。双手上举时吸气，复原时呼气，且力不宜过大、过猛。这套动作可活动筋骨、畅达经脉，同时使气归于丹田，对年老、体弱、气短者有调适作用。

◎端坐，左臂屈肘放两腿上，右臂屈肘，手掌向上，做抛物动作3～5次。做抛物动作时，手向上空抛，动作可略快，手上抛时吸气，复原时呼气。此动作的作用与上相同。

◎端坐，两腿自然下垂，先缓缓左

485

右转动身体3~5次。然后两脚向前摆动10多次，可根据个人体力，酌情增减。做动作时全身放松，动作要自然、缓和，转动身体时，躯干要保持正直，不宜俯仰。此动作可活动腰膝，益肾强腰，常练此动作，腰、膝得以锻炼，对肾有益。

◎端坐，松开腰带，宽衣，将双手搓热，置于腰间，上下搓磨，直至腰部感觉发热为止。此法可温肾健腰，腰部

有督脉之命门穴，以及足太阳膀胱经的肾俞、气海俞、大肠俞等穴，搓后感觉全身发热，具有温肾强腰、舒筋活血等作用。

◎双脚并拢，两手交叉上举过头，弯腰，双手触地，继而下蹲，双手抱膝，默念"吹"但不发出声音，连续做10次。

常练上述功法，有补肾、固精、壮腰膝、通经络的作用。

2 有效的穴位按摩法

对于由肾机能衰退而引起的身体各项症状，穴位按摩可以有效地进行缓解，具体的操作方法如下：

【腰背穴位按摩法】

在被子上仰面朝天，按摩背骨右侧的肌肉时，向背脊转动右腕；按摩左侧的肌肉时，转动左腕按摩，用拇指以外的四指指腹按摩左侧靠近背脊的肌肉，由两侧按进背骨旁肌肉隆起的部分，然后往外侧拉，适度重复前项动作。以2~3分钟为标准，右侧做完后，左侧按同样的方法做。

另外，按摩背骨两侧左右各有1对的肝俞、脾俞、肾俞穴，可消除身体和手脚的怠倦。肾机能不好的人，只要摸这3个穴道的周围，在肌肉隆起处会感到异常，应有微肿的触感。

从事装卸货物和火车养路工程的人，常可见到他们停下工作，捶打中背部的景象。这是一种无意识的自我按摩行为，往往能起到一定的缓解肌肉酸痛的效果。

这种按摩法，如果有两人可相互配合做，则相当方便。一天的按摩量没有

硬性规定，每次可根据自身的情况适量地做。

【耳朵穴位按摩法】

耳道穴位按摩法对肾脏病以外的疾病也有显著效果，现在已广为流行。

做法很简单，用两手捏住耳廓向两眼侧前方横向推出。此时会发出异样的声音，感觉刺耳，此动作持续做15~20次。这个刺激与肾脏的活性化有关。上、下午分2次做，重要的是要持续做下去，不要三天打鱼，两天晒网。

肾炎和肾脏病综合征等肾脏病症，多是因细菌在肾脏的肾小球引起炎症，导致肾脏机能衰退。这种耳朵穴位疗法不仅能防止肾脏机能衰退，还可使肾机能旺盛，并能预防高血压。

另外，也有用两手按住耳朵，暂时保持此动作，然后突然放手，有节奏地重复10~15次的方法。这是一种简单易学的穴位疗法，不妨试试看。

【脚掌穴位按摩法】

脚掌藏着"占卜"肾脏病的四个要点，分别是指肾脏、输尿管、肾上腺和

膀胱四个地方，对治疗肾脏病来说，都是关系密切的穴位。

用手挤压脚掌四周，如果感到疼痛，就可能是肾机能降低，引起了肾机能障碍。如果穴道感到疼痛，且伴随发倦、不耐冷热、不能集中精神等症状，多半就有肾脏功能障碍。治疗的方法是用大拇指指腹、食指和中指均匀、耐心地按摩左右两脚，按摩所需要的时间平均为15～25分钟，最初做5～10分钟就够了，然后再慢慢地增加。

采取快慢适中的持续按摩法，病情会好转。如果持续地按摩脚底，尿量不仅会增加，尿色也会变黄，这是显示病状好转的征兆，所以不用担心。

〖脚心按摩法〗

中医认为，涌泉穴直通肾经，是浊气下降的地方，经常按摩涌泉穴，可益精补肾、强身健体，防止早衰，并能舒肝明目、促进睡眠，对肾亏引起的眩晕、失眠、耳鸣、咳血、鼻塞、头痛等有一定的疗效。

脚心按摩的方法是：每日临睡前用温水泡脚，双手互相擦热后，用左手心按摩右脚心，右手心按摩左脚心，每次100下以上，以搓热双脚为宜。此法有强肾、滋阴、降火之功效，对中老年人常见的虚热症效果甚佳。

〖小指按摩疗法〗

肾脏有过滤血液，将废物制成尿液排泄，使血液中的水分经常保持稳定的机能。如果肾机能发生毛病，不能过滤血液中的水分，就会渗出到血管外积存在皮下组织，这就是水肿。

如果肾脏的某处有毛病导致功能降低，血液中的水分就会增加。在心脏不好的情况下，脚部会出现水肿。而小指出现水肿，则是肾脏变坏的征兆。

为了使肾机能好转，要按摩水肿的小指。在小指第一关节的内侧有条横的皱纹。横皱纹的中央就是肾穴的穴道。小指的内侧，也就是面向无名指的地方有心经的经络通过，是活泼的生命体所需的"气"的通道。在医学中，肾脏是作为与心脏紧密相关的脏器而受到重视。

由指尖往心脏方向送，揉搓在小指腹侧的肾穴，对改善肾脏的机能有帮助。具体方法为：用大拇指从位于小指的第一关节的地方，由指尖往手腕的方向擦。右手的小指做完后，再换左手的小指。交互仔细地摩擦5～10分钟，摩擦不久后身体会温暖起来。

按摩脚趾也能起到同样的效果。和手的小指一样，揉搓脚的小趾肾穴，同样可给予肾脏刺激，所以摩擦手和脚的功效是一样的。

这种手脚小指（趾）的按摩法很简单，只需以肾穴为中心按摩就可以，次数随个人喜好而定。如工作间隙，你可以用抽一支烟的功夫，进行指（趾）部按摩。或者在闲聊时，也能随手按摩小指。在上班坐车途中，也是按摩的好机会。

487

3 头面部穴位按摩法

以下是中医专家在多年的临床中总结出的几种有效的肾脏病保健按摩速成法。

【浴面】

方法：①两手搓热，手指并拢，手掌摊开，紧贴面部，以双手中指的指腹部为先导，分别从鼻翼两旁的迎香穴开始，沿鼻柱两侧缘向上推擦，经目内眦、眉头等处到达前额部；②两手左右分开，横推至两鬓，两掌心也随之掩眼而过，由两鬓再向下，经过颞部的太阳穴及耳前、面颊等部，返回到鼻翼两旁之起点；③再重新开始，按上述路线循环进行。

功效：浴面有畅通气血、祛风散寒、明目通窍、醒脑提神及美容等作用。可用于防治感冒、头痛、神经衰弱等。对慢性肾炎之体虚、易感冒者效果显著。

【擦鼻】

方法：用两手中指擦鼻的两侧，由攒竹至迎香穴。

功效：有通鼻开窍之效，可用于防治肾脏病患者之体虚感冒。

【运顶】

方法：五指略微张开，按于额上，由前向后，顺手运顶摸发，宛如梳头之状。

功效：因五指分开，正好作用于分布在头顶部的五条经脉，头颞两侧又是胆经的分野，故运顶有疏通气血、散风行湿、清泄肝胆之火的作用，可用于防治肾病患者之高血压、失眠、头痛、神经衰弱等症。

4 传统的针灸疗法

针灸疗法自古有之，其治疗效果也广为人知，接受针灸治疗的患者与日俱增。

对肾脏病的针灸治疗，可适用于慢性肾炎、肾脏病综合征、肾结石、游走肾等病症。当然，不是说只用针灸治疗就能治愈相应症状，也应采纳相关的中医、饮食等疗法做辅助治疗。

非专业人员在做针灸术时，要接受专门医师的扎针，灸术则能自己做。灸治的方法，可接受专家的指导，以便能正确地抓住施灸的穴位所在。

在一穴位灸治的火数，最初燃一壮（艾绒仅烧1次），渐次增加，约各灸三壮。灸治的时段，在早、午、晚中任选一方便的时间，不必每天灸治，1周灸2～3次就可以了。灸治的当天，如果很累，可改天或减量，依情况而定。由于晚间灸治，可能有睡不着的情况，所以最好改在早上或中午以前灸治。

说到灸治，有人会在意太热或怕留伤疤，这里介绍一种既不热，亦不用担心留疤的灸治方法：把姜和蒜切成薄片，置于穴位上，然后在上面放艾绒点火。此种方法适用于肝俞、肾俞、水分、关元、曲池等穴位的灸治。

家家必备的保健全书
典藏精品版

5 吐气呼吸法

呼吸是生命的象征，没有呼吸即意味着死亡。

普通情况下，呼吸是在无意识中进行的，然而，掌握呼吸的技巧，有意识地进行呼吸锻炼，对治疗肾脏病也有很好的功效。

最好的呼吸法不是将重点置于吸气，而是在吐气。痛痛快快地吐气，会使更多的氧在吸气时进入肺。也就是说，长长地吐气的呼吸法能使内脏活化。但是，如果不熟悉吸气、吐气的节奏，只是长长地吐气会很疲倦。通常吐气和吸气，1分钟要重复10次。由长长地吐气，慢慢地吸气开始。

将右手掌轻放在胸区剑突下，左手掌放在下腹部，上半身稍微前倾，用力地吐气。这样能有效地将肺中的二氧化碳吐出。

以将积存在肺中的二氧化碳一口气排出体外的"气势吐气法"，1分钟可有20升以上的气体互换量，可吸入新的氧气和排出二氧化碳。这种呼吸法和以往的呼吸法的不同之处在于，上下横膈膜能给予内脏器官刺激，由于能促进血液循环，各器官的功能也会旺盛起来。这种方法对肾脏病也有很大的功效。

不良的呼吸法是没力气、没精神的呼吸，是指像勉强用肩呼吸的呼吸法。也就是说，普通一分钟有8升的呼吸量，而不良的呼吸法1分钟只有1升的呼吸量。

吐气的量如果少，吸气的量也会少，新鲜氧气的吸入和不必要的二氧化碳的交换就不能顺畅地进行。人体的细胞数量有60兆，如果吐和吸的呼吸平衡崩溃，就很难保证身体内呼吸循环系统的正常运作。腹部用劲将吸气完全吐出很重要。肾脏病患者用这种呼吸法，肾脏的血液循环也会增加，微血管的血行也会变好，还会增进排尿的正常化和对细菌的抵抗力。

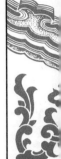

第七篇

家疗法全书 十大病症居

人人必知的健康常识

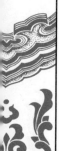

典藏精品版

家家必备的保健全书

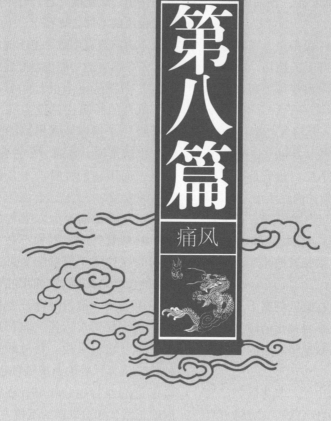

第八篇

痛风

第一章　有关痛风的知识

第二章　痛风的家庭护理与调养

第三章　痛风患者的饮食保健

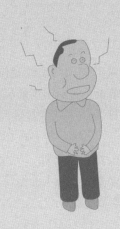

痛风是一种远在古代就已有的疾病，也是近年来的一种多发病，与人们生活水平的提高密切相关。痛风在任何年龄都可能发生。痛风并不是单一的疾病，而是一种综合征，是由体内一种叫做嘌呤的物质代谢紊乱所引起的。临床上以反复发作的急性关节炎、合并痛风结石、血尿酸浓度增高、关节畸形及肾脏病变等为特征。本章将对痛风的相关知识做详细的介绍，让读者对痛风的概念、发病机制、发病人群、痛风发病先兆等方面，有更为深入的了解，为预防和及早发现痛风打下良好的基础。

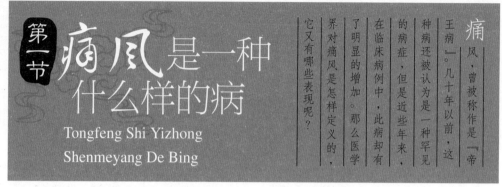

第一节 痛风是一种什么样的病

Tongfeng Shi Yizhong
Shenmeyang De Bing

痛风，曾被称作是「帝王病」。几十年以前，这种病还被认为是一种罕见的病症，但是近些年来，在临床病例中，此病却有了明显的增加。那么医学界对痛风是怎样定义的，它又有哪些表现呢？

1 痛风的概念

痛风是因嘌呤代谢紊乱及（或）尿酸排泄减少所引起的一种晶体性关节炎，主要是由于嘌呤代谢中有关酶活性的先天性或后天性缺陷，导致尿酸生成过多，或尿酸排出过少，或者两者兼而有之，从而使血浆尿酸盐浓度超过饱和限度。其主要临床表现为无症状高尿酸血症，急性痛风性关节炎，间歇性发作或慢性痛风石性关节炎，甚至出现痛风性肾病，如急性尿酸性肾病、尿酸盐性间质性肾炎和肾结石等。发病年龄多在40岁以上，患病率随年龄增长而增加，男女患病比例为20：1，多数女性病人为绝经后妇女，常在春、秋季节发病。

2 痛风的表现及征兆

如果脚趾关节经常红肿疼痛，而且固定在一个关节上，这时就应想到可能是痛风的发作。痛风，是源于嘌呤代谢出现异常或尿酸排泄减少引起的疾病。这种病症，在世界上任何一个国家都可以找到它的踪影。据调查，绝大部分患者是成年的男性，他们占全球男性的1.2%。

我们再来看一下痛风发作的情况：

平时，健康的成年男人在某一天突然发觉自己脚的大拇指跖趾关节有些不对劲，起初还以为自己扭伤了脚趾，可是就在那一瞬间，脚趾就剧烈地疼痛起来。

疼痛，每一秒钟都在加深，即使是盖着被子或稍有风吹，也会感到疼痛的加剧。这种疼痛从发作的时候开始，大概过24小时以后会达到顶点。如果在这个时候能够继续忍住，那么在1周左右之后，这种疼痛便会自然消失。

这就是所谓的痛风发作。急性发作时，疼痛部位通常会发红，时间稍长，发作的部位有时会留下紫色的痕迹，皮肤也变得像是脱了一层薄皮一样。

痛风第一次发作的部位，通常是大脚趾的跖趾关节，这种情况约占发病人数的70%。此外，足背（跗跖）、脚踝、膝盖等处也会发生这种情况。当然，极

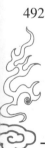

少数的情况也会出现在手腕或胳膊肘。而无论出现在哪里，首次发作的部位总是局限于某一处的关节。反复发作逐渐影响多个关节，疼痛也就会在两处以上的部位发作。痛风的另外一个特征是，它不会在大腿（髋关节）、肩膀等一些较大的关节上发作。

这里有必要介绍一下，为什么痛风会引起这种类似关节炎发作的症状。

痛风的发作，在医学上定义为尿酸结晶所引发的滑膜炎。

人体内的尿酸浓度由于某种原因异常升高的时候，如果再加上体外的物理性刺激或者体内的化学性刺激，那么处于液态的尿酸会变成某种尿酸盐的结晶。

当血中尿酸的浓度超过了381umol/L时，就会形成结晶。

这种结晶一直附着在关节软骨表面的滑膜上，它就变成一个"导火线"，血液中的白细胞会把它当作自己的"敌人"而去攻击它，就会引起炎症。首先是白细胞对尿酸进行攻击，但是到了最后，反而是白细胞被解体，释放出很多酶，引起关节软骨的溶解和软组织的损伤，所以，出现了炎症的部位被它酸性化了，尿酸也就更加牢固地附着在滑膜上。

人体对尿酸所作出的反应非常快，这也就是痛风发作的全部过程。白细胞相对于尿酸所作出的反应，从维持生命的角度上看是理所当然的，但是这种反应一旦过度了，就会给人体组织带来障碍，从而产生一种副作用。

③ 老年人、儿童、青少年痛风的特点

〖 老年人患痛风的特点 〗

老年人慢性痛风主要是由多基因遗传性肾脏排尿酸障碍和多基因遗传性尿酸产生过多而引起的。

老年痛风患者中，继发性痛风较多，女性患者比例相对较多。由于雌激素的作用，肾脏对尿酸的清除率较高，故生育期妇女血尿酸值明显低于同龄男性，发生痛风者少见。老年女性体内雌激素水平明显降低，减少了对尿酸的排泄，其发生痛风者相应增多，并接近老年男性。

老年痛风患者在疾病早期极易发生痛风石，且可以发生在非典型部位。

老年痛风较易影响手部小关节，有时与骨性关节炎较为相似。

老年痛风患者疼痛阈值升高，关节疼痛感觉减轻，较少有剧烈的关节疼痛，以钝痛的慢性关节炎较多见，难与其他类型关节炎相区别，关节边缘的侵蚀性改变和骨溶解是痛风的特征性改变。

老年痛风患者常并发多种慢性疾病，如肥胖、高血压病、冠心病、高脂血症等。

〖 儿童和青少年患痛风的特点 〗

儿童和青少年痛风是指痛风患者的发病年龄在30岁以下，多见于男性，10岁以下患者则极为少见。但儿童和青少年痛风的病情较重，预后差，容易夭折于肾功能衰竭或其他并发症。一般有以下特点：

大都有家族史，阳性率高达70%以

上，远远超过一般痛风患者15％～25％的阳性率。

病情重，血尿酸水平较高，且尿酸排出量大都增加，提示体内尿酸生成明显增多。

绝大多数患者为继发性痛风，多为先天性酶缺陷或有白血病、淋巴瘤、恶性肿瘤等疾病。

以痛风肾或尿酸性肾结石多见，肾功能损害严重，容易死于肾功能衰竭或感染。

痛风性关节炎出现相对较晚，但比较严重，疼痛剧烈，发作频繁，间歇期短，甚至持续性发作，无明显间歇期。

预后差，死亡率高，治疗效果不理想。对于儿童和青少年痛风患者，病因诊断尤为重要，应尽早确诊患者是否患有其他恶性疾病，以便及早治疗，更要注意保护患者的肾功能，预防或延缓肾功能衰竭的发生。

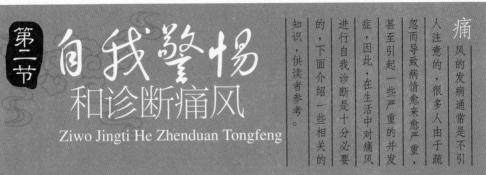

Ziwo Jingti He Zhenduan Tongfeng

痛风的发病通常是不引人注意的，很多人由于疏忽而导致病情愈来愈严重，甚至引起一些严重的并发症，因此，在生活中对痛风进行自我诊断是十分必要的，下面介绍一些相关的知识，供读者参考。

家疗法全书 十大病症居

人人必知的健康常识

1 早期发现痛风的方法

早期发现痛风最简单而有效的方法，就是检测血尿酸浓度。对人群进行大规模的血尿酸普查可及时发现高尿酸血症，这对早期发现并防治痛风有十分重要的意义。

在目前尚无条件进行大规模血尿酸检测的情况下，至少应对下列人员进行血尿酸的常规检测；

60岁以上的老年人，无论男女或是否肥胖；

肥胖的中年男性及绝经后的女性；

高血压病、动脉硬化、冠心病、脑血管病（如脑梗死、脑出血）病人；

糖尿病（主要是2型糖尿病）、高胰岛素血症、高脂血症患者；

原因未明的关节炎患者，尤其是以

单关节炎发作中年以上病人；

肾结石，尤其是多发性肾结石及双侧肾结石者；

有痛风家族史的成员；

长期大量嗜肉食、海鲜类，并有饮酒习惯的中老年人群。

凡属于以上所列情况中任何一项的人，均应去医院做痛风的检查，以便及早发现高尿酸血症与痛风，不要等到已出现典型的临床症状（如皮下痛风结石）后才去求医。如果首次检查血尿酸正常，也不能轻易排除痛风及高尿酸血症的可能性，也应定期复查，至少每年体检一次，这样可使痛风的早期发现率大大提高。

2 痛风的临床表现

痛风的临床表现因性别和年龄等因素的不同而有所差异，在此，我们以中年男性为例讲述相关的临床表现。中年男性出现下列临床表现要考虑痛风的可能，要

及时到医院进行相关检查以明确诊断。

【症状】

突发关节红肿、疼痛剧烈，特别是第一跖趾关节，累及肢体远端单关节，

常于24～48小时左右达到高峰，数天或数周内自行缓解。

早期试用秋水仙碱可迅速缓解症状。

疼痛常发生于饱餐、饮酒、过劳、局部创伤后。

上述症状可反复发作，但间歇期无明显症状。

皮下出现痛风石结节。

随着病情的迁延发展，受累关节持续疼痛，活动受限。

出现肾绞痛、血尿、尿排结石或腰疼、夜尿增多、蛋白尿等症状。

〖体征〗

急性单关节炎表现，受累关节局部皮肤红肿、灼痛，触痛明显。

出现体温升高。

间歇期无体征或仅有局部皮肤色素沉着、脱屑等。

耳廓、关节周围偏心性结节，破溃时有白色粉末状或糊状物溢出，经久不愈。

慢性期受累关节出现持续肿胀、压痛、畸形甚至骨折。

伴有水肿、高血压病、肾区叩痛等。

另外，有高嘌呤饮食习惯的患者，如喜饮酒和吃高蛋白食物，以及有痛风家族史的，出现上述症状或体征时，也要考虑是否痛风。

③ 如何看痛风才正确

如果你发现有痛风的迹象时，就要及时去医院进行检查确诊，及早进行治疗。其实，并不仅仅是痛风，其他的各种疾病也是一样。早发现、早治疗最为重要。

当痛风发作或者体检时被诊断为高尿酸血症时，应到专业医院检查，要把测得的尿酸值记录下来。医生会根据检查结果，让你服用尿酸调整剂，一定要根据医生的嘱咐按时按量服用。此后，要坚持每月1～2次到医院检查。经常去医院检查，不但可以确定尿酸的调整情况，如果还有其他的综合症状，也可以及早被诊断出来。因此，平时有必要记录一下自己的病情，以便告诉医生自己的病情变化情况。

痛风患者最重要的就是了解自己的病情，提前预防。如果迟了一步，无论是费用还是治疗时间都会是最初的数倍，而且治疗的效果也会受到影响，有时甚至会达到不可挽救的地步。痛风患者如果经常注意自己的健康状况，也能健康长寿。

痛风患者每天一定要按时按量服用药物，定期到医院接受检查，这才是治疗痛风的正确方法。

第三节 痛风还可并发哪些病症

Tongfeng Haike Bingfa Naxie Bingzheng

过去，只要一提到痛风，就会联想到可怕的尿毒症。但是自从1951年一种叫尿酸排泄促进剂的药用于治疗痛风以后，痛风并发尿毒症的病例就大大减少了。与痛风并发的病则是多与尿酸无直接关系的肥胖症、高脂血症、糖尿病、缺血性心脏疾病、高血压等。以下将对各种病症进行详细论述。

1 肥胖症

与痛风并发的病症当中，高脂血症、糖尿病也和痛风一样，是体内新陈代谢发生异常而引起的，不少人同时患有以上两种或三种病，而且他们当中有许多人都患有肥胖症。

肥胖，可以说是痛风、高脂血症、糖尿病的"序幕"。

标准体重的计算方法有很多种，其中适用于东方人的是布罗卡法，即（身高－100）×0.9=体重（千克）。用这种方法计算出来的体重为标准体重，如果实际体重超过标准体重20%以上时，就称为肥胖。痛风患者的体重虽然超出标准体重很多，但从外观上来看，还是给人一种肌肉结实的感觉。尿酸的新陈代谢与肥胖之间的关系尚不清楚。在同样肥胖的状况下，肌肉越结实，尿酸值也就越高。

所以，仅仅以身高和体重计算出来的肥胖指标，不一定适合每一个人。相反，更迫切需要了解的是脂肪组织的增加量或脂肪和肌肉的比例，因此，人们开始利用电脑断层摄影（CT）测定脂肪量或脂肪和肌肉的比例，再根据这些数值分析脂肪量或肌肉量与新陈代谢之间的关系。

肥胖与痛风两者之间有一点不能忽视的就是，减肥速度过快，容易引起尿酸急剧增加，导致痛风的发作。

这是因为当减肥过度时，体内脂肪的新陈代谢加快，它阻止了尿酸的正常排泄，使体内的尿酸增加。

总之，不论是痛风或者高尿酸血症患者，如果你是一位比较肥胖的人，那么千万不要急于减肥，要保持均衡的饮食，减肥以每月3000千克以下为宜。

2 高血压

痛风患者的体形大多较为肥胖，体内蓄积过多的脂肪容易使动脉硬化而引起高血压；且由于痛风患者日常饮食偏向于摄取高脂、高热量食物，因此体内的中性脂肪含量相当高，胆固醇值通常超过正常标准，因此痛风患者也是高血压病的多发群体之一。

高血压病并发痛风可以应用缬沙坦治疗，缬沙坦是能够在降低血压的同时降低血尿酸水平的血管紧张素Ⅱ受体拮抗剂。其降压作用平稳、持久，对心率、血糖、血脂无明显影响，对心脏、血管、脑、肾脏亦有保护作用。其作用机理是通过促进尿酸的排出，使血尿酸水平下降。高血压患者不宜使用抑制尿酸排泄的抗高血压药物，如噻嗪类利尿剂及含噻嗪类利尿剂的复方制剂，以及水杨酸类药物如阿司匹林等。

3 糖尿病

痛风患者发生糖尿病的概率比一般正常人高2~3倍。痛风和糖尿病均为代谢性疾病，其发生都与体内糖、脂肪、蛋白质等的代谢紊乱有关。痛风患者易患糖尿病的原因还与遗传缺陷、肥胖、营养过剩及缺乏运动等有直接的关系。此外，尚有报道，血尿酸升高可能与直接损害胰岛细胞，影响胰岛素分泌而导致糖尿病有关。

糖尿病是由于体内缺乏胰岛素而不能有效地处理糖，使糖直接排到尿液里的一种疾病。如果置之不理，就会给神经或视网膜、肾脏等器官带来损害。

糖尿病有胰岛素依赖型和非胰岛素依赖型，其中与痛风相关的是非胰岛素依赖型。这种类型的糖尿病，虽然有其遗传因素，但同时也受过饱、运动量不足等后天因素的影响。

肥胖会引起细胞的肥大，使其对胰岛素的感受能力降低，因此，这种人的胰岛带通滤波器比普通人分泌得多。如果长期处于这种胰岛素的过剩分泌状态，那么胰岛分泌细胞就会疲软，进而不能分泌处理糖分所必需的胰岛素，使得尿液中出现糖分。然而，这种情况，只要控制好体重，还是可以治疗好的。

4 缺血性心脏病

缺血性心脏疾病又称冠状动脉粥样硬化性心脏病，简称冠心病，主要包括心绞痛和心肌梗死，是供给心脏肌肉氧气和营养物质的冠状动脉出现动脉硬化，使血液不顺畅而引起的心肌工作不良或部分心肌坏死的疾病。

如果是心绞痛，就会觉得胸部似乎被勒紧了，呼吸特别困难；如果是心肌梗死，就会觉得胸部有十分强烈的疼痛，有时甚至有一种死亡的感觉。特别是患了心肌梗死之后，不少人死于发作后的24小时以内。

动脉硬化随着年龄的增加有一定程度的差别，但是谁都有可能患此病。而且，这种缺血性心脏疾病在前期没有什么症状，只是悄悄地发展，等到发现的时候已经晚了。

但是，动脉硬化的发展速度由于各

种条件有所不同。根据最近的统计资料说明，痛风患者中死于缺血性心脏疾病的人数是因其他原因死亡人数的两倍以上。又根据美国的调查表明，高尿酸血症患者的缺血性心脏疾病的发病率，是正常人的2倍。甚至，近期的研究表明，尿酸本身会直接促进动脉硬化。

痛风患者合并冠心病的发病率是非痛风患者的两倍。痛风患者易合并冠心病的原因是尿酸直接沉积于动脉血管壁，损伤动脉内膜，刺激血管内皮细胞增生，诱发血脂在动脉管壁沉积而引起动脉硬化。所以，高尿酸血症应被视为容易导致动脉硬化及冠心病的危险因素之一。

痛风患者的心脏血管容易发生动脉硬化，导致血液无法充分送达心脏，血液循环机能不良，引起心绞痛、心肌梗死等心脏病的概率就特别高，尤其是原本就患有高脂血症的痛风患者更是容易发生各种心脏疾病。

除此之外，A型性格的人也被认为是容易患缺血性心脏疾病的人，这是从心理要素方面分析的结果。所谓A型性格的人就是性急、好斗、活跃的人，在痛风患者中这类性格的人很多。

总之，有很多因素影响动脉硬化，它们互相发生复杂的作用，促使血管发生病变。

5 高脂血症

高脂血症也和肥胖症一样，是容易与痛风并发的由新陈代谢异常引起的一种疾病。患有高脂血症的病人，较常出现血液中的脂肪或是胆固醇、中性脂肪异常增多的现象。

因为胆固醇或中性脂肪质不溶于水，所以它们与蛋白质结合，在血液中以一种叫脂蛋白的粒子形态存在。这种粒子根据大小和比重分为包括微乳糜在内的超低比重脂蛋白、低比重脂蛋白和高比重脂蛋白等。微乳糜和超低比重脂蛋白是含有大量中性脂肪的粒子；低比重脂蛋白是含有大量胆固醇的粒子；高比重脂蛋白则是含有大量磷脂质的粒子。

高脂血症根据这些粒子的增加情况，可分为6个类型。其中最常见的是中性脂肪增加的类型，如果检查此类型的脂蛋白，那么会发现超低比重脂蛋白增加了。超低比重脂蛋白的合成速度在酒精的作用下会加快，之所以要避免过量饮酒，原因也就在这里。但是，在不喝酒的人当中也有不少此类型的病例发生，因此，遗传也是一个重要的因素。

当人们患了痛风以后，高比重的脂蛋白胆固醇会减少，容易引起动脉硬化。这样一来，痛风和高脂血症患者就容易引起心肌梗死、心绞痛等缺血性心脏疾病。

经研究发现，酒精有增加胆固醇的作用。痛风患者当中，很多人都嗜酒，他们之间到底有什么关系呢？答案在于饮酒导致人体很难吸收高热量食物，中性脂肪比较多（所占比重大）的人，只要控制其酒量或糖质食品，血液中的中性脂肪会减少很多，同时又可以促进脂肪蛋白的新陈代谢。

6 动脉硬化

肥胖、高脂血症、高血压病和糖尿病本身就与动脉硬化的发生有密切关系。据资料统计，因动脉硬化而发生急性脑血管病的患者中，100例中就有42例患有高尿酸血症，说明动脉硬化与痛风之间有很大的联系。

综上所述，痛风患者容易并发肥胖症、糖尿病、高脂血症、高血压病、冠心病，而这些病又进一步促使动脉硬化的发展。

7 类风湿性关节炎

痛风与类风湿性关节炎完全可以并发。在我国医学文献上，已有多例报告，但总的来说，这种合并存在的情况还是比较少的。根据资料统计，148例痛风病人，合并类风湿性关节炎者8例，发生率大约为5%。这8例中有3例是女性。当这两种性质不同的关节炎合并存在时，临床的表现变得复杂而不典型，有的先患类风湿性关节炎，后又患痛风性关节炎；有的则先患痛风性关节炎，而后又发现患了类风湿性关节炎；有的则病史不明确，不知道哪一种关节炎在先，在就诊时发现两种关节炎同时存在。对于患痛风性关节炎的病人来说，如果除了典型的关节炎发作外，尚有以下症状存在：多发性的小关节炎，尤其是双手指及指掌关节炎发作；指关节呈梭形肿胀，有僵硬感；用秋水仙碱及降血尿酸药物可使血尿酸降至正常，但关节炎疼痛改善不明显时，应怀疑是否合并有类风湿性关节炎存在。女性病人尤应注意这个可能性。此时应去医院做有关类风湿性关节炎方面检查，以早日诊断治疗。另一方面，如果类风湿性关节炎病人用抗类风湿药物治疗无明显效果，关节炎波及到脚趾关节，尤其是关节周围出现结节（特别是耳廓部位）时，则应考虑是否合并痛风，应及时测定尿酸，并对结节进行穿刺治疗。如血尿酸值明显升高，结节穿刺发现白色的尿酸结晶，则合并痛风性关节炎的诊断确定无疑。

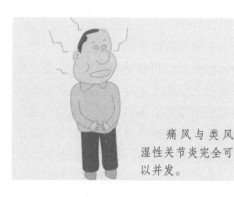

痛风与类风湿性关节炎完全可以并发。

500

8 肝脏疾病

大量的研究资料显示，痛风患者容易合并肝肿大或肝功能异常。据报道，痛风病人合并肝肿大或肝功能异常，其发生率分别为32%～58%。国外许多痛风病人的肝穿刺病理检查报告显示,病理改变中,脂肪肝占90%,间质炎症占64%,主要表现为肝细胞混浊、水肿、中心小叶脂肪浸润、沉积,周围毛细血管有胶原变化。目前,痛风病人合并肝肿大或肝功能异常的原因尚不明确,多数专家认为与代谢的紊乱有关,也有学者认为,是由于如别嘌呤醇等治疗痛风的药物长期使用所造成的不良反应。

9 腹泻

据统计,5%~20%的慢性痛风病人常出现腹泻。可能原因包括代谢紊乱后胰脏分泌消化酶减少、过量服用含镁的抗酸剂、上消化道内细菌过多(正常情况下是没有的)等,但确切原因还不清楚。也有人认为,痛风性腹泻是由于调控肠道蠕动的神经受到损害引起的,所以要治疗腹泻,最好还是请医生根据不同的情况采取不同的措施。比如,若腹泻是由于消化酶过少引起的,只需在吃饭的时候服用酶片就能解决问题。如果腹泻的原因不明,仍然可以采用一些办法,像增加大便硬度和减少肠道蠕动等。总之,无论导致腹泻的原因是什么,都应该认真对待这一问题,也值得花一点时间去做一下检查,因为治愈腹泻还是比较容易的。

10 全身性骨质疏松、骨折

痛风时的高尿酸血症,主要对关节局部的骨质和关节附属组织造成损害,即痛风性关节炎,一般不引起全身性骨质疏松,也不会直接引起骨折。

痛风病人发生骨质疏松,主要见于下列几种情况:①年龄较大的痛风病人,尤其是60岁以上者,发生了老年性骨质疏松。②痛风造成了肾脏损害,即尿酸性肾病,使肾功能受损,肾脏合成维生素D的能力下降,因而影响了肠道对钙的吸收,导致血钙下降。为了维持血钙的正常,骨中的钙释放入血中,于是造成骨脱钙和骨质疏松,临床上称之为肾性骨病。③痛风病人如果关节炎已导致关节畸形和活动障碍,经常卧床不起,则可由于活动减少而造成废用性骨质疏松。这种情况造成的骨质疏松,一旦恢复正常体力劳动,就可逐渐复原,而前面两种情况造成的骨质疏松较难复原。

无论哪种原因造成的骨质疏松,都容易引起骨折。因此,对有骨质疏松的痛风病人,尤其是年龄较大者,应注意自我保护,尽量避免跌跤、碰撞及挤压有病的骨骼,并及时采取有效的治疗措施,包括体疗与药物治疗,尽可能使骨质疏松状态得到恢复与改善。

另一种情况是患病关节部位的骨骼可以发生骨质疏松,临床上称为局限性骨质疏松,以便与全身性骨质疏松区别。这种局限性骨质疏松是由于患病关节活动受限及炎性反应引起局部骨骼血液循环不良及营养障碍而产生的，经过治疗后可完全恢复。

由于痛风病人常同时并发其他代谢紊乱性疾病，如糖尿病、高脂血症以及高血压病、动脉硬化等，所以对于痛风病人来说，均有必要做下列检查：

血脂检查：包括血胆固醇、甘油三酯，高、低密度脂蛋白（HDL、LDL）及极低密度脂蛋白（VLDL）等，有条件者尚可做载脂蛋白测定。

血糖：应做空腹血糖及餐后两小时血糖测定，必要时要进行葡萄糖耐量试验，以便尽早发现葡萄糖代谢紊乱和隐性糖尿病。

肝肾功能检查：以确定有无痛风性肾病及肝脏病变。

心血管及脑血管功能检查：可做心电图、超声心电图、心功能测定、脑血流图等常规检查，必要时行头颅CT或冠状动脉造影术以观察有无冠心病、脑动脉硬化等病变。此外，眼底检查观察有无眼底视网膜动脉硬化，亦可作为发现动脉硬化的简便方法之一。

关节X射线摄片：对有痛风性关节炎的病人，应做关节X射线摄片，以了解关节病变的程度，并为痛风的诊断提供间接依据。做骨密度检测可了解是否存在骨质疏松。

泌尿系统X线造影检查：可早期发现肾、输尿管以及膀胱结石，并可观察双肾功能状态及肾盂、输尿管外形，以确定有无肾积水、梗阻等。由于尿酸结石可被X射线透过，故大多数痛风病人仅仅只做腹部X线平片检查是不能发现结石的，还必须做静脉肾脏检查。如果普通腹部X射线平片已能发现结石，则表明痛风结石除含有尿酸盐外，还混有磷酸钙或者草酸钙之类的物质，是混合性结石。

穿刺检查或活检：痛风病人如果在手、足、耳廓及关节周围或身体其他部位出现皮下结石时，均应做常规穿刺检查或活检，以发现其中是否含有尿酸盐结晶，这对确定诊断十分有价值。此外，B超及CT检查，对泌尿结石的诊断也有价值，如果病人不能忍受静脉肾脏造影检查，则可选择B超或者CT检查。

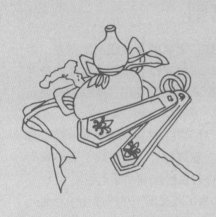

第二章

痛风的家庭护理与调养

503

痛风具有遗传倾向，因此对于有痛风家族史的人，应注意有患痛风的可能。但一些后天的因素，对痛风的发作也有影响。比方说，肥胖者比瘦者易患痛风；营养过剩的人比营养一般的人易患痛风；年纪大的人比年轻的人易患痛风；男人比女人易患痛风；嗜食肉的人比食素的人易患痛风等。痛风病在很多情况下是由于不健康的饮食生活习惯造成的，因此家庭的护理与调养很重要。只要科学地调整饮食结构，改善生活方式，痛风是可以得到控制的。

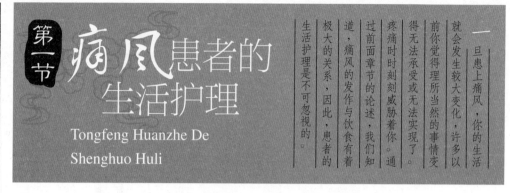

第一节 痛风患者的生活护理

Tongfeng Huanzhe De
Shenghuo Huli

一旦患上痛风，你的生活就会发生较大变化，许多以前你觉得理所当然的事情变得无法承受或无法实现了。通过前面章节的论述，我们知道，痛风的发作与饮食有着极大的关系，因此，患者的生活护理是不可忽视的。

1 痛风患者日常保养14项原则

高尿酸血症和痛风的发病与高脂血症、高血压、心脑血管病及糖尿病等有密切关系，而这些疾病的产生均与环境因素、生活习惯有密切关系。由于原发性痛风目前无根治方法，因此加强预防十分重要，首先应该养成良好的生活习惯。

① 生活有规律，按时作息，注意劳逸结合。避免彻夜伏案工作，通宵达旦地玩牌、看电视或电影等。每天除保证7～8小时睡眠时间外，最好能午睡。定期去郊外散步，防止疲劳，这些对痛风病人是十分重要的。

② 清心寡欲，性情要平和，心情要愉悦、舒畅。

③ 除了急性发病时需卧床休息，并将两脚垫高外，症状消失后应坚持适量体育运动，有利于促进血液循环和新陈代谢，预防痛风发作。

常年坚持有规律的体育锻炼，以散步、打网球、健身等耗氧量大的有氧运动为佳，但运动量要适当。需要提醒的是由于人在进行快跑、踢足球、打篮球、登山、滑冰、游泳等剧烈运动时组织耗

氧量增加，无氧酵解乳酸产生增多，而乳酸可抑制肾脏排泄尿酸，使血尿酸升高，诱使痛风急性发作，所以应避免无氧运动。

④ 对于有痛风家族史及肥胖症、高脂血症、糖尿病、高血压病、冠心病的患者，特别要积极预防痛风发生。

⑤ 为了减肥而采用饥饿疗法对痛风患者不利，有时可诱发痛风发作，这是因为饥饿时以脂肪作为能源，脂肪分解增加使血酮体增高影响肾脏尿酸排泄而致高尿酸血症。所以要避免饥饿疗法，减肥以每月1～2千克为宜。

⑥ 每日做到三餐进食，睡前不吃东西，吃饭不要过快，每次就餐时间要适当地延长。在外就餐时最好分餐，避免暴饮暴食。

⑦ 定期测定尿酸。痛风（包括高尿酸血症）病人坚持每个月（或遵医嘱）测一次尿酸，以指导用药。

⑧ 坚持服药。在医生的指导下用药。

⑨ 科学安排饮食。牛奶和蛋两种食物不受限制，其他食物应适当限制。

⑩ 饮食宜清淡。食盐不宜过多，肾功能受损时应以少盐饮食为主，避免辛辣等刺激性食物。

⑪ 多饮水。每天坚持喝1500～2000毫升水。

⑫ 禁止酗酒、吸烟。酗酒常常是痛风急性发作诱因之一。烟对痛风病人也不利，应该戒除。

⑬ 注意保暖和自我按摩。时刻注意脚、腿、背、头的保暖，千万不可着凉。早晨起床后和临睡前，学会自我按摩，大小腿、膝、踝、拇指关节和两个穴位（劳宫穴和涌泉穴）各按摩100次，同时用热水泡脚。

⑭ 妥善处理诱发因素。禁用或少用影响尿酸排泄的药物，如青霉素、四环素、大剂量噻嗪类及氨苯喋啶等利尿剂、维生素B、胰岛素及小剂量的阿司匹林等。

2 老年痛风患者应注意什么

由于痛风是一种终生性疾病，一般老年患者缺乏疾病相关知识，因此应对其进行有计划的健康教育，正确指导患者在各个阶段存在的健康问题。

〖 急性期的健康指导 〗

老年患者由于受病痛折磨，关节肿痛，活动受限及行动不便，表现出烦躁、忧郁、失眠，甚至恐惧，在此期间应做好心理疏导，讲解痛风的病因，帮助患者保持良好的心态，使其积极配合治疗及护理。要调整饮食结构，减少不合理饮食在痛风复发中的不良影响。急性期患者蛋白质摄入量限制在60～70克，糖类与总热能的比例不超过50％～60％，限制脂肪摄入，禁食高嘌呤食物。指导患者卧床休息，抬高患肢，避免受累关节负重。同时，鼓励病人多饮水，促使尿酸排泄，防止结石形成。

〖 间歇期及慢性期的健康指导 〗

老年患者间歇期及慢性期药物治疗的目的，是维持血尿酸在正常范围内，预防痛风急性发作及并发症的发生。关节疼痛缓解后给予理疗，以改善关节血液循环，促进功能恢复。在进行治疗和护理的同时，对患者进行健康教育，解答患者的提问，指导患者规范用药，提醒患者注意药物的不良反应，如腹痛、腹泻、皮疹等。让患者适当进行功能锻炼，每晚睡前用热水泡手脚，以促进血液循环，教给老年患者防治疾病的知识及技巧。医护人员应对老年患者进行针对性的心理指导，关心并安慰他们，耐心解释病情，使他们以积极正确的态度对待自身疾病，安心配合治疗，避免因紧张导致的病情恶化。痛风性关节炎急性发作时关节疼痛难忍，情绪异常紧张，护理人员可采用中药外敷，用灯照射关节局部，以减轻疼痛。由于老年人骨质疏松，加上患痛风性关节炎，因而时有关节疼痛，行走不便，易摔跤骨折，因此行走时要注意安全。平时老年人要注意保暖，保证有足够的睡眠时间，要起居有常，劳逸结合。中医认为，劳则气耗，气耗则抗病能力、机体的修复能力降低，易发生病变，若外受风寒则极易损伤阳气，故节劳、保暖甚为重要。

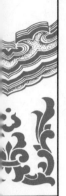

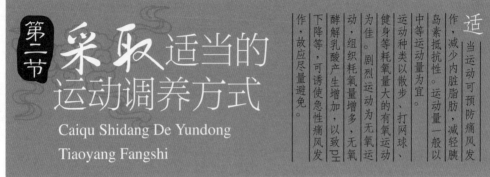

适

当运动可预防痛风发作，减少内脏脂肪，减轻胰岛素抵抗性。运动量一般以中等运动量为宜。运动种类以散步、打网球、健身等耗氧量大的有氧运动为佳。剧烈运动为无氧运动，组织耗氧量增多，无氧酵解乳酸产生增加，以致呈下降等，可诱使急性痛风发作，故应尽量避免。

第二节 采取适当的运动调养方式

Caiqu Shidang De Yundong Tiaoyang Fangshi

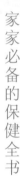

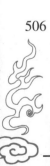

1 痛风患者进行适当体育锻炼的意义

体重增加和体力活动减少常是痛风和2型糖尿病发生的重要诱因，也是产生高脂血症及冠心病等的病因。所以肥胖病人，更需要增加体育锻炼，以减轻体重。长期有规律的体育锻炼有以下作用：

〖增加热能消耗，减少脂肪，减轻体重〗

身体运动时肌肉活动量加大，这样就可以消耗摄入的过多热能。一般情况下，即使是轻微的体力劳动也能使机体多消耗10%～20%的热能。运动还能调整大脑皮质活动状态，恢复神经内分泌系统对新陈代谢的正常调节，促进脂肪分解，减轻肥胖。

〖增强胰岛素敏感性，减轻胰岛素抵抗性〗

近来的研究发现，2型糖尿病、糖耐量减低、冠心病、高脂血症、高血压、肥胖、高尿酸血症等，均存在着共同的发病机制——胰岛素抵抗，并把上述疾病群称为胰岛素抵抗综合征。长期适量运动可增加细胞对胰岛素的敏感性，增强脂肪细胞中酶的活性，消耗过剩的脂肪组织，具有减肥的作用，从而使细胞膜上的胰岛素受体敏感性增高，达到降糖、降脂作用。

〖通过影响食欲减少食物的摄入量〗

体育锻炼可使5-羟色胺的水平升高，从而抑制食欲，减少热能的摄入。锻炼还可以增强胃肠蠕动，减少腹胀、便秘等常见的消化道症状。

〖降低血脂〗

体育锻炼可降低血中极低密度脂蛋白（VLDL）、低密度脂蛋白（LDL）、胆固醇、甘油三酯、胰岛素和血尿酸水平，有利于防止心血管并发症发生。

〖精神效能〗

运动使人感到精神爽快，能够消除各种精神紧张，起到镇静作用，减轻病人在限制饮食过程中的精神紧张。运动还可以改善血液循环系统的功能，降低血压，增强心肺功能，特别是长期定量定时地运动，可提高患者的工作能力，增强他们生活的信心，让病人养成良好的生活习惯。

痛风患者完全可以适当运动。痛风

患者大多数有肥胖、超重、高血压症、高脂血症和动脉硬化，许多患者年龄已在50岁以上，心血管功能不是十分健全，故应该进行适当的体育运动，以增强体质，改善心血管功能。体育运动还有利于维持理想的体重，防止肥胖。所以，应把体育锻炼作为治疗痛风有益的辅助措施。

体育运动分无氧运动与有氧运动。有氧运动是通过运动中的呼吸，有效地吸入氧气，并产生热能的运动。有氧运动的特点是持续时间长，能增强耐力，消耗多余的脂肪，不易疲劳。适当的体育运动对痛风患者是有益的，它可预防痛风发作，减少内脏脂肪，减轻胰岛素抵抗性。采用最大氧摄取量50%～60%的中等运动量，也就是说50岁左右的患者，以心率能达到110～120次／分钟，少量出汗为宜。每日早晚各运动30分钟，每周3～5次。运动的种类以散步、游泳、打网球、健身运动等耗氧量大的有氧运动为佳。如果选择散步应注意一天以10000步为目标进行；稍微快步则以1分钟100步左右为宜。剧烈运动使有氧运动转为无氧运动，肌肉中三磷酸腺苷（ATP）分解向血液里大量释放肌苷（次黄嘌呤核苷）、次黄嘌呤，使血尿酸、血乳酸增高而抑制肾脏对尿酸的排泄。无氧运动不能长时间持续进行，它不能消耗大量热能，消耗的主要是糖类，几乎不动用脂肪，因此痛风患者要尽量避免无氧运动。

2 适合痛风患者的六种散步方法

〖普通散步法〗

这种散步方法一般以每分钟60～90步的速度行进，每次走30～60分钟。开始锻炼时，可以每天走或隔天走，每次走15分钟，等身体适应后，再逐步增加。经常做的锻炼活动，每次最好不要少于半小时，否则会影响锻炼效果。

〖快速步行法〗

这种步行法可增强心脏功能和减轻体重，适宜肥胖的中老年人锻炼。要求每小时步行5000～7000米。快速散步可以防止大脑老化，扩大肺活量，增加心脏工作量，促进血液循环。练习快速步行，必须循序渐进，逐步增加运动量。开始锻炼时，持续时间以半小时为宜，走2.5千米，身体适应后可有计划地增加运动时间和步行速度。但必须注意运动时的心率，应控制在每分钟120次以下，有心血管疾病的患者尤其要严格掌握好这一点。快速散步者衣着宜轻、软，冷热适宜；鞋袜舒适合脚，以软底为好；应检查身体，尤其是血压、心电图；自我监测，利于发现问题，量力而行，不可勉强；饭后，不宜立即快速散步，待半小时到1小时后再进行。

〖定量步行法〗

这种步行法又叫医疗散步，是针对中老年人出现发胖和高血压等心血管疾病而制定的运动处方。这个为期3个月的运动处方，是以每次消耗1225.2～2093.5千焦耳（300～500千卡）的热量为标准进行安排的运动。强度以脉搏为

507

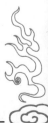

人人必知的健康常识

十大病症居家疗法全书

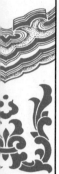

尺度，40岁者每分钟120次，60岁者每分钟110次。实行时可按本人的条件作适当调整。具体定量方法是：40岁以下的人，开始时以1分30秒走100步为尺度进行练习，每隔3日，一次增加50步，到第18次时，要求在10分钟内走1000步，到第23次时，要求在12分钟内走1250步，到第30次时，要求18分钟内走1950步。据测定，坚持这种步行锻炼，可减少腹壁脂肪，降低血压。

〖摆臂散步法〗

这种散步法，适宜有呼吸系统慢性病的患者锻炼。步行时两臂用力前后摆动，自然呼吸，锻炼时间及运动量可根据个人具体情况掌握。坚持锻炼可增进肩带和胸廓的功能，促进血液循环，改善病情。

〖摸腹散步法〗

这种散步法，是防治消化不良和胃肠道慢性疾病的保健法，散步时用两手不断按摩腹部。

〖负重散步法〗

腰部负重，采用装满沙子的腰带腕、踝处也可用圈带负重。该法能训练耐力，增强背肌和腹肌力量，也可增强下肢肌力。建议痛风患者关节病变不严重者采取此法。

3 适合痛风患者的关节操

指关节操：握拳与手指平伸交替运动，握拳时可紧握铅笔或粗一点的棍棒，手指平伸时可将两手用力合掌。

腕关节操：两手合掌，反复交替用力向一侧屈曲，亦可紧握哑铃做手腕屈伸运动。

肘关节操：手掌向上，两臂向前平举，迅速握拳及屈曲肘部，努力使拳抵住肩。再迅速伸掌和伸肘，反复进行多次，然后两臂向两侧平举，握拳和屈肘运动如前。

肩关节操：一臂由前方从颈伸向背部，手指触背。同时，另一臂从侧方（腋下）伸向背部，手指触背，尽量使双手手指在背部接触，每天反复多次。

踝关节操：坐位，踝关节分别做屈伸及两侧旋转运动。

膝关节操：下蹲运动与向前抬腿运动，每回重复活动10～15次，每次2～3回。

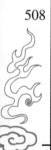

第三章

痛风患者的饮食保健

通过前面的论述，我们知道诱发痛风发作的主要原因是由于饮食方式不当。那么应该如何安排日常生活饮食呢？不同病情，不同的病发患者又有哪些不一样的饮食规定呢？在本章中你会找到相关的答案。

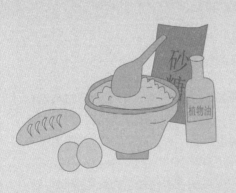

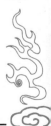

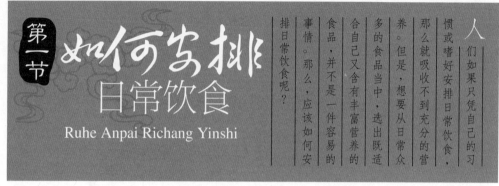

人们如果只凭自己的习惯或嗜好安排日常饮食，那么就要吸收不到充分的营养。但是，想要从日常众多的食品当中，选出既适合自己又含有丰富营养的食品，并不是一件容易的事情。那么，应该如何安排日常饮食呢？

1 认真分析三类食物结构

在开始进行饮食治疗之前，有必要了解食物结构表。这个结构表根据食物的营养成分，把食物分为三个类型，根据此表就可以知道这三类食品每天各吃多少克为最佳。人们完全没有必要进行重复的热量计算，只凭此表就可以选择食物及其分量，可以说是非常方便的。

对于痛风患者的饮食治疗，根据其症状或综合征（并发症）设有不同目的的食物结构，其具体事宜在以后的内容中做详细说明。

首先介绍三类食物结构中含有哪些食物。这三类食物如下：

第一类：蛋、乳及乳制品、肉类、鱼类、豆制品

第二类：黄绿色蔬菜、其他蔬菜、水果、薯类

第三类：谷物、砂糖类、植物油

这三类食物中，第一、二类食物含有为提供机体结构和功能所必需的蛋白质、维生素、矿物质

成分；第三类食物则包含驱动身体和保持体温所必需的各种营养成分。

2 科学的食物选择方法

现在以痛风间歇期的饮食结构来说明三类食物各自的生理功用，及患者在选择这些食物时，应该注意哪些方面的问题。

〖第一类〗

蛋是一类含有丰富的维生素（除维生素C以外）和蛋白质的食品，可以使用多种食用方法，每天吃1个，即可满足身

体所需。通常来说，中等大小的鸡蛋相当于50克牛奶或50克乳制品，它含有优质的蛋白质、钙、维生素A、维生素B_2等多种营养素。

痛风病患者比较适合饮用脱脂牛奶。因为脱脂奶粉不但所含的脂肪成分少，而且含有丰富的维生素、蛋白质和钙，所以脱脂奶粉特别适合于减肥的人食用。

5大匙脱脂奶粉和200毫升牛奶所产生的能量是相同的。若是不习惯喝牛奶的人可用饼干等点心蘸着吃，也可以放在肉汤里喝，这样便可以消除心理上对牛奶的排斥情绪。

肉和鱼也是非常重要的营养源，在午餐和晚餐的主要食谱中是不可缺少的。但是肉类脂肪中包含有能够增加体内胆固醇的饱和脂肪酸，因此，尽量吃一些瘦肉比较好;其他如五花肉或绞肉，只含有较少的维生素和蛋白质，应少吃;鱼也一样，吃一些脂肪较少的鱼比较好，加工鱼肉食品时，要选择那些含脂肪少的原材料来制作。

豆制品特别是大豆的加工食品中含有优质的蛋白质，同时还含有丰富的能预防动脉硬化的不饱和脂肪酸，所以最好每天都吃一点，当然能变换着样式来吃就更好了。用红豆、四季豆、花扁豆等做豆制品时，要尽量控制砂糖的分量，因为糖分会使促进动脉硬化的中性脂肪增加。

〖第二类〗

第二类食物主要含有丰富的维生素和矿物质。

黄绿色蔬菜一般含有较多的能在人体内被转化为维生素A而产生作用的胡萝卜素，如果这些蔬菜炒着吃其营养会更容易被吸收。像菠菜、油菜、胡萝卜、南瓜之类的蔬菜，最好用油炒之后，再蘸一些调味料吃。

其他如卷心菜、洋葱、白菜、芹菜、茄子、豆芽等蔬菜，含有较多维生素C和纤维素，可以用炒、煮、油炸等方法换着样式吃。总之，这些绿色蔬菜平时应

该多吃点。如果用它们做腌菜，则不要放太多的盐，味道要清淡些。

水果含有丰富的果胶、维生素C、有机酸等。如果在饭后吃一些或作为零食每天吃1~2次，会对人体很有好处。通常情况下，维生素C在遇热的条件下会被破坏，因此，生吃水果最有利于维生素C的吸收。一般而言，2~3个橘子或10颗左右的草莓和1个苹果所含的热量是差不多的。这几年，由于温室栽培技术的进一步完善，很多蔬菜和水果一年四季都可以吃到，所以痛风患者长年都可以吃到多种新鲜的水果和蔬菜。

从营养价值来看，应以新鲜、成熟的应时蔬菜和水果为佳。而水果罐头因含有很多糖分且缺乏维生素C，所以不提倡经常吃。

薯类的主要成分虽然是淀粉，其热量较高，但因其含有维生素B_1和维生素C，仍是不可缺少的食物。马铃薯可用油或牛奶制作各种不同的食物。如果是西餐，可炖来吃，也可以做成马铃薯泥或乳脂状物（包含有牛奶）来吃。这种用马铃薯做出来的食物，很适合与面包一同食用，而且不用太多的盐就可以让味道变得很香。

〖第三类〗

第三类食物能提供人体活动所需能量。

米饭、面包、面食谷物是主食类食品，它们的主要成分是碳水化合物，肥胖的人都是因为吃多了以上食物才胖起来的。因此，正在减肥的人要限制主食即谷物的吸收。例如，可以把米和菜、肉等一起煮，使得食物体积增加，这也

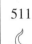

是减少饭量的一个办法。

这里以间歇期的食物结构表为例，它规定每天吃的饭量是600克，也就是相当于5个中等大小的茶碗分盛的饭，这也是较理想的分量。

吃面类的时候，最好不要加太多的调味料，应吃清淡一些，多准备些配菜，以提高营养价值。速食面因为含有高热量，且各种营养的含量也不均衡，所以经常吃速食面是不好的，应当加以控制。

砂糖（白糖）的食用要控制在20克以下。当然，肥胖的人更要控制糖分的吸收。特别是喜欢吃甜食的人，注意不要吃得太多。这里指的20克，并不是每天都必须摄取的，因此没必要天天都吃20克砂糖或其他能提供相应糖分的食品。

油脂，要尽量摄取植物油。西餐食品偏向于使用奶油，而我们也可以用植物性的人造奶油或蔬菜油来代替奶油。特别是身体发胖的人，要注意油的使用量。例如，把炒菜锅换成较小的，就可以减少用油量。

由于过度担心肥胖而时时限制饮食对患者是不利的。应当轻松进食适量的谷物，再搭配其他，如牛奶、蛋、豆腐、鱼和蔬菜，这是最保险的做法。

3 如何科学安排痛风患者的饮食

〖不要顾忌得太多〗

只要一提起饮食治疗，人们就会过分注意饮食结构，担心可能会造成偏食。实际上食品本身无害处，只要考虑到量和质的平衡，那么日常饮食就不会太单调了。

〖注意平衡〗

所谓饮食平衡是指每顿或每天都必须吃谷物、肉类或鱼类、植物性的大豆制品（肉类与植物性食品的比例最好为1：2）、蔬菜类，还有油（尽量取用植物性油）。每顿饭，应养成先吃菜的习惯，及时补充不足的营养成分。

〖控制热量〗

对于痛风患者来说，要保持或达到理想体重，最好能使自己的体重低于理想体重10%～15%。要做到这一点，关键是控制每日进食的总热量，饮食总量要比正常饮食低10%左右，不可过多吃零食，也不可每餐吃得过多、过饱。

因为肥胖很容易导致其他的综合征。因此，要避免吸收过多的热量。像糖分较多的食品（饼干、果汁、砂糖等），脂肪较多的食品（肥牛肉等）和大米饭之类，不宜过量进食。

〖低蛋白饮食〗

应给予痛风患者每千克体重0.4～0.5克的蛋白质，每日蛋白质总量应控制在40克左右，适当限制鱼类、豆类食物的摄入量。每日1杯牛奶加2个鸡蛋或瘦猪肉100克，即可满足其机体对蛋白质的需要，不可过多。

〖限制脂肪摄入量〗

脂肪是导致人体发胖的主要原因之一，因此，痛风患者每日的脂肪摄入总量应在50克左右为最佳，注意要以植物油为主，少吃动物性脂肪。

〖以含高碳水化合物的食物为主〗

米、面、谷类食物的主要成分均是碳水化合物，所以，痛风患者的平日饮食中应以这些食物为主，以保证热量供应。

〖保持充足的维生素B和维生素C〗

维生素B和维生素C富含于水果和蔬菜中，每日于饭后吃些柑橘、苹果，以及在膳食中多吃些绿叶蔬菜，可使人体摄取足够的维生素B和维生素C。

〖按时按量吃〗

实际生活中很多人做不到每天三餐按时按量吃。但即使是少量，只要有规律地安排次数、时间和数量就可以了。最好避免在深夜里用餐。因为夜里人体内促使吸收热量转变为脂肪的激素的作用较大，有可能导致肥胖。

〖多饮水，少喝汤〗

痛风患者要多喝白开水，少喝肉汤、鱼汤、鸡汤、火锅汤、咖啡、浓茶、啤酒等。多饮水也是一种治疗手段，它可以稀释尿酸，加速排泄，使尿酸水平下降。饮水要饮白开水，因白开水的渗透压最有利于溶解体内各种有害物质。各种肉汤、鱼汤、鸡汤、火锅汤，虽然也是液体，但因汤中含有大量嘌呤成分，饮后不但不能稀释尿酸，反而因肉食中嘌呤含量高，导致尿酸增高，有如火上浇油。痛风患者可以吃煮过的肉而不喝汤，因汤中可能已经溶入了50％的嘌呤。痛风病人不宜饮刺激性饮品，如咖啡、浓茶属刺激性饮品，喝多了只会加重神经系统负担，促使病情恶化。啤酒中含有丰富的嘌呤成分，因此不能多喝。

〖多吃碱性食物，少吃酸性食物〗

痛风患者本身有嘌呤代谢紊乱，尿酸异常，如果过多吃酸性食品，会加重病情，不利于患者康复。而多吃碱性食物，能帮助补充钾、钠、氯离子，维持酸碱平衡。酸性食物不光是指代谢最终产物为酸性的食物，口感上是酸味的也包括在内，因痛风与一般病不同，不但忌酸性食物，也忌酸味食物，常见如各种肉类、动物内脏、海鲜、食醋等。而碱性食物则指各种新鲜蔬菜、发面制品等。

〖多吃蔬菜，少吃饭〗

痛风患者多吃菜，有利于减少嘌呤摄入量，增加维生素C以及纤维素。少吃饭有利于控制热量摄入，限制体重、减肥降脂。总之，痛风患者多因营养过剩而导致肥胖，而多菜少饭有助于改善嘌呤代谢，是治疗痛风的重要环节。

〖禁酒，少饮咖啡、茶、可可〗

酒精可诱发痛风发作并加重病情，应绝对禁止痛风患者饮酒。痛风患者在喝咖啡、茶、可可时也不可喝得太浓、太多。

〖禁食含嘌呤高的食物〗

含嘌呤高的食物有动物内脏、鱼虾、贝壳类、牛羊肉类及碗豆等，痛风患者要尽量少吃或不吃。应多吃嘌呤含量少的食物，如牛奶、鸡蛋、面包、黄瓜、番茄等，减少外源性嘌呤进入体内，以降低血尿酸水平。

513

④ 痛风患者适宜吃哪些食物

〖芹菜〗

有水芹与旱芹之分，水芹性凉，味甘辛，有清热、利水作用；旱芹性凉，味甘苦，也有清热、祛风、利湿之功。

所以，无论水芹、旱芹，对急性期痛风患者都很有好处。据研究，芹菜中含有丰富的维生素和矿物质，能够促进体内废物的排泄，净化人体的血液，而且芹菜基本上不含嘌呤，这对痛风血尿酸偏高者有益，能有效地防止由高尿酸血症发展为痛风。所以，有痛风家族史的人，应当充分认识到芹菜的价值。

〖花菜〗

又名花椰菜，属于甘蓝的一种变种蔬菜，它的维生素C含量特别丰富，而嘌呤的含量很低，每100克花菜的嘌呤含量在75毫克以下。不仅如此，花菜性清凉，能清热，又能通利大小便。所以，痛风患者宜常食之。

〖黄瓜〗

属于一种碱性瓜菜食品，它含有丰富的维生素C、钾盐和多量的水分。较多的钾盐有利尿作用，所以，痛风病人宜多吃生黄瓜，或作凉拌菜食用。中医认为黄瓜有除热、利水、解毒、生津止渴的作用。《本草求真》曾说："黄瓜气味甘寒，服此能利热利水。"这对痛风之人血尿酸偏高者，通过"利热利水"作用而排泄出多余的尿酸，颇有益处。

〖青菜〗

俗称白菜、菘菜，它是一种基本上不含嘌呤的四季常青蔬菜，它不仅含较

多的维生素C和钾盐，而且还属一种碱性食物。中医认为青菜还有解热除烦，通利肠胃的功效。《滇南本草》还说它能"利小便"，所以，痛风患者一年四季均宜常吃多吃。

〖卷心菜〗

俗称包菜，又名甘蓝，是一种基本上不含嘌呤的蔬菜，它含有大量的维生素C，具有排泄体内有害物质的作用。《本草纲目拾遗》称它"补骨髓，利五脏六腑，利关节，通经络中结气"。因此，卷心菜亦属痛风患者宜食之物。

〖萝卜〗

性凉，味辛、甘。唐·孟诜说：萝卜"甚利关节。"《食性本草》认为萝卜能"行风气，去邪热。"《随息居饮食谱》也说它能"御风寒"。痛风一症，仍属于中医的"痹证"范畴，由此可见，萝卜适宜痛风患者食用。由于萝卜属碱性食品，又含有大量的水分和维生素，而含嘌呤成分很少，所以，痛风病人应多吃萝卜。无论生食、凉拌、煮食或煨汤均可。

〖马铃薯〗

是一种碱性食品，同时还含有大量的维生素C和丰富的钾盐，这样就可起到碱化尿液并有利尿作用。不仅如此，马铃薯基本上不含嘌呤，所以，凡痛风患者，皆宜食用马铃薯。

5 痛风患者忌吃哪些食物

〖狗肉〗

为温补性食品，又含有嘌呤类物质，痛风患者因体内嘌呤代谢紊乱，其急性发作期又类似中医的热痹，故凡痛风者

忌吃狗肉，尤其是在急性痛风性关节炎发作期间，更当禁食。

〖鹅肉〗

为发物食品，历代医家多认为鹅肉

能发痼疾。痛风患者属体内有湿热之邪，尤其是急性发作者多属中医"热痹"之症，鹅肉甘润肥腻，多食能助热碍湿而引起复发，故当忌食之。鹅蛋性同鹅肉，《饮食须知》中说："鹅卵性温，多食鹅卵发痼疾。"它又是高胆固醇食物，痛风患者忌食。

【虾】

性温热，能补肾壮阳，而且虾又为一种诱发疾病之"发物"。《随息居饮食谱》中说："虾，发风动疾，生食尤甚，病人忌之。"《饮食须知》亦认为"多食动风助火，有病之人勿食。"急性痛风之人多属热痹，故当忌吃。

【杏】

性温热、味酸甜，易导致助痰上火。根据前人经验，多吃杏子，有"伤筋骨，生痰热，发疮痈，动宿疾"之弊。痛风患者，本宜清淡之物，尤其是在急性痛风期，中医称为热痹，更不宜食杏子等温热、伤筋骨、生痰热的食品。

【花红】

俗称沙果、蜜果、林檎。性平，味酸甜，其性收涩，闭阻经络血脉，这对痛风者不利。如《千金·食治》中说它"令人百脉弱"。《开宝本草》也认为："不可多食，发热涩气，发冷痰，生疮疖，脉闭不行。"《本经逢原》还指出："林檎，病人每好食此，多致复发，壅闭气道使然。"所以，痛风患者忌食为妥。

【龙眼肉】

性温热，多食易助热上火、壅滞经络，同时它也是含有嘌呤的食物。《本草汇言》说它"甘温而润，恐有滞气"之弊。《药品化义》认为龙眼肉"甘甜助火，

亦能作痛"。因此，痛风患者不宜多吃。

【胡椒】

民间及历代医学家均认为胡椒属辛辣刺激性食品。如明·李时珍指出："胡椒，大辛热。辛走气，热助火，热病人食之，动火伤气。"痛风患者，尤其是在痛风病发作期，关节局部红肿热痛，状如热痹，若食胡椒，助热动火，势必加剧病情，故切勿食之。

【桂皮】

即中药肉桂。性大热，味大辛，有"小毒"，为常用的芳香调味品。但多食久食，有助热上火、动血伤阴之弊。所以，《药性辨疑》中就曾说："肉桂，性最烈，不可多服。"尤其是在痛风急性发作期，更不可服食辛热助火的肉桂，若食之，势必加重病情，增剧疼痛。

【白酒】

俗称烧酒，是一种辛烈刺激性饮料，正如明·李时珍所说："烧酒，纯阳毒物，与火同性。"说明其火热之性，独冠群物，有苦温燥烈，蕴湿生热之弊。尤其是在急性痛风发作之际，切勿饮酒。若饮之，势必火上浇油，加剧疼痛。即使是慢性缓解期，也当禁忌，否则会引起病情复发。

此外，痛风病人还应当忌吃含高嘌呤的食品，如动物的肝、肾、脑、胰等内脏和猪肉、牛肉、火腿、羊肉、鸭肉、鸡、鸽子、鹌鹑、鲤鱼、比目鱼、沙丁鱼、鹧鸪、鳝鱼、贝类等，忌吃菠菜、蘑菇、龙须菜、扁豆、香椿头、青芦笋、豌豆、人参、辣椒、茴香、花椒等，忌喝浓茶、浓咖啡等。

十大病症居家疗法全书

人人必知的健康常识

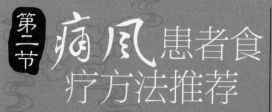

痛风是远在古代就有的一种疾病，在长期与疾病做斗争的过程中，人们积累了很多的经验，并证实有些方式和方法是确实有效的。科学研究到了今天，医学家们更是发展出了各种有效地控制、介绍一些相关的饮食治疗方案，患者可以根据自身的特点进行参考选择。

1 苹果醋加蜜糖

这是西方传统的治疗方法，经多项临床测试证明有效。苹果醋含有果胶、维生素、矿物质(磷和钾)及酵素。苹果醋的酸性成分具有杀菌功效，有助排除关节、血管及器官的毒素。经常饮用，能调节血压、通血管、降低胆固醇，也有助于治疗痛风。饭后可将一茶匙苹果醋和一茶匙蜜糖加入半杯温水内，调匀饮用。

2 服用小苏打

据调查统计，痛风的酸性度越强病人的尿越倾向于酸性(pH为6.0以下)，其中92%是pH为5.6以下的，此外，研究的结果显示，尿中尿酸越酸性(pH越低)则溶解度越低，换句话说越容易发生尿酸盐结石，相反，尿中尿酸(pH越高)的碱性度越强则溶解度越高，即较不容易发生尿酸盐结石，然而尿路结石的种类除了尿酸盐结石之外，还有磷酸钙及草酸钙结石等，而这些结石的特性刚好与尿酸盐结石相反，即尿中尿液越碱性则溶解度越低，酸性溶解度越高，因此痛风病人的尿液以调节为弱碱性(pH为6.2～6.8)最理想，调节方法是当尿液倾向酸性时服用小苏打，将可调节成弱碱性。

3 食疗附方

附方1：山慈姑蜜

原料：山慈姑3～6克、蜂蜜适量。

制作步骤：山慈姑煎汁，加适量蜂蜜调服。

功效：山慈姑性寒，清热散结、化痰解毒。

提示：山慈姑含有秋水仙碱等成分。适用于温热型的急性痛风发作期，但肾虚

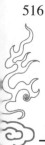

体弱者慎用。

附方2：土茯苓粥

原料：土茯苓10~30克、生米仁50克、粳米50克。

制作步骤：先用粳米、生米仁煮粥，再加入土茯苓（碾粉）混和均匀，煮沸食用。

功效：土茯苓性味甘、淡、平，可清热解毒、除湿通络。

提示：土茯苓可增加血尿酸的排泄，适用于痛风的防治。

附方3：防风薏米粥

原料：防风10克、薏苡仁10克。

制作步骤：水煮至米熟，每日1次，连服1周。

功效：清热除痹，主治湿热痹阻型痛风。

附方4：赤小豆粥

原料：赤小豆30克、白米15克、白糖适量。

制作步骤：先煮赤小豆至熟，再加入白米熬粥、加糖。

功效：清热利湿，主治痹阻型痛风。

附方5：赤豆薏仁粥

原料：赤小豆50克、薏仁50克。

制作步骤：将两者熬成粥服用，每日一剂。

功效：补益脾胃、利尿渗湿，有促进尿酸排出的作用。

附方6：桃仁粥

原料：桃仁15克、粳米160克。

制作步骤：先将桃仁捣烂如泥，加水研汁、去渣，再将其与粳米同煮为稀粥，即可食用。

功效：活血祛瘀、通络止痛，主治瘀血淤浊痹阻型痛风。

附方7：薯蓣薤白粥

原料：生淮山100克、薤白10克、粳米50克、清半夏30克、黄芪30克、白糖适量。

制作步骤：将所有材料洗净，淮山切成细条，一起放入锅中熬煮，快熟时加入白糖即可。

功效：益气通阳、化痰除痹。适用于脾虚不运，痰浊内生而致气虚痰阻之痛风症。

附方8：南瓜黑米粥

原料：南瓜200克、黑米150克、大枣60克。

制作步骤：南瓜洗净切片，黑米、大枣洗净，同入锅内，煮至成粥，分次服用。

功效：利尿渗湿、补益肝肾，对预防和治疗痛风有帮助。

附方9：牛膝粥

原料：牛膝茎叶20克、粳米100克。

制作步骤：取牛膝加水200毫升，煎至100毫升，去渣留汁，加入粳米，再加水500克，煮成稀粥即可。

功效：有补益肝肾之效，可经常食用。

附方10：鲜茅根饮

原料：鲜茅根（去芯）30克、飞滑石30克。

制作步骤：鲜茅根洗净后，用刀背轻轻敲扁，去除硬芯；滑石用布包，两者一起放入保温杯中，以沸水冲泡30分钟，代茶饮。

功效：鲜茅根，清热利尿、凉血、止血；滑石，利水通淋。可用于痛风合并肾结石。

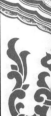

家疗法全书 十大病症居

人人必知的健康常识

517

家家必备的保健全书
典藏精品版

附方11：百合汤

原料：百合20～30克。

制作步骤：煎汤或蒸熟食。每日1剂，可长期服用。

功效：润肺止咳、宁心安神。百合含有秋水仙碱等成分，对痛风性关节炎有防治作用。

附方12：百前蜜

原料：百合20克、车前子30克、蜂蜜适量。

制作步骤：煎水约500毫升，加蜂蜜，调匀服用，每日1剂。

功效：补肺益气、健脾利尿。车前子有利尿酸排出，可防止痛风性关节炎发作。

附方13：加味萝卜汤

原料：萝卜250克、柏子仁30克、清水适量。

制作步骤：萝卜洗净、切丝，用植物油煸炒后，加入柏子仁及清水500毫升，同煮至熟，酌加食盐即可。

功效：养心安神、利尿渗湿。常服可预防痛风发作。

附方14：胡桃泥

原料：胡桃仁250克、山药100克、盐适量。

制作步骤：将胡桃仁浸在含盐的冷开水中，5分钟后取出，放进微波炉烤3分钟，再用粉碎机捣烂，与炒熟的山药粉混合拌匀，每次30克，开水送服。

功效：经常食用，有助于强身健体、调节代谢。

附方15：土茯苓骨头汤

原料：土茯苓50克、猪脊骨500克。

制作步骤：将猪脊骨洗净，放锅内，加水煨汤，煎成1000毫升左右，取出猪骨；土茯苓洗净、切片，以纱布包好，放入猪骨汤内煮，煮至600毫升左右既可。每日饮1剂，可分2～3次饮完。

功效：有清热解毒、补肾壮骨之功效。

附方16：茯苓杜仲腰子汁

原料：茯苓10克、杜仲10克、松节6克、核桃3个、猪腰子1对。

制作步骤：将茯苓切成薄片；杜仲微炒；核桃去壳；猪腰子去掉筋膜，再将茯苓片装入猪腰子内，以白棉线缠固，余药覆盖在外面，用蒸鸡罐蒸出自然汁即可。饮时加食盐少许，临睡前服用。

功效：适合于痛风日久的患者，有补肾除湿之效，腰膝酸软者亦可食用。

附方17：枸杞蒸乌鸡

原料：枸杞子15克，乌鸡1只，生姜、葱、味精、食盐各适量。

制作步骤：将鸡宰杀后，去毛和内脏，洗净；将葱切段，姜切片备用。将乌鸡放入锅内，用沸水氽透，捞出放入凉水中冲洗干净，沥尽水分，再把枸杞子装入鸡腹内，然后放入盆里（腹部朝上），把葱、生姜放入盆里，加入清汤、食盐，将盆盖好，用湿棉纸封住盆口，在武火上蒸2小时取出。将盆口棉纸揭去，捡去姜片、葱段不用，再放入味精即成。佐餐食用。

功效：适用于痛风性肾病，表现为腰膝酸软、神疲乏力、头晕耳鸣等症。（痛风性关节炎疼痛剧烈及痛风性结石伴尿路感染者忌食）

附方18：黄瓜焖鳝鱼

原料：黄瓜150克，紫苏10克，黄鳝500克，精盐、味精等适量。

制作步骤：黄鳝去除鳝骨及肚内杂物，用盐清洗干净，用滚开水去除血水、黏液，切成小块；锅中倒油，烧至八成热，倒入黄鳝、煸炒；放紫苏、黄瓜，加入适量清水，武火煮沸，放入精盐、味精等调味品，搅匀即可食用。

功效：补气益血、祛湿强筋。《随息居饮食谱》谓"鳝甘热，补虚助力，善去风寒湿痹，通血脉、利筋骨"。紫苏叶既有善解鱼蟹之毒的特性，还有芳香健脾、调味的作用。

附方19：山药乌蛇汤

原料：乌梢蛇肉500克，山药15克，茯苓10克，薏米10克，生姜5片，盐、味精、猪油适量。

制作步骤：将乌梢蛇肉洗净，切成小段，与山药、薏米同放入锅内，加适量水，煮沸，添加猪油、盐、姜、味精等调味，饮汤吃肉。

功效：祛风湿。乌梢蛇具有除风湿和解毒的功能，与茯苓、薏苡仁等祛湿药物配用，更加强了蛇肉的祛风湿作用。故此方除对痛风有较好的治疗作用外，对风湿性关节炎、类风湿等病也有较好的辅助治疗作用。

附方20：香菜汁

原料：一小搓香菜、卷心菜或生菜叶1片、胡萝卜1个、苹果1个、柠檬1/6个。

制作步骤：用卷心菜或生菜包住其他材料（最好是去掉片，切成适当大小），再放进榨汁器就可以了。

功效：清热利湿、降血压，还可帮助排便。

附方21：鲜芹苹果汁

愿料：鲜芹菜250克、苹果150克。

制作步骤：将鲜芹菜放入沸水中烫2分钟，切碎，与苹果绞汁，每次1杯，每天2次。根据上述香菜的制作要领，可以用来制作各种适合自己口味的独创的蔬菜汁。

功效：和胃止呕、降血压、平肝、镇静，可预防通风发作。

4 痛风中医辩证食疗法

痛风属中医的"痹证"、"历节"范畴，中医辨证常见为湿热痹阻证、痰湿阻滞证、肝肾亏损证。

〖湿热痹阻证〗

湿热痹阻证病因：感受风热湿邪，嗜食膏粱厚味。

临床表现：关节灼热疼痛、皮肤红肿、局部肿胀变形、屈伸不利，可伴发热恶风、口渴烦躁、小便短赤、舌质红苔黄腻、脉滑数。

食疗原则：清热化湿、宣痹止痛。

苍术薏苡仁粥

原料：苍术(米泔浸炒)12克、川牛膝15克、薏苡仁90克、生石膏24克。

制作步骤：将全部用料洗净，放进砂锅内，加清水适量，文火煮2～3小时成粥。

用法：每日1次，随量食用。

秦艽煲瘦肉

原料：秦艽30克、猪瘦肉50克。

制作步骤：将猪瘦肉洗净、切块，与洗净的药材共入煲内，加适量水，文火煮至肉烂即可。

用法：喝汤食肉，随量服食。

九香虫炒肉丝

原料：九香虫20克、鲜嫩丝瓜250克、调味料少许。

制作步骤：将九香虫洗净，丝瓜刮去青皮、切块。起油锅，下九香虫、丝瓜炒熟，调味即可。

用法：随量食用。

鸡血藤木瓜豆芽汤

原料：鸡血藤20克，木瓜10克，黄豆芽250克，油、盐少许。

制作步骤：将鸡血藤、木瓜洗净，一同放入砂锅内，煎汁去渣。放入黄豆芽、猪油同煮汤，熟后再加食盐。

用法：随量食用。

桑枝鸡

原料：老桑枝60克、绿豆30克、鸡肉250克。

制作步骤：将鸡剖开，取杂肠，洗净；桑枝洗净、切成段，同绿豆放入锅内，加适量水，清炖至肉烂。再以盐、姜等调味，即可食用。

用法：饮汤食肉，量自酌。

豆腐兔肉紫菜汤

原料：嫩豆腐250克，兔肉50克，紫菜30克，植物油、精盐、黄酒、淀粉各适量。

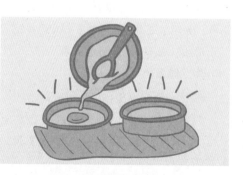

制作步骤：将嫩豆腐切块，兔肉洗净、切片，加油、盐、黄酒、淀粉拌匀；紫菜撕成小片洗净；锅内倒入清水1大碗，先放豆腐、食盐，烧沸后倒入兔肉片，煮片刻，放葱花、紫菜，稍沸一下，拌匀即可。

用法：佐餐食用，连食用10天为1个疗程。

〖**痰湿阻滞证**〗

痰湿阻滞证病因：久居湿地、嗜食肥甘、过逸少劳、内生痰湿。

临床表现：关节肿胀，甚则关节周围漫肿，局部酸麻疼痛，或见"块瘰"硬结不红，伴有肢体困重，目眩，面浮足肿，胸脘痞闷，舌胖、苔白腻，脉缓或弦滑。

食疗原则：化痰除湿、舒筋通络。

木瓜陈皮粥

原料：木瓜、陈皮、丝瓜络、川贝母各5克，粳米50克。

制作步骤：将以上原料洗净，木瓜、陈皮、丝瓜络先煎，去渣取汁，加入粳米、川贝母(切碎)煮至米烂粥稠，加冰糖适量即成。

用法：佐餐食用，随量服食。

橘皮饮

原料：橘皮(干、鲜均可)10~15克、杏仁10克、老丝瓜络10克。

制作步骤：将以上原料洗净，放入锅中，加适量水，共煮15分钟，去渣滤取汤汁后加少许白糖即可。

用法：代茶频饮，四季常服。

陈皮牛肉丝

原料：牛里脊肉500克、陈皮6克、鲜橙汁20毫升，葱、姜及调味料适量。

制作步骤：先将牛肉切丝，用蛋清拌开，放入淀粉，搅匀待用；鲜陈皮切丝，放开水中去掉苦味；油热后，炒牛肉丝至八成熟，放入盘中，留底油，然后放入少许葱末、姜末，煸出香味后放入酱油、牛肉丝，在锅中煸炒几下。再将鲜橙汁、陈皮丝放入锅里，放少量糖、盐、味精，翻炒后加入淀粉汁，即可食用。

用法：佐餐食用，随量服食。

木瓜煲带鱼

原料：生木瓜250克，鲜带鱼200克，陈皮6克，葱花、味精、盐、麻油各少许。

制作步骤：先将生木瓜去皮、洗净，切片备用；带鱼去鳃及内脏，洗净(勿将带鱼表层银白色油脂洗去)，切成3.5厘米的段，待用；油烧至六成热，投入葱花共炒，出香味后即投入带鱼段，煸炸时适时翻动，加清汤或清水适量，大火煮沸，再放入木瓜片，改用小火煲至带鱼肉、木瓜片熟烂，加精盐、味精，拌匀，淋入少许麻油即成。

用法：佐餐当菜，随意服食，食带鱼肉，嚼食木瓜片，饮汤汁。

薏苡仁山药汤

原料：薏苡仁50克、山药15克、梨(去皮)200克、冰糖适量。

制作步骤：将原料洗净，加适量水，武火煮沸后用轻文火煎1~1.5小时，去渣留汁，加冰糖调味。

用法：随量饮用。

〖肝肾亏损证〗

肝肾亏损证病因：久病失调，年老体衰。

临床表现：久痹不愈，反复发作，呈游走性疼痛或呈酸楚疼痛；甚则关节变形、活动不利、痹着不仁、腰脊酸痛、神疲乏力、气短自汗、面色无华、舌淡少苔、脉细或细弱。

食疗原则：补益肝肾、舒筋通络。

菟丝子羊脊骨汤

原料：羊脊骨(连尾)1根、肉苁蓉25克、菟丝子18克、调味料适量。

制作步骤：将菟丝子酒浸3天，晒干、捣末；肉苁蓉酒浸一宿；羊脊骨洗净、斩块；将肉苁蓉、羊脊骨放入锅中，加清水适量，以文火煮2~3小时，调入菟丝子末，调味即可。

用法：空腹随量饮用。

巴戟牛膝煎

原料：巴戟天12克、怀牛膝12克、调味料少许。

制作步骤：将巴戟天、牛膝洗净，一同放入锅内，加清水3碗，煎至大半碗，加调味料即可。

用法：每日1次，温热服用。

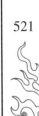

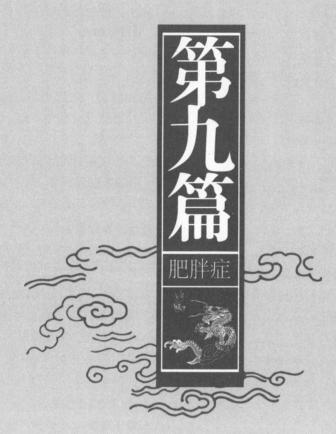

第九篇

肥胖症

第一章　肥胖症的基础知识

第二章　肥胖症患者的居家细节

第三章　肥胖症患者的居家饮食疗法

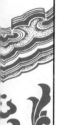

典藏精品版

家家必备的保健全书

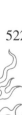

第一章

肥胖症的基础知识

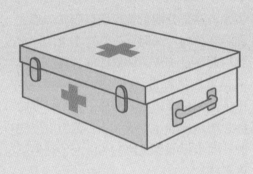

虽然很多人本身就是肥胖症患者，可他们并没有认识到导致肥胖的原因在哪里，自己具体属于哪种肥胖类型，肥胖症对于自己有哪些看不见的危害……防治肥胖症，必须从了解其基础知识入手。肥胖症基础知识包括肥胖症的概念、症状、类型、体质，以及好发人群、部位表现、发病机制和主要危害等。肥胖症患者了解这些知识，有助于更好地进行对症治疗。

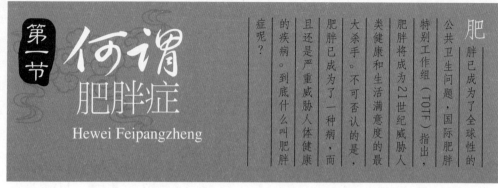

第一节 何谓肥胖症
Hewei Feipangzheng

肥胖已成为了全球性的公共卫生问题，国际肥胖特别工作组（IOTF）指出，肥胖将成为21世纪威胁人类健康和生活满意度的最大杀手。不可否认的是，肥胖已成为了一种病，而且还是严重威胁人体健康的疾病。到底什么叫肥胖症呢？

1 肥胖症的概念

肥胖症是一种社会性慢性疾病。机体内热量的摄入大于消耗，造成体内脂肪堆积过多，导致体重超常、体态臃肿，实测体重超过标准体重20%以上，并且脂肪百分率（F%）超过30%者称为肥胖。通俗地讲，肥胖就是体内脂肪积聚过多。

医学界认为，如果一个人每天摄入食物中所含的能量大于机体的消耗量，多余的这部分能量就可能以脂肪的形式储存在体内，久而久之，这个人的体重就可能超过正常的体重标准。当一个人的体重超过标准体重10%时，称为超重；超出标准体重的20%，称为轻度肥胖；超出标准体重的30%，称为中度肥胖；超出标准体重的50%以上，称为重度肥胖。

2 肥胖症的症状

我们肉眼判断一个人是否肥胖，主要是看他的体型。而对于肥胖症患者自身的一些症状，我们是无从知晓的，只有他们自己才能亲身体会肥胖带来的身体变化甚至是痛苦。

一般来讲，肥胖症的临床症状以脂肪增多、体重增加为主要现象。男性患者脂肪分布以颈及躯干部为主，四肢较少；女性患者脂肪分布以腹部、四肢和臀部为主。轻度肥胖者无明显症状，中、

重度肥胖者表现为乏力、怕热、出汗，动则气短心悸，以及便秘等。女性可伴有月经不调等症状，男性会出现性机能减退，甚至阳痿。部分病人由于内分泌功能失调而出现水肿，另外，如果胸部脂肪过度堆积，可导致低换气综合征，表现为气促、脉快、无力、易倦、嗜睡，二氧化碳分压升高，氧分压、动脉血氧饱和度下降等症状。

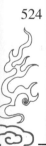

3 肥胖症的类型

对于肥胖，有多种不同的分类方式，我们一般根据肥胖的发病原因而将其分为单纯性肥胖、继发性肥胖和药物性肥胖三种类型。

〖 **单纯性肥胖** 〗

单纯性肥胖是各类肥胖中最常见的一种，占肥胖人群的95%左右。单纯性肥胖，简而言之，就是非疾病引起的肥胖。这类病人全身脂肪分布比较均匀，没有内分泌紊乱现象，也无代谢障碍性疾病，其家族往往有肥胖症史。单纯性肥胖又分为体质性肥胖和过食性肥胖两种。

体质性肥胖即双亲肥胖，是由于遗传和机体脂肪细胞数目增多而造成的，还与25岁以前营养过度有关。这些人物质代谢过程比较慢，比较低，合成代谢超过分解代谢。

过食性肥胖也称获得性肥胖，是由于人成年后有意或无意地过多饮食，使摄入的热量大大超过身体生长和活动的需要，多余的热量转化为脂肪，促进脂肪细胞肥大与细胞数量增加，脂肪大量堆积而导致肥胖。

〖 **继发性肥胖** 〗

和单纯性肥胖不同的是，继发性肥胖是由疾病引起的肥胖。继发性肥胖是由内分泌紊乱或代谢障碍引起的一类疾病，占肥胖人群的2%～5%，虽然同样具有体内脂肪沉积过多的特征，但仍然以原发性疾病的临床症状为主要表现，肥胖只是这类患者的重要症状之一。这类患者同时还会出现其他各种各样的临床表现，多表现为皮质醇增多、甲状腺功能减退人群、性腺功能减退等多种病变中。

这类肥胖症患者中如果原发疾病得不到有效治疗，肥胖症状则很难改变。引起继发性肥胖症的疾病以内分泌和遗传性疾病为多，少数患者也可能因长期服用类固醇激素类药物而引起。

〖 **药物性肥胖** 〗

这类肥胖患者占肥胖人群的2%左右。有些药物在有效治疗某种疾病的同时，还有导致患者身体肥胖的副作用。如应用肾上腺皮质激素类药物(如地塞米松等)治疗过敏性疾病、风湿病、类风湿病、哮喘病等，同时可使患者形成继发性肥胖；治疗精神病的吩噻嗪类药物，也能使患者产生性机能障碍及肥胖；雌激素以及含雌激素的避孕药有时会使妇女发胖，或者说容易使妇女发胖。

另外，一些治疗胃疼、眩晕的药物如灭吐灵，助消化药物酵母片，促进蛋白质合成制剂如苯丙酸诺龙、胰岛素等，也能导致身体发胖。

对于药物性肥胖的治疗，一般情况下，只要停止使用相关药物后，肥胖状况可自行改善。但有些药物可能有一定的依赖性，如肾上腺糖皮质激素等，长期服用后应逐渐停药，避免因突然停药导致疾病反弹甚至加重。长期服药停药后，体重恢复可能达不到预期效果，此时可以通过增加活动来减肥。当然，如果服用了这些可能导致肥胖的药，患者因此成为"顽固性肥胖"的可能性也是有的。

4 肥胖症的体质

在日常生活中，通常有这样的现象：同一种减肥方法，用在这人身上效果很好，但是用在另一个人身上却没有什么效果，这是为什么呢？这多与个人的体质有关。因此，在为自己实施各种减肥疗法之前，应清楚地了解自己的体质状况，才能对症施治。

从中医角度来讲，肥胖体质一般有以下四种：

一是胃热型。这类体质的肥胖者，食欲很好，而且容易饿，脉象跳动速度较快，青少年肥胖者大都属于这种体质。二是脾虚型。这类肥胖者食欲不是特别好，但是容易拉肚子，脉象沉缓无力，生产后的发胖女性大多属于这种体质。三是肝郁型。职业妇女、工作及生活压力较大、饮食不正常、精神紧张的肥胖者多属于这类体质。他们往往喜欢暴饮暴食，容易抑郁。四是肝肾两虚型。生理功能退化会影响代谢速度，废物、毒素及多余水分囤积于体内，引起肥胖，中老年肥胖者多属于这类体质。

有些肥胖者会同时出现以上两种症状，例如，食欲好却又容易拉肚子，这就属于胃热脾虚型。一般而言，减肥效果最好的是胃热型患者，最差的则是肝肾两虚型患者。

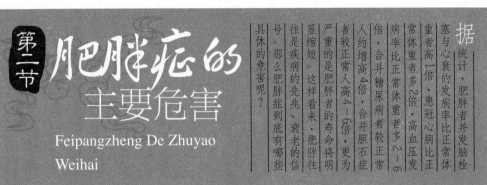

第二节 **肥胖症的主要危害**

Feipangzheng De Zhuyao Weihai

1 肥胖症影响日常生活

我们知道，肥胖的人体内脂肪多，肌肉锻炼不够，因此，往往怕热、多汗、易疲劳、下肢水肿、静脉曲张，以及皮肤皱褶处易患皮炎，这对肥胖者的生活会造成极大的影响。严重肥胖的人，体形笨拙，行动迟缓，一般的行为活动对于他们来说难度很大，只要稍微活动就胸闷气短、气喘吁吁。更严重的在于，其他人往往对这些肥胖者另眼相看，导致他们的工作和爱情等都受到种种意想不到的挫折，这样难免会影响正常生活，降低生活质量。肥胖症患者常常感到疲劳，各关节协调和活动能力不如正常人，

在劳动期间极有可能发生骨折或扭伤，严重的甚至导致劳动力丧失。

另外，由于行动迟缓，肥胖者也易遭受各种外伤、车祸等意外事故，体重的增加能使许多关节(如脊椎、肩、肘、髋、足关节)磨损或撕裂而致疼痛，这些关节会过早老化、变性。体重越重，皮下脂肪越厚，人的关节受损程度越严重，特别是膝、足等负重关节受的影响更大。因此，肥胖者特别容易患腰椎骨质增生、椎间盘突出、膝关节和踝关节增生等疾病。

2 肥胖症破坏大脑功能

肥胖症患者体形庞大、行动迟缓，反应似乎也比正常人迟钝，思维没有正常人活跃，记忆力比正常人要差。肥胖症虽然不会像车祸一样对大脑产生破坏性伤害，但是会通过间接作用来影响大脑功能。因为肥胖症能使人的糖和脂肪代谢率出现异常，这些因素会直接影响

大脑功能。

肥胖者体内的糖、脂肪代谢异常，可增加脑血管硬化及血管壁脂质沉积发生的危险性。加上高血压对血液动力学的影响，导致脑血管破裂出血或闭塞梗阻的发病率高于非肥胖人群。更重要的是，糖、脂肪代谢异常，可

527

使血液黏滞度增高，红细胞携氧能力下降，脑细胞可有不同程度的缺氧。一般来说，过度肥胖者缺氧症状较明显，出现嗜睡、记忆力减退、对外界事物反应迟钝等现象都不足为奇，当然，还可出现肺心综合征、低氧血症，甚至出现意识障碍。

典藏精品版

家家必备的保健全书

3 肥胖症会诱发高血压

追究高血压的病因，会发现除了原发性高血压和肾性高血压外，还有很大一部分是由肥胖引起的。有人曾对肥胖和高血压的关系做过各种调查，所调查的结果大致相同，那就是肥胖程度越高，导致高血压的概率也就越大。

肥胖症之所以能引发高血压，首先在于肥胖者的脂肪在人体内大量沉积，扩大了血管床，血液循环速度相对增加，在正常心率下，心脏工作量也增大，同时心拍出量也增大，还会增长血管的总长度，血压肯定会升高。另外，肥胖症患者一般患有高胰岛素血症，容易因进食过多，引起血液中的钠蓄积过多，促进交感神经系统的活动增加，必然导致血压升高。

4 肥胖症易致高脂血症

高脂血症是指血液中的胆固醇或甘油三酯的浓度超过了正常范围。和肥胖症一样，它也有原发性和继发性的分类，不过继发性高脂血症患者较多，多由未控制的糖尿病、肥胖症和肾病综合征等引起。

因为肥胖一般会导致脂肪代谢发生紊乱，具体表现在血液中甘油三酯和胆固醇增加。这两种物质是脂溶性物质，一般与蛋白质结合生成脂蛋白，脂蛋白的增加直接导致血脂升高。这样看来，如果要预防和控制高脂血症，就要注意热量的摄入，这样才可能使热量摄入与消耗达到平衡，从而控制高脂血症的诱因之一——肥胖。只要把体内的脂肪减到一定程度，不仅可以赶走肥胖，也能治愈高脂血症。

5 肥胖症引起肝胆病变

肥胖患者不可忽视脂肪肝。肥胖症能导致脂肪肝的出现，这已经不足为奇。肝脏是脂类合成、转运和利用的地方，但不能存储脂肪。当人摄入热量过多，消耗又过少时，肝脏里的脂肪就会增加，如果脂肪的堆积速度超过了肝脏的分解速度，肝脏里的脂肪运转功能就会发生障碍，脂肪过多堆积在肝细胞里，最终形成脂肪肝。

肥胖症患者大多患有肥胖症的合并

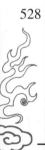

症—糖耐量减低和高胰岛素血症，从而使葡萄糖不能被充分利用，故多余的葡萄糖与脂肪酸合成大量的甘油三酯，积存在肝脏部位，也为脂肪肝的形成创造了可能。

　　肥胖患者易患胆结石。只要胆汁中的胆固醇、胆酸盐和磷脂保持在一定的平衡状态，胆固醇就会处于安全的过饱和溶解状态，并不会形成结石。但肥胖者与正常人相比，胆汁酸中的胆固醇含量增多，超过了胆汁中的溶解度，而且还存在着胆囊排空障碍和感染等危险，因此肥胖者容易并发高比例的胆固醇结石。有30%左右的高度肥胖者合并有胆结石。而且，还有研究表明，肥胖男性

患胆结石的危险比正常体重的人高2倍，女性肥胖者患胆结石的危险又是正常人的3倍。还有报道表明，患胆结石的女性50%～80%是肥胖者。

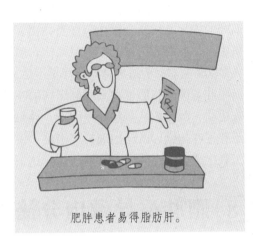

肥胖患者易得脂肪肝。

6 肥胖症会导致糖尿病

　　肥胖与糖尿病可能有共同的病因。肥胖是由脂肪积聚引起，脂肪的堆积会令人体内分泌失调，这是体内促进葡萄糖代谢的胰岛素作用较差所致。肥胖与糖尿病的共同原因是胰岛素抵抗引起的高胰岛素血症。当胰岛素不能发挥它的正常生理作用时，血糖会升高，进一步又刺激胰岛素分泌，从而形成高胰岛素血症，而胰岛素抵抗则不仅使糖代谢紊乱，脂肪代谢同样紊乱，进而引起血脂升高，体内脂肪堆积而形成肥胖。

　　肥胖是糖尿病的重要诱发原因，因为肥胖者的脂肪细胞对胰岛素一点也不

感冒，因此，胰岛素为了满足机体的需要，不断分泌，导致脂肪合成增多，从而增大胰岛细胞的压力。如果胰岛素分泌不足，无法分解糖分，又会导致血糖升高，使糖尿病人陷入这样的恶性循环中。据调查，有60%～80%的成年糖尿病患者在发病前有肥胖症，而肥胖的程度与糖尿病的发生率呈正比。随着年龄增加，体力活动逐渐减少，人体肌肉与脂肪的比例也在改变。在25～75岁之间，人的肌肉组织逐渐减少，由占体重的47%减少到36%，而脂肪却由20%增加至36%，一些多脂的老年人是糖尿病的高发人群。

529

7 肥胖症不利于心肺功能

肥胖症影响心肺功能的最明显表现就是肥胖者容易气喘吁吁。脂肪沉积在胸部时，会使肺泡换气功能受到影响，而肺的作用是向全身供应氧气及排出二氧化碳。肥胖者消耗的氧气量要比一般人多30%左右，会造成肺的换气量不足，而肥胖者腹部脂肪堆积又限制了肺的呼吸运动，故造成缺氧和呼吸困难。如果肥胖程度加剧，就会出现换气困难，使二氧化碳残留在体内而产生缺氧，这不仅损害健康，还可能危及生命。

人若没有食物，可以活10天，没有水分，可以活7天，但如果没有氧气，生命马上会戛然而止。肥胖先影响人的呼吸，然后影响人的肺功能，久而久之，肺容量和肺活量都受到限制，而有效肺泡通气量也随之减少，过度的肥胖就会使人的通气功能低下，最后导致心肺功能衰竭。

8 肥胖症导致内分泌和代谢性疾病

前面说过，内分泌失调和基础代谢异常会导致人体肥胖，其实肥胖反过来又可导致内分泌和基础代谢性疾病。伴随肥胖所致的代谢和内分泌异常，常可引起多种疾病。糖代谢异常可引起糖尿病，脂肪代谢异常可引起高脂血症，核酸代谢异常可引起高尿酸血症等。

此外，肥胖可引起女性不孕症，还可因卵巢机能障碍而引起月经不调。肥胖不仅影响人体健康，影响性生活，也可使男性患上不育症，更严重的是，肥胖的男孩还会出现乳房增大的情况。因为脂肪在体内堆积过多，就会分泌大量的雌激素，从而使血液中的雌激素含量增高，刺激乳房发育，促使皮肤细嫩。所以，我们不难看到，过于肥胖的男性一般都有很明显的女性特征—皮肤细腻、乳房较大，还大腹便便，这在生理上和心理上都给男性带来很大的压力。

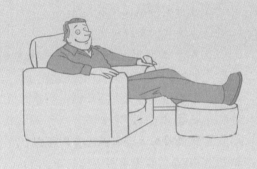

第二章

肥胖症患者的居家细节

肥胖症患者要重塑好身材同样需要注意生活细节，不可陷入常见误区。走出一些不良误区是减肥的开始。在难看的臃肿体型和健美的标准身材之间，所有的人都会选择后者，但是我们首先要了解怎样的体型、体重才是健美的标准，才能进行必要的肥胖自查，从而培养科学的生活习惯，朝健美的目标迈进。

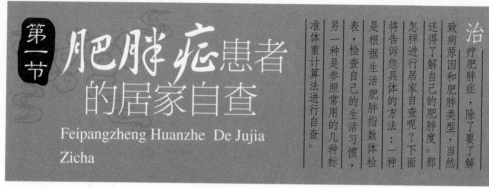

治疗肥胖症，除了要了解致病原因和肥胖类型，当然还得了解自己的肥胖度。那怎样进行居家自查呢？下面将告诉您具体的方法：一种是根据生活肥胖指数体检表，检查自己的生活习惯，另一种是参照常用的几种标准体重计算法进行自查。

1 肥胖的自我诊断

当人体摄取的能量无法完全消耗完时，多余的能量就会形成皮下脂肪囤积在体内。如何测量自己皮下脂肪的肥胖程度呢？这里有一种简单方法，就是将手臂里侧和肩硬骨侧的皮下脂肪抓起来测量，再将两处的厚度合计起来，由这个数字就能了解肥胖的程度。一般来说，根据以下的数据能判断出你的肥胖程度。

正常状况：两处合计为45毫米以下
轻度肥胖：两处合计为45毫米以上
中度肥胖：两处合计为55毫米以上
高度肥胖：两处合计为60毫米以上

除了上面的数据，我们还可以来做一个测试。填填下面的生活肥胖指数体检表，算算你的"√"有几个，你就会知道自己的生活方式与体重关系大小了。

生活肥胖指数体检表

表1 饮食习惯

☐ 1.常常不吃早餐，早上总是精神不济。

☐ 2.每周有1～2次和朋友到速食店用餐。

☐ 3.午餐常常以面包为主。

☐ 4.一觉得饿就找零食吃。

☐ 5.喜欢西餐胜过中餐。

☐ 6.一星期中至少有3天会在晚上10点以后还吃夜宵。

☐ 7.吃东西的速度总是快人一筹。

☐ 8.喜欢吃油炸的食物。

☐ 9.喝茶时没有甜点就有失落感。

☐ 10.喜欢边看电视边吃东西。

表2 运动习惯

☐ 11.工作或上课时，坐着的时间超过8小时。

☐ 12.别人运动时，自己总喜欢躲在树阴下乘凉。

☐ 13.从小就没有运动方面的专长。

☐ 14.不管到几楼，只要看到电梯或手扶梯，绝对不放过。

☐ 15.不管距离有多近，有车就不想走。

☐ 16.下课或工作空当，总是坐着聊天。

☐ 17.虽然加入健身俱乐部，但已经有好几个礼拜没去了。

☐ 18.藏在衣柜深处的泳装，一年用

不到3次。

☐ 19.需要做家事时，能躲就躲。

☐ 20.即使能运动，也只是走走形式，并不注重效果。

表3 生活习惯

☐ 21.放假时几乎不外出，多半在家闲晃。

☐ 22.不论家居服还是外出服，全部都是宽大型的。

☐ 23.每天看电视超过2小时以上。

☐ 24.每晚大多超过12点才就寝。

☐ 25.喜欢在晚上工作，甚至熬夜做事。

☐ 26.常常请别人帮你做小事。

☐ 27.很少量体重。

☐ 28.没有全身照镜子的习惯。

☐ 29.早上一定要别人叫才会起床。

☐ 30.不喜欢泡澡，多是匆匆沐浴了事。

15个以上的"√"

你的生活没有规律可言，每天都精神散漫、无所事事吧？这样下去身材一定没救的。不过，现在回头还来得及，根据你选择的是哪些方面，对症下药就可以了。

5～10个的"√"

你得稍稍改变一下生活方式，记住：散漫的生活只会让自己变丑！仔细检讨你的选择项目，然后朝着检讨它的方向去努力，必能有成效。

5个以下的"√"

不错喔，你已经注意到生活方式与体重的密切关系。只要再努力一些，朝一个选择都没有的方向努力，令人称美的身材绝对属于你！

2 标准体重计算法

众所周知，肥胖症患者的体重都超过了一定的标准，理想体重是每位肥胖症患者梦寐以求的目标。什么叫"理想体重"呢？就是指身体所有器官重量的总和达到了一定的科学和社会的标准体重。体重的变化，会直接反映身体长期的热量平衡状态。在成长时期，体重会因体内的细胞生长而增加，而在成年时期，体重增加的主要原因是体内的脂肪组织增多及体内脂肪增加。

理想体重的社会标准会随着时代的变迁而变化。比如唐朝以肥胖为美，而当今社会又以瘦为美。肥胖症患者无法统一把握社会标准，却可能依照一定的科学营养参考值来实施减肥计划。营养学中的理想体重，以增长寿命及促进健康为原则，依照个人不同的体型、身高与体重，采用身体质量指数(Body Mass Index，缩写为BMI)为测量方法。

衡量一个人是否肥胖，肥胖程度如何，首先要以标准体重为参数进行比较，即先算出其标准体重应为多少。至于标准体重，常常有以下几种计算方法。

【简易计算法】

男性标准体重（千克）=［身高厘米－80］×0.7

女性标准体重（千克）=［身高厘米－70］×0.6

标准体重正负10%以内属于正常范围，超重20%属轻度肥胖，超重50%属重度肥胖。

除以上这个计算标准之外，还要考虑骨骼是否粗大、肌肉是否发达、脂肪的肥厚及分布情况。

〖**精确计算法**〗

长江流域以北的"北方人"：

理想体重（千克）=[身高（厘米）−150]×0.6+50

长江流域以南的"南方人"：

理想体重（千克）=[身高（厘米）−150]×0.6+48

体重>标准体重30%～50%者为中度肥胖。

体重>标准体重50%者为重度肥胖。

〖**儿童标准体重计算法**〗

以上这些标准都是运用于成人，儿童的标准体重计算法另有不同。

标准体重（千克）=年龄×2+8（7～16岁）

轻度肥胖：超过标准体重20%～30%。

中度肥胖：超过标准体重40%～50%。

重度肥胖：超过标准体重50%以上。

第二节 肥胖症患者的科学生活方式

Feipangzheng Huanzhe De Kexue Shenghuo Fangshi

前面说了一些减肥的禁忌和肥胖症患者常见的饮食、医学、生活误区，想必大家对于减肥的注意事项已基本上心中有数了。其实，只要我们在日常生活中培养良好的生活习惯，注意正确的行为姿势，有意识地进行骨骼保健，相信肥胖并非那么喜欢缠上我们。

1 减肥从纠正姿势开始

大家知道，站姿是体态美的起点，坐姿是高雅仪态的展示，走姿是动态美的展示。正确的举止行为能建立自信心，博得别人的欣赏，但错误的姿势则会带来很多身体的疾患，甚至还会导致肥胖。

〖肥胖与坐姿〗

别小瞧坐姿，它不但影响骨骼，还是决定下半身是否肥胖的因素。

◎错误的坐姿

错误的坐姿一般有以下几种：一是盘腿坐。这种坐姿会使踝关节和膝关节歪曲，容易形成外八字，还可能因为背不能伸直而形成猫背，导致脂肪堆积在下半身。二是横坐。这种坐姿容易使骨盆歪曲，如果从小就养成这种坐姿习惯，则很容易引起侧弯症（脊椎侧弯）。三是跪坐。这种坐姿尤其容易使膝下的关节歪曲。四是体育坐法。这种坐姿学校上体育课时一定要教的一种坐姿，它的姿势包括坐下、小腿绷直、双手抱膝。由于这种坐姿会使背弓起，所以，也很容易形成猫背，并且还会使股关节歪曲。五是正坐。这种坐姿对膝关节造成了很重的负担，容易让膝关节产生歪曲，其次容易使踝关节扭伤。

◎正确的坐姿

人坐在椅子上，应保持收腹立腰的姿势，身体重心落在臀部，从侧面看，就能体现出臀部丰满的线条；也可以采用侧坐姿势，即上体和腿同时转向侧面；还可以背脊挺直，坐满椅子的2/3处，将力量分摊在臀部及大腿处；很累想靠背时，请选择能完全支撑背部力量的椅背。无论怎样坐，最好尽量合并双腿，否则长久下来，会影响骨盆形状，同时，坐时踮起脚尖来，对美化臀部线条有着很好的作用。

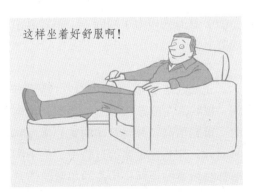

这样坐着好舒服啊！

【肥胖与站姿】

站姿反映个人精神，也能让血液流向下半身。不良的站姿极易导致肥胖。

◎错误的站姿

一般来说，休息式和模特儿式站姿不仅会造成骨骼歪曲，还会导致肥胖。

休息式站姿就是用一条腿支撑身体重心的站立法。以这种姿势站立，体重的负担会加到股关节上，使它在外侧被挤压，在发生歪曲的同时，臀部脂肪增多，骨盆也横向展开，产生歪曲。如果重心总是朝一侧倾斜，就会加重这一侧的骨盆和股关节的负担，使之产生歪曲，造成左右差距，这是侧弯症的原因之一。并且，这种站姿还会对脊椎和胸廓产生不良影响，造成脊椎歪曲以及产生胸的厚度左右不一的畸胸。

模特儿式站姿的方法是双腿紧贴，脚尖向外。由于这种姿势将关节向外侧牵拉，产生歪曲的力量，从而加重了膝和股关节的负担，造成骨盆外展、下半身肥胖，进而引起脊椎歪曲、内脏下垂。

◎正确的站姿

别以为只有坐得太久才会影响臀部形状，而站着就没有问题了。站得太久，血液不易从远程处回流，容易造成臀部供氧不足、新陈代谢不好，可能导致静脉曲张的现象。

需要长时间站立的女性，务必时不时动一下，做做抬腿后举的动作，1小时内至少要偷闲做5分钟。另外，背脊挺直，缩腹提气，做一下肛门收缩的动作，这样可起到收缩臀部的效果。单腿站立时，也应保持支撑腿侧臀肌收紧，并向斜后方微翘的姿势。

【肥胖与走姿】

很多时候，肥胖不仅是吃出来的，也是走出来的。走姿不正确不仅缺乏美感，也容易让腿部变粗。肥胖症患者应注意检查自己的走姿，养成正确的走路习惯。

◎错误的走姿

一是踢着走。有些人因为怕地上的脏东西弄脏鞋子或裤子，会形成一种踢着走的习惯。踢着走的时候身体会向前倾，走路时只有脚尖踢到地面，然后膝盖一弯，脚跟就往上一提，所以走路的时候腰部很少出力，就像走小碎步一般，这样会使整条腿都变胖。

二是压脚走。与踢着走很类似，但是这种压脚走的方式双脚着地的时间比提脚走的人长。走的时候身体重量会整个压在脚尖上，然后再抬起来。如果长久如此走下去，会导致腿肚的肌肉越来越发达。

三是内八字走法。这种内八字走法长久下来会造成"O"形腿。

四是外八字走法。这种走法使膝盖向外，腿型也会变丑，甚至产生"X"形腿。

五是踮着脚尖走。这种走法的本意是为了使自己的步伐更美妙，但由于过于在脚尖上用力，会使膝盖因为脚尖用力的关系而太用力于腿肚上，很容易出现萝卜腿。

◎正确的走姿

正确的走姿是：肩膀放松，抬头挺胸，视线落在前方1.5米处；手臂微微弯曲，单腿抬高，并将身体的重心慢慢移向前方，注意在走路的过程中，整个脚掌都必须紧贴地面；抬高的单腿向前跨

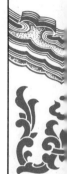

出一大步，股关节用力撑开，而后腿则必须伸直；一边伸展背肌，一边将身体的重心移到跨出的前腿上，后腿准备跨出下一步；跨步期间双手配合着摆动，

肩膀放松，同时抬起另一条腿；跨出去的单腿膝盖尽量跟地面呈90度角，而后面的另一条腿必须伸直。这种走路方式对于纤细脚踝很有帮助。

2 骨骼保健与减肥相关

很多人都认为肥胖只是自己的肉增多，即脂肪量在增多，体重才增加，身材才走形，却根本没有注意到其中还有肉下的骨骼问题。骨骼决定人的体型，也与一个人是否肥胖相关。有些人的体重虽然相同，但如果骨骼不同，有的人就显得肥胖而有的人却显得苗条。我们知道，欧美女性和东方女性体型不一样：欧美女性一般是腰部纤细、胸部和臀部丰满、腿部苗条的理想型，而东方女性的体型是胸部平板、下腹部凸出、臀部肥大的幼儿型。其实这两种体型不同的决定因素就在于骨骼。

比如，本来女性的臀部应该是小巧、浑圆的，但由于骨盆歪曲，特别是坐骨间距扩大，结果形成了四角凹凸的臀部。并且，人的整体平衡越不协调，臀部就越大。此外，由于肌肉松弛，所以臀部就显得更大。像这种情况，只需矫正骨盆，就能轻易地使臀部减小5厘米左右。胸部也一样，做过骨骼矫正的女性二三十岁时胸部绝不会下垂。

骨骼歪曲，肌肉必然被拉长，导致胸部、臀部变形，看起来比实际体重要胖，体型也不协调，与优美的体型相距甚远。因此，骨骼保健与美息息相关，减肥者更不能忽视。

〖 骨骼的全面检查 〗

先介绍一下整体歪曲，然后再看一下部分歪曲。由于这种方法要使用穿衣镜和胶带，所以请大家先做好准备。穿衣镜垂直放置于地面，从上到下笔直地贴上一条胶带，胶带也与地面垂直，以这条线为标准来检查歪曲。检查歪曲时一定要裸体，因为这样才最容易看清楚。尤其是女性，如果戴上胸罩或束腹，则不能正确地分辨歪曲状况。此外，要等全身放松以后再检查，因为如果身体未放松，肌肉太过紧张就不能正确地分辨歪曲。最后，请按照下面的顺序检查。

◎正面检查歪曲

在正常情况下，身体重心应位于由眉间、两锁骨中间、耻骨、膝间、左右脚趾间这五点形成的直线上。这条直线与地面垂直，因此，如果任何一处都与穿衣镜上所贴的胶带相重合，那你的骨骼就非常健康。

正面检查歪曲时，要由按下至上的顺序。因为下半身有歪曲时，即使上半身没有歪曲也能够感觉得到。比如踝关节歪曲时，全身就会向左或向右倾斜。这时候，即使上半身没有歪曲或歪曲的幅度很小，整个身体看起来也是歪的。因此，让正面检查点与胶带重合时，最好由下至上。

537

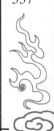

典藏精品版

家家必备的保健全书

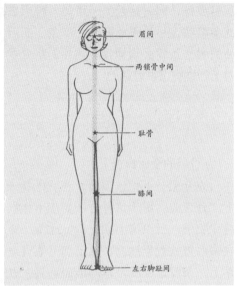

如果检查线与检查点不吻合，那么不吻合处就发生了歪曲。比如说，如果两膝的中间不在线上时，那么必定就是膝关节或踝关节发生了歪曲。还有，耻骨若不在线上时，就是骨盆发生了歪曲。

◎侧面检查歪曲

从侧面检查歪曲时，检查点是耳、

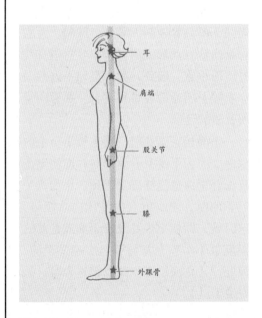

538

肩端、股关节、膝以及外踝骨五点。在正常情况下，这五点应位于同一条垂直于地面的直线上。在检查这五点与直线重合时，和正面检查一样，要由下至上，首先应该检查一下膝关节是否有一定程度的紧绷。

关节除了日常活动以外，其活动的范围还可能被人为地扩大。就拿膝关节来说，大家平常站立的时候似乎感觉膝是伸直的，实际上有可能伸得过直。站立的时候膝伸得过直，膝部的后面就特别紧绷，腹部则往前凸出，腰向后弯曲。几乎所有的人采用的都是这种站立姿势，却不知这也是年纪大了以后腰、膝疼痛的原因。所以，大家务必要注意膝不能伸得过直，但也不要太放松。

当然，检查的时候要保持站立的姿势。比如，若膝不在直线上，那么可能是踝关节有歪曲或是柔韧性欠缺，也可能是膝关节歪曲或者有不必要的紧张。

〖睡姿时骨骼保健的影响〗

骨骼保健除了可以到专业的美体美容机构进行外，自己在平时的生活中也要注意。平时要注意自己的举止形象，保持正确的走姿、站姿和坐姿，前面已经讲过这三方面的内容，下面主要讲讲睡姿对于骨骼保健的影响。

睡觉时姿势以仰卧最多。仰卧者44%的体重都加在臀部，因此如果床垫或被子太软，就会使臀部下沉，形成所谓的大屁股。相反，如果床垫或被子太硬，臀部不能下沉，床垫和被子与腰之间的间隙增大，就容易让人感到腰痛，故经常翻身而妨碍睡眠深度等，总之，睡姿不佳会使人产生许多不快感。

由于侧卧能让腰后和胸部长得细，自然大家就容易接受这种腰贴着床垫的姿势。但这样会使脊椎向侧面弯曲、重心倾斜。如果从小就有侧卧的习惯，更容易引起侧弯症。

此外，侧卧时，大多数人习惯将腿前屈，这种睡法不仅会使骨盆歪曲，甚至连股关节也会歪曲，所以说，侧卧并不是好的睡眠姿势。

其实，没有绝对好的睡姿，但在生活中选择好的寝具，几种睡觉姿势不断换用，也可让自己有一个好的睡眠，并真正对减肥起到良好的促进作用。

3 培养良好的生活习惯

从前面导致肥胖的原因可以看出，很大程度上，肥胖就是因为生活中一些不良生活方式造成的，因此，要防治肥胖，还得从培养良好的生活习惯出发，只有遵从良好的生活方式，肥胖才可能远离我们。

[保证充足的睡眠]

只要稍稍留意一下，很多肥胖者往往都是夜猫子或是喜欢夜生活的人，由于他们养成了夜归和懒睡的习惯，因而睡眠时间通常只有4~6个小时。在这短短的时间里，人体根本无法制造浓缩的尿液，将体内毒素排出体外，而且白天又极易口渴，虽然喝水可以缓解这种状况，但是过量喝水，又会导致过多水分囤积在体内，造成虚胖，由此看来，肥胖与睡眠过少有着内在的、密不可分的关系。

英国有研究指出，人体内存在两种可以调节人的食欲的激素，一种能增加人的饥饿感，刺激人的食欲；另一种则会让人有一种饱腹感，抑制人的食欲。这两种激素分泌量的多少，能直接影响到一个人的胖瘦问题。而且研究结果还发现，每天睡5个小时的人血液中的"饱觉激素"浓度要比睡满8个小时的人少15%，而相对应的"饿觉激素"浓度却增加了15%。因此，睡眠少的人相对容易饥饿，进食也多，这部分人肥胖起来，自然也是情理之中的事。

世间万物皆需平衡，若一味地减少睡眠时间，欠下一大笔睡眠账单，那么，你的健康总有一天会透支。

[跳出压力漩涡]

随着人们生活节奏的不断加快，现代人所承受的压力越来越大：繁重的学习负担、复杂的人际关系、恶化的工作竞争、必要的家庭事务……这些压力好像电子游戏中无人操作的俄罗斯方块一样倾泻而下，让人难以招架。

前面已经讲过，心情焦虑是导致肥胖的原因之一。把自己装入"压力锅"的人，通常会不由自主地暴饮暴食，以此作为缓解压力的措施。当然，"心宽体胖"一说也反映了一个人精神状态的好坏，会直接影响一个人的肥胖与否。所以，不管自己的生活状态怎么样，一定要保持良好的精神状态，不能暴饮暴食。如果要排解压力，可以寻找新的方法，如换位思考、向人倾诉、征求意见等。

家疗法全书

十大病症居

人人必知的健康常识

总之，让自己跳出压力漩涡，可以在一定程度上防治肥胖。

〖饮食和运动〗

这两方面的良好习惯是一定要形成的。"民以食为天"，但"食"也应该从自己的实际出发，既不多食，也不少食。而且每天要保证饮足够的水，饮水在很多时候可以帮助我们抑制食欲，体液还能带走我们体内的毒素，也能缓解肥胖症状。

如果一味从饮食等方面摄取热量，却不参加运动以消耗能量，那么发胖肯定是无法避免的了。为了甩掉讨厌的肥胖，肥胖者一定要利用所有可进行运动的场合、时间来运动。当然，供我们选择的运动方式很多，择其适者而从之，从身边小事做起，从现在做起，不失为减肥的明智之举。

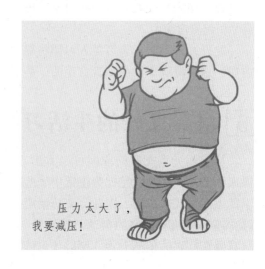

压力太大了，我要减压！

第三章

肥胖症患者的居家饮食疗法

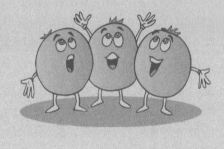

为了减肥或防止肥胖，有的人采用节食办法，什么都不敢吃，这样不仅达不到减肥的目的，而且不利于身体健康。节食会影响身体对营养的吸收，降低体内的基础代谢率，甚至造成营养的缺乏，损伤身体。而节食后只要再多吃东西，体重就会反弹。科学的减肥方法，是在营养科学均衡膳食的基础上，控制饮食，采用正确的方法健康减肥。

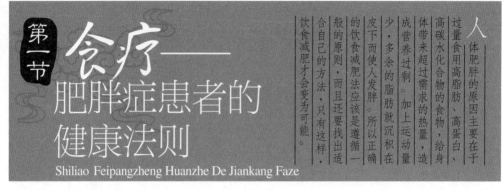

第一节

食疗——
肥胖症患者的健康法则

Shiliao Feipangzheng Huanzhe De Jiankang Faze

人体肥胖的原因主要在于过量食用高脂肪、高蛋白、高碳水化合物的食物，给身体带来超过需求的热量，造成营养过剩。加上运动量少，多余的脂肪就沉积在皮下而使人发胖。所以正确的饮食减肥法应该是遵循一般的饮食原则，而且还要找出适合自己的方法，只有这样，饮食减肥才会变为可能。

典藏精品版

家家必备的保健全书

542

① 饮食疗法的基本原则

肥胖症患者之所以比常人要胖，除了运动不足、生活习惯不科学外，主要与他们摄入饮食量有关。一般人吃八分饱，而他们在未胖前往往吃十二分饱才罢休，这样就导致了肥胖症的产生。

肥胖症饮食疗法的根本，首先要限制摄取的能量，通常实行的是"饭吃八分饱"的节食方法。其次，要注意糖类、脂肪、蛋白质、维生素、矿物质、纤维、水分以及嗜好品的摄取分量和方法，使摄取的能量控制在2512～5358千焦（1600～1280千卡）之间。此外，还要尽量避免食用糕点、清凉饮料等。

〖多吃蛋白质含量丰富的食物〗

蛋白质是身体组织构成、维持及恢复所不可缺少的重要的营养成分。作为身体构成成分的蛋白质，在使用前，有可能作为能量源而被耗用，因此有时会成为贫血的原因之一。蛋白质摄取量的大致标准一般是每千克体重必须摄取蛋白质1.2克。因此，体重为60千克的人须摄取蛋白质72克。在实行节食疗法期间，蛋白质的摄取量必须充足。

但是，并不是说不论什么样的蛋白质都很好，这牵涉到蛋白质的种类问题。比如说，像动物性蛋白质，虽然说其氨基酸的构成与人体相似，但由于动物性蛋白质中的氨基酸容易与动物性脂肪粘附在一起，具有过多地摄入动物性脂肪所带来的危险性。因此，必须摄取72克蛋白质的人，宜摄取一半（即36克）动物性蛋白质，其余的36克由植物性蛋白质补充。

〖注意两种脂肪的摄入比例〗

脂肪作为主要的能量来源，可以分为植物性脂肪和动物性脂肪两种。

肥胖症患者血液中胆固醇含量多，应多摄入植物性油脂，减少摄入动物性油脂。一般来说，摄入植物性油脂与动物性油脂的比例宜为2：1左右，这是因为动物性脂肪中听含的饱和脂肪酸与植物性油脂中所含的多价不饱和脂肪酸对体内脂肪组织中的酶所起的影响不同。糖类要转化为脂肪，乙酸基等酶的作用是必不可少的。而植物性油脂中的亚油酸等多价不饱和脂肪酸恰恰对这种酶的

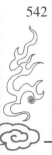

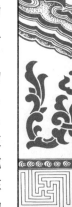

活动持有抑制力。因此，摄入含有多价不饱和脂肪酸的植物性油脂，体内的糖分就不容易转化为脂肪。

另一方面，肥胖症患者易引发血栓症，而多价不饱和脂肪酸的摄取可以抑制血栓症的发作。从血液成分中血小板磷脂质膜出来的某种酸性物质，会使血小板的凝聚增高，容易引发血栓症。反之，植物性油脂，沙丁鱼、秋刀鱼等鱼的鱼油中所含的多价不饱和脂肪酸等酸性物质可以防止那些使血小板凝聚程度增高的酸性物质的形成。因此，多摄取多价不饱和脂肪酸对预防血栓症很有疗效。从这一点来说，肥胖症患者宜加大植物性油脂的摄取比例。

〖 应重视食物纤维的摄取 〗

过去，人们一直认为食物纤维没有任何作用，但是，最近它引起了人们的高度重视。食物纤维中有的不溶于水，有的能溶于水。不溶于水的叫做粗纤维，它包括纤维素、丰纤维素等；能溶于水的有藻阮酸等。现代医学和营养学经研究确认了食物纤维可与传统的六大营养素并列称为"七大营养素"。传统富含纤维的食物有麦麸、玉米、糙米、大豆、燕麦、荞麦、芹菜、苦瓜、水果等。动物实验表明，蔬菜纤维比谷物纤维对人体更为有利。

对于肥胖症患者而言，食物纤维的减肥作用不小。纤维素比重小，体积大，进食后填充胃腔，需要较长时间来消化，延长胃排空的时间，使人容易产生饱腹感，减少热量的摄取。同时膳食纤维减少了摄入食物中的热量比值。纤维素在肠内会吸引脂肪而随之排出体外，有助于减少脂肪积聚，同时可达到减肥目的。更为重要的是，食物纤维能缓解肥胖症患者中常见的便秘问题，有很好的防治便秘的效果。食物纤维体积大，可促进肠道蠕动，其中的水分不易被吸收，从而有通便作用。

所以，肥胖症患者总的饮食原则是减少脂肪的摄入量，多吃蛋白质含量丰富的食物，适当增加蔬菜和水果的比例，保持营养的均衡。

② 肥胖症患者的饮食控制疗法

根据每天摄入能量的多少，减肥饮食控疗法一般分为以下三种。

〖 短期禁食疗法 〗

顾名思义，短期禁食就是在一个相当短(1～2周)的时间里，不吃任何含有能量的食物，机体能量的摄入几乎等于零。虽然有人认为只要食用恰当，短期禁食疗法所达到的减肥效果是非常大的，但这种减肥疗法在减少能量摄入的同时，也断绝了机体所需其他营养素的来源，在减轻体重的同时将会给机体带来其他的严重后遗症，风险较大，不宜盲目采用。

〖 超低能量饮食疗法 〗

超低能量饮食疗法，有人称之为"半饥饿疗法"。由于这种疗法既可以收到较好的减肥效果，又没有禁食疗法所带来的各种不良反应，因此，目前在欧

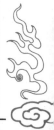

美等地使用得较多。施行这种疗法时，患者每日从饮食中所摄取的能量值大约控制在2512～3349千焦（600～800千卡）之间，所食用的食物中要求必须含有优质蛋白质。这种饮食疗法适用于单纯性重度肥胖症的患者，其目的在于使患者体重迅速下降，同时凭借着食物中供给的优质蛋白质来尽量保护机体内的其他组织成分少受影响。

超低能量饮食疗法治疗开始前，必须对患者进行全面的体检，特别是进行有关心、肝、肾方面的血液和尿液检查。凡是心脑血管疾病、肝肾疾病、糖尿病、精神异常患者和妊娠者都不宜采用此方法进行减肥。在美国已有这类优质蛋白质减肥食品在商店出售。

〖低能量饮食疗法〗

这种疗法主要适用于体重超过标准体重不太多，以及通过超低能量饮食疗法治疗而基本达到理想体重的患者维持体重时使用。低能量饮食疗法每天通过饮食提供的能量供应因人而异，平均大约是每千克体重100千焦（24千卡）。

以上三种疗法的差异，主要是在为机体提供的能量方面：短期禁食疗法所提供的能量几乎为零，减肥效果虽然好，给机体带来的损害也不容轻视；超低能量饮食疗法必须在有限的能量供应条件下，保证机体所需各种营养素的供给，所以常需依靠特殊的饮食配方才能达到减肥目的；低能量饮食疗法类似于糖尿病患者的饮食控制疗法，简单易行，对患者健康影响较小，但短期减肥效果不如上述两种方法，如能长期坚持，效果还可以。

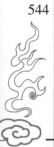

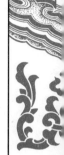

第二节 肥胖症患者食疗的具体操作

Feipangzheng Huanzhe Shiliao De Juti Caozuo

1 饮食减肥ABC

用饮食疗法减肥不仅需要自我的约束力，还要讲究科学的烹饪方法，明白哪些食物会导致发胖。

〖科学进食〗

21世纪流行的烹调新"煮"张，是利用高纤低脂的食物，让人们吃得自然、健康、无压力、无负担。如果善用低脂替代妙招，就能自己下厨料理出健康美食，怎么吃也不用怕胖。

以低代高。尽量选择脂肪含量较低的食物，例如鸡肉、鱼肉的脂肪含量就比猪肉、牛肉低。同样，豆类食物就比肉类低脂健康。

先去脂。可见的脂肪如肥肉、鸡皮等，在烹调前就要先去除。

多选体积大、热量低的食物。蔬菜类的小黄瓜、胡瓜、茄子、冬瓜、大黄瓜、竹笋、白萝卜，豆制品的嫩豆腐等，都是低热量食物，可利用无油或低油烹调法烹调，并于饭前先吃，会让胃有饱足感。

远离沙拉酱。吃生菜时，最后用柠檬汁、葡萄柚或黑胡椒提味。一般的沙拉酱，热量一般都比你想象的高。

炒的不如烫的。青菜用开水烫会很好吃。在水煮沸之后，加入少量沙拉油、盐，再下青菜，但不要烫太久。烫出来的青菜口感不比炒的差，热量却可以少很多。中式料理中有很多菜在炒之前要先过油，而改成氽烫可以让你少吃油。

加重蔬菜的比例。蔬菜本身没有热量，而且富含维生素，可以帮助排便，又不易引起肥胖，多吃能提早产生饱腹感。因此，像芥蓝牛肉这种有肉又有蔬菜的组合，将其烹调时不妨加重蔬菜的比例，这样既吃得饱，又能保证健康，维持体形。

蒸炖烫切小块。如果是清蒸、炖煮、氽烫的食物或肉类，不妨将其切成小块，这样不但可以缩短烹煮时间，也可以使分量看起来较多，相对也不至于吃得过量。

〖催肥的食物〗

提到减肥，就不得不强调饮食控制。不过，是不是有这样的疑惑：为

545

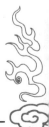

什么我吃的东西不多，体重却还是降不下来呢？这可能是因为在无意中摄取了多余的热量，每天因为习惯而无意中吃下的东西，可能就是扼杀苗条身材的致命杀手。

◎第一名：巧克力饼干

每天吃6片，热量1264焦耳（302卡），每年增重14千克。

每到午茶时间，是不是就觉得饥肠辘辘？那就来片巧克力饼干吧。虽然减肥书上都说应该用芹菜和胡萝卜条来取代零食，可是这些蔬菜水果虽然健康却没什么味道，很多人喜欢拿几片最爱的巧克力饼干来充饥。不过，巧克力饼干里头到底有哪些东西呢？答案就是，大量的糖和很多的油脂。如果每天下午，都用巧克力饼干来满足嘴馋的渴望，只需要半年的时间，你就会重7千克，如果这样持续1年，就会有14千克的肉跟着一起移动。美味的背后却是高热量的陷阱，而且高油和高糖的食物还会让人快速老化。

建议：想得到抗氧化的效果，与其从巧克力当中取得多酚，不如多喝一点低热量的绿茶。

◎第二名：巧克力棒

每天吃1条，热量约1172焦耳（280卡），一年增重13千克。

如果没时间吃正餐，美味的巧克力棒是不是充饥的小零食？如果真的用巧克力棒充饥，之后千万不要再补一顿正餐。因为一条巧克力棒的热量相当于一顿正餐一半的热量。如果不能摆脱香浓巧克力内含的浓浓焦糖和花生的美妙滋味，那么建议最好随时注意体重计上的

数字，因为天天都吃这样高热量的零食不发胖也难。此外，巧克力棒里所含的高糖分，还是导致氧化作用的帮凶，会加速人的老化。

建议：如果戒不掉每天吃条巧克力棒的话，最好每天找时间慢跑半个小时，可以消耗掉那条小小的巧克力棒的热量。

◎第三名：罐装果汁

每天喝一罐500毫升的果汁，热量1067焦耳（255卡），一年增重12千克。

明明知道蔬菜和水果含有许多丰富的维生素和矿物质，但很多人就是懒得吃，喜欢用果汁来代替。可是用果汁来代替水果并不能摄取足够的矿物质和维生素，这是因为水果在做成果汁的过程中，许多矿物质和维生素都已经流失，而仅剩的维生素C，也会因为光照的因素而减少。如果仔细看罐装果汁上的标示，就可以发现，大部分的果汁都是浓缩型，而且也加了许多的糖。所以，如果认为喝果汁比较有营养而天天来上一罐，果汁里的高糖分会让人在一年之后增加12千克的体重。

建议：为了身材，也为了健康，请多吃新鲜蔬菜和水果。

◎第四名：普通可乐

每天喝一罐375毫升的罐装可乐，热量703焦耳（168卡），一年增重8千克。

可乐是大家最常喝的饮料，吃汉堡、薯条的时候当然要配可乐。而大家共聚一堂分享比萨美味的时候，也是用可乐来搭配比萨。就算不和食物搭配，许多人也养成了一天喝一杯可乐的习惯，这是因为可乐里的咖啡因和特殊配方，容易让人上瘾。如果已经到了不能一天没

家家必备的保健全书

有可乐的地步，那么最好多做一点运动来消耗多余的热量。因为一天一罐，就可以让人在一年后增重8千克，更可怕的是，喝下的可乐不但不会让人有饱足感，可乐的重口味还会让人吃下更多食物。

建议：如果真的无法放弃可乐，最好选择使用代糖的低卡可乐。

◎第五名：啤酒

每天喝一罐375毫升的啤酒，热量615焦耳（147卡），一年增重7千克。

朋友一起聚餐或是在唱歌的时候，啤酒是少不了的助兴角色。不过，一天喝一罐啤酒，一年之后却会换来7千克的体重。这也就是为什么啤酒会有"液体面包"的称呼，而且常喝啤酒的人会换来一个沉甸甸的啤酒肚。啤酒里面除了热量之外，几乎不含任何营养素，所以它除了让人发胖之外，对健康没有任何帮助。如果想要品尝啤酒的麦香，最好还是浅尝辄止，不要养成每天喝啤酒的习惯，也不要在睡前喝啤酒，因为啤酒有利尿的作用，睡前喝就会造成大量的水分聚积在体内，也会造成夜晚尿频的现象。

建议：如果确实喜欢啤酒，那就使用啤酒入菜。经过加热之后的啤酒，酒精大部分都蒸发完毕，不但可以增添菜肴的香味，也可以避免酒精所带来的高热量负担。

〖六种饮食类型的人群易发胖〗

减肥，说来简单，就是让摄入热量永远少于消耗热量。但是要减掉脂肪，又要留住健康，绝对是一门大学问。而饮食直接关系着每天摄入的热量，以下6种饮食类型的人群是易胖的高危人群，

检查看看，你是否也榜上有名？

◎食量巨无霸型

从小你吃得多，每餐没有2～3碗饭不能吃饱。如果年纪小可能还不会觉得有负担，一旦有一点年纪，基础代谢率降低，运动量又少，问题就来了，不仅容易肥胖，还会成为糖尿病的好发人群。

建议：对于你来说，增加运动量是最实际的减肥方法，你要尽可能地利用空余时间来做一些减肥运动，才能消耗体内过多的热量。

◎肉食主义者

没有肉就觉得吃不饱，必须要有美味的肉食才能满足你的胃口。

建议：请先从强迫自己减少肉类食物的摄取量做起，并慢慢增加，细细品味蔬果的美味，慢慢让自己习惯素食。

◎重口味型

喜欢吃麻辣、咸度高的食品。吃过后容易口渴，为了解渴，又喜欢喝有甜味的饮料，不知不觉中，热量摄取就得多。

建议：你必须先试着习惯清淡的菜肴，并记得只能以开水或清淡的水果来解渴。

◎喜好零食型

你是不是觉得自己只吃半碗饭却一直胖？原来你正餐吃得少，但是平时零食不离手，想不胖也难。

建议：别担心，甜食、零食还是可以吃，但是一定要严格控制量，若连这点都做不到，那你的减肥计划就很难实施了。

◎暴饮暴食型

心情不好，吃；心情很好，吃。总

之，靠着吃东西来抚慰情绪，赘肉当然就肆意妄为地出现在身上。

建议：情绪上的问题，请多靠运动来发泄。吃，不仅会让你越来越沮丧，让你的减肥计划也毁于一旦。

◎夜宵至上型

夜深了，不再吃点东西就睡不着，满足了食欲就呼呼大睡，多余热量使你小腹微凸或大腹便便。

建议：一定要戒掉吃夜宵的习惯，若真的戒不掉，也尽量选择热量较低的夜宵。

[2] 减肥果蔬品

多食果蔬不但不会增加脂肪和胆固醇，而且还能阻止食物中的糖类转化为脂肪，例如苹果、菠萝、黄瓜、萝卜等都有良好的减肥作用。果蔬中富含的纤维素可刺激肠壁，使其增强蠕动，加快食物通过小肠的速度，所以能有效地减少小肠对各种营养素的吸收，尤其是可以降低对脂肪的消化吸收率，减少人体脂肪的沉积，从而达到减肥、健美的作用。

〖纤纤美人的秘方蔬菜〗

蔬菜在减肥食品中占有极其重要的地位，因为蔬菜属于低热量食品，体积大，能增加饱腹感，有利于减肥。蔬菜中还含有大量的植物纤维素，能有效地促进肠道的蠕动，预防便秘，赶走脂肪。

◎冬瓜

冬瓜中的脂肪含量为零，而且含钠量极低，不会造成水分的滞留，因此不会使人发胖。冬瓜中富含的维生素B1可以促使体内淀粉、糖转化成热能，但不会转化成脂肪；含有的丰富的碳水化合物，能满足减肥过程中人体对碳水化合物的需求，而且进食后能增加饱腹感，是减肥者的理想食品。

◎生菜

常吃生菜能改善胃肠血液循环，促进脂肪和蛋白质的消化吸收。另外，生菜可清除血液中的垃圾，能清除肠内毒素，防止便秘，去除脂肪。

◎大蒜

大蒜不仅具有抗癌、抗菌效果，在控制肥胖方面也具有意想不到的效果。大蒜中的有效成分使人体内胆固醇的含量不再增高，而且能阻止酶参与脂肪酸的合成，有助于增加高密度脂蛋白。

◎黄瓜

黄瓜是一种难得的低热量食物。其中含有一种叫做丙醇二酸的物质，能阻止人体内的碳水化合物转变为脂肪，有效减少脂肪在体内的堆积。其次，黄瓜中独有的果酸和丰富的植物纤维素，是促进肠道蠕动、降低胆固醇、排出废物、防止便秘所不可缺少的天然物质。

◎白萝卜

现代研究认为，白萝卜含芥子油、淀粉酶和粗纤维，具有促进消化，增强食欲，加快胃肠蠕动和止咳化痰的作用。它含有胆碱物质，能降低血脂、血压，因其本身含热量甚低，且含有一种能促使脂肪进行新陈代谢的酶类物质，可减

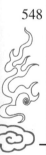

少皮下脂肪的聚集，非常有利于减肥。

◎豆芽

豆芽含水分多，脂肪含量低，其中尤以绿豆芽的减肥效果最好。因为含纤维素，绿豆芽与韭菜同炒，可用于防治便秘。绿豆芽含多种维生素，经常食用对于维生素B₂缺乏引起的舌疮口炎、维生素C缺乏引起的疾病等都有辅助治疗作用。美国人很推崇绿豆芽，认为它是最适合肥胖人进食的蔬菜之一。

◎番茄

番茄含有茄红素、食物纤维及果胶成分，可以降低热量摄取，促进肠胃蠕动。而且独特的酸味可以刺激胃液分泌，

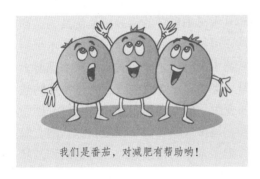

我们是番茄，对减肥有帮助哟！

甚至提升食物的口感，是一种很好的减肥食物。

其低卡、高纤的特点又有助于排毒，多吃能饱肚，因而减少了吃其他高卡食品的机会，可达到间接减肥的目的。

◎牛蒡

牛蒡含有丰富的水溶性食物纤维，因此，牛蒡必须要泡成茶来饮用，才能发挥其减肥功效。牛蒡茶可以帮助身体吸收大量的食物纤维，进行肠内大扫除。不需要烹煮，只要将牛蒡去皮，切成细丝，然后放入杯中以滚水冲泡即可饮用。

其多纤维质及润燥作用，能够刺激肠胃的蠕动，消化积滞，促进机体消化养分，有效地改善人体机能。

◎芹菜

芹菜是一种很好的减肥食品。其中水分含量占95％，且消化芹菜所需的热量超过芹菜本身提供给人体的热量。芹菜分香芹和西芹两种，其中西芹的味道较强烈，减肥效果也更好。

〖赶走脂肪的美味水果〗

水果不仅美味，有的还有很明显的减肥作用，不愧是肥胖症患者的福音。

◎苹果

苹果含有的丰富果胶和大量纤维物质，可加速排毒，阻止毒素侵入肠道，并降低热量吸收；含有的丰富维生素、矿物质及苹果酸，有助于代谢体内多余的盐分，防止下半身肥胖。

吃苹果还可以促进消化系统的功能，使体内废物得以充分排出，让血液得以净化。只要3天持续吃苹果和喝矿泉水，其他食物一概不吃，每个周期平均可以减掉3～5千克。

◎菠萝

菠萝能够减肥，是因为它含有一种天然消化成分——菠萝酵素，有类似木瓜酵素的作用，能分解蛋白质，有效地酸解脂肪，特别是能帮助肉类中的蛋白质消化，减少人体对脂肪的吸收。当饮食过量时，吃些菠萝可以帮助消化与去除油脂。维持1个星期，只以菠萝作为三餐中其中一餐的主食而不吃其他食物，那么便可以减轻2～3千克。

◎香蕉

对于常便秘、肌肤干燥的肥胖人士

而言，香蕉是减肥的上好水果。此外，以糖质为主要成分的香蕉，吃了以后可以马上消化，迅速补充体力。而且香蕉很有饱足感，只要吃上一根就可以饱腹。最为可贵的是，虽然香蕉含的热量很高，脂肪含量却很低，而且含有丰富的钾，是减肥时期的理想食品。

◎西瓜

西瓜皮白色部分的瓤，有一个雅致的名字叫"翠衣"，具有比西瓜肉更佳的利尿作用。翠衣所含的糖分较少，味道较淡，纤维较粗硬，具有良好的利尿作用，所以它对于水肿型肥胖症患者来说，是极佳的减肥食材。再加上翠衣并不像西瓜肉含有较高的糖分，热量较西瓜肉更低，对于因为循环不良而造成的下半身水肿，有较好的消肿功能。食用翠衣，能够帮助水肿的腿部变得匀称有致。

◎柠檬

柠檬是一种富含维生素C的营养水果，一般人都将之作为美容食品。其实，柠檬经过合理的调配，还是十分有效的减肥物质。因为柠檬能促进肠道蠕动，柠檬水可以解渴而且能冲淡人进食的欲望，因此可有效抑制不当饮食，如果加上一天总共15分钟的运动，减肥效果会更加显著。此外，柠檬的酸味是以柠檬酸为主，柠檬酸是热量代谢过程中必须的参与物质，而且也有消除疲劳的作用。

◎葡萄柚

葡萄柚中的酸性物质可以帮助增加消化液，促进消化，而且营养也容易被吸收。此外，它还含有丰富的维生素C，1颗葡萄柚就含有100毫克维生素C。更重要的是，它含糖量少，减肥时用它来补

充维生素C是最适合不过的了。

◎奇异果

奇异果中含有丰富的维生素C、维生素E与纤维质，可以促进消化、改善便秘，并能有效消除小腹凸起、虚胖等现象。奇异果中含有丰富的果胶，能有效降低血液中的胆固醇，对于高血脂症状也有控制的疗效。另外，奇异果具有调节情绪与镇定神经的作用。在减肥期间难免会有情绪低落的现象出现，这时多吃奇异果，不仅可以减肥，还能安抚浮躁的情绪，改善忧郁的心情。

◎木瓜

木瓜具有独特的蛋白分解酵素，可以清除因吃肉类而积聚在下身的脂肪，而且木瓜肉所含的果胶更是优良的洗肠剂，可减少废物在下身积聚。青木瓜对减肥十分有益，因为青木瓜的木瓜酵素是成熟木瓜的2倍左右，这些木瓜酵素不仅可分解蛋白质、糖类，更可分解脂肪，还可去除赘肉，促进新陈代谢，及时把多余脂肪排出体外，从而达到减肥的目的。

◎西柚

西柚富含维生素C以及大量抗氧化元素，还含有丰富的钾质，有助于减少下半身的脂肪和水分积聚。难能可贵的是，西柚所含的热量十分低，每个大约只有251焦耳（60卡），所以也是减肥的好帮手。根据美国一项研究表明，如果正常三餐都能吃上半个西柚，减肥效果会非常好。

◎火龙果

火龙果含有丰富的膳食纤维，是一种低热量、高纤维的水果，是那些想减

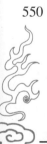

肥、养颜的肥胖症患者的理想果品。

◎山楂

中医学认为，山楂味酸甘，性微温，具有开胃消食、化滞消积、活血化淤、驱虫解毒等功效。山楂可健脾消积，有收敛作用，可辅助治疗继发性肥胖症。

3 去脂果蔬汁

目前市面上的各种饮品琳琅满目，还有不少打着"健康减肥"的旗号，究竟这些饮品的减肥效果如何，我们还无从得知。但是肥胖症患者可以自己利用水果、蔬菜和榨汁机等来自制减肥饮品，充分吸取水果中的营养和精华，在减肥的同时，让皮肤也变得光泽有弹性。

〖水果混合汁〗

苹果柠檬汁

苹果富含纤维质，维生素含量高，营养价值高，但热量较低；柠檬中所含的物质经过合理的调配，还是十分有效的减肥物质，而且柠檬汁可以冲淡人们进食的欲望，因此能达到抑制食欲的效果。

原料：原料：苹果60克，柠檬半个，开水60毫升，碎冰60克，白汽水20毫升。

制作步骤：先将苹果洗净，去皮，去核及籽后切成小块；柠檬洗净，取半个压汁。把除汽水外的原材料放入搅拌机内，高速搅打30秒，倒入杯中，再倒入白汽水即可。

莲雾西瓜汁

西瓜利尿，帮助消化，能够加快新陈代谢，有排毒养颜的作用和减肥的效果；莲雾具有热量低、增加饱足感的优势，是一款减肥圣品。

原料：西瓜100克，莲雾100克，黄瓜25克。

制作步骤：先将西瓜洗净去皮去籽，

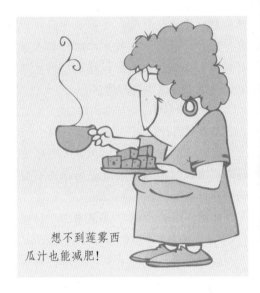

想不到莲雾西瓜汁也能减肥！

切成小块；将黄瓜、莲雾洗净，切成小块备用；将西瓜、莲雾、黄瓜倒入搅拌机内，加水400毫升，搅打均匀即可。

菠萝木瓜汁

菠萝和木瓜都有很好的减肥效果，因此宜饮菠萝木瓜汁减肥。

原料：菠萝45克，木瓜45克，苹果1个，柳橙1个，凉开水80毫升，碎冰30克。

制作步骤：先将菠萝去皮后切成小块；木瓜洗净，去皮，去籽后切成小块；将苹果洗净、去皮、去籽后切成小块；柳橙洗净，对切后压汁；碎冰、菠萝及其他材料放入搅拌机内，高速搅打30秒即可。

草莓人参果汁

草莓对胃肠道和贫血均有一定的滋

补调理作用，人参果含热量低，也有利于减肥。

原料：人参2个，柠檬1/2个，草莓30克，蜂蜜15克，开水70毫升，碎冰60克，白汽水20毫升。

制作步骤：先将人参果洗净，去皮、核后切成小块；柠檬、草莓洗净备用；将碎冰、白汽水除外的其他材料放入搅拌机内，高速搅打30秒；将果汁倒入杯中，再倒入白汽水拌匀即可。

〖水果蔬菜汁〗

苹果黄瓜汁

黄瓜非常利于减肥，而苹果中丰富的钾，可以缓解因摄入过量的钠而引起的水肿，将多余水分排出体外。

原料：小黄瓜2条，苹果半个，柠檬1/3个，冷开水240毫升。

制作步骤：先将小黄瓜洗净，切成丁；苹果洗净去籽，去核，对切后再切成丁；将所有材料放入搅拌机内，搅打2分钟即可。

香蕉苦瓜汁

香蕉对减肥相当有效，因为它含热量很低，而且食物纤维含量丰富，还能防止便秘。再加上减肥佳品苦瓜，这道饮料的减肥效果也相当明显。

原料：香蕉1根，苦瓜100克，苹果50克，水100毫升。

制作步骤：先将香蕉去皮，切成小块；苹果洗净，去皮，去核，切成小块；将苦瓜洗净，去籽，切成大小适当的块；将全部材料放入搅拌机内搅打成汁即可。

柳橙蔬菜汁

将具有减肥功效的柳橙、包心菜、柠檬和芹菜和在一起压榨成汁，其减肥效果明显，味道也很好。

原料：柳橙1个，紫包心菜100克，柠檬1个，芹菜50克，蜂蜜适量。

制作步骤：先将柳橙洗净，对半切开，以榨汁机榨成汁；柠檬去皮榨成汁；包心菜洗净，切小块；芹菜洗净，撕去老叶及筋，与包心菜一起放入果汁机中，加入冷开水、柠檬汁、柳橙汁搭匀，滤除菜渣，倒入杯中备用；杯中加入蜂蜜，充分调匀即可。

〖蔬菜混合汁〗

番茄海带汁

具有减肥作用的番茄，再加上能加快人体新陈代谢速度的海带混合榨汁，自然有良好的减肥效果。

原料：番茄200克，海带50克，柠檬1个，果糖20克。

制作步骤：先将海带切成片。番茄切成小块，柠檬切片，上述材料放入果汁机中搅打2分钟，滤其果菜渣，再加入果糖拌匀，将汁倒入杯中即可。

土豆莲藕汁

多吃土豆可以减少脂肪的摄入，使人体内的脂肪渐渐代谢掉，所以可以选择土豆莲藕汁减肥。

原料：土豆、莲藕各80克，蜂蜜20毫升，冰块少许。

制作步骤：先将土豆及莲藕洗净，均去皮煮熟，待凉后切成小块；敲碎的冰块、土豆及其他材料放入搅拌机中，高速搅打40秒钟即可。

4 药膳减肥

中医认为，肥胖与痰、湿、气虚等有关。因此，中医治疗肥胖，多从益气、健脾、化痰、补肾等着手。现将一些常用的药膳方子或者配单列举如下。

〔中药饮品〕

方一：陈皮10克，半夏10克，茯苓15克，甘草6克，木香10克，苍术10克，白术10克，香附9克，川芎9克，当归12克。上方材料用水煎，日服1剂或两日服1剂，分3次服或当茶饮用。方中苍术燥湿健脾，木香行气，香附疏肝理气，川芎活血行气，当归补血活血，共奏健脾燥湿、化痰行气活血之效，可治妇女肥胖及不孕等症。

方二：黄芪、防己、白术、川芎、首乌各15克，泽泻、生山楂、丹参、茵陈、水牛角各30克，生大黄9克。上方材料打碎水煎，每次口服50毫升，每日2次，或适量饮用；超重25%以上者可增至每日服150毫升。本方能益气健脾、温肾助阳、活血调经、利水消肿、去脂减肥。方中用防己、黄芪汤益气健脾、利水消肿，使脂随水消；丹参、首乌、泽泻、山楂等，可调理气血、补肾填精、消导和中、荡涤积滞。使用后若大便泄泻不止，可先煎大黄或减其量。

方三：首乌、泽泻各20克，淫羊藿、黄芪、生山楂、莱菔子、花生壳各30克，白术、防己各15克。上述材料用水煎服，每日1剂，于饭前先喝一碗药汤，然后再吃饭，可减少饭量，连用2个月以上。本方温阳化脂、健脾益气、利水减肥，适用于各类肥胖症。

方四：败荷叶适量。将败荷叶烧成灰，碾末，每次服2克，每日2～3次。本方荷叶散为减肥消肿之验方，方中荷叶能清痰、泄气、消肿，以苍术、白术等配伍，不仅能减肥，还能降压降脂，是一种很有效的减肥药。

方五：海藻、夏枯草、米仁各30克，白芥子10克，山楂15克，泽泻、茵陈、柴胡各10克，甘草6克。上述材料用水煎服，每日1剂。本方化痰消脂、健脾利湿、调理气机，可用于女性肥胖症的治疗。

方六：二丑25克，炒草决明、泽泻、白术各10克，山楂、制首乌各20克。上药碾为细末，炼蜜为丸，如梧桐子大，早晚各吞服20～30粒，并加强运动，可消食化淤、减肥去脂。方中二丑"治祛癖气块，利大小便，除水气、虚肿""能疏风，亦补虚肿，久服令人体消瘦"。山楂消食去淤。首乌补肾填精。决明子润肠通便，并有降低血清胆固醇及降压的作用。泽泻利水渗湿、泄热。白术健脾和中、补气燥湿利水。诸药合用可减肥

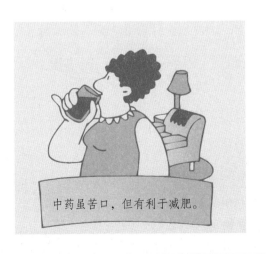

中药虽苦口，但有利于减肥。

十大病症居家疗法全书

人人必知的健康常识

去脂。

〖**药膳粥食**〗

荷叶粥

有清热、消炎、除湿的作用。连服3个月，体重可显著降低。但粥不宜泡煮过久，以免清香味散失。

原料：鲜荷叶1张，粳米100克，冰糖少许。

制作步骤：粳米淘净，鲜荷叶洗净，切成约1寸大小的片。鲜荷叶放入锅内，加清水适量，用武火烧沸后，转用文火煮10～15分钟，去渣留汁。粳米、荷叶汁放入锅内，加冰糖、清水适量，用武火烧沸后，转用文火煮至米烂成粥。每日2次，作早晚餐食用。

菊花枸杞粥

菊花是应用很广泛的花材，多喝能帮助降血脂，去体脂。同时它对眼睛也有很好的保护作用。

原料：菊花、甘草和枸杞适量。

制作步骤：将材料加热水熬煮10分钟，加入白饭煮成稀饭即可。可搭配凉拌小黄瓜食用，风味极佳。

赤小豆粥

赤小豆利尿，消水肿，对肥胖症有一定的治疗效果。

原料：赤小豆30克，粳米50克。

制作步骤：将材料洗净入锅，加水煮至米烂成粥。每日2次，作早晚餐食用，久服可利水湿、减重。

燕麦片粥

燕麦是粗粮，吃少量即能感觉到饱腹，以达到少吃又不饿肚子的效果，从而轻松减肥。但是注意，一次不宜吃太多。

原料：燕麦片50克。

制作步骤：将燕麦片放入锅内，加清水待水开时，搅拌，煮至熟软。每日1次，早餐服用，具有降脂、减肥作用，适用于肥胖、高脂血症、冠心病患者及健康者日常保健用。

茯苓饼

茯苓能促进钠、氯、钾等电解质的排出，有利尿、降血糖的作用，促进新陈代谢，从而达到减肥目的。

原料：茯苓200克，面粉100克。

制作步骤：将茯苓研成粉末，与面粉和水混合后做成饼，烙熟即成，能健脾、化湿、养胃，适宜肥胖者长期服用。

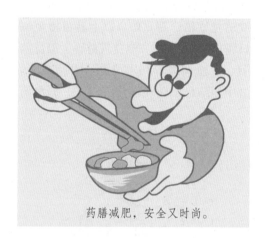

药膳减肥，安全又时尚。

5 茶饮减肥

对于肥胖症的治疗，中医师们建议，可服用消脂去水中药茶，当然，还可以利用我们日常生活中的花卉或者果蔬类食物来制作茶饮，减肥效果也不错。

〖汉方茶饮〗

山楂首乌茶

山楂可消食，去油脂，增强肠胃的消化吸收功能，适合三餐后饮用。

原料：山楂和何首乌各15克。

制作步骤：将山楂、何首乌分别洗净、切碎，一同入锅，加水适量，浸渍2小时，再煎煮1小时，然后去渣取汤当茶饮用。

山楂洋菜茶

洋菜丰富的纤维含量对于饱足感的提升和便秘的排解都有非常好的效果。

原料：山楂50克，洋菜20克，冰糖少许。

制作步骤：山楂加1000毫升的水，煮30分钟后，滤去渣备用。洋菜切细加入山楂、水和适量的冰糖，煮至洋菜完全烂化即可。

薏仁绿茶冻饮

此茶饮可利尿消炎、健脾止泻，适合水肿型肥胖者，对女性来说亦具有美白效果。

原料：绿茶粉、薏仁粉若干。

制作步骤：将绿茶粉和薏仁粉以凉开水冲泡饮用。

陈皮红枣茶

经处理过的陈皮，可消脂理气，改善消化不良及食欲不振等症状。

原料：陈皮3片，红枣3～5粒。

制作步骤：将陈皮和红枣以开水冲泡或熬煮饮用。

姜醋红糖茶

生姜能发汗，食醋能促消化，这款茶饮对食滞胃寒的肥胖症患者特别合适。

原料：生姜10克，醋、茶叶、红糖各5克。

制作步骤：姜片用醋(用米醋)浸泡一夜，再与茶叶、沸水同泡，饮时加红糖，红糖可用蜜糖代替。

〖去脂美颜茶〗

◎花草茶是轻松减肥的时髦选择

花草，不管是新鲜的还是干燥的叶片、花朵，只要加入适量的水就可煮成好喝的茶饮。天然花草的功能因植物种类的不同而有所不同，如甘菊能镇静，茉莉花能明目，熏衣草能安神。想要消脂减肥，玫瑰花茶、薄荷茶、菊花茶、洛神花茶都是不错的选择。不过要注意的是，花草最好不要碰到铁制品。

◎绿茶减肥有科学依据

绿茶能够加快热量的消耗，尤其能加快脂肪的消耗。绿茶还能提高新陈代谢，每日饮3次茶，新陈代谢率会提高4%，也就是说，每日要多消耗251千焦（60千卡）热量，相当于每年减掉2.7千克体重。这可能是由于绿茶中含有能提高去甲肾上腺素这种化学物质水平的成分，对于加速新陈代谢具有重要作用。另外，绿茶含有丰富的抗氧化物，能够防止自由基的产生，对皮肤抗皱有很好的效果，长期喝能预防心脏病。

◎红茶让减肥轻松简单

红茶含咖啡因，能促进脂肪燃烧，自然也有减肥功效。从许多动物实验中已证明，喝红茶可以控制体重增长速度，减肥效果和一般减肥药大致类似。当然，喝红茶减肥，就不能加糖添味，牛奶最好也不要放，饮用纯红茶，效果会比较理想。

十大病症居家疗法全书

人人必知的健康常识

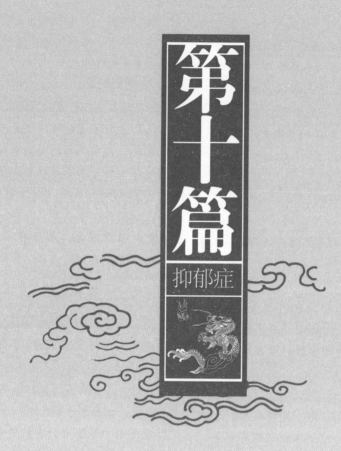

第十篇

抑郁症

第一章 抑郁症自我诊断

第二章 抑郁，无所不在

第三章 摆脱抑郁，快乐向前走

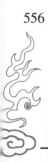

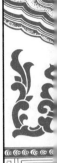

第一章

抑郁症
自我诊断

十大病症居
家疗法全书

人人必知的健康常识

557

在现代社会中，抑郁症是一种令人十分痛苦的疾病。通过本章提出的 A、S 心理学测验，你可以自我诊断一下，看看自己是否属于容易患抑郁症的类型。从而更好地正确面对自己的心理状态，处理生活中出现的问题，让生活更完美。

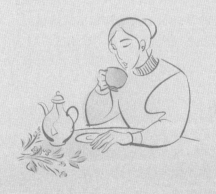

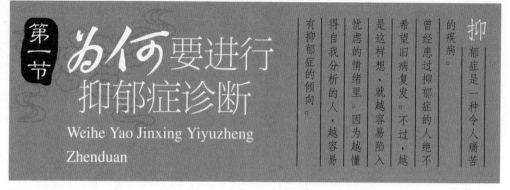

抑郁症是一种令人痛苦的疾病。

曾经患过抑郁症的人绝不希望旧病复发。不过，越是这样想，就越容易陷入忧虑的情绪里。因为越懂得自我分析的人，越容易有抑郁症的倾向。

1 恼人的抑郁症

抑郁症是一种令人痛苦的疾病。

曾经患过抑郁症的人绝不希望旧病复发。不过，越是这样想，就越容易陷入忧虑的情绪里。因为越懂得自我分析的人，越容易有抑郁症的倾向。

一个人如果无法客观地自我分析，就不会自我反省，当然也就不会患抑郁症。这点从婴儿、痴呆的老人从不患抑郁症可以得到证明。数年前，14岁以下的孩子从未出现过抑郁症的症状，而最近厌学儿童的案例越来越多，专家分析，这可能是抑郁症的倾向。

虽说个性是患抑郁症的主因，但是发病率与一个人所处的环境、是否善于发泄情绪等情况都大有关系，而且在一定程度上与个人曾经遭受的某种打击有关。

抑郁症虽然是属于心理方面的疾病，不过最初的症状大多是从身体的变化开始的。

人的身体常因劳累或疾病而感到疲劳，此时若心理也感到疲惫，恐怕身心均难以负荷。所以，抑郁症最有效的预防方法，就是要让身心均保持一定的平衡和弹性。

当精神感到疲惫时，至少应该让身体得到适当的休养；当身体感到疲累时，则要设法使精神放松。

为了方便大家检查自己是否具有某种程度的紧张状态及精神负担，这里设计了A、S心理测验，大家不妨测试一下。

2 由测验的结果作自我判断

测验（A）是自主神经失调症的测验。为什么检测抑郁症，也要进行自主神经失调症的测验呢？

这是因为自主神经与大脑之间有密切的关系，进入大脑的刺激借由神经而支配身体各部分的器官。支配身体的神经可分为两种：一种是借着大脑的命令自己可以活动的神经，称为体性神经或

非自主神经；一种是不能自己活动的神经，称为自主神经或植物性神经。

所谓的体性神经，就是人自己的情感、意志可以控制的神经，例如掌管走路、说话、抓东西、举高东西等的神经。

自主神经则是控制心脏跳动、胃肠蠕动、唾液分泌、颤抖等的神经，是人的意志所不能控制的。

体性神经即使完全不活动，人类依然能够存活，而一旦自主神经不活动，人类就活不成了。

当人运动时，体性神经亦跟着活动，心脏的跳动也会配合运动量而增加，新陈代谢随之增高；当体性神经快速地活动时，自主神经的活动就会随之活跃起来。相反地，当体性神经完全不活动时，自主神经的活动就会慢慢地减弱。

可以这么说：抑郁症患者一般都患有自主神经失调症。因为抑郁症是心理方面的疾病，而把心理的变化传达到身体各部位的神经就是自主神经。

3 抑郁症具有各种面貌

开始使用"躁郁症"这个病名的人是19世纪末的克雷佩林，他被称为"近代精神医学之始"。

克雷佩林对躁郁症作了以下的定义："所谓的躁郁症，即是焦虑状态和抑郁状态反复进行周期性的变化而没有引起人格崩坏的一种精神病。"也就是说，虽然感情上发生病态的变化，但人格上还没有发生精神分裂的现象。

以临床上来看，同样是躁郁症的情况，有的人一生只发病一次，此称为单纯性抑郁；有的人发病的情形，则呈周期性反复循环，其表现方式有各种形态，如前面介绍过的，有周期性地重复焦虑状态和抑郁状态的情形、只是焦虑状态一直重复的情形、只是抑郁状态一直重复的情形等。

单纯性抑郁，中年以后才发病的例子比较多，这种情况是以工作场所、家庭内的问题为主要肇因；也有人到了5月、9月等季节变换的时期，就一定会发生轻微

的抑郁症状。其治疗方法相当简单，只要接受心理指导治疗即可得到改善。

不过，近几年来抑郁症显示出多样化的症状，因此就必须把只显示出某一种症状的单纯性抑郁及两种症状交互出现的双向障碍作个区别。

针对这种多样化的症状，甚至有人把它分为内源性抑郁症及神经性抑郁症，或者把它分为没有任何外在因素，检查时没有发现任何病变的内源性抑郁症，以及由药物或其他疾病所引起的外源性

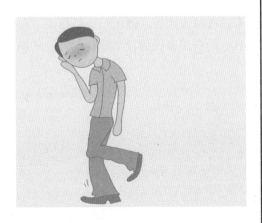

抑郁症两种。

外源性抑郁症的治疗方法是只要把能引起抑郁症的药物、疾病等消除即可。内源性抑郁症是由精神过度劳累等精神性的因素以及神经生化等躯体方面的因素所引起的，因此它的情况比较严重。另外，称为神经性抑郁症的，一般伴随着躯体障碍、神经衰弱所引起的抑郁症。这些抑郁症中，最难治疗而且发病率最高的是内源性抑郁症。

4 容易被忽略的抑郁症症状

身体症状戴着"假面具"的抑郁症非常多，而且其表现方式也相当多样化。

为此，这里列出抑郁症的诊断依据：

（1）闷闷不乐、心情沮丧。

（2）中午以前心情恶劣、身体情况也不佳，中午过后到傍晚便渐渐好转，然后，第二天又出现同样的症状。一天的心情总是这样反复变化。

（3）无论何时睡觉，早上醒来时心情总是相当恶劣。

（4）对工作、家庭等社会性的环境毫不关心。

再加上疲惫感、食欲下降、体重减轻等症状，就必须考虑这可能是患了抑郁症。

在以工薪阶层的人为调查对象所进行的《劳动者健康状况调查》之中，当提出"认为自己健康吗？"的问题时，有八成的人回答"健康"；当提出"对自己的身体有任何自觉症状？"的问题时，也有八成的人回答"有"。

"认为自己健康"的同时，对自己的身体又有"自觉症状"，这究竟是怎么回事？

在身体的自觉症状中，以肩酸、腰痛的情况居多，占全体的66%；其他还有眼睛看不清楚、眼睛疲劳、视力减退、便秘、下痢等自觉症状。

另外，回答"工作会使身心感到疲惫"的人占了七成，而且半数以上的人都觉得疲惫感仍持续到第二天早晨；回答"工作会使人感到紧张不安"的人，约占55%。从这项调查结果可以得知，各个年代的人都会对工作的质量或工作场所产生不满。

这么一来，不管看起来多么健康的人，无论什么时候产生抑郁症，都不足为奇了。但是，当出现抑郁症的症状时，几乎所有的人都会认为是身体出现了问题，而不会想到是患了抑郁症。

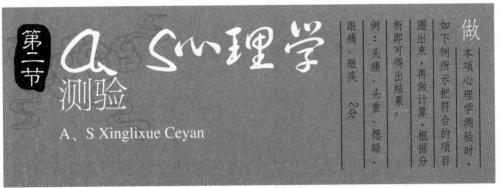

做本项心理学测验时，如下例所示把符合的项目圈出来，再做计算，根据分析即可得出结果。

例：头痛、头重、想睡、眼痛、眼疾。　2分

1 A、S心理学测验（A）

(1) 头痛、头重、想睡、眼痛、眼疾。	（　　）分
(2) 食欲不振、暴饮暴食。	（　　）分
(3) 便秘、下痢、恶心、胃痛、胃溃疡。	（　　）分
(4) 胸部有压迫感、心跳激烈、心脏病发作、咳嗽。	（　　）分
(5) 脖子、肩、背、腰、关节、手脚疼痛。	（　　）分
(6) 感觉脖子、肩、背、腰酸痛。	（　　）分
(7) 身体的某处发麻、麻痹、颤抖、畏寒、上火。	（　　）分
(8) 耳鸣、重听、头晕、站起来会头晕。	（　　）分
(9) 血压过高或过低、脉搏跳动快速。	（　　）分
(10) 患有湿疹等皮肤病、生活不协调。	（　　）分
(11) 经常睡不着或常常昏睡、早上爬不起来。	（　　）分
(12) 害羞、恐惧与他人相处、口吃、自闭。	（　　）分
(13) 急躁不安、注意力无法集中、具有完美主义思想。	（　　）分
(14) 总是快乐不起来、抑郁、想自杀。	（　　）分
(15) 觉得找不到自我、心情千变万化。	（　　）分
(16) 总觉得别人在谈论自己、为自我意识过强而烦恼。	（　　）分
(17) 担心身体发出臭味而感到不安、觉得别人能洞悉自己的心。	（　　）分
(18) 独处时却听到有人说话、看到人影。	（　　）分
(19) 经常服用胃药、镇定剂、安眠药，想停止服用药物。	（　　）分
(20) 对自己的长相、身体、个性等非常不满。	（　　）分
(21) 曾因精神或神经方面的疾病住过院，目前经常到医院看病。	（　　）分
(22) 曾对父母、兄弟姐妹、祖父、祖母有强烈的不满。	（　　）分

561

(23) 曾对公婆、媳妇、妻子、小孩有强烈的不满，现在仍然如此。	（　　）分
(24) 曾对上司、同事、下属、老师、朋友有强烈的不满。	（　　）分
(25) 正为工作、家庭、学校、夫妻、婆媳、亲子问题烦恼。	（　　）分
(26) 觉得没有人能了解自己的烦恼，没有诉苦的对象。	（　　）分
(27) 抽烟、喝酒，1天喝2瓶以上的酒、抽20根以上的烟。	（　　）分
(28) 入睡的时间为半夜12点~凌晨2点（1分），或凌晨2点以后（2分）；起床时间比6时27分晚了3个小时以上（1分）。	（　　）分
(29) 经常感到不安。	（　　）分

问题1~11属于身体方面的症状，以更年期最为常见；问题12~29属于精神方面的症状。合计后，可看看有没有精神病、神经衰弱的倾向。然后再根据上面所选的项目来计算画圈圈的个数，画一个圈代表1点。得到11~14点的人，表示有自主神经失调的倾向；得到15~20点的人，表示患了自主神经失调症；得到20点以上的人，则有必要向医生求诊。

2 A、S心理学测验（B）

问　　　题	否	是	
	偶尔	常常	经常
(1) 身体容易感到无力、疲倦?			
(2) 害怕噪音?			
(3) 最近感到心情沉重、沮丧?			
(4) 听到音乐会感到快乐?			
(5) 在早上特别容易感到有气无力?			
(6) 热衷于辩论?			
(7) 脖子、肩膀酸痛不已?			
(8) 常常感到头痛?			
(9) 曾经有整夜睡不着的经历?			
(10) 容易发生意外、受伤?			
(11) 缺乏食欲?			
(12) 看电视时会感到高兴?			
(13) 曾经屏气而感到胸口难受?			
(14) 觉得喉咙里塞有异物?			
(15) 觉得自己的人生毫无意义?			

(16) 做事没有效率、精神不振、懒洋洋？			
(17) 以前也有过和现在类似的症状？			
(18) 向来就是个热衷工作并且一丝不苟的人？			

"否"为0分、"偶尔"为1分、"常常"为2分、"经常"为3分，得到的分数越高，就越有抑郁症倾向。尤其是问题1、3、5、7、9、11、13、14、15、16、17、18，在"是"那一栏画圈的人，如果得到的点数总共有16分以上，就表示患有抑郁症，必须马上去看医生。

心理产生异常变化时，会通过自主神经，传达到身体各部位。原因有二：一是因为心理的不安会影响自主神经的稳定，使身心失去平衡，所以，由抑郁症所产生的生理症状和自主神经失调症的症状相同；二是抑郁症患者都不太使用体性神经，因为他们认为健康不佳，就更要减少使用体性神经，如此一来，自主神经的机能就会随之降低。

喜欢把所有责任揽上身的人，会因为承担太多责任而使自己处于紧张状态，从而造成紧张性刺激。人之所以会处于紧张状态，是因为紧张性刺激停滞在心中没有发散出来的缘故。这种紧张状态可以借由使用体性神经如运动等得到纾解。不过，患抑郁症的人，几乎都是不运动的。即使在发病前是个爱好运动的人，但患了抑郁症之后，也会变得不爱运动。

由于抑郁症患者的自主神经都处于失调的状态，所以在诊断抑郁症时，必须进行自主神经失调症的测验。

测定自己的抑郁程度时，自主神经的状态是非常重要的参考资料，但也不能因此就断定患自主神经失调症的人都患有抑郁症。不过，自主神经失调症患者大部分都患有抑郁症却是事实。因此，不妨试试这项测验，看看自己是倾向于抑郁症，还是倾向于自主神经失调症。

对于自主神经失调症的情况，只要能够解除导致失调的紧张状态，病症就可以得到改善。

3 测验点数的读法

A、S心理测验（A）和（B）的点数都在16点以上，可确定患有抑郁症，这时应该立刻接受专业医生的诊断。

A、S心理测验（A）的点数超过20点，A、S心理测验（B）的点数在16点以下的人，同样应该立刻接受专家的指导，否则芝麻小事就可能成为诱因，造成恼人的抑郁症的产生。

抑郁症和其他的疾病一样，早期发现、早期治疗是最重要的。即使A、S心理测验（A）和（B）的点数都在11～15点之间，可以说也已经非常接近抑郁症，所以应该充分地自我观察，以便早期接受治疗。

这项测验的要诀是一个月进行一次。现在完全没有抑郁症，也没有自主神经失调症的人，最好也能一个月自我测验一次。

有时候可能出现A、S心理测验（A）一自主神经失调症的点数急速增加，而A、S心理测验（B）的点数却很少的情况，这可能是由于心理积压太多紧张情绪造成的，应该注意让精神完全放松；如果测验结果是A、S心理测验（A）的点数很低，而A、S心理测验（B）的点数却增高的话，就有可能是搞错了，因为这种情况几乎是没有的，所以应再测验一次。

有时候自己犯的错误，自己没有察觉到，而他人却看得很清楚，因此和最亲近的人一起进行自我测验，也是个好方法。

这项测验每个月进行一次的话，就可以真实了解自己的精神状态。测验结果正常又能够把握住自己的状态的话，一旦测验结果出现异常数值就可以马上察觉到。尤其是容易患抑郁症或环境性抑郁状态的人，更应该了解自己健康时的状态。

第二章

抑郁，无所不在

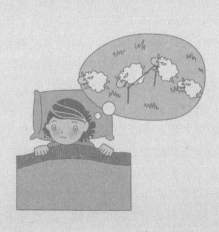

人人必知的健康常识

人们常说，抑郁是情绪的感冒。情绪的感冒，也叫做『心的感冒』，和人的心理承受能力有关，不过抑郁最多的还是和人的压力有关。

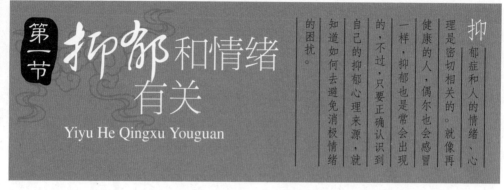

第一节 抑郁和情绪有关

Yiyu He Qingxu Youguan

抑郁症和人的情绪、心理是密切相关的。就像再健康的人，偶尔也会感冒一样，抑郁也是常会出现的。不过，只要正确认识到自己的抑郁心理来源，就知道如何去避免消极情绪的困扰。

典藏精品版

家家必备的保健全书

1 抑郁是情绪的感冒

人们常说，抑郁是情绪的感冒。身体患上感冒，大家经常会遇到，有些人感冒后睡一觉就好了，但是有的人就需要打针、吃药，甚至折腾几个月才能康复，这跟个人的抵抗力有关。

最近几年，多次发生学生自杀的事件，其实都是因为很小的事情造成的。有些心理承受力差的人，往往因经不起挫折，轻易地结束了自己的生命。青少年所处的阶段，好比是人生的岔路口，一条通往健康成长，一条通往抑郁多病。与成年人相比，青少年的抵抗力较弱，情绪变化很大，与社会接触太少等，这些都导致他们的心灵很容易受到伤害。所以，平时应多注意加强他们的心理素质教育。

那应该如何做呢？不同的"感冒"有不同的疗法。青少年面临的压力，无外乎来自三个方面：一是人际交往，二是学习压力，三是家庭关系。12～17岁阶段的孩子，在人际关系方面都会有一个共同的特点，就是心理依赖对象由父

母变为同伴，对异性渐渐萌发出不同的情感。但又由于害怕被老师、家长责备，所以感到非常自责和羞愧。

心理专家认为，青少年到了一定的年龄，想和异性接触是很正常的。只要相互充分了解，就会发现对方不过是自己众多朋友中的一员，坦然面对彼此之间的关系就不会滋生出别样的情感，也不会影响到学习和生活，所以完全没有必要自责。

至于学习方面的压力，那是在所难免的，就像成年人要面对社会上、工作上的压力一样，可以用不同的方式来发泄，比如大哭一场、做一些剧烈运动等。总之，相信自己才是最重要的。家庭方面，最好试着换位思考，多站在父母的立场想一想，多了解他们的想法，和父母心平气和地相处，防止不良情绪的产生。

只要对症下药，用正确的心态来对待，区区心灵上的小"感冒"其实并不可怕。

2 当心假日抑郁综合征

休假，对任何人来说，都是最美好的事情，无论是学生还是上班族。特别是像春节这样的长假，想到可以和家人、朋友尽情去旅游、去享受生命、调整心情，是多么美好的事！

但并非所有人都这么想。有一部分人在长假里仍会感到抑郁、孤独和沮丧，甚至在假期结束以后，依然被这样的情绪所困扰。在国外，人们把这种现象称为"假日抑郁综合征"。人为什么会得这种奇怪的病呢？原因有很多，如平日生活中的压力、长期累积的疲劳感、太多太美的梦想、与亲人长时间异地分离等等。

没有人陪伴的假日是最痛苦的，当看到周围的人都是成双成对、欢聚一堂的时候，抑郁的情绪就会产生。另一种情况就是，当家人之间在愿望上产生冲突的时候，也会对假期感到失望。

克服这个症状，首先，要承认并且发泄自己的消极感受。正处于失落状态的人，假日无事可做，经常会胡思乱想，容易钻牛角尖。这时候不妨尝试着自己走出去，将压抑的感受释放出来，想哭就哭，想笑就笑。

其次，就是不要对假日期望过高。

也许你很早就在细心筹划着这个假期，但是，再重要的假日也没有什么特别的，在平时生活中会遇到的不顺心事，在假日里也会遇到，所以，不要把假期想得太完美。而且，有时候"计划赶不上变化"，不要对任何事抱有太高的期望，因为有时候期望越大失望就越大，也许顺其自然，反而会带来意想不到的惊喜。

再者，还有一个最现实的问题就是经济原因。假期可能会给某些人带来额外的经济负担。旅游、购物、聚会等没有一样是不需要花钱的，甚至可能会造成入不敷出，这的确令人头疼。要解决这个问题其实也很简单，只要在假期之前作个大概的预算，在假日里就可以照章执行了。

当然，假期后的生理疲劳也是在所难免的。频繁的社交聚会、作息不规律，都会造成身体的严重疲劳，最好的办法是假期结束后尽快恢复作息时间，每天尽量保持充足的睡眠。

总之，假期是美好的，但如果患上假期综合征，那将是一大遗憾！不过，只要注意以上几点，相信你一定会拥有一个完美的假期。

3 开始害怕星期天

又是星期天了，晴子郁闷地望着窗外，不知道这漫长的一天该怎么度过。灿烂的阳光懒懒地洒进阳台，天气真好！可是晴子却讨厌这样的天气，转身又钻进了被窝。以前每逢星期天，大宇都会为她买来早餐，陪着她吃完以后再带她去郊游。晴子喜欢郊游，喜欢呼吸大自然中的清新空气。

自从和男友分手后，晴子就特别害怕星期天，因为以前的星期天都是属于

十大病症居家疗法全书

人人必知的健康常识

她和男友两个人的，没有人打扰，只有甜蜜的二人世界。回想起来，她总是忍不住伤心。

男友很好，对她也很体贴，只是晴子不明白他俩为什么会分手，有时候甚至觉得他们仍然是相爱的。可是现实总是很残酷——并不是相爱的人就会在一起。每当夜深人静的时候，晴子就开始胡思乱想，陷入痛苦的回忆里。

晴子还是不愿意起床。这时，电话响了，"晴子，今天天气不错，我们去郊游吧！"是晴子最好的朋友静打来的。晴子满脸倦意地说："不去，好累，我不想出门。"

"去吧，你好久没参加我们的聚会了，我们都快忘了你长什么样了。"

"可是我真的不想去……"

经过好友的劝说，晴子终于答应了。她随便梳妆了一下就出门了。

走出家门她才发现，外面的天气真好，冬日的阳光暖暖地照在身上，晴子突然想明白了，觉得很开心。晴子从此再也不害怕星期天了。

晴子究竟明白了什么呢？其实，改善抑郁的良方就是多和身边的朋友接触，多参加聚会，天气好的时候，不要放过任何机会，尽情地享受属于自己的阳光。要明白地球不会因为你而停止转动，而你也不会因为没了谁而停止呼吸。珍惜自己，因为没有人会比你更爱自己。

4 工作狂的困扰

如果想知道自己是不是工作狂，就来做个简单的测试吧！假如你是一家大型企业的负责人，有一位年轻貌美的小姐要来做你的私人秘书，而你有权规定她的上班服装，你认为下面哪一个选项比较符合你的标准？

A.保守而标准的职业套装，裙子要过膝，才会显得庄重。

B.非常显身材的衣服，不但可以穿出去应酬，自己看着也舒服。

C.和其他员工一样，穿公司的制服。

D.随便穿。

你的选择是什么呢？如果是A，那说明你是一个平时看起来很散漫，但是一旦投入工作却很认真的人。"认真"是你做事的方式，你最讨厌敷衍的工作态度，所以，你是一个十足的工作狂。

选B的你聪明伶俐，懂得在工作的时候努力工作，能偷懒的时候，也绝不放过任何机会，是个特别懂得生活情调的人，所以，你只是看起来像个工作狂。

选C的朋友是一个公私分明的人，虽然谈不上是个工作狂，但是工作起来绝不夹杂任何私人的事情。最后一个选项则表示你是个很随和的人，是不是工作狂，完全看工作的性质来定。

怎么样？做完了以上的测试，你应该了解你对工作的态度了吧！如果你是工作狂，这里可要给你一个小小的提醒——你很容易患上抑郁症！通常这类型的人，对人、对事要求都比较高，一丁点儿的不完美都会使他不高兴。对自己太苛刻，并不是件好事，凡事不要太认真，你会发现这个世界又多了一份可爱。

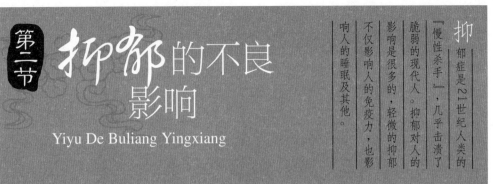

第二节 抑郁的不良影响

Yiyu De Buliang Yingxiang

1 轻微的抑郁也会影响免疫力

抑郁症是21世纪人类的"慢性杀手"，几乎击溃了脆弱的现代人。

即便是轻度抑郁，也会影响人体的免疫力。免疫力降低，抑郁病情就会加重，所以说增强免疫力很重要。那么怎样增强免疫力呢？下面教你几种有效可行的方法。

首先，每天要摄取足量的维生素C。据研究表明，200毫克的维生素C是每日必需的，它可以帮助人预防多种疾病，如饮用热的橙汁就可以预防感冒。

有的人会问："如果我每天吃很多的水果、蔬菜，是不是就不需要补充维生素C了？"当然不是。因为在烹调水果和蔬菜时会丧失许多维生素C，所以每天额外补充一些是必要的。在服用维生素C的同时，最好再服用适量的维生素E。维生素E既可以抗衰老，增强人体中的抗氧化剂，又可以加强人体对病毒的抵抗能力，建议大家不妨买维生素E胶囊吃。

还有很多滋补佳品，如人参。医学专家建议，每天补充200毫克的人参甘胶囊，可以增强身体的免疫力。有人认为，

患了抑郁症的人不能喝酒。这种说法是很片面的，每天适量地饮用葡萄酒，也是养生之道。

听说过鸡汤可以治感冒吗？据了解，这是被认可治疗和预防感冒的最佳补品。鸡汤可以增加身体热量，补充营养，提高免疫力，冬天经常喝对身体更好。

在流感的高峰期，注射疫苗是个不错的预防方法，因为它可以使身体的免疫系统自动产生抗体。

另外，不要盲目地服用抗生素，不要迷信抗生素可以治病的说法，特别是不能过量服用，否则会破坏自身的免疫系统。当然，克服抑郁最重要的，还是自己的心态问题。拥有良好的人际关系，对身边的人永远面带微笑，有助于对抗压力。不要歧视"做白日梦"的人，其实每天花5分钟"做白日梦"，对人的心理和生理都是有好处的。事实上，"白日梦"就是一个人最渴望而现实生活中不可能实现的一种想法。

工作累了时，可以闭上眼睛幻想一番，将心里最美好的事情在脑子里想一

遍，虽然可能实现不了，但是可以把它作为未来的梦想，以此激励自己朝着这个方向努力，从而让生活充满希望和信心。

2 不要轻视失眠

现今社会，失眠已经成为人们密切关注的话题，全球有将近1／4的人受到失眠的困扰。失眠虽然算不上疾病，但对健康会有影响。

不少职业人都有深夜工作的习惯，晚睡早起，也不午休，这样既不充足又没有规律的睡眠，不仅会造成生物时钟紊乱，而且会破坏人脑的"睡眠装置"。失眠容易引发抑郁症，千万不能轻视。那有没有治疗失眠的小妙方呢？当然有，下面就介绍几种。

最重要也是最基本的，就是要硬性规定睡觉的时间。养成习惯以后，除非迫不得已，不要熬夜。

睡前不要想太多太复杂的事情，留出一点时间，用来整理一天的情绪，有助于安心入睡。尽量少喝咖啡、浓茶等。有人习惯睡前喝酒，这也是不可取的。

另外，还应避免吃油炸、甜腻的食物，可以喝适量牛奶。当然，睡前做运动也是个不错的方法。做完运动后，再洗个温水澡，然后舒舒服服地躺在床上，相信一定有个不错的美梦。

据专家统计，人的心理承受能力最差的时间是在晚上。这时候应尽量使自己平静一些，不要胡思乱想，更不要把白天紧张的情绪带到晚上来，晚上是属于自己的时间，应该让身体得到彻底的放松和休息。

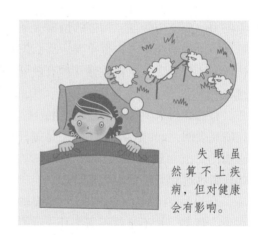

失眠虽然算不上疾病，但对健康会有影响。

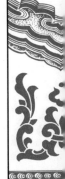

第三章

摆脱抑郁，快乐向前走

低落的情绪不仅会影响身体，还会影响待人接物。抑郁症患者常常存在心理应激和社会问题。患者个性的缺陷也经常加速抑郁障碍的发生、发展，严重影响患者的人际交往、家庭和睦、工作和学习能力。

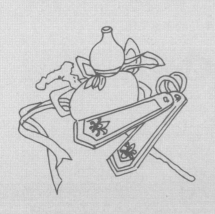

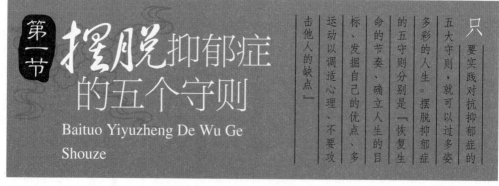

典藏精品版

家家必备的保健全书

572

第一节 摆脱抑郁症的五个守则

Baituo Yiyuzheng De Wu Ge Shouze

只要实践对抗抑郁症的五大守则，就可以过多姿多彩的人生。摆脱抑郁症的五守则分别是"恢复生命的节奏、确立人生的目标、发掘自己的优点、多运动以调适心理、不要攻击他人的缺点"。

1 恢复生命的节奏

抑郁症是由生命节奏混乱引起的一种病症，这在前文已经叙述过。每个人都生活于自己的各种节奏之中：生活环境及后天所造成的社会节奏以及自然的节奏—生物节奏。

生物的节奏有睡眠、饮食、呼吸、排泄等，这些节奏发生混乱、崩坏时，就会引起身体的不适，接着精神方面也会出现异常。社会节奏对个人来说，就是所谓的秩序，当秩序混乱时，人就会产生紧张感，造成精神负担、身体不适。让社会节奏及生物节奏恢复正常，是对抗抑郁症的第一要点。

在快餐店打工的大学生琳，每天早上10点起床，因为下班时间晚，所以每天回到家便是次日的凌晨3点。这就是她的生活节奏。

尽管如此，她依然顺利地读完了大学，毕业后，在一家贸易公司上班。公司的上班时间是早上9点，于是她7点就要起床。尽管能准时到达公司，身体却还处于睡眠状态，根本无法思考，注意力也不能集中。她知道这样下去不行，

于是鞭策自己必须在23点以前就寝，可是睡不着。时间一长，就产生了睡眠不足、食欲不振、生理不适等问题。逐渐地，整个人也变得无精打采，最后演变成抑郁症，不得已，就把工作辞掉了。

太阳升起时起床、西沉时睡觉，这就是人类长久以来形成的自然节奏，现在却因社会节奏而遭受破坏。其实，人类是属于自然的一部分，若不顺着自然节奏生活，就会引起身体的异常现象。抑郁症就是由这两种生命节奏混乱引起的。所以，在抑郁症的治疗上，首先应该恢复生命的正常节奏。

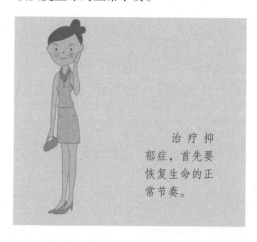

治疗抑郁症，首先要恢复生命的正常节奏。

2 确立人生的目标

最近问一些年轻人"将来想做什么"，几乎没一个人能够回答得出来。像这样对未来没有梦想，不知道要做什么，没有确立人生目标的年轻人越来越多。

原因很多，被拒于大学门外就是其中之一。对于不管将来做什么，首先得通过高考这一关的年轻人来说，他们认为唯有通过考试才有资格谈梦想，因而随着考试的落榜，心中原有的理想、抱负也就丧失。

一直非常喜欢化学的付先生，希望将来能够服务于某研究机关，成为一位名副其实的化学研究者，然而，却未能如愿考上理想中的大学。而他又不愿重考，只好退而求其次改读文科，至此长久以来的梦想也就破灭了。

大学毕业后，完全舍弃梦想的付先生在一家中小企业从事营业员的工作。从一开始他就不喜欢这份工作，只是为了生活才勉强撑下去。

上班三个月后，付先生的心情越来越恶劣，变得很讨厌出门，连公司也不

去了，最后收到了公司的解雇通知书。这虽然使付先生轻松不少，但是他却变得更不愿出门。不久，医生诊断出他患了抑郁症。

每一个人都应该确立自己的人生目标。有不少人常以找不到人生的目标，或者以目标难以达成为借口而纷纷放弃；进行到一半，因为受到挫折而放弃的人也不少。其实，只要找准目标，就可以使生活更有朝气、更有活力。

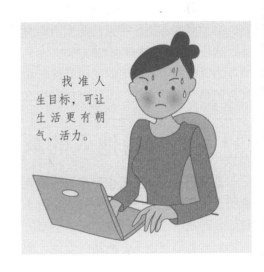

找准人生目标，可让生活更有朝气、活力。

3 发掘自己的优点

齐小姐以优异的成绩大学毕业，并且考入一家电视台工作。这家电视台每年只录取1～2个女职员，所以齐小姐能考进来，不仅她本人兴奋不已，周围的人也都对她投以羡慕的眼光。

但是，当齐小姐进入电视台工作之后，却对人产生了恐惧感。她变得无法在他人面前开口说话，和人见面都觉得

是一件痛苦的事。

齐小姐为这种状态感到非常自责，于是一直鞭策自己必须要克服这些问题，但就是无法做到。她也曾服用精神镇静剂，结果状况仍然没有得到改善。后来辗转到精神科接受检查，诊断出齐小姐患了抑郁症。

齐小姐的个性是典型的容易患抑郁

症的类型，这种个性也许正是她的弱点吧。不过，上司及同事都一致认为她是位具有责任感和完美主义个性的人，做起事来总是非常干净利落，是个值得信赖的人。

据调查，很多人对自己的个性感到不满意。但是，一个人的个性并不是很容易就可以改变的。讨厌自己的个性，可是又改不了，有不少人因此而感到非常抑郁。

其实，不管多么讨厌自己的个性，只要改变看法，仍然可以发现自己的优点。因此，与其为缺点而自寻烦恼，倒不如挖掘自身的优点。只要朝这个方向去努力，相信一定可以改善抑郁的症状。

4 多运动以调适心理

身体上所表现出来的症状，常常是由心理引起的。因此，即使心情有些沮丧，身体有些不适，每天仍然要活动身体，这是抵抗抑郁症最重要的方法。

当真的患了抑郁症时，所有的意念都会减弱。在此之前，不管身体有什么症状，都要像健康时一样做自己该做的事，这样就会忘了身体上的不适。但请注意，并不是为了忘掉身体上的不适才这样做，而是为了在无心的行动中便于发现内心的自我。

5 不要攻击他人的缺点

老把怒气往心里压也是抑郁症患者表现出来的特征之一，这股怒气是由于对他人的期望过高而产生的。这类型的人特别容易信任他人，但是，当他人所做的没有达到自己所期望的时候，就会产生被背叛的感觉，而且还会非常自责。

25岁的刘小姐个性开朗，具有强烈的责任感，颇得上司、同事的信赖。有一次她因犯了一点小错误而遭到上司的责备。"一直信任的上司，竟然当着大家的面责骂自己，这真是做梦也想不到的事。"

为何会遭到上司的责备呢？刘小姐一直觉得很疑惑，也感到非常委屈，但要强的她把这股怒气埋藏在心里。后来，她变得很讨厌去公司，常常找理由请假，

即使到公司上班，也几乎不开口说话，只是默默地工作，到了下班时间，便飞一般地逃出公司。同事关心、问候的话，她完全听不进去，整个人变得很孤立。

不得已，刘小姐向公司提出辞呈。辞职之后，就一直把自己关在房间里，也不和家人说话。因为母亲的建议，刘小姐去接受了治疗。

像刘小姐这样的人，如果把对某件事情的不满和怒气积压在心里，只想到逃避的话，就会使自己更加孤立。

每个人都有缺点，若能做到了解自己的缺点和优点，且容忍他人的缺点，就不会感到孤立了。另外，想把怒气发泄出来，就从解放身体做起吧！

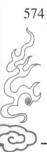

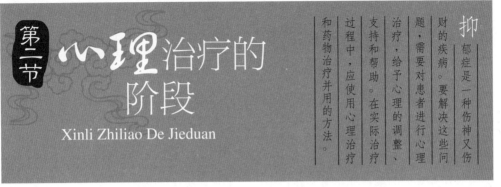

抑郁症是一种伤神又伤财的疾病。要解决这些问题，需要对患者进行心理治疗，给予心理的调整、支持和帮助。在实际治疗过程中，应使用心理治疗和药物治疗并用的方法。

1 第一阶段

对严重患者或是急性期的抑郁症患者，从表面上看起来有痴呆症状并且有非常明显的思维迟滞的患者，很激进、坐立不安、脾气暴躁，有自残或者自杀倾向的患者，靠单一的语言心理治疗根本起不了任何作用。

原因有两点：一是此时的患者思维停顿，没有办法与心理医生进行正常的交谈，所以说这样的治疗根本是无效的，可能还会耽误病情。医生可以对病人进行语言上的支持和安慰，但不可以把这个当成对病情的治疗。

二是因为抑郁症的发作是有一定的物质基础的。有研究表明，它可能是患者脑内5–羟色胺或其他神经递质等物质的失调、功能紊乱造成的。虽然心理治疗能否改变这些物质尚未明确，但此时最有效的方法，是服用抗抑郁药，使其尽快达到血清素或其他神经递质功能平衡的治疗目的。

2 第二阶段

使用抗抑郁药物治疗以后，患者的心境会逐渐好转。当他感到有希望后，就可以多与心理医生进行交谈；当患者对心理治疗的内容可以理解、认同以后，就可以进入第二阶段的治疗。

这个时候，心理治疗也开始奏效，医生的话就像一股清泉流进患者干涸的心田，不仅可以纾解病人的心理症状，改变他们对世界、对社会、对自己的悲观看法，还帮助其改善人际关系，促进

人格成熟等，这些都是药物治疗所不能起到的效果。所以，在对待重度患者的时候，采用心理治疗和药物治疗的并重策略，是最明智的选择。

其中，有一种心理治疗方法，叫做"森田疗法"。为了使患者尽快恢复社会功能，努力完善自己的个性，克服心理困惑，巩固治疗效果，很多心理医生都向患者介绍森田疗法。为什么叫森田疗法呢？因为这是日本人森田正马开创的，

基本原则是引导患者"有症状也无所谓",正常工作和生活,不去介意症状的存在。

很多人可能会问:"那就是说不要去治疗,任其发展,是这样吗?"当然不是。对患者进行森田疗法,必须是在用抗抑郁药物控制病情、维持治疗的情况下进行的。所以,在门诊中,已经得到缓解或在恢复期的抑郁症患者,在接受心理治疗的时候,就非常认同这种疗法。

森田疗法的治疗原则是顺其自然,"把自己应该做的事情作为真正的目标、行为准则,在行动中顺其自然地接受自己的情绪。"

拥有一个好心情以及健康的生活态度,相信你的病就会好一半。在恢复期间的病人,如果有了健康人的举动,心理自然也会健康起来。这些都是森田先生在仔细观察人们的感情变化后总结出来的,一共有5条规律。

①对待情感要顺从自然。

②情感要随时发泄出来。比如,有的人遇到伤心的事会大哭一场,或者大发脾气、摔东西,有的人选择吃东西等来发泄。

③要是习惯了一种感觉,就会逐渐变得适应这种感觉。

④情感如果继续受到刺激,而且注意力始终集中在这里时,情感就会更加强烈。俗话说:"烦恼就像看家狗,打也打不走。"注意力越是集中在情感上,情感就像赶不走的狗一样纠缠不清。

⑤情感需要依靠新的经验,并且通过反复体验来培养。在行动中获得成功,培养出快乐的感觉,这就是行动和情感的关系。